LECTURE 1　切断[illegible]

LECTURE 2　早期義肢装着法と義足適合の流れ
—アライメントの概念

LECTURE 3　大腿切断・膝離断の
基本と義足構造

LECTURE 4　大腿義足・膝義足の
アライメント

LECTURE 5　下腿切断・サイム切断の
基本と義足構造

LECTURE 6　下腿義足・サイム義足の
アライメント

LECTURE 7　股離断・片側骨盤切断・足部切断の
義足構造とアライメント

LECTURE 8　下肢切断の評価
—問題点の抽出とその統合

LECTURE 9　下肢切断の機能障害と
義足装着前理学療法

LECTURE 10　切断原因疾患別・活動目的別の
義肢と理学療法

LECTURE 11　義足装着理学療法と応用動作

LECTURE 12　義手の分類と構造・機能

LECTURE 13　上肢切断の評価と治療

LECTURE 14　義肢装具の支給体系と
チームアプローチ

LECTURE 15　義肢（学）の展望

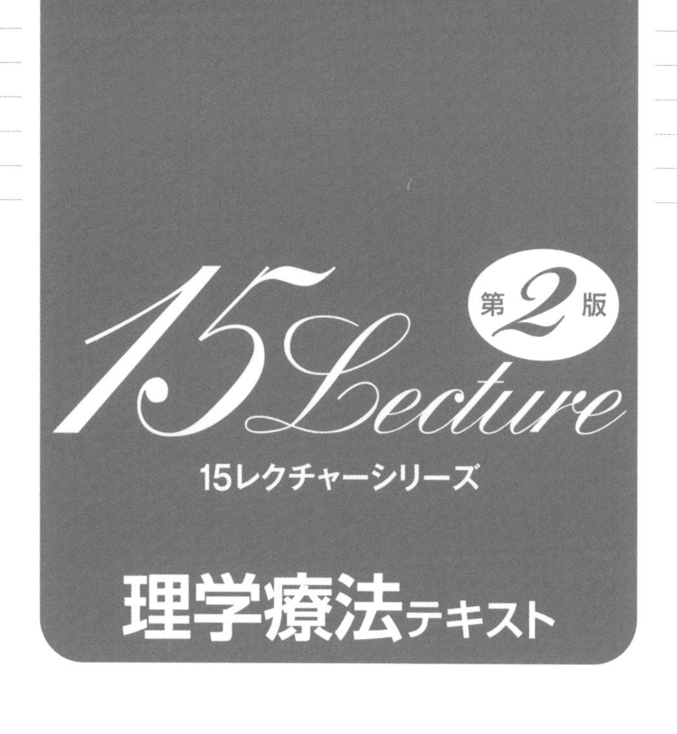

義肢学

総編集
石川　朗

責任編集
永冨史子

中山書店

総編集 ―――――― 石川　朗　神戸大学生命・医学系保健学域

編集委員（五十音順）―― 木村雅彦　杏林大学保健学部リハビリテーション学科理学療法学専攻
小林麻衣　晴陵リハビリテーション学院理学療法学科
玉木　彰　兵庫医科大学リハビリテーション学部理学療法学科

責任編集 ―――――― 永冨史子　川崎医科大学総合医療センターリハビリテーションセンター

執筆（五十音順）――― 妹尾勝利　川崎医療福祉大学リハビリテーション学部作業療法学科
笘野　稔　川崎リハビリテーション学院理学療法学科
永冨史子　川崎医科大学総合医療センターリハビリテーションセンター
橋本泰典　橋本義肢製作株式会社

15レクチャーシリーズ
理学療法テキスト

刊行のことば

本15レクチャーシリーズは，医療専門職を目指す学生と，その学生に教授する教員に向けて企画された教科書である．

理学療法士，作業療法士，言語聴覚士，看護師などの医療専門職となるための教育システムには，養成期間として4年制と3年制課程，養成形態として大学，短期大学，専門学校が存在しており，混合型となっている．どのような教育システムにおいても，卒業時に一定水準の知識と技術を修得していることは不可欠であるが，それを実現するための環境や条件は必ずしも十分に整備されているとはいえない．

これらの現状をふまえて15レクチャーシリーズでは，医療専門職を目指す学生が授業で使用する本を，医学書ではなく教科書として明確に位置づけた．

学生諸君に対しては，各教科の基礎的な知識が，後に教授される応用的な知識へどのように関わっているのか理解しやすいよう，また臨床実習や医療専門職に就いた暁には，それらの知識と技術を活用し，さらに発展させていくことができるよう内容・構成を吟味した．一方，教員に対しては，オムニバスによる講義でも重複と漏れがないよう，さらに専門外の講義を担当する場合においても，一定水準以上の内容を教授できるように工夫を重ねた．

具体的に本書の特徴として，以下の点をあげる．

- 各教科の冒頭に，「学習主題」「学習目標」「学習項目」を明記したシラバスを掲載する．
- 1科目を90分15コマと想定し，90分の授業で効率的に質の高い学習ができるよう1コマの情報量を吟味する．
- 各レクチャーの冒頭に，「到達目標」「講義を理解するためのチェック項目とポイント」「講義終了後の確認事項」を記載する．
- 各教科の最後には定期試験にも応用できる，模擬試験問題を掲載する．試験問題は国家試験に対応でき，さらに応用力も確認できる内容としている．

15レクチャーシリーズが，医療専門職を目指す学生とその学生たちに教授する教員に活用され，わが国における理学療法の一層の発展にわずかながらでも寄与することができたら，このうえない喜びである．

2010年9月

総編集　石川　朗

15レクチャーシリーズ
理学療法テキスト
義肢学

序　文（第2版）

本書は，2011年に初版が刊行されました．以降10年以上の間，多くの方々に迎え入れられ，役立っていることは，編集者としてこの上ない喜びです．この度，第2版を刊行することができました．

「義肢装具学」は，理学療法士教育がわが国で始まって以来，重要な専門科目であり，国家試験も必ず義肢関連の問題が出題されます．しかし臨床で理学療法士・作業療法士が四肢切断患者を担当する機会も，学生が臨床実習で接する機会も多くはなく，学内教育で義肢学履修に費やす時間も十分ではないのが現状です．

第2版では，第1版と同様，教科書として大切な基本的コンセプトは堅持しました．① 四肢切断に関する医学的知識を理解する，② アライメントの概念を理解する，③ 義肢の構造と各部品について理解する，④ 下肢切断者の理学療法を理解する，⑤ 上肢切断への理学療法のかかわりを理解する，⑥ 社会資源について理解する，の6点です．そして本書の特色である「学生が最も理解に苦労するアライメントの理論を，理解・イメージしやすいよう」第1版を見直し，工夫を加えました．

また第2版では，義肢の進歩，治療技術の進歩や疾患構造の変化に関する内容を組み込みました．義肢と義肢パーツの進歩は，医学・工学の学際的な開発結果であることを強調しました．すなわち，従来の義肢構造をもとに，ヒトの動きの運動学的特性を形にしようと取り組んだ成果であること，それによって部品の選択範囲と適応が広がっていること，を解説いたしました．

義肢と義肢パーツ・アライメント解説のための写真掲載には，橋本義肢製作株式会社，およびメーカー各社の義肢装具士・エンジニアのみなさまに多大なご協力をいただきました．特に，山本篤選手には，アスリートとしての御自身の写真掲載を御快諾いただきました．ロボット義足の写真提供にはBionicM株式会社のご協力をいただきました．基本重視の教科書に，生き生きとした「いま」を表現することができたことを，こころより深謝いたします．

切断の理学療法は，人体と義肢の融合がポイントです．切断原因・病態・医療技術・義肢機能，すべて今も変化と進歩の途上です．本書が，義肢という人工の身体と，義肢を駆使して動く人体，それを繋ぐ理学療法に興味を持つきっかけとなり，運動と身体機能の専門家として，優れた理学療法士へ育つ一助となれば幸いです．

2022年2月

責任編集　永冨史子

序　文（初版）

「切断と義肢」と「義肢装具学」は，わが国で正規の理学療法士教育が始まって以来，重要な専門科目として扱われ，教育がなされてきました．

しかし，四肢切断は，脳卒中や骨折，人工関節置換術後などのように，多くの病院でよく遭遇する疾患ではなく，臨床実習で学生が担当する機会も多くありません．また，学内教育でも義肢学履修に費やす時間は，必ずしも十分とはいえないのが現状です．

そして，切断という病態以上に，義肢の構造・さまざまな部品名や特殊な用語が，多くの学生の切断と義肢への苦手意識の要因にもなっていると思われます．

本書では，① 四肢切断に関する医学的知識を理解する，② アライメントの概念を理解する，③ 義肢の構造と各部品について理解する，④ 下肢切断者の理学療法を理解する，⑤ 上肢切断への理学療法のかかわりを理解する，⑥ 社会資源について理解する，の6項目を，全体を通した大きな学習目標としています．これらを15章の講義枠で行えるよう講義順序を工夫し，内容も基本的なものを中心に構成しました．特に，学生が最も理解に苦労するアライメントの理論について頁を割き，各高位別の講義で再度学べるよう配慮しています．

また，四肢全高位の義肢をすべて実物で学生に触れさせることのできる養成校は限られるであろうことをふまえ，義肢・部品の説明はイラストではなく，できるだけ写真を用いています．アライメントの説明も写真にラインやマークを入れ，イメージしやすいよう工夫しました．義肢やその部品は，ごく基本的なものを中心に掲載し，現在も機能的部品が開発され続けていることを理解できる構成にしています．義肢の撮影には，橋本義肢製作株式会社，および義肢装具士のみなさまに多大なご協力をいただきました．この場を借りてお礼申しあげます．

理学療法の評価と治療については，実施すべき項目を解説するだけでなく，ゴール設定や，運動療法を次の段階に進める際の考察点，正確に行うための留意点など，理学療法士が考えていること，切断の理学療法のポイントを強調しました．臨床推論を元に効果的な理学療法を進めることの重要性が学習できるよう，解説に工夫しました．

義肢という人工の身体に触れ，その構造と機能を知ることで，生体機能がいかに優れているか，その精密さをも再確認できます．また，アライメントと義足歩行に関する知識は，他の疾患患者の治療にも応用できる有益な知識となるでしょう．

本書が「義肢学」を学ぶ多くの学生の興味を助け，学習に役立ち，優れた理学療法士へ育つ一助となれば幸いです．

2011年2月

責任編集　永冨史子

15レクチャーシリーズ
理学療法テキスト／義肢学　第2版
目次

執筆者一覧　ii
刊行のことば　iii
序文（第２版）　iv
序文（初版）　v

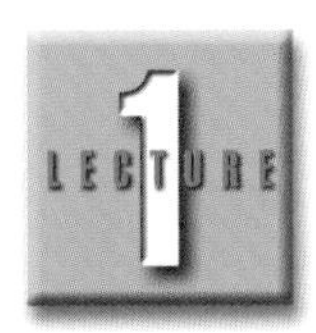

切断と義肢の基礎知識　笘野　稔　1

1. 理学療法と義肢学 2

2. 切断術とは 2
1）切断術の意義　2
2）切断術の目的　2

3. 切断の疫学 2
1）切断者の数　2
2）切断時の年齢　2
3）切断部位　3
上肢切断／下肢切断
4）切断原因　3
上肢切断／下肢切断

4. 切断を回避する手術・処置 3
1）循環障害　4
2）外傷　4
3）悪性腫瘍　4

5. 切断端 4
1）切断端の長さ　4
2）皮膚の処理　4
皮膚弁（皮弁）／下肢切断の皮膚弁
3）骨の処理　5
4）筋肉の処理　5
5）血管の処理　6
6）神経の処理　6
7）皮膚の処理　6

6. 断端の術後変化と理学療法士の役割 6
1）術後早期の断端の浮腫　6
2）急性期以降の断端　6

7. 義肢の種類 6
1）装着部位による分類　6
2）用途による分類　7

8. 義肢の基本構成要素 7

1）ソケット　7
2）継手　7
3）足部（足継手）および手先具　7
4）支柱（幹部）　7
骨格構造（内骨格）／殻構造（外骨格）

9. 切断術後のリハビリテーションの流れ（下肢切断の場合） 7
1）下肢切断のゴール＝義足歩行ではない　7
2）義足歩行がゴールとならない場合　7
ゴールにならないと判断できる場合／判断が困難な場合
3）義足歩行がゴールとなる場合　8
在来式義肢装着法／術直後義肢装着法／早期義肢装着法

Step up

1. 重症虚血肢に対する血行再建 9
1）血管内治療　9
2）バイパス術　9

2. 切断部位の決定の難しさ 9
1）大腿切断長断端（顆部より遠位の切断）：価値が低い　9
2）下腿切断極短断端（脛骨粗面より近位の切断）：有害　9
3）下腿切断長断端：価値が低い　10
4）足関節の離断：有害　10

3. 義肢の歴史 10
1）近代以前の義肢　10
2）戦争と義肢　10

LECTURE 2 早期義肢装着法と義足適合の流れ アライメントの概念
永冨史子　11

1. 身体と義肢の違い―早期義肢装着法とアライメントの概念 12
1）早期義肢装着法とは―義足製作のタイミング　12
2）練習用義足　12
3）断端の成熟と理想的断端　12
ソフトドレッシング／シリコンライナー／リジッドドレッシング
4）訓練用仮義足　13

2. アライメントとは 14
1）アライメント設定の目的　14
2）3段階のアライメントとチェックアウト　14
ベンチアライメント／スタティック（静的）アライメント／ダイナミック（動的）アライメント

3. 理学療法士のみているものと考えていること 17

4. 早期義肢装着法におけるアライメントチェックアウトの重要性 18
1）チェックアウトの成否が歩行能力の獲得に大きく影響する　18
2）歩く練習を急がない―異常歩行の「矯正」よりも「予防」が重要　18

Step up

1. 理学療法士がアライメント・義足構造を学ぶのは何のためか 19

2. アライメント調整と部品 19

3. 訓練用仮義足の歴史 20

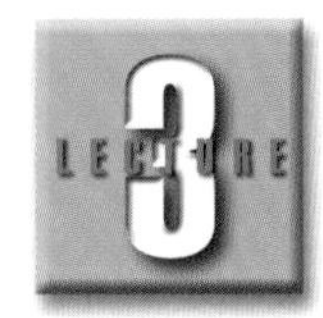

大腿切断・膝離断の基本と義足構造　永冨史子　21

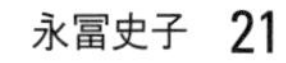

1. 大腿切断の断端と大腿義足の特徴 …… 22

2. 大腿義足のソケット …… 22

1）ソケットの役割　22
体重支持／継手制御
2）大腿義足のソケットの発展と種類　22
差し込み適合式ソケット／吸着式ソケット／全面接触吸着式ソケット

3. 大腿義足の懸垂 …… 24

4. 膝義足のソケットと構造 …… 24

5. 膝義足の懸垂機構 …… 24

6. 膝継手 …… 26

1）膝継手に求められる機能　26
2）継手軸の数による分類　27
単軸膝継手／多軸膝継手（リンク膝）
3）膝継手の立脚相・遊脚相制御機能による分類　28
立脚相の安全性（立脚相制御）／遊脚相制御

7. 足継手と足部 …… 30

1）足継手と足部の基本構造　30
2）大腿義足における足継手と足部　30
3）その他の機能部品　31
ターンテーブル／トルクアブソーバ

Step up

1. 膝継手のダイナミックスタビリティ …… 32

1）バウンシング機構　32
2）イールディング機構　32

2. 特殊な義足 …… 32

1）スポーツ用義足　32
2）作業用義足　32

大腿義足・膝義足のアライメント　永冨史子　33

1. 大腿義足と膝義足のベンチアライメント …… 34

1）標準的な大腿義足のベンチアライメント　34
2）膝義足のベンチアライメント　35

2. 大腿義足と膝義足のスタティックアライメント …… 35

1）大腿義足のスタティックアライメント　35
ソケット別チェックポイント／立位安定性の確認／スタティックアライメントの注意事項／懸垂能の確認／義足を外したときの確認
2）膝義足のスタティックアライメント　38

3. 大腿義足のダイナミックアライメント …… 39

1）大腿義足歩行にみられる異常歩行　39
2）大腿義足歩行にみられる異常歩行とその原因　39
義肢の異常歩行を観察する際に理学療法士としてわかっておきたいこと／大腿義足歩行にみられる異常歩行とその原因

Step up
1. 標準のベンチアライメント設定変更例―大腿切断短断端 42
2. スタティックアライメントチェックは立位以外も必要：座位での確認 42
3. 現在も続く新しい義足の開発 42
1）電子制御の膝継手，悪路に対応する足部 42
2）ソケットのいらない義足 42

LECTURE 5 下腿切断・サイム切断の基本と義足構造 笘野 稔 43

1. 下腿切断の特徴 44
1）膝関節機能が残存する 44
2）足関節機能が失われる 44
2. 下腿義足のソケットと懸垂 44
1）在来式 44
特徴／体重支持／懸垂
2）在来式から PTB 式への発展 45
懸垂装置の改良／解剖学的特徴を生かした適合
3）PTB 式ソケット 45
特徴／荷重部位と除圧部位／懸垂
4）PTS（PTES）式ソケット 46
特徴／体重支持／懸垂
5）KBM 式ソケット 47
特徴／体重支持／懸垂
6）PTB ソケットから TSB ソケットへの発展 47
体重支持方法の見直し／シリコンライナーの登場／ライナーの発展
7）TSB 式ソケット 47
特徴／体重支持／懸垂
8）懸垂装置の臨床応用 49
3. サイム切断の特徴 49
4. サイム義足のソケット 50
5. サイム義足の体重支持機構 50
6. サイム義足の足部 50
Step up
1. ライナーの問題点 51
1）汗の問題 51
2）素材の不適応 51
3）装着時の締め付け・引っ張りに対する違和感 51
4）縁の部分の炎症 52
2. ライナーのいろいろ 52
1）シリコーン製のライナー 52
2）やわらかく肌に優しいライナー 52

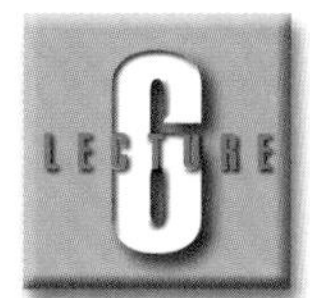

下腿義足・サイム義足のアライメント　笠野　稔　53

1. 下腿義足のベンチアライメント　54
　1）前額面　54
　2）矢状面　54
　3）初期屈曲角　54
　　断端長の影響／靴の影響
　4）初期内転角　55
　5）TSB 式の場合　55

2. 下腿義足のスタティックアライメント　55
　1）立位でのチェック　55
　　義足長のチェック／ソケットのチェック／懸垂のチェック
　2）座位でのチェック　57

3. 下腿義足のダイナミックアライメント　57
　1）踵接地から立脚中期まで　57
　　膝折れ／過度の安定
　2）立脚中期　57
　　ソケット外上縁と断端とのあいだにすき間がある場合／ソケット内上縁と断端とのあいだにすき間がある場合
　3）立脚中期から踏み切り期まで　58
　　膝折れ／過度の安定

4. サイム義足のベンチアライメント　58
　1）初期屈曲角と初期内転角　58
　2）体重支持　59

5. サイム義足のスタティックアライメントとダイナミックアライメント　59

6. 足部（足継手）について　59
　1）正常足関節と足部　59
　2）足継手の選択　59
　3）足継手の種類　59
　　単軸足部／SACH 足部／エネルギー蓄積型足部／その他
　4）サイム義足の足部　61

Step up　生体下肢が行っているエネルギー蓄積と放出　62
　1）正常歩行における足関節と足部に関連するエネルギー　62
　　踵接地から足先接地まで／足先接地から立脚中期まで／立脚中期から踵離地まで／踵離地から足先離地まで
　2）義足足部のエネルギー蓄積　62

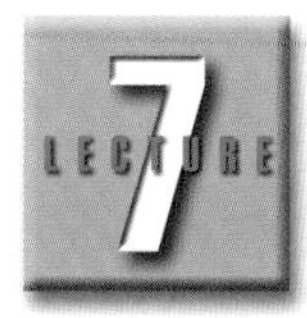

股離断・片側骨盤切断・足部切断の義足構造とアライメント　永冨史子　63

1. 股義足の適応と特徴　64
　1）股義足の適応となる切断高位　64
　2）股離断のソケットと懸垂機構　64
　　初期の股義足／カナダ式ソケットの懸垂機構とソケットデザイン
　3）片側骨盤切断のソケットと懸垂機構　65
　　片側骨盤切断用ソケットの形状と体重支持／片側骨盤切断用ソケットの懸垂機構

2. カナダ式股義足のアライメント　66
　1）股義足の基本的ベンチアライメント　66

2）骨格構造股義足と殻構造股義足の違い　67
3）股義足のスタティックアライメント　68
4）股義足のダイナミックアライメント　68
5）片側骨盤切断用義足の工夫　69

3. 足部切断と足部の義足 ……… 69
1）足部切断の種類　69
2）足部部分切断により失う機能　69
足部は一歩行周期のなかで，後足部-中足部-前足部の順に荷重部が移動する／足のアーチの形状変化
3）足部部分切断の理学療法の留意点　70
4）足部の義足　71

Step up | **1. フットケア：末梢循環障害の足部切断者の皮膚管理** ……… 72
2. 義足ができるまで ……… 72

LECTURE 8 下肢切断の評価
問題点の抽出とその統合

笘野　稔　73

1. 下肢切断の評価項目 ……… 74

2. 切断肢以外の評価の重要性 ……… 74
1）歩行予後への影響因子　74
2）全身状態　74
運動耐容能／意欲や理解力／切断前の状況
3）体幹と非切断肢　74
体幹機能と姿勢／非切断肢
4）その他の評価項目　75

3. 問題点抽出と統合 ……… 75
1）予後予測とゴール，プログラムの決定　75
2）リハビリテーションチームとしてのゴール　75
3）ゴールは初期評価である程度見通せるもの　76
4）再評価の重要性　76

4. 断端評価と形態測定 ……… 76
1）視診・触診　76
創傷治癒の状況／断端末の状態／皮膚の状態
2）断端長の測定　77
大腿切断／下腿切断／断端長の分類／画像からの計測

5. 関節可動域の測定 ……… 78
1）大腿切断時の測定　78
2）下腿切断時の測定　78

6. 筋力の測定 ……… 79
1）義足非装着時の測定　79
2）義足装着下の測定　79

7. 断端周径の計測 ……… 79
1）断端周径を計測する理由　79
2）断端周径の計測法　79

8. 感覚検査 ……… 80

9. 幻肢と神経腫 80
1）幻肢とは 80
2）幻肢の原因 80
3）幻肢の臨床的経過 81
4）幻肢痛 81
5）神経腫 81
末梢神経の再生と神経腫／神経腫と疼痛

10. 再評価の重要性 81

Step up
1. 切断で切離された筋は運動に参加するか 82
2. 創傷治癒について 82
1）再生と修復 82
2）一次治癒と二次治癒 82
3）瘢痕と肥厚性瘢痕 82

LECTURE 9
下肢切断の機能障害と義足装着前理学療法 永冨史子 83

1. 義足装着前理学療法の概要 84
1）義足装着前理学療法の対象と目的 84
2）非切断肢の能力改善 84
3）体幹・近位関節の能力の重要性 85
4）切断肢の機能改善 86
断端管理指導／関節可動域と筋力

2. 立位バランスと歩行練習 88
3. 義足を装着しないで行う ADL 動作 89
4. 高齢者のもつ身体的特徴と理学療法 90

Step up
1. 義足装着非適応の切断者と理学療法の留意点 91
1）身体的理由 91
全身状態不良／非切断肢で立位不能・上肢体幹の能力低下／断端の状態不良
2）心理的理由 91
心理的問題（うつ・治療拒否）／精神疾患
2. 義足歩行をしない切断者に対して行うこと 92
1）車椅子での日常生活レベル 92
車椅子の工夫／環境の工夫／「ちょっと立って ADL・IADL」の意義
2）ベッド上での日常生活レベル 92
3）義足歩行ができなくても機能へのアプローチは重要 92
4）義足を用いない ADL 練習のポイント 92

LECTURE 10
切断原因疾患別・活動目的別の義肢と理学療法 笘野 稔 93

1. 切断原因疾患と活動性 94
2. 血管原性切断 94
1）原因疾患 94
2）切断を回避する処置：救肢 94

血管内治療／バイパス術
3）血管原性疾患に起因する問題の特徴と留意点 94
ASO と切断術／非切断肢にも留意／糖尿病の影響

3. 高齢者 …… 95
1）高齢者の特徴 95
2）高齢切断者の評価と理学療法プログラム 95
3）脳血管障害の影響 96
4）義足（歩行）の適応 96

4. 外傷 …… 97
1）外傷性切断の特徴 97
2）外傷のバリエーションと問題点 97
多発外傷／断端皮膚の障害

5. 両側下肢切断 …… 97
1）両側下肢切断のとらえ方 97
2）短義足 98

6. 悪性腫瘍 …… 98
1）悪性腫瘍と患肢温存術 98
2）下肢切断術後の問題点と留意点―がんリハビリテーションとして 98

7. 先天異常 …… 98
1）疾患の知識 98
2）問題点と留意点 99
義肢装着開始の時期／製作される義肢／義肢の作り替えの頻度

8. スポーツと義肢 …… 99
1）スポーツ用義肢を利用できる活動性をもった切断者 99
2）スポーツ用義肢の特徴と機能 99

Step up
1. 義足歩行は楽じゃない：運動負荷強度と体力の考慮の必要 …… 101
1）義足歩行の運動負荷 101
2）実用歩行困難でも「立つ練習は行わない」「義足の適応なし」とは限らない 101
2. 悪性腫瘍に対する患肢温存手術の実際 …… 101
1）腫瘍用人工関節 101
2）処理自家骨移植 101
3）骨延長術を利用した再建 101
4）患肢温存的回転形成術（rotationplasty） 101
3. 植皮術 …… 102
1）植皮術の種類 102
遊離植皮術／有茎植皮術
2）植皮された皮膚の特徴 102

LECTURE 11 義足装着理学療法と応用動作 永冨史子 103

1. 義足装着理学療法の成り立ち …… 104
2. アライメントチェックアウトと義足装着理学療法 …… 104
3. 立位バランス練習 …… 105
1）義足装着理学療法は歩くための準備時期が重要 105

2）立位バランス練習のポイント　105

4. ステップ練習 …… 106

1）二重支持期を大切に　106
2）膝継手を切断者自身でコントロールする練習　106
3）遊脚相は持ち上げて置くのではない　106

5. 歩行練習 …… 107

6. 義足装着練習（義足を切断者自身で装着する練習） …… 108

義足装着練習を行える身体条件　108

7. 起居動作練習 …… 108

1）義足の弱点　108
2）歩行以外の ADL　108
3）大腿切断・膝離断の床からの立ち座り動作　109

8. 応用歩行練習 …… 109

1）切断者の応用歩行の原則　109
2）具体的な方法と指導のポイント　109
スロープの昇降／階段昇降／障害物をまたぐ・溝を越える／屋外・悪路／エスカレーターによる移動

9. 復帰生活と環境の考慮 …… 110

1）活動レベルのとらえ方　110
2）低活動者の理学療法計画のポイント　111
低活動の原因／義足歩行以外の ADL

10. 自立した切断者 …… 111

Step up　切断者の走行練習─義足で走る …… 112

1）ストレッチと筋力強化　112
2）ジャンプ力　112
3）走行　112

LECTURE 12　義手の分類と構造・機能　妹尾勝利　113

1. 義手の機能的分類 …… 114

2. 義手の部品と構成 …… 114

1）ハーネス　114
2）継手　115
3）ソケット　115
肩義手のソケット／上腕義手のソケット／前腕義手のソケット
4）支持部　116
5）上腕カフ　116
6）手先具　117
装飾ハンド／作業用手先具／能動フック／能動ハンド／電動ハンド／電動フック
7）装飾グローブ　118

3. 装飾用義手の構成 …… 118

4. 作業用義手の構成 …… 118

5. 能動義手の構成と操作手順 …… 118

1）上腕能動義手　118
複式コントロールケーブルシステム／操作手順

2）前腕能動義手　119
単式コントロールケーブルシステム／操作手順
6. 義手の適合判定 …… 120
1）義手の長さ　120
2）上腕義手の適合判定　120
3）その他（不随意的な肘継手のロック・アンロック）　120
4）前腕義手の適合判定　120
7. 筋電義手の構成 …… 120
1）基本構造　120
2）制御方式　120
3）筋電義手の利点と欠点　121
8. 義手の機能と活かし方 …… 123
Step up　1. 最先端の筋電義手 …… 124
2. 肘関節運動を力源とした前腕能動義手 …… 124

LECTURE 13　上肢切断の評価と治療　妹尾勝利　125
1. 上肢切断におけるリハビリテーションの流れ …… 126
2. 上肢切断部位と機能的特徴 …… 126
1）肩甲胸郭間切断（フォークォーター切断）　127
2）肩関節離断　127
3）上腕 30～50%切断（上腕短断端）　127
4）上腕 50～90%切断（上腕標準断端）　127
5）上腕 90～100%切断（肘関節離断）　127
6）前腕 0～35%切断（前腕極短断端）　127
7）前腕 35～55%切断（前腕短断端）　127
8）前腕 55～100%（前腕中・長断端）　127
9）手部切断　127
3. 上肢切断の理学療法 …… 128
1）目的　128
断端成熟の促進／ROM の維持または改善／筋力と全身耐久性の増強／姿勢の矯正とバランスの改善
2）オリエンテーション　128
3）評価　128
一般事項／身体的評価／精神・心理面の評価／ADL 評価／社会的側面からみた評価／義手に対する評価
4）治療　130
断端成熟の促進／ROM 練習／筋力と筋耐久性の強化／姿勢の矯正とバランス練習
4. 能動義手と筋電義手の練習 …… 131
1）能動義手　132
義手装着前の練習／義手装着による練習
2）筋電義手　133
評価と適応／筋の確認と電極位置の選択／筋収縮練習／訓練用筋電義手の作製／訓練用筋電義手による練習
Step up　1. 上肢の特殊な切断―クルーケンベルグ切断（Krukenbergplastik） …… 136
2. 個別性の高い義手 …… 136

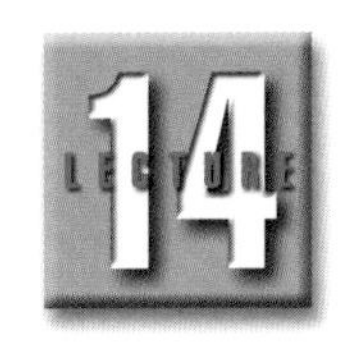

義肢装具の支給体系とチームアプローチ　永冨史子・橋本泰典　137

1. 義肢装具の支給体系 …… 138
1）支給システムの概要　138
2）価格　139
3）対象となる補装具の個数　139
4）耐用年数　139

2. 医療保険を使った義肢装具の支給：1 本目の義肢製作の流れ …… 139
1）病気の場合　139
2）労災事故の場合　140
3）交通事故の場合　140
4）公的扶助の場合　140

3. 治療後の義肢支給：2 本目以降の流れ—障害者総合支援法と労災保険法 …… 140
1）障害者総合支援法　140
申請の流れ／費用負担
2）労災保険法での申請の流れ　141
3）支給の仕組みと法　142

4. 切断のリハビリテーションチーム …… 142
チームメンバーの役割と情報共有　142

5. 切断者の心理とリハビリテーション …… 143
1）「障害」「障害者」のイメージ　143
2）「歩けるようになりますか」という言葉に込められた意味を知る　143
3）目に見える障害と目に見えない障害　143
4）切断者が立ち向かう壁　144
5）理学療法士の役割　144
専門職として／パートナーとして／モチベーションをどうとらえるか

Step up

1. 介護保険制度による福祉用具のレンタルおよび購入 …… 145
1）介護保険で購入補助の対象となる（レンタルできない）特定福祉用具　145
2）介護保険においてレンタル可能な福祉用具とその他の制限　145
3）介護保険で住宅改修を行う　145

2. 医療費の助成 …… 145

3. スポーツ用義足とサポートチーム …… 146

4. スポーツ用義足と切断者の能力 …… 146

15

義肢（学）の展望　永冨史子　147

1. これまでの義肢の歩みとこれからの展望 …… 148
1）義足部品の進化と適応　148
2）義足の各部品の開発と課題　149
これまでの膝継手の進歩とこれからの課題／これまでの足部の進歩とこれからの課題／パワー義足，ロボット義足，バイオニックハンドへ—バイオメカニクス，ロボティクスの応用／ソケット—人体と義肢をつなぐ重要な部品の進歩と展望／ソケットがなくなる時代が来るか？／これからの義肢—医学・義肢学・工学の融合，サイバー義体という表現

2. これからの切断者の病態と展望 …… 153
切断原因の変化と複雑化　153

末梢動脈疾患者の増加／救肢の技術の発展と「機能を救う」ことの重要性

3. 切断の理学療法のこれから …… 155

1）残存肢代償機能の習熟を超えて人体構造変化への適応学習　155
2）切断後の姿勢制御トレーニングの影響と可能性―身体変化と脳機能の変化　155
3）高齢切断者への対応　156
4）身体を失うだけではなく特殊な能力をもつヒトへ　156

Step up | **ユーザーの困りごと―義足で人体を再現する難しさ・快適性と応用性** …… 157
WIfI 分類 …… 157

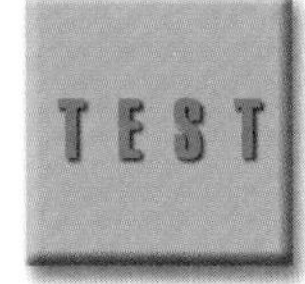

試験　永冨史子　159

索引　167

義肢学　第2版

シラバス

一般目標	切断のリハビリテーションにおいて，理学療法士は，断端機能を改善させ，適合した義肢で生活動作が獲得できるよう，理学療法を実施する．そのためには，切断のリハビリテーションの流れを理解することと，義肢の構造と機能を理解することが不可欠である．本講義では下肢切断を中心に，義肢の構造とその操作に必要な身体機能，理学療法，切断肢だけでなく切断者全体を見る理学療法士の役割を学習する．

回数	学習主題	学習目標	学習項目
1	切断と義肢の基礎知識	四肢切断の原因と切断高位，切断術・術後管理，義肢の基本構成を理解する 切断術後のリハビリテーションの流れを理解する	切断術，切断高位と義肢の名称，切断原因と疫学，義肢の種類と基本構成，断端管理，切断術後のリハビリテーションの流れ
2	早期義肢装着法と義足適合の流れ—アライメントの概念	早期義肢装着法の流れを理解する 義足で立ち，歩くための力学的理論の基本を理解する アライメント機構と用語の基本を理解する	早期義肢装着法と義足の３段階の適合判定（チェックアウト），アライメントの概念と基本用語
3	大腿切断・膝離断の基本と義足構造	大腿切断・膝離断の断端の特徴とソケットの構造を理解する 大腿義足・膝義足に用いられる部品の種類と機構，利点・欠点と体重支持機構の違いを理解する	大腿義足のソケットと懸垂機構，膝義足のソケットと懸垂機構，膝継手，足継手と足部
4	大腿義足・膝義足のアライメント	大腿義足・膝義足のアライメントを理解する	大腿義足のベンチアライメント，スタティックアライメント，ダイナミックアライメント，膝義足のベンチアライメント，スタティックアライメント
5	下腿切断・サイム切断の基本と義足構造	下腿切断・サイム切断の特徴を理解する 下腿義足・サイム義足のソケットの特徴と体重支持機構の違いを理解する	下腿切断の特徴，下腿義足のソケットと懸垂機構，下腿義足・サイム義足の体重支持機構，サイム切断の特徴，サイム義足のソケット
6	下腿義足・サイム義足のアライメント	下腿義足・サイム義足のアライメントを理解する 足継手の機能について理解する	下腿義足・サイム義足のベンチアライメント，スタティックアライメント，ダイナミックアライメント，足継手
7	股離断・片側骨盤切断・足部切断の義足構造とアライメント	股義足・片側骨盤切除用義足の構造と特徴を理解する 股義足のアライメントを理解する 足部切断の種類と対応する義足を理解する	股関節離断・片側骨盤切除のソケットと懸垂機構，股義足のベンチアライメント，スタティックアライメント，ダイナミックアライメント，足部切断の種類，足部切断の義足
8	下肢切断の評価—問題点の抽出とその統合	下肢切断の評価項目を理解し，実施できる 下肢切断の理学療法における問題点が抽出できる 成熟断端・幻肢・神経腫の意味と必要な理学療法を理解する	下肢切断の機能評価，問題点抽出と統合，断端評価と形態測定，成熟断端の判断，幻肢・神経腫の評価
9	下肢切断の機能障害と義足装着前理学療法	評価に基づく機能予後予測ができる 治療プログラムを立案できる 機能障害に対する治療・予防的指導ができる	義足装着前理学療法プログラム，非切断肢機能維持の重要性，良肢位保持・断端管理指導
10	切断原因疾患別・活動目的別の義肢と理学療法	切断原因となる疾患別に理学療法上の留意点を理解する 活動性や目的別に適応となる義足が異なることを理解する	血管原性疾患，悪性腫瘍，先天異常，スポーツ用義肢
11	義足装着理学療法と応用動作	立位バランス練習の重要性を理解する 立位バランスから歩行練習への流れを理解する 歩行練習と起居動作練習，応用動作の方法を理解する	アライメントチェックアウトと義足装着理学療法，立位バランス・ステップ・歩行練習，起居動作練習，応用歩行練習，復帰生活と環境
12	義手の分類と構造・機能	義手の機能的分類と構造・適合判定を理解する 能動義手と動力（筋電）義手の構造と特徴，義手操作に必要な身体能力と適応条件を理解する	義手の機能的分類と基本構成，装飾用義手，作業用義手，能動義手・筋電義手の構成，操作に必要な身体運動能力と手順，義手の適合判定
13	上肢切断の評価と治療	上肢切断のリハビリテーションの流れを理解する 義手の装着前・装着練習を進めるうえで必要な理学療法評価・運動療法を理解する	上肢切断の高位と機能的特徴，上肢切断のリハビリテーションの流れ，義手の使用状況，上肢切断の理学療法，義手装着練習
14	義肢装具の支給体系とチームアプローチ	義肢の支給体系を理解する 切断のリハビリテーションチームと理学療法士の役割を理解する 切断者の心理と行動を知る	義肢の支給体系，義手装具支給の流れ，切断のリハビリテーションチーム，切断者の心理・行動の理解とアプローチ
15	義肢（学）の展望	これからの義肢・現在の開発と方向性を知る 切断につながる疾患の多様化と救肢医療について学ぶ これからの切断者と理学療法の考え方・役割を考える	これまでの義肢の発展と将来の義肢，病歴の複雑化と救肢医療，運動学習

切断と義肢の基礎知識

到達目標

- 四肢切断の原因と切断高位について理解する.
- 義肢の基本構成を理解する.
- 手術や術後の断端管理について理解する.
- 断端の経時的変化に対する理学療法士の役割を理解する.
- 切断術後のリハビリテーションの流れを理解する.

この講義を理解するために

この講義では切断術の概要と，切断により失った手足を補う義肢の基本について学びます．高齢社会の到来と生活習慣病の蔓延により，切断の疫学は近年大きな変化を生じています．切断の理学療法を理解するためには，切断原因となる疾患の理解が必要です．切断術の説明では，切断原因となる疾患や，外科処置や創傷治癒に関する用語が多く出てきます．整形外科医・形成外科医から得られる情報を理学療法に反映させるには不可欠の知識です．

断端管理は義肢を装着した練習に先立って行われる重要な内容であるため，詳しく述べます．後の講義で学習する内容の基礎となるので十分に理解しましょう．切断術後のリハビリテーションの流れもこの講義で述べます．すべての下肢切断者が義足を装着して歩行できるようになるわけではありません．義足歩行がゴールになる場合とそうでない場合のそれぞれについて，考え方の概要を述べます．

以下の項目を学習しておきましょう．

- □ 浮腫，血腫，癒合など外科手術後の状態に関連する用語を学習しておく．
- □ 閉塞性動脈硬化症や糖尿病など生活習慣病の概要を学習しておく．
- □ 四肢に発生する悪性腫瘍について学習しておく．

講義を終えて確認すること

- □ 切断高位の名称と特徴について説明できる．
- □ 切断の疫学について理解できた．
- □ 理学療法に必要な切断術の知識について理解できた．
- □ 切断術後の断端管理について説明できる．
- □ 切断術後のリハビリテーションの流れについて理解できた．

講義

1. 理学療法と義肢学

義肢
(artificial limb/prosthesis)

MEMO
義肢装具士(prosthetist and orthotist : PO)
POと略し呼称する. 昭和63(1988)年に義肢装具士法が制定され国家資格となった. 義肢装具製作・適合判定の専門資格.

切断術を受けた対象者にとって, 義肢は欠損部を補うために必要不可欠なものである. 切断術施行や義肢の処方は医師が行い, 義肢の製作は義肢装具士が行う. 切断のリハビリテーションで理学療法士が主にかかわるのは, 切断者の残存能力の評価, 切断肢および非切断肢の機能障害改善, 義肢を用いた場合, あるいは義肢を用いない場合の移動および生活動作能力向上のためのプログラムを立て, 実践することである.

それでは, 理学療法士が義肢について, あるいは切断術や切断原因となる疾患について学ぶ意義は何だろうか.

切断肢の代わりに義肢を装着すれば, すぐにもとの肢の機能を発揮できるわけではない. 装着練習を数多く繰り返せば使えるようになるわけでもない. 義肢装着練習は切断術後の時期ごとに留意点が異なり, 方法を誤れば切断肢の状態を悪化させることもある. これを防ぐために切断術や創傷治癒についての知識が求められる.

MEMO
創傷治癒
皮膚の損傷, あるいは切開により開口した部分が, 創の辺縁と癒合するか, 皮膚欠損部に生じる肉芽が上皮化することで閉鎖した状態となること.

切断者個別の条件や装着する義肢の機能特性に応じ, 獲得可能な動作能力は異なる. 動作を観察しながら切断者個々の義肢へと微調整するのは理学療法士の役目の一つである. そのため義肢の構造に関する知識が求められる.

切断術と対象者について, 義肢について, そして切断者が義肢を使えるようになるための練習方法について, これから述べていく.

2. 切断術とは

切断(amputation)

離断(disarticulation)

切断術とは, 四肢の一部を切り離すことであり, 関節部を除く肢の一部分での切離を切断, 関節での切離を離断とよぶ(**図1**).

1) 切断術の意義

いろいろな疾患が切断術の対象となるが, 切断原因となる疾患や障害される部位をもとに, ほかの処置による治癒を図るか, 切断術を行うかが決定される.

患者やその家族にとって, 切断術は受け入れ難い医学的処置である. しかし, 切断術は救命目的の最終選択肢だけではなく, 医療に必要な期間を短縮し, 残存する機能や能力を最大限発揮するための準備を行う積極的な選択肢でもある.

2) 切断術の目的

切断術は, 病的な部分を切除し創傷治癒を得ること, 健常な筋肉・皮膚・血管・神経などを生理的な状態に保って残存させることを目的に施行される.

3. 切断の疫学

1) 切断者の数

平成18(2006)年度の厚生労働省の報告によると, 肢体不自由による身体障害者手帳の全交付者のうち, 切断者数は上肢切断が82,000人, 下肢切断は60,000人と推計されている. 平成13(2001)年度の同調査と比較すると, 上肢切断者数は16,000人減少し, 下肢切断者数は11,000人増加している[1].

2) 切断時の年齢

中村によると, 1979～2007年に義肢製作を行った557人を対象に年代ごとの切断時の平均年齢をみると, 1980年代(80～89年)は28.3±17.6歳, 1990年代(90～99年)は38.5±19.1歳, 2000年代(00～07年)は47.2±18.7歳となっている. また, 上肢切断と比較すると下肢切断のほうが平均年齢が高く, 切断時年齢の高齢化が近年進行し

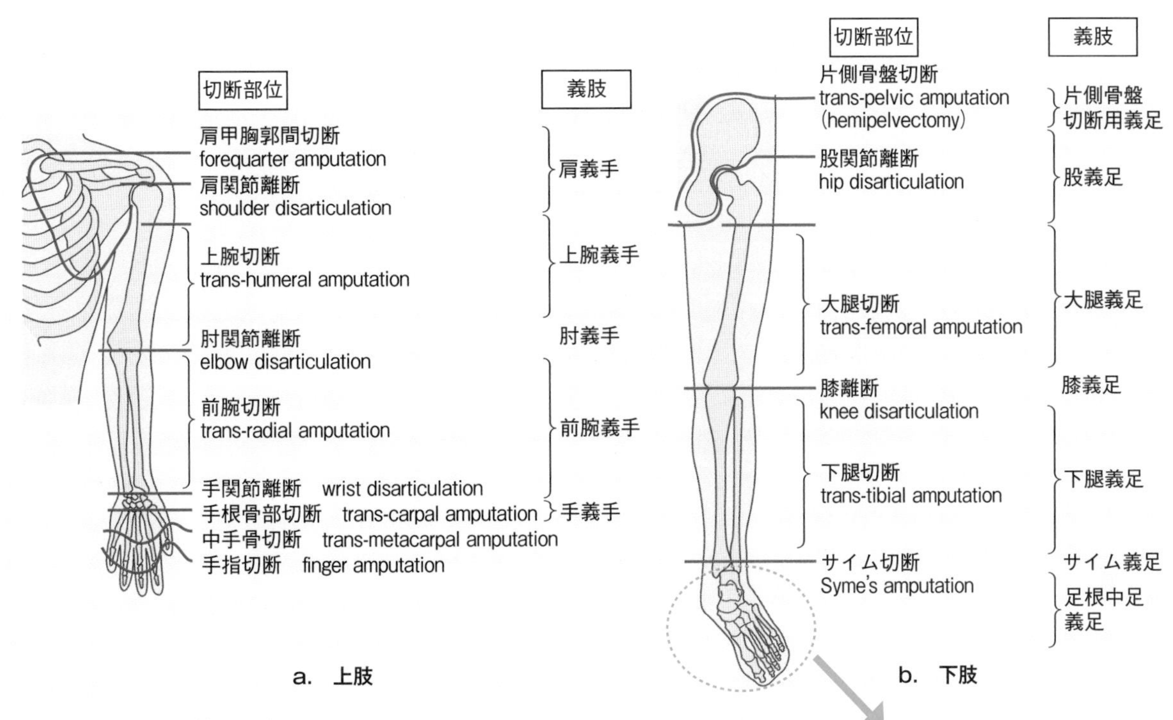

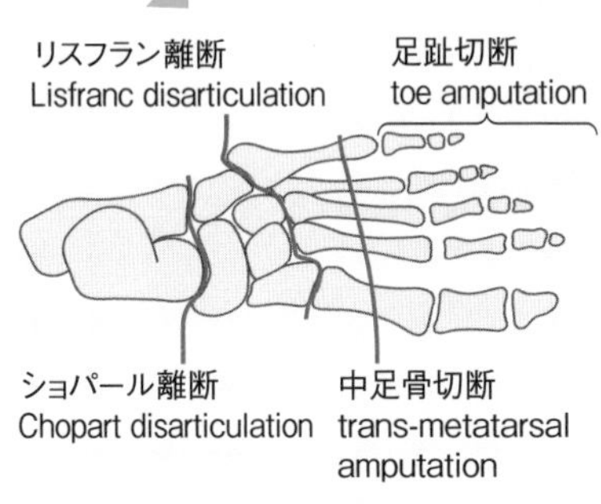

図 1 切断の部位と義肢の名称

ている（**図 2**）[2]．

3）切断部位

(1) 上肢切断

手指切断が最多であるが，義肢製作対象に絞ると前腕切断が最多（37.5%）で，次いで上腕切断（27.9%）の頻度が高い[2]．

(2) 下肢切断

下腿切断が最多（42.9%）で，次いで大腿切断（39.7%）が多い[2]．

4）切断原因

澤村らによる兵庫県下の神戸市以外の市町村を対象とした疫学調査では，切断者総数は 1965～2004 年の 40 年間で 4,185 人であった[3]．

(1) 上肢切断

1965 年からの 10 年間では業務上の事故が 86%を占めていたが，1995 年からの 10 年間では 61%に減少した．また 1995 年からの 10 年間では業務上の事故，交通事故，その他の外傷を合わせると 85%であった（**図 3a**）．

(2) 下肢切断

1965 年からの 10 年間と 1995 年からの 10 年間を比較すると，業務上の事故，交通事故，その他の外傷を合わせたすべての外傷の割合は半減している．一方，末梢動脈疾患（下肢動脈疾患）の割合は 4.3 倍に増え，糖尿病だけでみると 35.4 倍に増加していた（**図 3b**）．

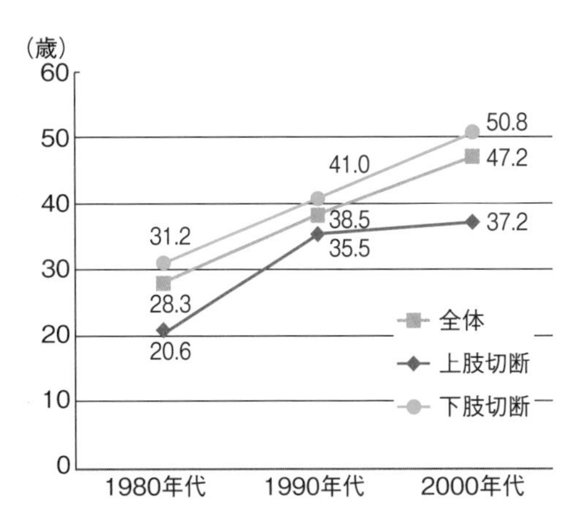

図 2 上肢切断と下肢切断の切断時平均年齢の推移
（中村 隆：国リハ研紀 2007；28：97[2] より作成）

4．切断を回避する手術・処置

切断原因となりうる疾患と診断されても軽症の場合，切断を回避する手術や処置を行う．外傷では急性期の危機的状況を乗り越えれば，切断を回避できることもある．

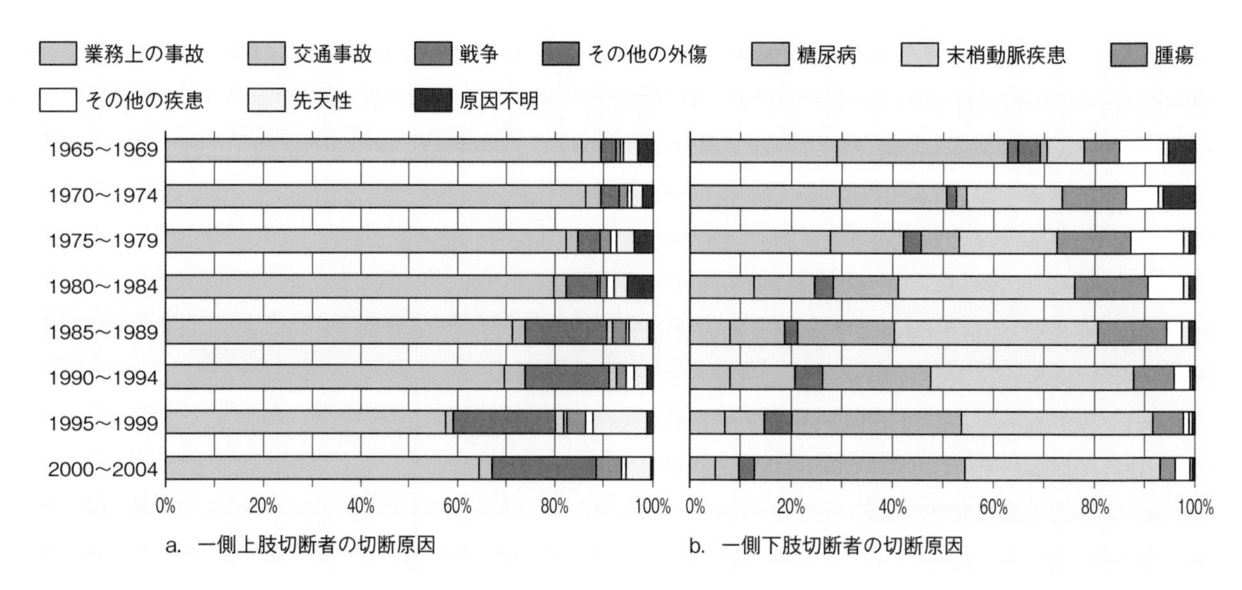

図３　一側上・下肢切断の切断原因別割合の推移
（澤村誠志：切断と義肢，第２版．医歯薬出版；2016．p.3-5[3]）

しかし，循環障害など進行性の疾患では，手術や処置により一時的に切断は回避できても，その後に状態が悪化し切断に至ることも多い．

1）循環障害

病変部位が大血管に存在する場合や増悪した安静時疼痛・潰瘍例では，血管内治療やバイパス術などの治療が行われる（Step up〈p.9〉参照）．重症虚血肢ではこれらの血行再建術に加えて，潰瘍や壊死を生じている足趾や足部の病変部位のみを部分的に切除し創閉鎖を図り，下腿切断などより高位の切断を回避する処置も行われる．糖尿病を合併した末梢循環障害の場合，潰瘍・壊死に至った部位に感染を生じていることも多いため，創閉鎖の条件は悪くなる[4]（Lecture 10〈p.95〉参照）．

2）外傷

四肢の外傷では，動脈損傷の合併や皮膚・筋の挫滅の程度によって切断術が選択されるが，近年ではマイクロサージャリーの進歩によって切断術の回避が図られる．上肢切断で頻度の高い手指切断などでは，一度完全に切断された指を生理学的な状態を保って元の位置に戻す再接着手術が一般的に行われ，良好な成績を得ている．

3）悪性腫瘍

悪性腫瘍に対してはこれまでの切断術に代わり患肢温存手術が行われ，切断術の頻度は低下している．患肢温存手術とは，腫瘍を取り残すことなく一塊に切除しながら，上・下肢を残す手術である．創外固定器を用いた骨延長術や液体窒素処理骨を用いた再建術などがある．

5．切断端

1）切断端の長さ

断端が長いほど切離される筋が少なく，義足を装着した際に断端からの力が伝わりやすい．しかし，切断部位によっては義肢の製作や使用に支障をきたす（Step up〈p.9〉参照）ため，切断端の組織の状態やその後の義肢装着を考慮して切断端の長さが決定される．

2）皮膚の処理

（1）皮膚弁（皮弁）

切断術とは，病変部位を切離するだけでなく，その後に行うリハビリテーションに

MEMO
末梢動脈疾患
（peripheral arterial disease：PAD）
四肢末梢動脈病変の総称．閉塞性動脈硬化症が最も多いが，バージャー（Buerger）病（閉塞性血栓血管炎）や末梢動脈瘤も含まれる．

MEMO
閉塞性動脈硬化症
（arteriosclerosis obliterans：ASO）
中高年の腸骨・大動脈に生じることが多いが，糖尿病患者では下肢に合併しやすい．進行すると閉塞部より末梢に虚血を生じる．糖尿病のほか，高血圧，脂質異常症（高脂血症）と密接な関係がある．

MEMO
糖尿病
（diabetes mellitus：DM）
インスリンの作用不足により起こる慢性の高血糖状態を主徴とした慢性の症候群．進行すると糖尿病性腎症，網膜症，神経障害を生じる．

MEMO
重症虚血肢
（critical limb ischemia：CLI）
何らかの病変による慢性虚血に起因する安静時疼痛または潰瘍・壊死を伴い，血行再建なしでは組織の維持や疼痛の除去が行えないような肢の病態をさす．

有利な切断端を形成する手術でもある．断端末端が皮膚で覆われ，義肢を装着するために適した先細りの形状にできる限り近い形状とする必要がある．これを可能にするために，皮膚と皮下組織は各切断部位に適した形状に切開され，付着する軟部組織や筋肉も適度な量となるように必要に応じてそぎ落とされる．

こうして断端末端を覆うために形成された部分は，その形状から皮膚弁（皮弁）とよばれる．

(2) 下肢切断の皮膚弁[5]（**図 4**）

下肢切断ではソケットを介して荷重がかかるために，皮膚の処理はストレスに対し脆弱となりやすい術後の縫合創を断端のどこに位置させるかが重要となる．

通常は骨断端の遠位に縫合創が位置するように魚口状の皮膚弁とする．大腿切断の場合はおおむねこの方法が用いられる．

血管原性切断の場合には，血流がより豊富な筋や皮膚を多く残すことで創傷治癒を促進させうる．下腿切断では後方の皮膚弁を長くして縫合創を断端末前面に形成することがよく行われている．

3) 骨の処理

横断した骨は辺縁が角張っていて，そのまま軟部組織で被覆すると断端に荷重をかける時期に問題を生じやすい．このため，辺縁は術中に丸く滑らかになるよう処理される．

4) 筋肉の処理

切断術の筋肉に対する処理には以下の方法がある[3,5]（**図 5**）．

①筋膜縫合術（**図 5a**）：筋膜だけを縫合する．

②筋肉形成術（**図 5b**）：拮抗筋どうしを縫合し，筋の生理的緊張を残す．

③筋肉固定術（**図 5c**）：筋を骨に固定し，人工的な筋停止部を形成する．

④筋肉形成部分固定術（**図 5d**）：断端内層の筋を骨に固定し，ほかは筋肉形成術を行う．現在は，こちらを筋肉固定術とする場合が多い．

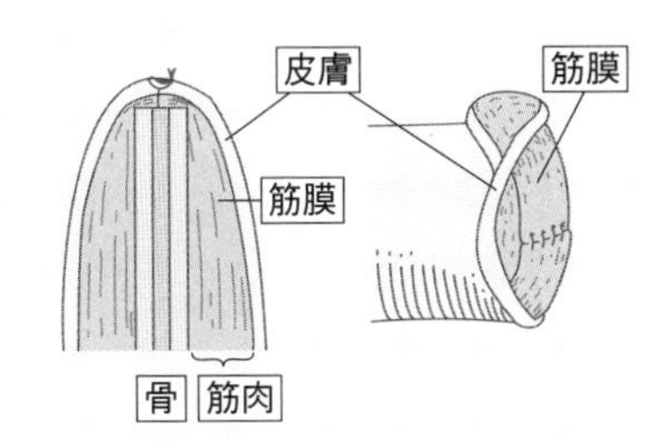

a. 筋膜縫合術（myofascial suture）
筋膜だけを縫合する

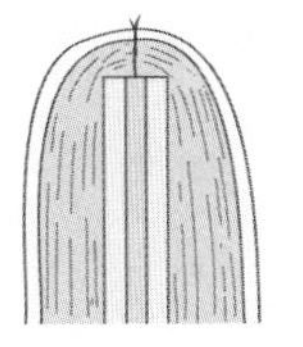
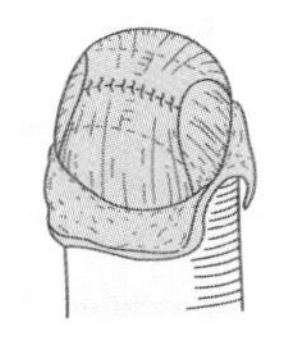

b. 筋肉形成術（myoplasty）
拮抗筋どうしを縫合し，筋の生理的緊張を残す

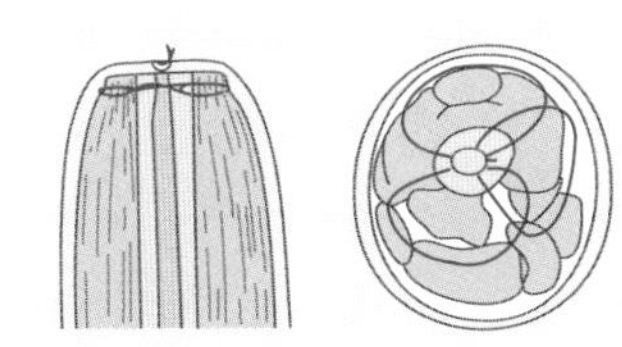

c. 筋肉固定術（myodesis）
筋を骨に固定し，人工的な筋停止部を形成する

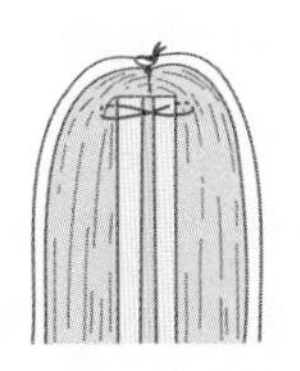
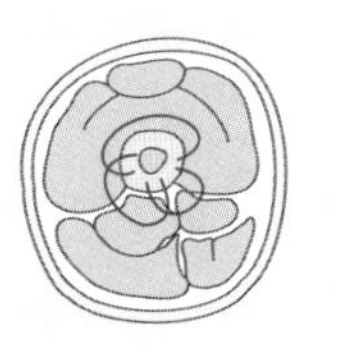

d. 筋肉形成部分固定術（osteo-myoplasty）
現在はこちらを筋肉固定術と呼ぶ場合が多い．断端内層の筋を骨に固定し，ほかは筋肉形成術を行う

図 5 筋肉の処理
（澤村誠志．切断と義肢，第 2 版．医歯薬出版：2016．p.46[3] より．説明を追加した）

MEMO
マイクロサージャリー（microsurgery）
顕微鏡下で行う微小外科手術．裸眼では困難な微小神経・血管の縫合が可能で，損傷・切断した組織を再建し，機能・整容の回復を行う．

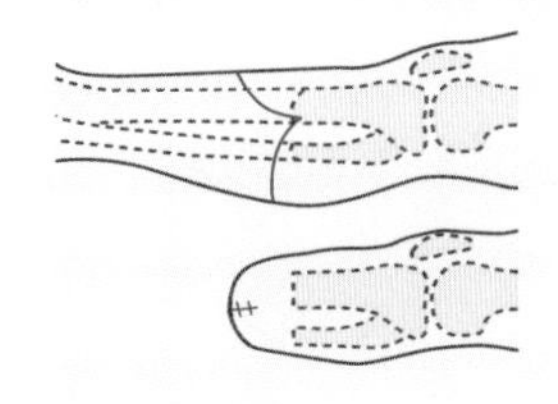

a. 魚口状切開
一般的に行われている．

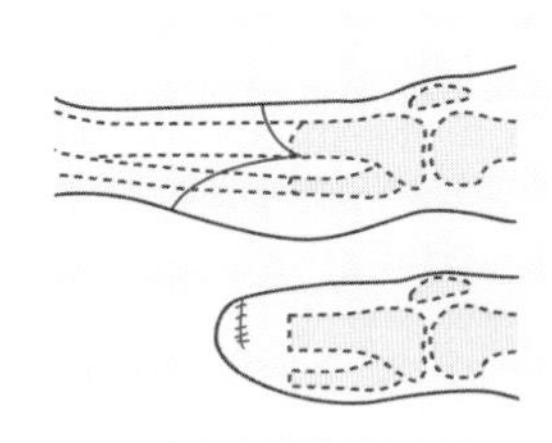

b. 長後方皮膚弁
虚血性の切断で用いられる．

図 4 下肢切断の皮膚弁

MEMO
骨断端の処理
骨断端の辺縁を滑らかにすることは被覆する軟部組織が少ない下腿切断では特に重要で，骨断端の前縁は斜めに切り落とされる（写真）．

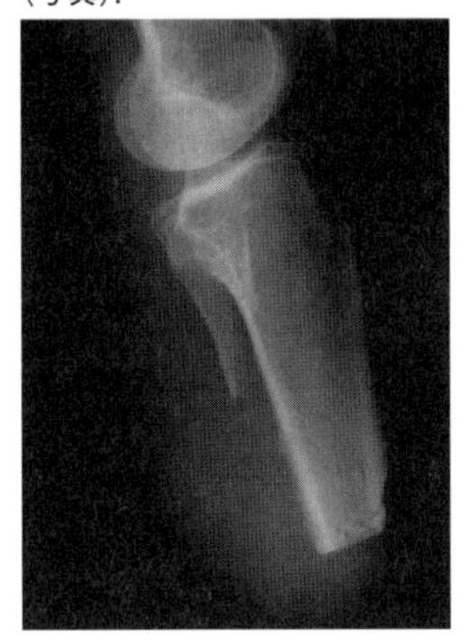

現在では，筋肉形成部分固定術が主流である．この術式では，切断された筋の遠位端が骨あるいは拮抗筋の遠位端に縫合されるため，切断筋は新たな停止部を得る．これにより筋肉を切断前と同様な生理的緊張下におくことにより断端の周径変化が少なく，一定の筋力を得ることができる．

しかし，血管原性切断の場合，循環を重視し筋肉形成術を行うことがある．筋が骨に固定されていないために切断後の断端の筋萎縮が生じやすくなる．

このように術式は，目指す義足歩行能力のゴールを左右する要素の一つとなる．

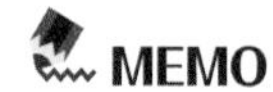
MEMO
血管原性切断
PAD（p.4 の MEMO 参照）が原因の切断．

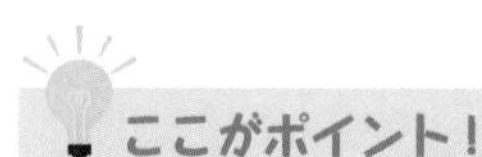
ここがポイント！
術式を知ることは，その切断者がもつ要素の何が「よい条件」なのかを把握するための助けになる．

5）血管の処理

切断術後に断端内に血腫が形成されると，感染や浮腫の増悪の原因となり，創閉鎖にも影響を及ぼす．切断時には小血管に至るまで確実に止血が行われ，術後もドレーンが留置され，断端内の血腫を可能な限り少なくする．

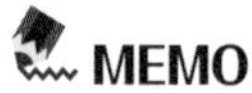
MEMO
ドレーン
術後に生じる体腔内の血液を体外に排出するために，一時的に留置される管．

6）神経の処理

末梢神経は切断されてもその部位から再び神経線維（軸索）を伸長させ，末梢の効果器（筋肉など）を再支配する．切断術で行われる神経の切断でも同様に軸索が伸長するが，行き場がないために断端内で神経腫となる．これは形成される場所によっては断端痛の原因となる（Lecture 8〈p.81〉参照）．

悪影響を防止するための処理として，神経を少し引いた状態で，できるだけ中枢で鋭利なメスにより切断する．こうすることで神経は中枢側に引き込まれ，神経腫の原因となりにくくなる．

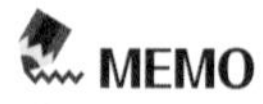
MEMO
神経腫
切断された末梢神経の中枢側断端で，結合組織内に再生軸索が入り込んで腫瘤となっている状態．

7）皮膚の処理

最後に切断端の皮膚の辺縁を縫合糸で縫合し術創が閉じられる．その後縫合部の皮膚が癒合した時点で，抜糸が行われる．

6．断端の術後変化と理学療法士の役割

1）術後早期の断端の浮腫

切断術による創周囲の血流低下は，組織圧を上昇させ，浮腫を起こす．浮腫の存在がさらに組織の血流を阻害する悪循環となって創傷治癒を遅らせることになる．また，断端内に形成される血腫や創部の感染も創傷治癒の阻害因子となる．切断術後の断端管理では，断端に適度な圧迫を加えることで，手術創の周囲に生じた浮腫をできるだけ早期に取り除き，血腫の形成を防ぐことが重要となる．

断端管理にはソフトドレッシングやリジッドドレッシングなど，いくつかの方法があり，それぞれに利点・欠点がある（Lecture 2〈p.13〉参照）．

ソフトドレッシング
（soft dressing）
リジッドドレッシング
（rigid dressing）

2）急性期以降の断端

創傷治癒が得られても，断端の周径や形状の変化は継続する．できるだけ早期に断端の浮腫や過度の脂肪組織を少なくし，断端の成熟を得る必要がある．このため，弾力包帯を用いた断端の圧迫は急性期以降も継続して行われる．活動している日中だけでなく，夜間も弾力包帯を用いる．

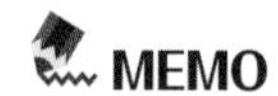
MEMO
断端の成熟
創傷治癒が得られて，断端の周径が安定した状態になること（Lecture 2〈p.12〉参照）．

不適切な管理が行われた場合，先端部の膨隆のような義肢装着に不都合な断端形状となるおそれもある．また，圧力が弱すぎると浮腫が減少せず，断端成熟を得るまでに時間がかかる．市販の断端圧迫用断端袋やシリコンライナーを利用することも行われる（**図 6**，Lecture 9〈p.86〉参照）．

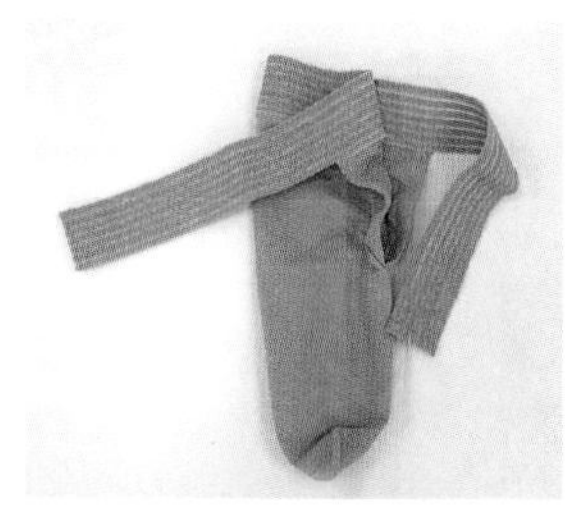
図 6　断端圧迫用断端袋

7．義肢の種類

1）装着部位による分類

上肢切断では義手，下肢切断では義足が用いられる．

2) 用途による分類

通常，切断した肢を補う外観と一定の機能を兼ね備えているが，装飾用義手のように外観だけを補う目的で作製されるものや，作業用義手や農耕用，スポーツ用義足のように機能を特化した義肢もある．

8．義肢の基本構成要素（図 7）

ソケット
継手
支柱
足部・
足継手
ハンド，
フック
大腿義足
（骨格構造）
上腕義手
（殻構造）

図 7　義肢の基本構成要素

1) ソケット

断端を収納する部分である．ソケットを通じて切断肢の運動が義肢に伝達される．また，義足では体重を支持する機能ももつ．

2) 継手

切断により失われた関節の機能を代償する人工の関節である．

3) 足部（足継手）および手先具

義足では失った足の形や機能を再現する足部（足継手）が末端に取り付けられ，義手では手の形状や手指機能を再現するハンドやフックが末端に取り付けられる．

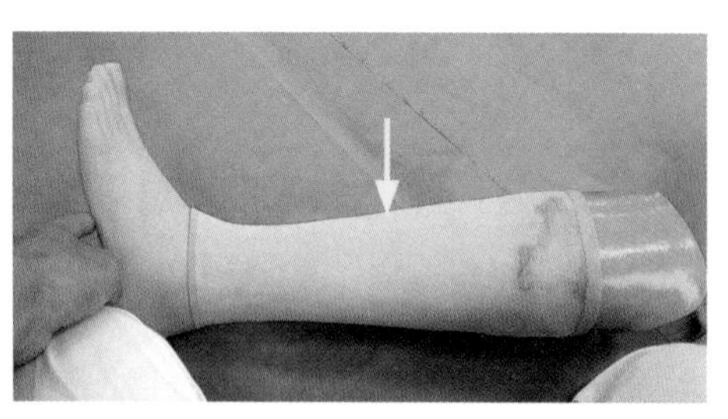

図 8　コスメティックカバー

4) 支柱（幹部）

それぞれの部品を接続する役割をもつ．この部分の製作方法により義肢は骨格構造と殻構造とに大きく分類される．

(1) 骨格構造（内骨格）

骨格義肢の部品は規格化され，切断者の条件に応じたものを選択できる．義肢の構成要素をパイプ状の支柱で接続し，この上からスポンジ製のコスメティックカバーをかぶせて外観を整える（図 8）．

(2) 殻構造（外骨格）

ソケットと継手のあいだが四肢の形状に合わせて中空構造で形成されている（この部分を幹部という）．これにより外観と義肢としての機械的強度を確保している．

MEMO
継手（つぎて）
建築物や構造物・機械類における柱や梁などの部材と部材の継ぎ目のことをいう．義肢では関節にあたる．

MEMO
骨格構造と殻構造

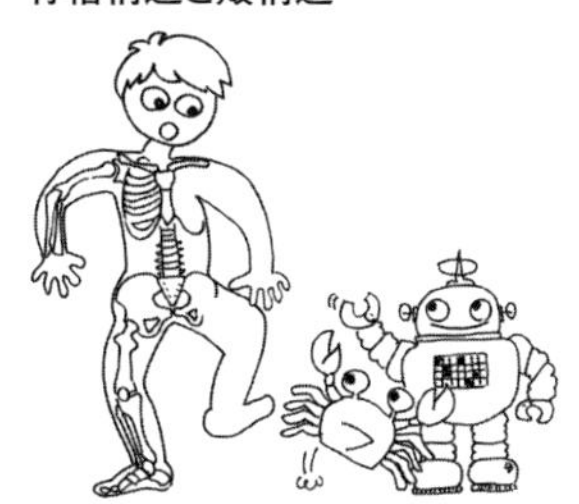

9．切断術後のリハビリテーションの流れ（下肢切断の場合）

1) 下肢切断のゴール＝義足歩行ではない

義肢を装着して歩行することは，すべての下肢切断者に共通するゴールではない．

切断原因，合併症，本人・家族の希望など，患者を取り巻く要素すべてを踏まえてゴールが設定される．切断肢以外の条件で義肢の適応が判断されることも多い．

2) 義足歩行がゴールとならない場合

(1) ゴールにならないと判断できる場合

血管原性切断が増加している昨今では，心疾患や脳血管障害などの合併症，あるいは高齢などで全身状態に問題がある症例も多数存在する．この場合には片脚での移乗動作の安定や車椅子での移動能力の向上をはじめとした動作能力の獲得が理学療法の目標となる．

(2) 判断が困難な場合

義足歩行がゴールとならない場合でも非切断肢の機能改善を目的に立位練習のための練習用義足（Lecture 2〈p.12〉参照）を製作することがある．理学療法開始当初は義足歩行困難と判断した症例でも治療により全身状態が改善し歩行可能となる例もある．経過中の再評価は重要で，必要に応じゴールやプログラムの変更を行う（Lecture 8〈p.76, 81〉，11〈p.103〉参照）．

3）義足歩行がゴールとなる場合

切断術後，どの時期に義肢装着練習を開始するかによって3つの方法に大別できる．

（1）在来式義肢装着法

断端を弾力包帯で圧迫し（ソフトドレッシング），創傷治癒後も弾力包帯を継続して装着させて，断端の浮腫が消退し周径の変動が治まった（断端成熟）後，ソケットを採型して義足装着練習を開始する．リハビリテーションに要する期間が長期化するうえ，関節拘縮や耐久性低下などほかの合併症を生じる可能性も高い．

（2）術直後義肢装着法

リジッドドレッシングで断端を固定した後，手術台上で義肢を取り付ける方法である．切断術後早期に離床ならびに義肢を用いた治療が行えるメリットがある．さらに，切断術直後から義肢が装着されていることは，心理的にも大きな利点である．一方，創治癒前の断端への荷重は創の離開など相応のリスクがある．症例ごとに適応を検討して方針を決定する．

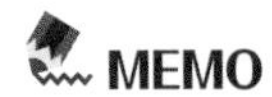

術直後義肢装着法
切断術直後に手術台上でソケットを装着し，義肢を取り付ける方法（写真）．早期に訓練を開始できる利点がある．

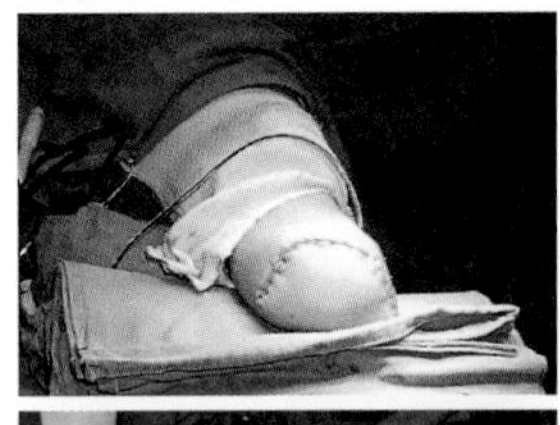

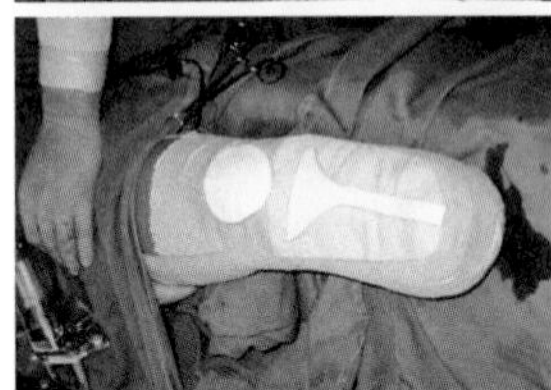

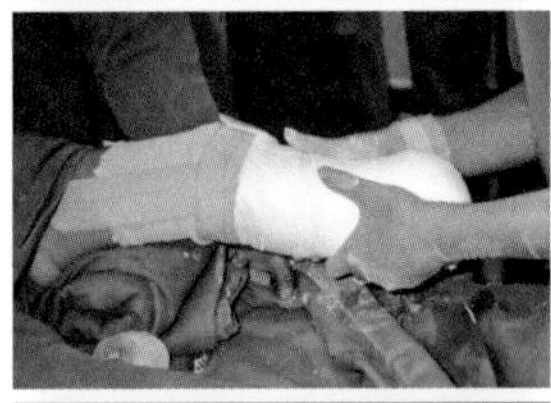

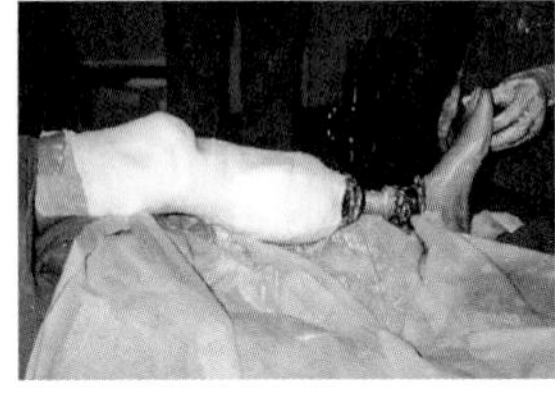

（3）早期義肢装着法

創治癒が得られた後，早期に義肢を装着する方法である．断端の周径変動が大きい時期にソケットを作製するため，荷重練習で断端成熟を促進できる．ギプスや熱可塑性樹脂を用いてソケットを作製し，適合をみながら再作製することで疼痛や断端の擦過創形成などの合併症を防止する．日本では多く用いられている方法である（Lecture 2〈p.12〉参照）．

MEMO

離開
縫合後の創，あるいはいったん閉鎖した創に外力が加わって，手術時の切開部が再び開くこと

■引用文献

1）厚生労働省：平成18年度身体障害児・者実態調査結果．
http://www.mhlw.go.jp/toukei/saikin/hw/shintai/06/index.html
2）中村　隆：補装具製作部における切断者の調査とその傾向―義肢装具士の製作記録から．国リハ研紀 2007；28：93-103.
3）澤村誠志：切断と義肢，第2版．医歯薬出版；2016.
4）木村英生ほか：重症虚血肢に対する治療戦略―バイパス術の適応とその成績．J Jpn Coll Angol 2007；47：351-6.
5）陳　隆明：切断術．日本整形外科学会，日本リハビリテーション医学会監．義肢装具のチェックポイント，第8版．医学書院；2007．p.48-88.

■参考文献

1）澤村誠志：切断と義肢，第2版．医歯薬出版；2016.
2）井樋栄二ほか監：標準整形外科学，第14版．医学書院；2020.

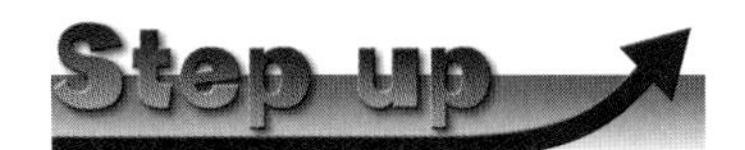

1. 重症虚血肢に対する血行再建

血管内治療によるバルーン拡張術やステント留置術は低侵襲であることが利点である．一方，バイパス術は血管内治療動脈閉塞が広範囲に及ぶ場合にも幅広く適応可能である．治療法は症例の状態に応じて決定されることになる．

1）血管内治療

血管内治療（endovascular treatment/therapy：EVT）とは，狭窄・閉塞した動脈をカテーテルを用いて内腔側から拡張し，血流を回復させる方法である．バルーンカテーテルを用いて拡張させるバルーン拡張術（図1），拡張した状態を保持する目的でステントとよばれるパイプ状のネットを留置するステント留置術がある．冠動脈，大動脈，頸動脈など四肢以外の動脈病変でも用いられている．下肢切断の原因となる大腿・膝窩動脈病変に対しても積極的に施行されている．

2）バイパス術

血管閉塞や断裂のために虚血状態となった肢に対して，人工血管や自家静脈（ほかの部位からもってきた本人の静脈）を使用して血行再建を行う手術である．膝上までの動脈のバイパスには人工血管が，膝下より末梢へのバイパスには大伏在静脈などの自家静脈が使用される．

●動脈にガイドワイヤーを挿入

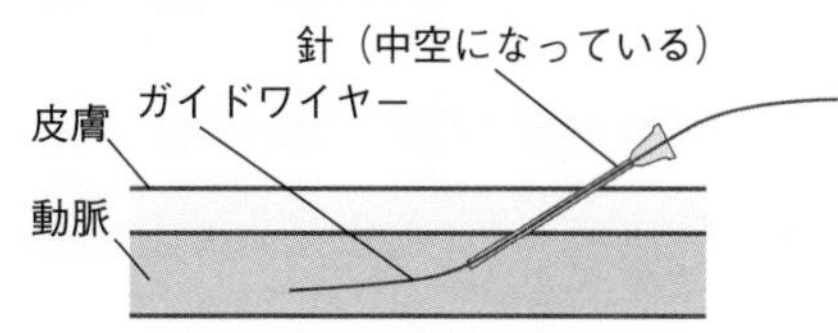

●ガイドワイヤーに沿って
バルーンカテーテルを挿入

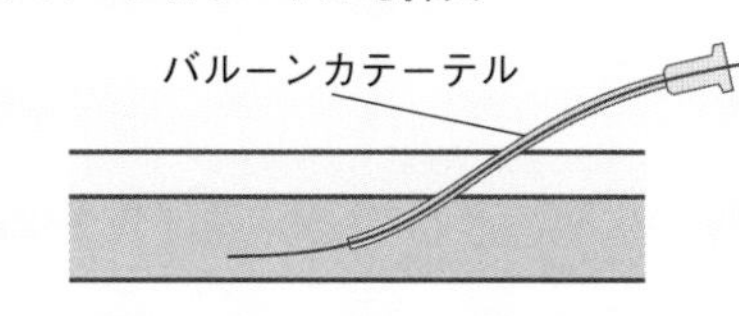

●狭窄部までバルーンカテーテルを
進入させて，バルーンを拡張し，
狭窄部を再拡張させる

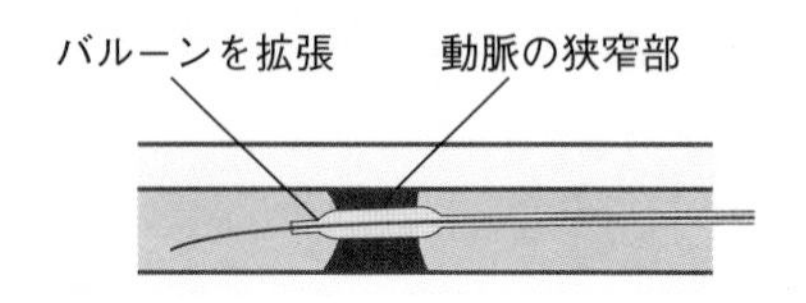

図1　血管内治療：バルーン拡張術

2. 切断部位の決定の難しさ

断端長が長いほうが筋力発揮や体重支持を行ううえで有利である．しかし，残存する部位が問題となる場合がある（図2）．

以下に臨床的に有害，もしくは価値が低いとされる切断高位とその理由について述べる．

1）大腿切断長断端（顆部より遠位の切断）：価値が低い

膝折れの危険がつきまとう大腿切断にとって長断端であることは有利だが，長すぎると問題になる．断端が長すぎると，膝継手を取り付けるための間隙がないために膝継手の種類を選択する幅が制限され，加えてターンテーブル（Lecture 3〈p.31〉参照）などの機能的部品を取り付けるスペースがない．

術中，膝離断とすることが困難な場合は大腿骨顆部より近位部での切断が行われる．膝離断でも上述の問題は生じるのだが，断端末で荷重可能なため膝歩きができる場合もある．断端末荷重が可能であれば，風呂場での移動など大腿切断では危険な場面でも安全に行える利点となる．

2）下腿切断極短断端（脛骨粗面より近位の切断）：有害

この部位での切断は，膝関節伸展筋力が発揮できないので，下腿が残存しても有用とならない．

術中，脛骨粗面より遠位の切断が困難な場合は，膝離断が選択される．ただし，膝関節伸展筋が作用する場合は，極短断端であっても下腿切断として機能できる場合がある．

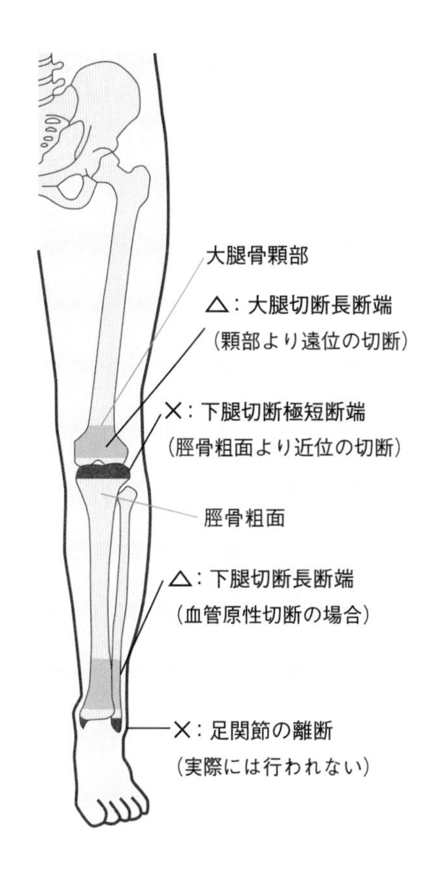

図2　切断部位の決定の難しさ

3）下腿切断長断端：価値が低い

下腿遠位部はほかの部位より血流が不足しがちで，創治癒の面でも不利である．このため，血管原性切断ではこの部位の切断を避ける．なお，血流に問題のない症例では長断端も選択される．

4）足関節の離断：有害

内果・外果だけが残存すると，断端末端に骨が突出することになり体重負荷ができない．骨突出部を切除し，体重負荷に適したサイム切断が選択されることもまれにある．

3. 義肢の歴史

1）近代以前の義肢

人類はいつから失った手足の代わりに義肢を用いるようになったのだろうか．これについてはさまざまな記録があるが，紀元前から使われていたことは確かとされている．

16 世紀ごろになると，外科手術が進歩し，肢を切断して焼きごてをあてて止血していたそれまでの方法から，血管を結紮して止血を行い，切断する手技が行われるようになった．義肢についても大きく発展し，たとえば，義足では，それまでは切断した部分の長さを補うための棒状であったものが，膝関節や足関節が可動する鉄製の義足が作られるようになった．このころの義肢は，錠前や甲冑を作製していた職人により作られていた．

2）戦争と義肢

近代に入り，戦争において爆薬が使用されるようになると，戦傷による切断者が急激に増加し義肢の需要が増えた．特に，第一次世界大戦と第二次世界大戦では，世界規模で長期間にわたる戦闘が繰り返され，さまざまな兵器が開発・使用された結果，大量の切断者を生じることになった．量産が必要になった義肢の研究開発は，各国において国政により行われ，さまざまな技術が生み出されることにつながった．

Lecture 2 以降でも解説するが，現在用いられている吸着式のソケット，大腿義足の四辺形ソケット，PTB 式下腿義足，カナダ式股義足などは，どれもが第二次世界大戦後に開発され，世界的に普及したものである．

戦争を契機に義肢が研究開発されたのは日本においても同様である．作業用義手（図 3）や鉄脚と呼ばれる作業用大腿義足（図 4）は戦時中に日本で開発され，戦後にも広く用いられた．

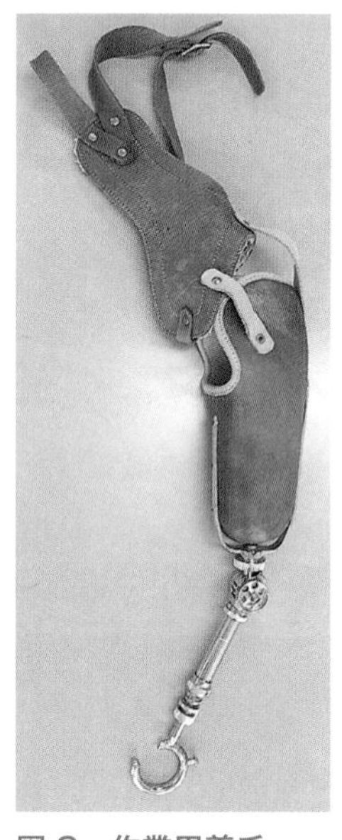

図３　作業用義手

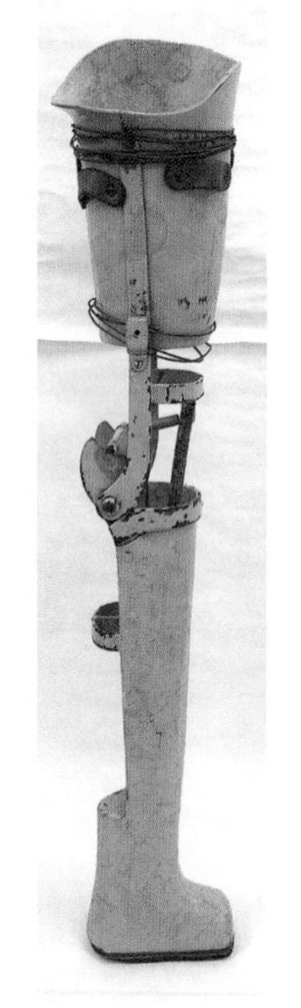

図４　作業用大腿義足

■参考文献

1）笠島史成ほか：大腿膝窩動脈ステント留置術の遠隔期成績．J Jpn Coll Angol 2007；47：345-9.
2）坪川尚人：血管吻合術．関節外科 2009；28：314-9.
3）武智秀夫，明石　謙：義肢．医学書院；1991.
4）児玉俊夫：義足，第 2 版．医学書院；1972.
5）澤村誠志：義肢学，第 3 版．医歯薬出版；2015.

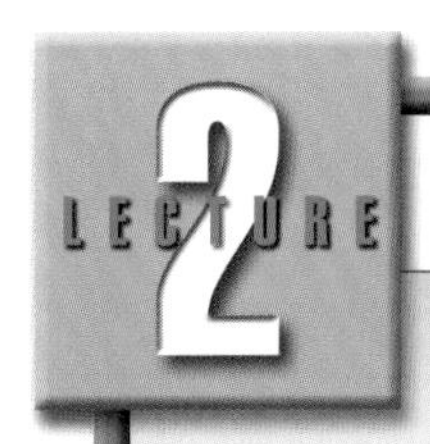

早期義肢装着法と義足適合の流れ
アライメントの概念

LECTURE 2

到達目標

- 早期義肢装着法の流れを理解する.
- 義足で立ち，歩くための力学的理論の基本—アライメントの概念を理解する.

この講義を理解するために

この講義では，下肢切断の「早期義肢装着法」の流れと，義足の理解に不可欠であるアライメントの概念について学びます．アライメントを難解と感じるかもしれませんが，義足の構造理解と適合判定・切断者の理学療法の進行，いずれにも軸となる知識です．早期義肢装着法では，理学療法の立位・歩行練習は，必ず義足の適合判定と並行してすすめます．義足の適合判定はチェックアウトともよばれ，装着者本人に合っているかどうかを評価することです.

以下の項目を学習しておきましょう.

□ 正常立位姿勢，歩行周期と健常者の歩行中の関節運動について，運動学で学んだことを復習しておく.
□ 床反力や体重心，床反力作用点（center of pressure：COP)，関節モーメントとトルクについての講義を受けていれば復習しておく.
□ 切断者のリハビリテーションについて復習しておく.

講義を終えて確認すること

□ 早期義肢装着法についてその流れを説明できる.
□ 基本的なアライメント用語を理解し，義足で立つことにどう役立つのか説明できる.
□ 義足適合の3段階のアライメントチェックアウトの種類・目的・内容が理解できた.

講義

MEMO
何らかの理由で義足適応とならないと判断された切断者は，断端管理方法や，義肢を用いないADLの習得，環境整備などが目標となる．

日常生活動作（活動）
（activities of daily living：ADL）

MEMO
初期の練習用義足は，ギプス製ソケットに棒を連結し先端に松葉杖の先ゴムを付けた単純な構造であった．

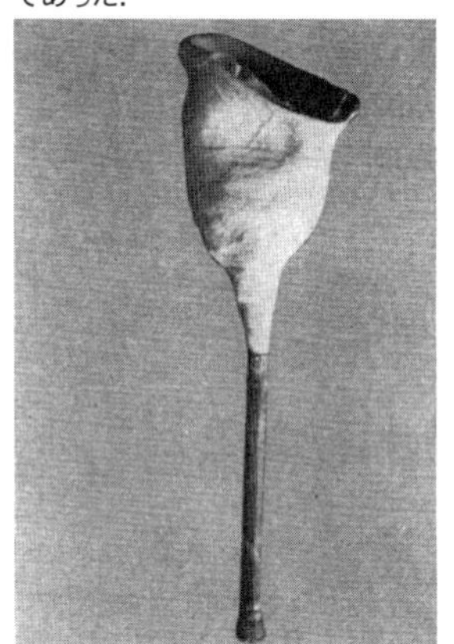

（武智秀夫ほか：義肢．医学書院；1991. p.252[1)]）

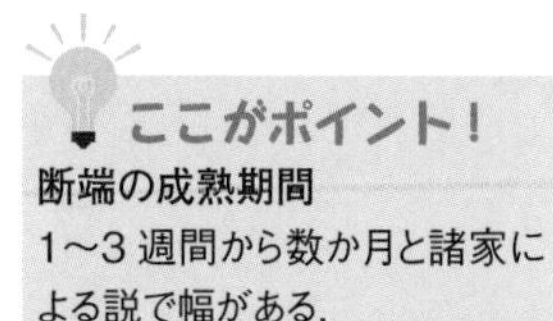

ここがポイント！
断端の成熟期間
1～3週間から数か月と諸家による説で幅がある．

1．身体と義肢の違い—早期義肢装着法とアライメントの概念

義肢は「切断により四肢の一部を欠損した場合に，元の手足の形態または機能を復元するために装着，使用する人工の手足」（JIS用語）と定義される．人工物の義肢を断端に装着し用いるので，断端・義肢双方の条件が整うあるいは機能的に合致していなければ，日常生活動作・機能に義肢を役立てることはできない．高い機能の義肢を使いこなすには，それに見合った身体機能，スキルが求められる．

断端を含む身体機能を整えるのが義肢装着前理学療法，義肢ユーザーとしての能力とスキルの獲得練習が義肢装着理学療法である．

義足に安心して荷重できるための義肢部品の理論的位置関係をアライメントという．義肢が個々の切断者の身体に合ったものであることは必須で，その評価を適合判定（チェックアウト）という．現在は，これらを並行して進めながら義足装着練習を行う「早期義肢装着法」が一般的である．

1）早期義肢装着法とは—義足製作のタイミング

現在，一般的に行われる切断のリハビリテーションプログラムは，早期義肢装着法である．これは創治癒を目安に練習用義足を製作し，筋力・可動域など基本的身体運動と並行して荷重練習を開始する方法である．早期からの荷重開始は，断端の荷重感覚習得，全身機能低下予防，バランス能の習得に有利なだけでなく，断端浮腫が軽減し形や周径の変動が減少する断端の成熟を促進し，練習期間の短縮に貢献する．練習用義足は断端のサイズや形状の変化に合わせソケット交換しながら進める（**図1**）．

2）練習用義足

通常，創治癒すれば断端への荷重練習が許可される．しかし，その段階ではまだ断端に術後浮腫が残存し，以降も断端周径は減少し形が変わる．練習用義足はこの期間に用いる．プラスチックやギプスを材料とした仮ソケットを使用し，断端の周径・形状の変化に合わせ，適宜作り変える．骨格構造義足が主となった現在，足部や継手は対象者に適応する部品と同じ機能のものを使って製作する（**図2**）．

周径測定，皮膚視診，発赤や痛みなどの断端評価は，ソケット不適合の早期発見，仮ソケットの調整・再作製のタイミングの判断に役立つ．そのためには理学療法士がソケットの成り立ちとアライメントの知識をもっていることが重要である．

3）断端の成熟と理想的断端

断端の成熟とは，浮腫の軽減や切断された筋の萎縮により断端周径が減少し，徐々にその変化のスピードが落ち，一定期間サイズ変化がなくなった状態をいう（**図3**）．術後から断端を持続的に圧迫する断端管理法を行う．断端管理法は数種ありドレッシングとよばれる（**表1**）．この過程を経て断端は成熟する．目指す理想的断端の条件を

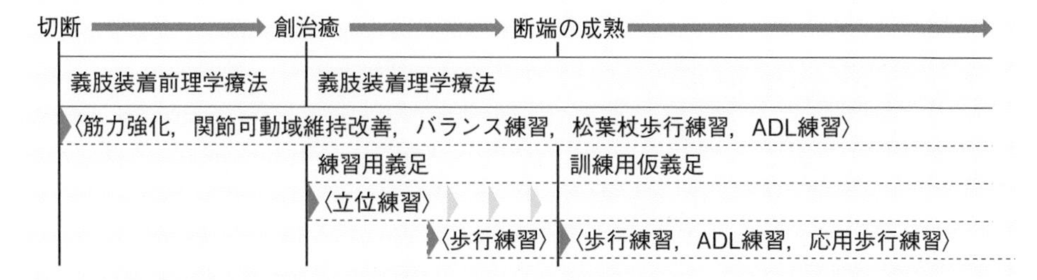

図1　早期義肢装着法の流れ

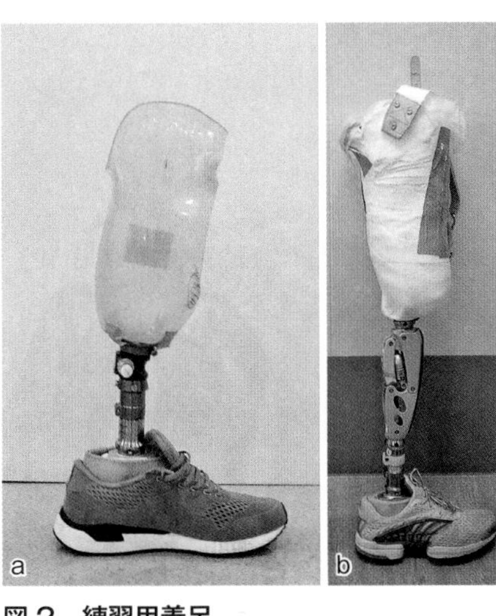

図2　練習用義足
a. プラスチックソケット，b. ギプスソケット.

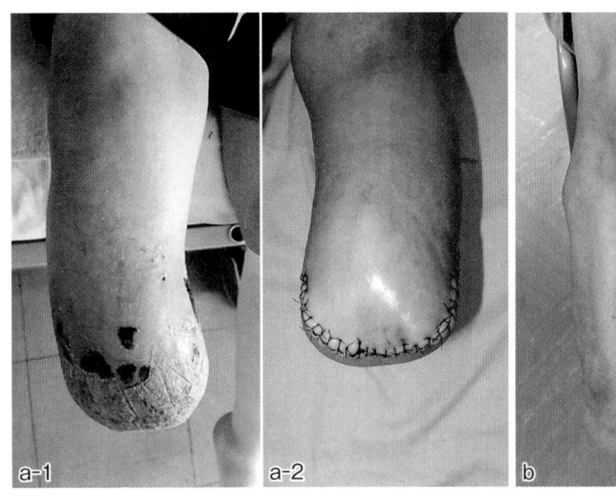

図3　術直後の断端（a-1，a-2）と成熟断端（b）

表1　ドレッシングの各方法の利点と欠点

	ソフトドレッシング	シリコンライナー	リジッドドレッシング
利点	●どこの施設でも行える ●創の観察と処置が容易	●適度な圧迫が確実に持続的に可能 ●自身で着け外しが容易	●早期に成熟断端となる ●断端痛・幻肢痛が少ない
欠点	●断端包帯を正しく巻くことが難しい ●ゆるみ・包帯抜けを生じる ●成熟断端となるまで時間を要する ●断端痛・幻肢痛が強い	●ライナーが高価 ●サイズ変化に合わせ交換が必要 ●シリコンかぶれを起こすことがある ●蒸れる ●形のいびつな断端の圧迫は難しい	●創観察が困難 ●温度，湿度などが細菌感染に適する条件となりやすい ●ギプスソケットの正確な適合が必要 ●断端の変化に合わせギプスソケットの交換が必要

表2　成熟断端と理想的断端の条件

条件		
1. 創治癒している	成熟断端	理想的断端
2. 周径が安定	成熟断端	理想的断端
3. 適当な断端長と軟部組織量		理想的断端
4. 断端痛・幻肢痛がない		理想的断端
5. 関節可動域が良好		理想的断端
6. 筋力が良好		理想的断端
7. 皮膚に癒着・脆弱性がない		理想的断端

表2に示す.

(1) ソフトドレッシング

弾力包帯を巻いて圧迫する断端管理法である．安価で，装着や創の処置も容易に行え，多用されている．しかし，適正な圧をかける断端包帯を巻く技術は難しく，徐々にゆるむので巻き直しの必要があるのが問題点である.

(2) シリコンライナー

義足に用いるシリコンライナーを用いた圧迫法である．切断者自身で着け外しをしても確実に適切な圧迫を持続的に加えることができる．しかし，適正なサイズのライナーを使用する必要があり，交換が必要でライナーが高価なのが問題点である．シリコンかぶれや蒸れの問題にも留意する必要がある.

(3) リジッドドレッシング

術直後の断端にギプスソケットを巻いたまま足部まで連結し，超早期から荷重開始ができるよう管理する方法である．浮腫予防，静脈血還流促進を図り，断端痛予防に有利な方法として生まれた．断端観察が行えず感染リスクなどを予防することが難しく，管理可能な施設が限られるのが問題点である.

現在は早期義肢装着法の練習用義足ソケットをリムーバブルリジッドドレッシングと位置づけ，義足を装着していない時間帯はソフトドレッシング，シリコンライナーのどちらかを選択する方法で利用されている.

4）訓練用仮義足

訓練用仮義足とは，義足支給制度上医療保険制度を適用し製作する義足のことをさ

MEMO

幻肢・幻肢痛
幻肢とは，切断術により切除され失われた手足が断端部または断端から離れた位置に残っているかのような感覚のことである．疼痛を伴う場合，幻肢痛という（Lecture 8〈p.80〉参照）.

覚えよう！

よい断端の条件
理想的なよい断端の条件とは，成熟断端であるとともに，関節可動域，筋力，知覚などの機能が良好であることである．また適切な断端長，皮膚の強度も重要な条件である．これらは義足部品選択や荷重開始後のリスクに直接影響する要因でもある.
理学療法が関与できる条件には早期から介入を心がけたい.

ソフトドレッシング（soft dressing）

シリコンライナー（silicon liner）

リジッドドレッシング（rigid dressing）

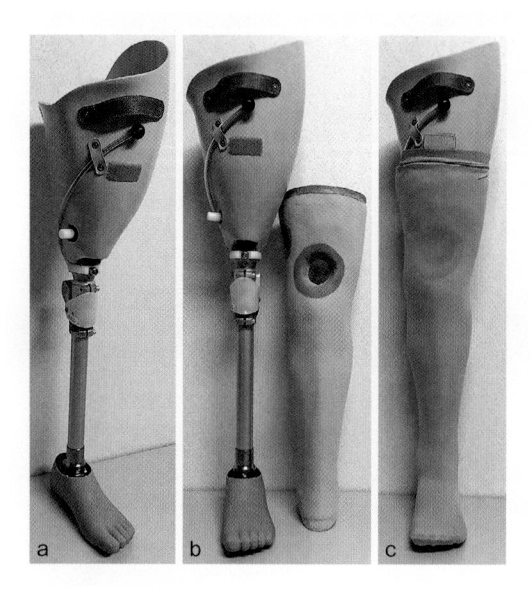

図4　骨格構造義足
a. 骨格構造のみ，b. 骨格義足とウレタンカバー，c. 骨格構造義足カバー付き

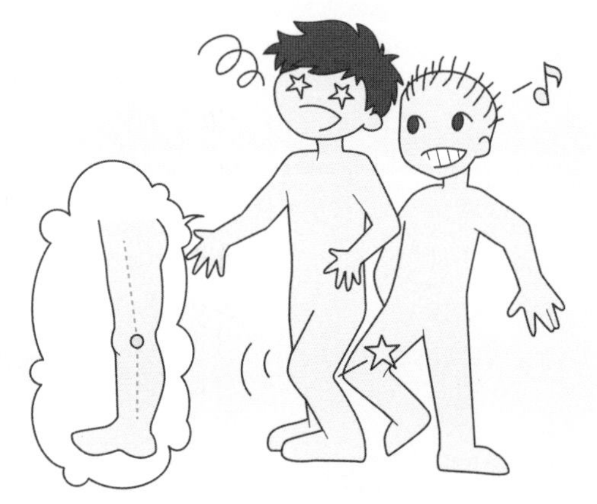

図5　膝カックン前の立位はアライメントに依存している
力を抜いて立っている人の膝を後ろから軽く突くと，ずっこけそうになる「膝カックン」のいたずらの経験はあるだろう．このとき「力を抜いて立っている」のがアライメントに依存している状態である．まったく筋力のない義足でもアライメントを整えれば，立って歩くことが可能となるのである．

し，社会福祉制度で製作する更生用義足と区別される（Step up〈p.20〉，Lecture 14〈p.138〉参照）．

早期義肢装着法では，ソケット以外は訓練用仮義足に組み込む骨格部品を用いて練習用義足として用いる．断端周径変化に合わせソケット調整や交換，アライメント調整を経て，実際上練習用義足が，訓練用仮義足となることが大部分である．訓練用仮義足製作の時期にはすでに歩行練習に入っている場合も少なくない．訓練用仮義足は，切断者にとって1本目の，長期に使用する義肢である．現在の義足は骨格構造（**図4**）が主流なので，ソケット以外の部品は既製品である．

MEMO
アライメント（alignment）
アライメントとは，ソケット-継手-足部（支持面）の，三次元（矢状面，前額面，水平面）の相対的位置関係（位置，向き，角度）のことである．「アライメント」の文言は位置関係だけでなく，その適合判定（チェックアウト）の意味も含め用いられる．混乱しないようにしたい．アラインメントと表記する場合もある．

2. アライメントとは

1) アライメント設定の目的

なぜ筋力のない義足で立ち，歩くことができるのか．それは義足自体に安定して立つことのできる「アライメントの工夫」があるからである．アライメントとは，義肢以外にも用いられる用語で，部分部分の位置関係のことである．

義肢の場合，姿勢の保持，立位歩行に最も力を要さず，エネルギー効率のよい位置関係を「よいアライメント」という（**図5**）．ただし，いわゆる「よい姿勢」とは必ずしも一致しない．

義足がヒトの下肢と違う点は，①筋による関節制御を欠く，②知覚を欠く，③足部機能を欠く，ことである．ヒトが膝折れせず立ち，歩くための筋（抗重力筋）の代表的なものは，大殿筋，大腿四頭筋，下腿三頭筋である．立位歩行時に最も強い力を発揮するのは立脚終期の下腿三頭筋で，足関節はもちろん，前足部の存在が欠かせない．最も欠損の少ない足部切断であっても，前足部がないだけで立位・歩行に不利な身体構造となる．

立脚終期（terminal stance）

関節も筋力も失う切断者が義足に荷重し，膝折れ，腰折れしないために，アライメントの設定と調整が不可欠である．人工の義足が切断者本人の足として重力に抗して機能するためのポイントといえる．

気をつけよう！
ベンチ・スタティック・ダイナミックアライメント
各段階の適合を省いて義足で歩く練習・歩行評価にいきなり入ってはならない．

2) 3段階のアライメントとチェックアウト

義足のアライメントには，①ベンチアライメント，②スタティック（静的）アライ

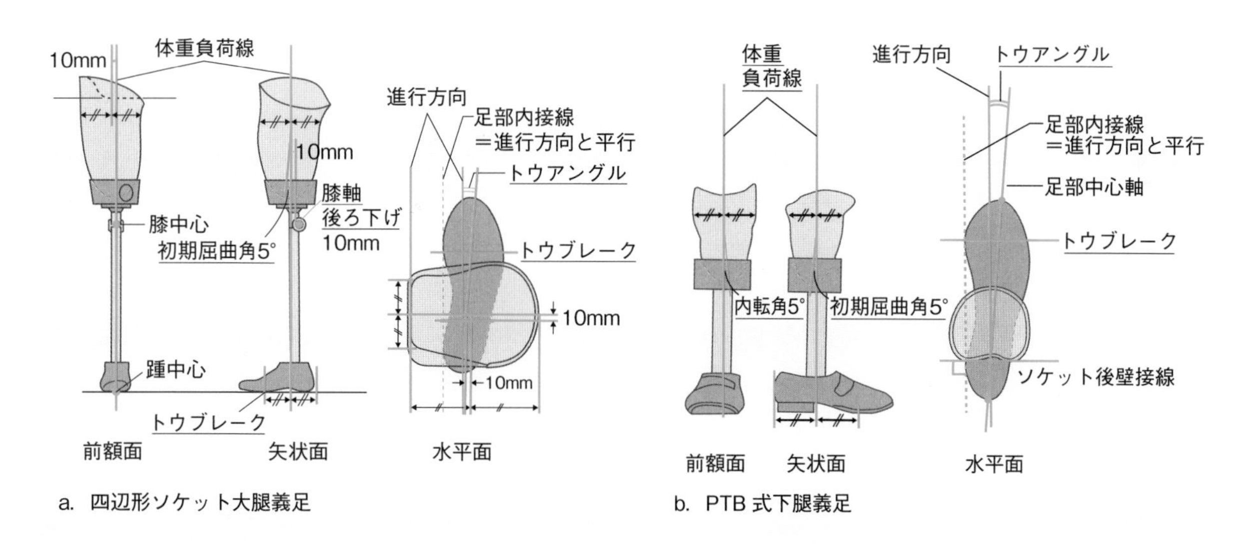

図6 四辺形ソケット大腿義足とPTB式下腿義足の標準ベンチアライメントと体重負荷線
(a/日本義肢装具学会監, 澤村誠志編：義肢学, 3版. 医歯薬出版；2015. p.119[2] をもとに作成, b/川村次郎ほか編：義肢装具学, 第4版. 医学書院；2009. p.128[3] を参考に作成)

メント, ③ダイナミック (動的) アライメント, という3種の段階がある. また, 適合判定をチェックアウトという.

(1) ベンチアライメント

ベンチアライメントとは, 義足の構成部品の相対的位置設定のことである. 義足の製作工程で作業台上で設定するのでこの名が付いた.

標準的 (理想的) 断端を想定し, 矢状面, 前額面, 水平面 (Lecture 4〈p.34〉, 6〈p.54〉参照) のそれぞれについて, ソケット, 継手, 足部の基本的な位置と角度関係が定められている.

義肢のベンチアライメントに関する用語とその基本的理論は, 切断高位や使用部品が異なっても共通する.

大腿義足と下腿義足は, 新しいソケットの開発・改良が進んでいる. ここではそれらの基本となる四辺形ソケット大腿義足とPTB式下腿義足の標準ベンチアライメントを**図6**に示す[2,3]. この基本的なアライメントを最初に理解する. 重要な箇所は, 図中の下線部である.

切断者に拘縮や変形があるなど, この標準的断端の条件を満たさない身体機能である場合, 切断者自身の条件に合わせ標準ベンチアライメントを変更する. 理学療法士の機能評価結果で義足の形を変え, 理学療法による機能の維持や改善が義足をより理想的な形にする.

標準ベンチアライメントの理解に基づいた理学療法士の機能評価が, 目の前の患者の義足が「通常のアライメントでよいか」「なぜ不安定なのか」などの問題を考える重要な情報となる.

以下にベンチアライメントのポイントと, その意味について解説する.

a. 初期屈曲角

初期屈曲角とはソケットを屈曲方向に傾けておくことをいう.

初期屈曲角を設定する目的は, ①大腿切断において関節を屈曲させて伸展しろを確保し, 義足の膝折れを防ぐ伸展筋の収縮効率を上げる (Lecture 3「随意制御」の項〈p.28〉参照), ②大腿切断・下腿切断ともに断端末荷重ができないので, ソケットを傾斜させ支持面を広くとる, ためである.

ベンチアライメント (bench alignment)

スタティック (静的) アライメント (static alignment)

ダイナミック (動的) アライメント (dynamic alignment)

MEMO

断端末荷重

断端末荷重とは, 断端の末端だけで体重支持すること. 膝離断・サイム切断などの断端がその機能をもつ. 膝離断の断端末荷重イメージは膝立ちをしてみると体験できる.

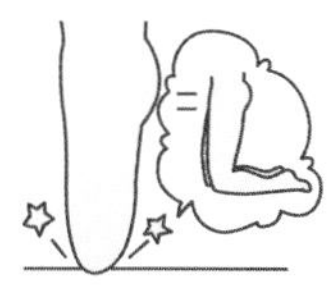

サイム切断 (Syme's amputation)

ここがポイント！

自動伸展域と初期屈曲角

自動伸展域とは, 自力で伸展できる角度のことである. 初期屈曲角は必要な工夫であるが, 大きすぎると立位感覚の左右差やゆがんだ形状の義足にできあがってしまうなど, さまざまな問題につながる. 理学療法で筋力と可動域を良好に保つ必要がある.

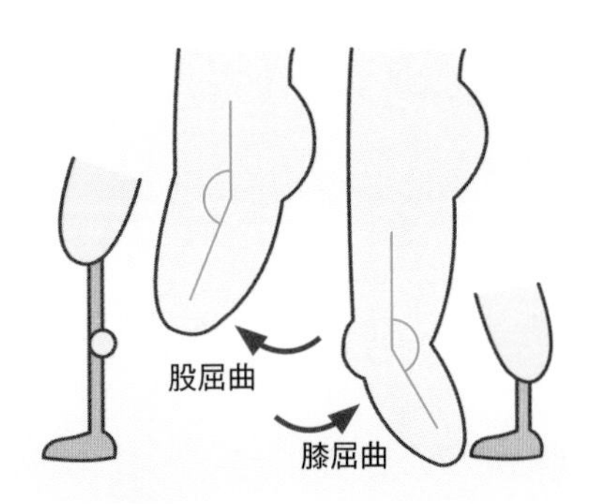

図7 屈曲の方向
股関節屈曲した大腿と膝関節屈曲した下腿は，横からみると反対方向に傾斜している．初期屈曲角の設定時に混乱しないよう注意する．

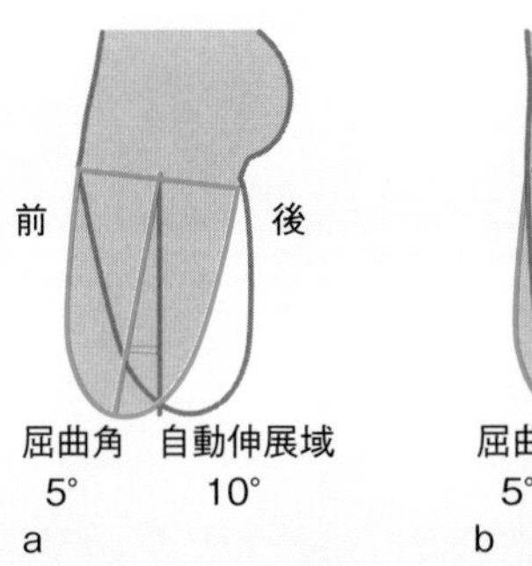

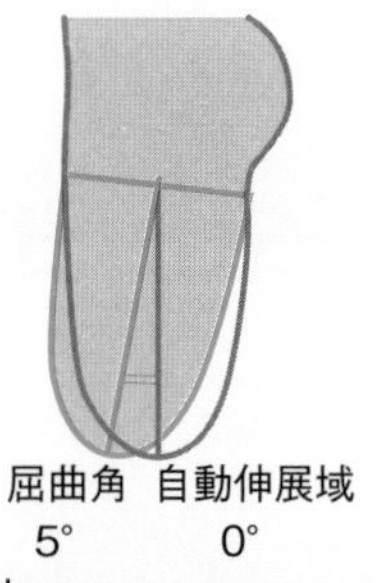

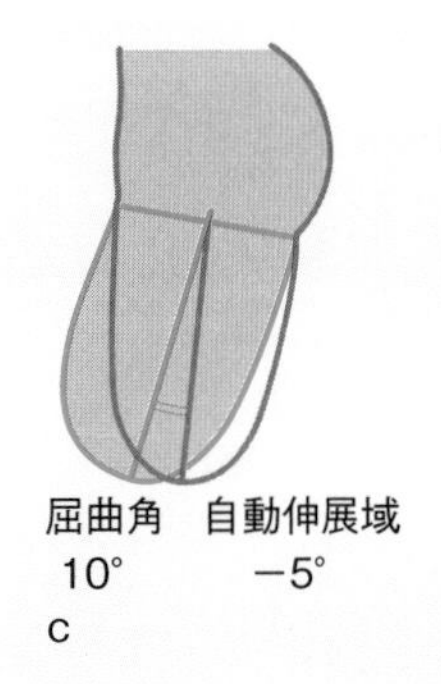

図8 自動伸展域で異なる初期屈曲角の設定
灰色線が実際の断端の自動伸展域，青線は初期屈曲角を加えたソケットの角度を示す．

初期屈曲角の設定では，切断肢の関節（下腿切断は膝関節，大腿切断は股関節）を屈曲させる方向にソケットを傾斜させる（**図7**）．標準的には5°である．屈曲拘縮や筋力低下がある場合，切断者の自動運動（他動ではないことに注意）で伸展できる最大の角度を基準として+5°の屈曲角をつける（**図8**）．

膝離断，サイム切断などの断端末荷重を行う義足には初期屈曲角は設定しない．詳細は各高位の義足構造に関する項で学ぶ．

図8は大腿切断端を横からみたところである（図の左側が前）．原則的に初期屈曲角は，自動伸展域を基準に5°加え設定する．どちらが原因であるかにかかわらず，自力で伸展できる範囲のことであり，拘縮がなくても筋力低下があれば，自動伸展域は小さい可能性がある．

自動伸展域が0°以上の場合，0°＋初期屈曲角5°でベンチアライメントは初期屈曲角5°となる（**図8a, b**）．自動伸展域が−5°なら屈曲角5°までしか自動伸展できないので5°を加えて初期屈曲角は10°に設定する（**図8c**）．

短断端は骨長が短く，てこ長が短いのでソケット制御に不利である．この場合も初期屈曲角を多めに設定する．

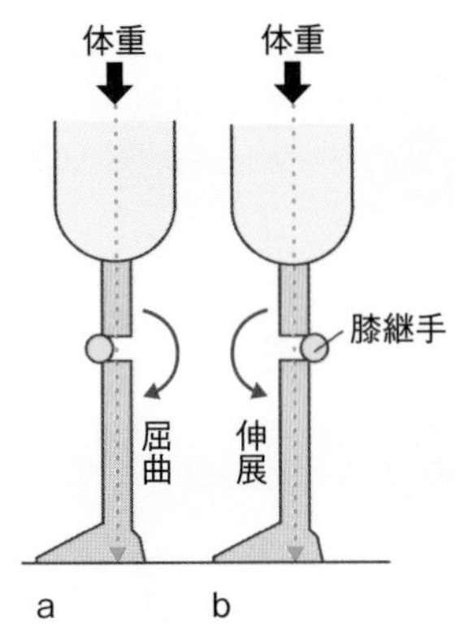

図9 膝軸の後ろ下げによる安定
a. 膝軸が屈曲しやすい
b. 膝軸が伸展位を保ちやすい

b. 大腿切断における膝軸の後ろ下げ

力学的に膝折れを防ぐ目的にて，矢状面で設定する．ソケットに体重を垂直にかけたとき，ソケット前後径中央の鉛直線より前に膝継手があれば屈曲（膝折れ）のモーメントが生じる（**図9a**）．鉛直線より後に膝継手があれば伸展のモーメントが生じ，膝折れを防止できる．これを膝軸の後ろ下げという（**図9b**）．

膝折れしにくいことは切断者にとって安心して義足に荷重できる重要な点である．しかし，安定しすぎれば，膝が曲がりにくい＝遊脚しにくい義足となって，立脚から遊脚の移行が困難となり，疲労や代償動作の要因となる．

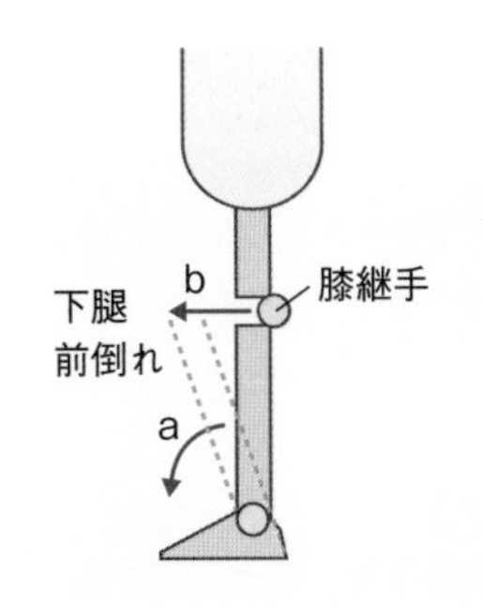

図10 足関節の背屈制限
背屈が制限されないと，下腿が前倒れして（a），膝折れする（b）．

c. 足関節の背屈制限

下腿が前傾せず膝折れを防ぐ目的にて，矢状面で設定する．もし背屈制限なしで足関節が自由に背屈すると，強力な抗重力筋である下腿三頭筋を欠く義足は下腿が前倒れして膝折れする（**図10**）．足関節が背屈しない構造によってこれを防ぐことが可能となる．義足足部の多くは足関節に0°以上の大きな背屈可動域はもたない（Lecture 6〈p.59〉参照）．

義足足部が背屈可動域をもたないと，立脚期後半の下腿前倒れが人為的に止められ，歩幅の不一致や跛行の要因となる．このため，義足足部のMP関節に相当するところにしなる構造が組み込まれている．この部分をトウブレークという（**図11**）．

MP関節（metatarsophalangeal joint；中足趾節関節，MTP関節）

これにより踏み返しを円滑に行うことができる．

d. 内転角

大腿切断において，外転筋の効率を上げる目的にて，内壁が前額面で鉛直となる程度に設定する．大腿義足を装着し立脚相で外転筋が強く収縮すると，大腿骨は骨幹で切断されているのでソケット内で外転しやすく，股関節外転筋による骨盤の安定作用の効率は低下する．ソケットの内転角は大腿骨を前額面上で安定させ外転筋の効率を上げるために設定する（**図 12**）[3]．

一方，下腿切断では，脛骨内側顆の彎曲と腓骨のつくる下腿全体のシルエットに筋萎縮が合併し，下腿切断端は内側が凹形状となりやすい．また歩隔を狭くすると立脚中期（片脚立位中）の下腿は鉛直線に対してわずかに外傾位となる（**図 13**）．そのため，下腿ソケットを5°程度内転し，義足の立位バランスをとりやすくする．

e. 体重負荷線

体重負荷線とは，切断者が義足に鉛直に体重をかけたときの荷重線を1本の架空の線で表したもので（**図 13**），体重心またはソケット定点からの鉛直線である．

体重負荷線に対し，ソケットが初期屈曲角や内転角などの工夫により傾いた状態となって，かつ継手との適正な位置関係をとり，トウアングルも適正な角度をとり，三次元にすべての位置関係が整うと，安定した快適な体重支持が可能となる．

アライメントの各要素を設定する際には，体重負荷線の存在を常に意識し，設定の最後にまた体重負荷線との位置関係を検討する．どこかの条件が変わると容易に体重負荷線は不適な位置となる（Step up〈p.19〉参照）．

(2) スタティック（静的）アライメント

立位がとれない義足では歩けない．スタティックアライメントとは，ベンチアライメントの設定・確認をすませた義足を切断者に装着し，静止立位で適合を確認するチェックアウトである．切断者が義足に荷重することを初めて体験する機会でもある．主な確認項目は，①義足長，②ソケット適合，③安定性，である．

立位安定性は，歩行・動作安定に必須であり，スタティックアライメントは最も重要な適合判定である．「何となくよさそうですね」とすぐに歩行してはならない．

スタティックアライメントをチェックアウトする際は，必ず理学療法士か義肢装具士が義足を正しく装着し，平行棒内で評価する．

ソケットだけは切断者の断端に合わせ製作・調整するオーダーメイド品なので，どの高位でもソケットのタイプに応じ適合判定を行う．

(3) ダイナミック（動的）アライメント

ダイナミックアライメントとは，歩行観察を通して行うチェックアウトである．

異常歩行の原因が，①義足によるもの，②切断者の機能によるもの，③練習の不足によるもの，のどれかを判断するもので，歩行練習を始めたばかりの時期には判定できない項目もある．

歩行中の下肢は常に動いており，継手には常にどちらかの方向に回転する力が加わっている．転倒しないためには，筋肉によるソケット制御，継手構造による安定，構造バランスであるアライメントの適合が不可欠である．

異常歩行は何らかの問題の代償動作や，不十分な練習の結果であることも多い．ダイナミックアライメントはその総合的評価である．

3. 理学療法士のみているものと考えていること

ベンチアライメントは，義足構造部品の位置関係が良好か，切断者の機能と合致しているかを確認する．すべての切断者が拘縮も筋力低下もないとは限らない．「5°の

調べてみよう
歩隔（step width）と歩幅（step length）

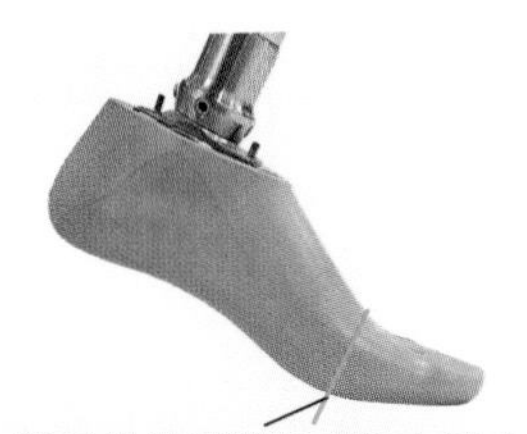

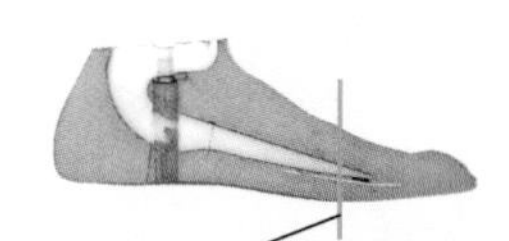

図 11 トウブレーク（toe break）の位置

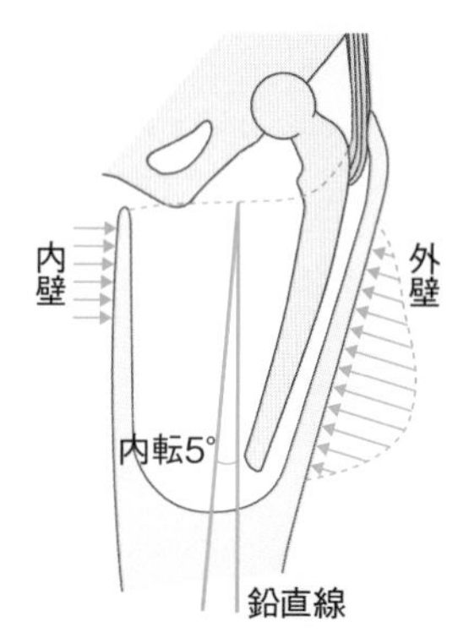

図 12 大腿切断の内転角設定
（川村次郎ほか編：義肢装具学，第4版．医学書院；2009．p.138[3] に内転角を追加）

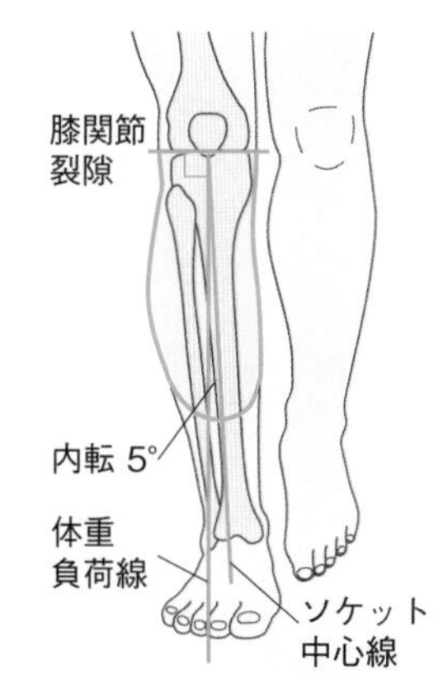

図 13 立脚中期の下腿の見ための内転位

ここがポイント！
スタティックアライメントとは，義足をそのまま置くとどちらに倒れるかではなく，装着し荷重するとどちらに不安定となるかである．

LECTURE 2

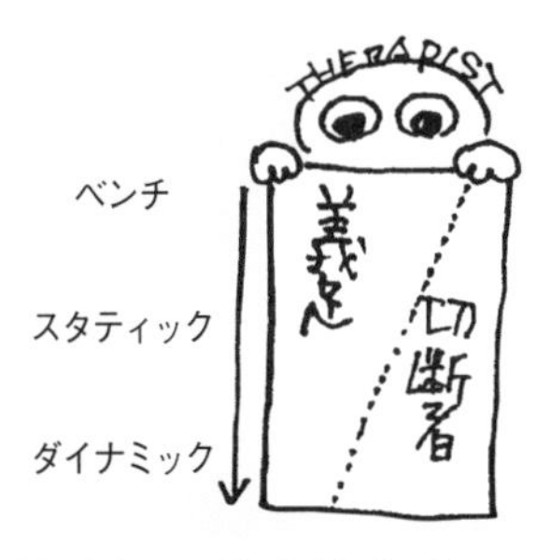

図 14 アライメントチェックアウトと理学療法士の思考の配分

覚えよう！

歩行周期の知識は観察評価・歩行練習のどちらにとっても不可欠である.

1) 一般的な表記

立脚相：stance phase
- 踵接地：heel contact
- 全足底接地：foot flat
- 立脚中期：mid stance
- 踵離れ：heel off
- 爪先離れ（離地）：toe off

遊脚相：swing phase
- 加速期：acceleration
- 遊脚中期：mid swing
- 減速期：deceleration

2) Rancho Ros Amigos 方式[4]

立脚相：stance phase
- 初期接地：initial contact
- 荷重応答期：loading response
- 立脚中期：mid stance
- 立脚終期：terminal stance
- 前遊脚期：pre swing

遊脚相：swing phase
- 遊脚初期：initial swing
- 遊脚中期：mid swing
- 遊脚終期：terminal swing

ここがポイント！

理学療法士は，義肢と人体に分ければ，人体側の担当といえる．切断者の身体機能はすべて良好な条件というわけではない．①切断者の身体条件，②練習内容の吟味，③義足の適合，④義足のもつ機能，を統合して考える必要がある．そのためには，義足の構造・アライメントの影響についても理解しよう．

ここがポイント！

ダイナミックアライメントは，「歩行観察による異常歩行の原因を紐づけする評価」ではない．問題が，バランス・義足・身体機能のどれなのか，スタティック・ベンチアライメント，impairment まで含めた視点で考察する必要がある．

初期屈曲角」は，関節可動域，筋力，断端長によっては標準ベンチアライメントの基準が当てはまらないこともある．臨床では標準理論と切断者の条件の乖離の双方を念頭におく．

スタティックアライメントは，ソケットと断端の適合と，切断者条件に合わせ整えたベンチアライメントは良好かを，立位で確認する．切断者にとって「苦痛なく，努力なく」立つことのできる義足であるか，という視点で考える．立てない義足では歩けない．切断者の身体と機械構造の義足をつなぐ最も重要なチェックアウトである．

ダイナミックアライメントは，歩行分析を用いて，義足・身体機能など改善すべきことがないかを検討する．正常歩行の知識が必須である．しかし，切断術により下肢は一部の機能を完全に失っており，もし歩容が正常歩行と一致しても，残された身体で器用に歩いているのであり，厳密には正常歩行とはいえない．切断者の身体条件や義足構造から，やむをえない歩容異常もある．また，転倒したくないがゆえの歩容もある．さらに不十分な理学療法が原因の場合もある．ダイナミックアライメントで行う歩行観察は，歩容異常の粗探しではない．

このように，ベンチ→スタティック→ダイナミックとアライメントのチェックアウトを進めるには，各段階で義足と切断者の身体機能に対し注意の配分を変え，バランスよく評価する理学療法士の視点と知識とが重要である（**図 14**）．

4. 早期義肢装着法におけるアライメントチェックアウトの重要性

1) チェックアウトの成否が歩行能力の獲得に大きく影響する

義足には，それぞれの段階のアライメントチェックアウトが必要である．各段階のチェックアウトが不十分で義足適合が確認されないまま立位・歩行練習と次々に進めると，断端の皮膚損傷や痛み，異常歩行を招く．練習だけでは切断者個々のベストな義足歩行能力は獲得できない．

2) 歩く練習を急がない—異常歩行の「矯正」よりも「予防」が重要

歩行練習が進んだ段階で異常歩行の矯正を図ることは困難である．その原因をつくらないように各段階のチェックアウトをていねいに行いながら先を見越して身体機能を改善し，義足の制御練習に活かすことが基本である．異常歩行の原因がわかっている以上，異常歩行は予防するものである．

特にスタティックアライメントの段階と重なる立位バランス練習と，それに続くステップ練習が重要である．問題を生じた場合，義足の調整のみではなく，ソケットチェックとベンチアライメントに立ち返ることも重要である．この段階を曖昧にしたまま歩行練習に進んではならない．

■引用文献

1) 武智秀夫，明石　謙：義肢．医学書院；1991．p.252.
2) 日本義肢装具学会監，澤村誠志編：義肢学，3 版．医歯薬出版；2015．p.119.
3) 川村次郎ほか編：義肢装具学，第 4 版．医学書院；2009．p.128-38.
4) 武田　功監訳：ペリー歩行分析—正常歩行と異常歩行．医歯薬出版；2007．p.5-8.

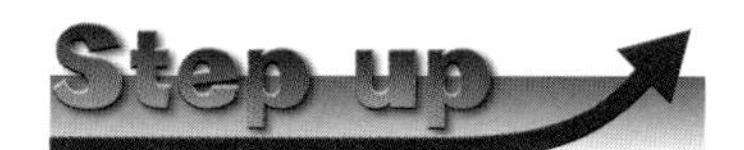

1. 理学療法士がアライメント・義足構造を学ぶのは何のためか

義足と断端の合体した「あし」は，シルエットとしては元の「あし」を再現できている．しかし，その機能は本来の下肢には到底及ばない．切断者の下肢は，単に短くなっただけではない．それまでとはまったく異なる「下肢」である．

左右でまったく異なる構造と機能となった下肢を駆使し，切断者は切断前と限りなく似通った二足歩行の再現に向けて努力する．義足歩行は，左右対象の運動学が通用しない大変困難なパフォーマンスである．それを解剖学的・運動学的に理解し，理論的な意味付けができるのは，二足歩行の成り立ちと巧妙さ，難しさを最もよく知る理学療法士である．

理学療法士は，人体と義足が融合し，義足が切断者の足へ変化する過程を，理学療法という手法で直接援助する．それには「義足はどこで体重を受け，神経・筋制御のない機械でなぜ立って歩くことができるのか」知っておく必要がある．そのためにソケットと継手と足部・それをつなぐアライメントの理論を学ぶ．

断端は，ソケットに収まり義足を制御し動きを作る．切断肢のトレーニングは，ソケットと適合の大切さを知らなければ行えない．一方，切断肢とともに動く残存肢と体幹機能も，他肢の切断によって身体バランスに影響を受け，それまでとは異なる動きを求められる．切断者の全身運動を再構築するという発想も理学療法士には必要である．

理学療法士がアライメント・義足構造を勉強するのは，義足を切断者の身体の一部にするためである．理学療法士には，切断者と，義肢の双方の能力と機能の可能性と限界を把握し，練習の相棒・指導者となる役割も求められる．

2. アライメント調整と部品

ベンチアライメントでは，どの構成部品をどちらの方向に傾け，ずらしても，結果的に体重負荷線が常に義足足部の基準の位置になるように調整する必要がある．矢状面上で初期屈曲角を変更する，前額面上で内転角を変更するなどは，よく行うアライメント調整である．いずれの場合もソケットを傾けた分，前後左右にスライドさせて，体重負荷線が常に義足足部の定められた位置になるように調整することを忘れてはならない（図1）．

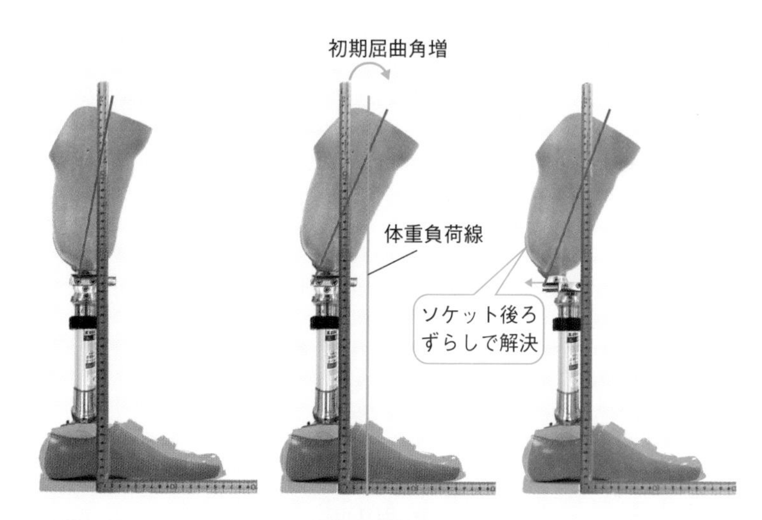

図1 アライメント調整の方法

調整を行うための部品として歴史があるのは，アライメントカップリングである．義足部品ではなくアライメント調整のためだけの部品であり，殻・骨格構造義足のいずれにも用いることがある．切断者に最適な位置にアライメントを決定したら，完成時に取り外す（図2）．骨格構造義足には，パイプと膝・足部を連結する部分にネジ構造からなるアライメント調整機構がある．これはそのまま取り外すことなく義足に仕立てることができる部品であるが，スリムな作りのため調整幅が狭く，大きな調整幅をもたないため，変形関節をもつ切断者など標準アライメントと大きく異なる義足にする必要がある場合，調節しろが少なく苦労することもある（図3）．

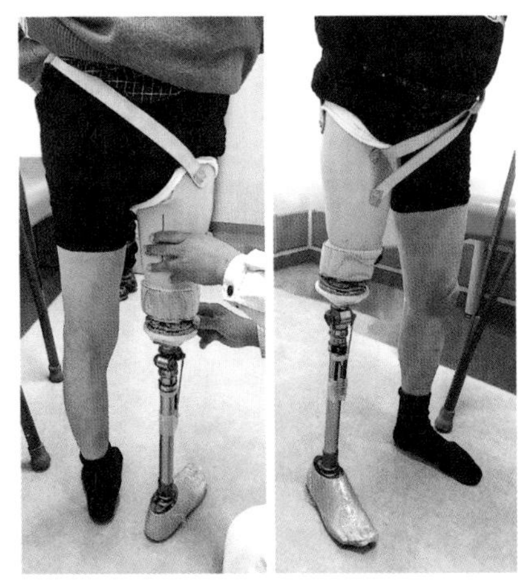

図２　アライメントカップリング
アライメントカップリングを付けた仮義足のカップリングを操作しているところ．

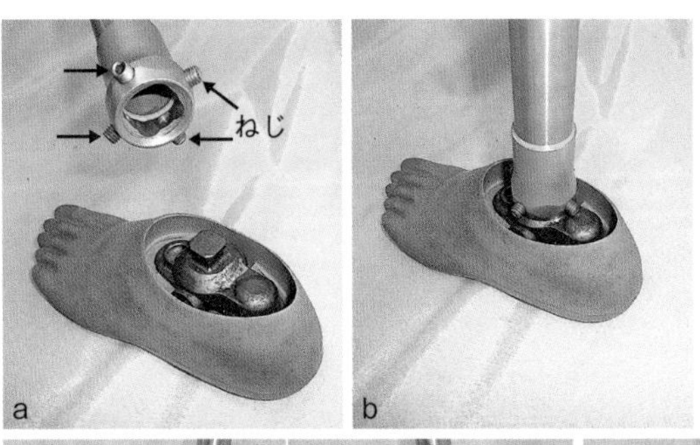

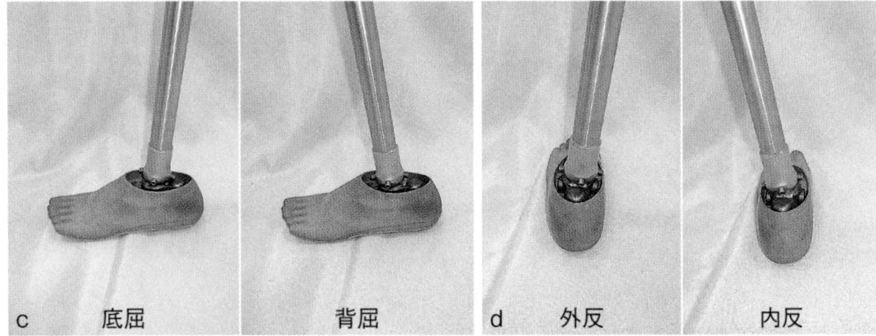

図３　骨格構造義足のアライメント調整部品の一種「ピラミッド」
a. パイプとピラミッドの中
b. ピラミッドに下腿パイプをつないだところ
c. 後ねじをねじ込み底屈，前ねじをねじ込み背屈
d. 内ねじをねじ込み外反，外ねじをねじ込み内反

3. 訓練用仮義足の歴史

訓練用仮義足とは，医療保険などの療養費払いで製作する義足の法律上の名称である（Lecture 14〈p.138〉参照）．「訓練用仮義肢」は，昭和 36（1961）年「治療用装具の療養費支給基準について」を受けて使用されるようになった．昭和 52（1977）年，「症状固定前の**１回に限り**，療養費（医療保険）の支給対象とし製作することが可能」となり，切断者にとっての「初めての義足」は療養費払いである流れは現在も続いている（図４）．術後早期の治療用なので「訓練用」「仮」と表現されるが，骨格構造義足が主流となった現在，既成部品は障害者総合支援法による本義足と同じ機能の部品を用いることも多く，義足の構造・機能は同じである．

訓練用仮義足の療養費払い（保険適用）が認められたことで，のちの早期義肢装着法，術直後義肢装着法など，切断のリハビリテーションプログラムの進歩につながり，切断者の社会復帰を早めた．

切断 → 創治癒 → 断端成熟 → 医療・治療の終了 →

義肢装着前理学療法	義肢装着理学療法		
	練習用義足	訓練用仮義足	更正用義足
	〈材料費請求〉	〈医療保険など療養費払い〉	〈障害者総合支援法〉 〈労働者災害補償保険法（労災法）〉などの公的制度

図４　公的支給制度の利用と義足の呼称

■参考文献

1）長尾竜郎：仮義肢制度の歴史的経緯．日本義肢装具学会誌 1996；4（12）：239-44.
2）日本整形外科学会，日本リハビリテーション医学会監：義肢装具のチェックポイント，第 9 版．医学書院；2021.
3）川村次郎：訓練用仮義肢と支給制度．日本義肢装具学会誌 1996；4（12）：255-9.
4）中島咲哉：公的支給制度の現状と問題．日本義肢装具学会誌 1996；4（12）：245-7.
5）陳　隆明ほか：下腿切断者に対するシリコンライナーを用いた創治癒後断端マネジメントの経験―本法による病院間連携の提案．JOURNAL OF CLINICAL REHABILITATION 2008；17（4）：405-9.

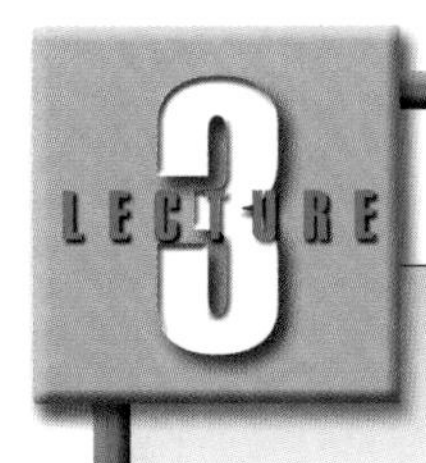

大腿切断・膝離断の基本と義足構造

到達目標

- 大腿切断・膝離断の断端の特徴と使用されるソケットの構造を理解する.
- 大腿義足・膝義足に用いられる継手・足部の種類と機構の特徴を理解する.
- 大腿義足・膝義足の利点・欠点と体重支持機構の違いを理解する.

この講義を理解するために

この講義では，大腿義足と膝義足について構成部品の基本と構造を解説します.

大腿切断・膝離断を施行された切断肢が失うのは，膝関節以下の支持構造と運動・知覚機能です．理学療法士の重要な役割は，切断者の身体機能を良好に保ち，義足で活動する練習を行うことです．効果的で安全な練習には，義足が適合しているかどうかの判断が求められます．切断者の身体機能と義足の双方を理解し理学療法を行うために，関連づけて学びましょう.

以下の項目を学習しておきましょう.

- □ 膝関節機能と足関節機能が立位・歩行で担う働きについて解剖学・運動学を中心に復習しておく.
- □ Lecture 1 で学んだ義足の基本となる構造を復習しておく.
- □ Lecture 2 で学んだアライメントの基本となる用語を復習しておく.

講義を終えて確認すること

- □ 大腿義足・膝義足のソケットの種類について理解できた.
- □ 大腿義足・膝義足のソケットのそれぞれの体重支持機構が理解できた.
- □ 大腿義足・膝義足の懸垂方法が理解できた.
- □ 多軸膝と単軸膝の利点・欠点について理解できた.
- □ 膝継手の立脚・遊脚相の制御機構には各々どのようなものがあるか説明できる.

講義

覚えよう！

大腿切断（trans-femoral amputation：T/F）
大腿切断の英語表記は，従来，above-knee amputation（A/K）とも表記された．

ここがポイント！

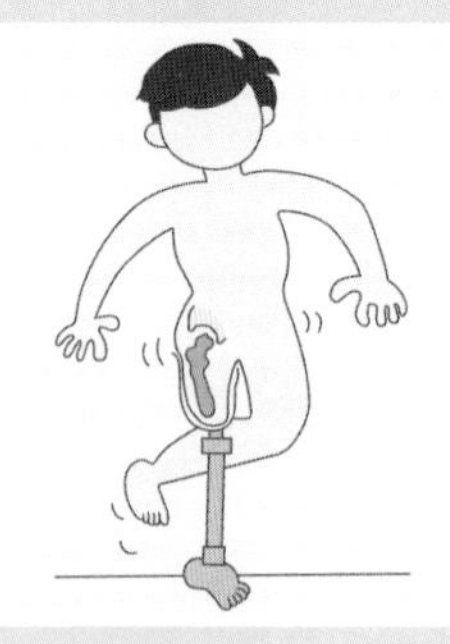

ソケット内の断端はとても不安定
大腿切断に限らず，ソケット内の骨は切断されており，末梢関節との連結を欠く．適合のよいソケットでも，軟部組織に包まれた骨はソケット内で不安定になる（上図）．ソケットに荷重し，バランスをとって立ち，末梢関節を制御することは切断前と異なり至難のわざである．筋力と可動域を良好に保つことと，立位バランスをとる練習が重要である．

表 1　大腿義足のソケットの種類

差し込み適合式ソケット（plug fit socket） ● 従来型ソケット（plug fit socket） ● 四辺形ソケット（quadrilateral plug fit socket）*1
吸着式ソケット *2（suction socket）
全面接触吸着式ソケット（total contact socket） ● 四辺形ソケット（quadrilateral total contact socket）*1 ● 坐骨収納型ソケット（ischial ramal containment socket：IRC）*1

＊1　現在よく使用されるタイプ．
＊2　現在使用されていない．

1．大腿切断の断端と大腿義足の特徴

大腿切断は，大腿骨のどこかで切断された状態をいう．途中で切断されたことにより短縮するだけでなく四肢機能は想像以上の変化をきたす．股関節は切断前の形状であるが，ハムストリング，大腿直筋，大腿筋膜張筋，縫工筋などの二関節筋は切断されるので，筋形成固定術がなされていても，起始と停止の位置，生理的筋緊張は大きく変わり，筋力は低下する．また，大腿骨てこ長も短縮するので，股関節周囲で発揮できる筋力と関節周りのモーメントは，若年者でも低下する．

大腿義足を構成する基本構造は，断端を挿入し体重を支持するソケット，膝継手，足部である．各部品は，骨格構造は大腿部・下腿部役のパイプ，殻構造は木製の大腿・下腿部で連結されている．義足が断端から脱落・回旋しないように懸垂機構がある．これはベルト式のものや，ソケットに懸垂能をもつものなどがある．

2．大腿義足のソケット

1）ソケットの役割

（1）体重支持

ソケットの役割は，第一に断端の入れ物であり，体重支持を行うことである．体重支持をどこでどのように行うかで，ソケットの形状は変化してきた．いずれにしてもソケット内で立っている断端は，義足構造とはつながっておらず，断端はソケットの中で浮くように股関節を介して骨盤を支え，立脚期を安定させている．

（2）継手制御

現代の継手は自動では動かない．断端（身体）の運動が，ソケットを介して継手に伝わり関節運動を再現する．ソケットが短く，てこ長の短い大腿骨（短断端）や，適合の不良なソケットでは運動の伝達効率が落ち，義足を操作する切断者の労力は増す．動きを伝達しやすいよう，ソケットの形にはさまざまな工夫が施され，大腿義足のソケットは発展してきた．

2）大腿義足のソケットの発展と種類　（表 1）

（1）差し込み適合式ソケット

a．従来型ソケット

大腿義足のソケットの初期のもの（従来型）は円錐形であった．断端末端に荷重ストレスがかからないよう，末端は筒状に底が抜けており（open end），差し込んで装着するので差し込み適合（plug fit）式という．差し込んだときに断端表面とソケット側壁が接した面で体重を支持するので皮膚へのストレスが大きく，持ち上げたときに容易にソケットが抜け，形状が円形なため回転するなど，装着感も機能も劣るものであった．

b．四辺形ソケット

ソケットの形状を大腿部の筋肉の走行に合わせ，坐骨結節で水平に近い体重支持部にしようと開発されたのが四辺形ソケットである（**図 1**）[1]．差し込み適合式の従来型と同様，ソケットに差し込んで，四辺形を利用し坐骨に荷重するシンプルなつくりである．適合は甘いが装着の方法がシンプルなので，簡便な装着方法が適応の症例には現在も使用される．

（2）吸着式ソケット

ソケットに懸垂能をもたせた初期のもので，断端周径よりタイトな（きつめの）ソ

図1 四辺形ソケットの横断面と筋の位置

四辺形ソケットは前後径より内外径が大きい構造である.

内側の長内転筋腱，前面の大腿直筋，後方の大殿筋の筋形状に合わせ，前後左右の壁が形成される．長内転筋溝は内壁の前方にあり痛みを訴えやすい．大腿直筋（C）・大殿筋（E）の各チャネル（挿入エリア）は筋発達度で深さが異なる.

高齢者や筋萎縮のある切断者の四辺形ソケットは，より内外径が長い長方形となる.

(Hanger, HB : Above Knee Socket Shape and Clinical Considerations : Committee on Prosthetic-Orthotic Education. National Academy of Sciences-National Research Council ; 1964[1])

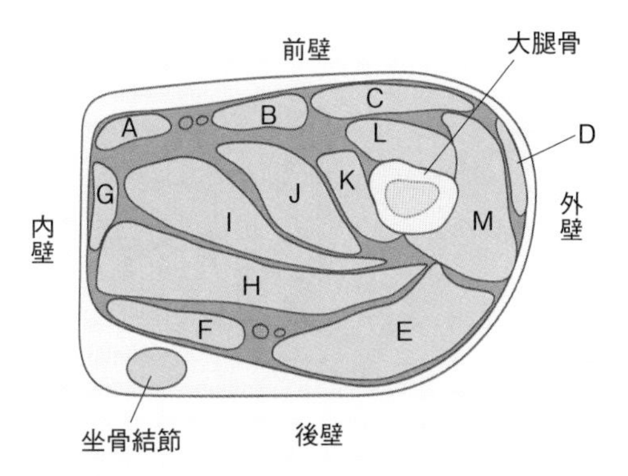

A. 長内転筋　B. 縫工筋　C. 大腿直筋　D. 大腿筋膜張筋　E. 大殿筋
F. ハムストリングス　G. 薄筋　H. 大内転筋　I. 短内転筋　J. 恥骨筋
K. 内側広筋　L. 中間広筋　M. 外側広筋

ケットを製作し，ソケット末端を弁付きのバルブで閉じ，死腔の陰圧作用と筋の側圧を利用して，ソケットに懸垂ベルトがなくても脱落しない自己懸垂能をもたせた．装着後も断端先端がソケット底に接しないため，ソケット底部の断端末端に非生理的な陰圧が生じ，断端浮腫，うっ血，疼痛という問題を生み，全面接触吸着式ソケットへ移行し，使用されていない.

(3) 全面接触吸着式ソケット

吸着式ソケットの欠点を解決したのが，全面接触吸着式ソケットである．引き込み用の薄い布で断端を包み，バルブ穴から布を引き出しながら断端を引き込む装着の方法は吸着式と同様であるが，ソケットの適合技術が発達し，断端とソケットとの適合が良好なものとなった.

a. 四辺形ソケット

四辺形ソケットは，荷重は主に後壁の坐骨にかかる．坐骨が後壁からソケット内に滑り込まないよう，前壁のスカルパ三角を圧迫し，前後に断端を挟む形で安定させる必要がある．坐骨は骨盤の後方にあるので，荷重により骨盤に回転作用が生じ，骨盤前傾と腰椎前彎が生じやすい（**図2**）[2]．また，四辺形ソケットは，坐骨に支持部を求め，前後内外側の各壁に解剖学的適合を求めたという点で画期的であったが，前後径より内外径が大きい構造は，立脚相の中殿筋の作用によりソケット内で大腿骨が外転してしまい，前額面上の股関節・骨盤の安定は不利となる構造である（**図3**）[3].

b. 坐骨収納型ソケット

前額面上の大腿骨の不安定を解決する発想で生まれたのが，坐骨収納型（IRC）ソケットである（**図4**）[4]．ソケットは前後径が大きく，上から見ると縦長になり，外壁の圧迫により大腿骨を内転位に保ちやすい構造となった．スカルパ三角の前からの圧迫も不要となった．これは，前額面上の大腿骨幹は頸体角によって鉛直線よりも内転位（**図5**）[5]をとる理論を基盤として，その再現を目的に考案された[6].

ソケットが生体構造にフィットした構造になればなるほど，良好な適合を得るための製作技術は難度を増す．周径変動の大きい成熟期の断端は，断端形状が変化するため良好な適合も変化する．フィッティングの良好なソケットほど，装着も正確に行う必要があり，その装着技術を学習することが困難な症例などには適用しにくい.

ソケットは断端を包み，それまで体重を受けていなかった部分で荷重し，断端の運動で義足をコンロトールする役割を担う．現在も改良・修正などが行われている.

ここがポイント！
四辺形ソケット：差し込み式と全面接触吸着式はともに現役
四辺形差し込み式は装着が簡単であることが最大の利点であり，活動性の低い切断者に処方されることが現在でもある.

LECTURE 3

MEMO
断端を布で引き込み挿入

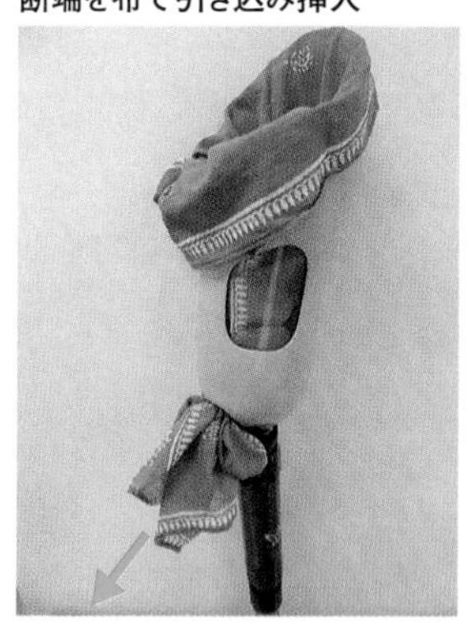

坐骨収納型ソケット（ischial ramal containment socket：IRC）

覚えよう！
前額面上の大腿骨
大腿骨は大腿の中心を鉛直に貫く支柱ではない．前額面上の大腿骨骨幹は大転子から顆部へ斜めになっている（**図5**）.
図1の大腿骨は外側にあり，坐骨に近い横断面であることがわかる.

MEMO
四辺形・坐骨収納型，上から見て比べると……
坐骨がソケット後壁の坐骨受けに乗る四辺形に対し，坐骨収納型は坐骨を包む深いソケット構造になる．恥骨結合に至る恥骨下枝が内壁と交差する部分で痛みを訴えやすい.

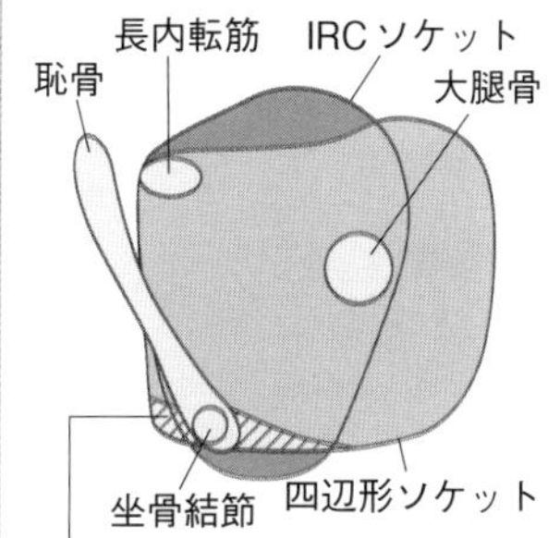

四辺形ソケットの坐骨受け

（日本整形外科学会，日本リハビリテーション医学会監：義肢装具のチェックポイント．第8版．医学書院；2014．p130[3]をもとに作成）

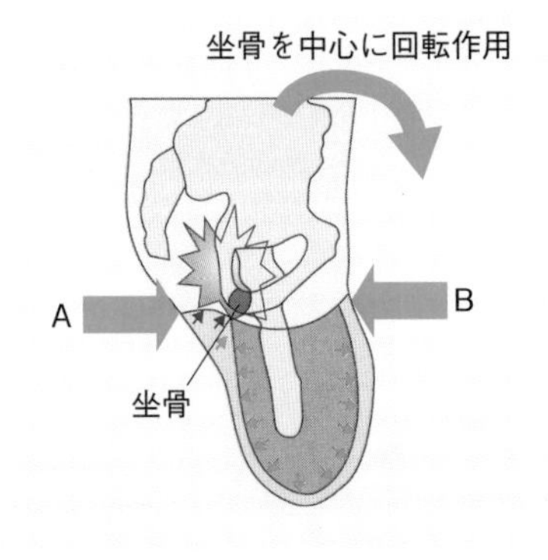

図2 四辺形ソケットの回転作用
四辺形ソケットは前後径が内外径より小さく，坐骨受け（A）とスカルパ三角（B）の圧迫が向かい合う構造で断端を支える．坐骨は断端の中心より後方にあるため，荷重すると骨盤の前方回転作用を生じやすい．
（三上真弘編：下肢切断者リハビリテーション．医歯薬出版；1995. p.69[2] をもとに作成）

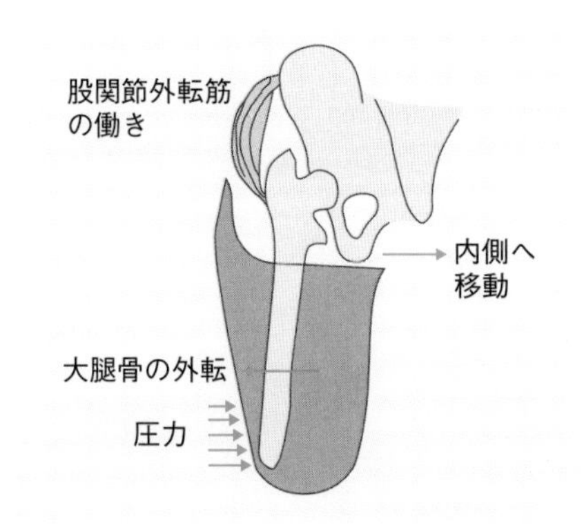

図3 四辺形ソケット内の大腿骨外転
四辺形ソケットの前後より左右径が大きい形状により起こりやすい問題として，立脚相では外転筋の強い収縮でソケット内の大腿骨が外転し，大腿骨末端が外壁に押し付けられ痛みを生じる．一方，坐骨結節は内側へ移動し，会陰部の圧痛を生じる．
（日本整形外科学会，日本リハビリテーション医学会監：義肢装具のチェックポイント，第8版．医学書院；2014. p.130[3]）

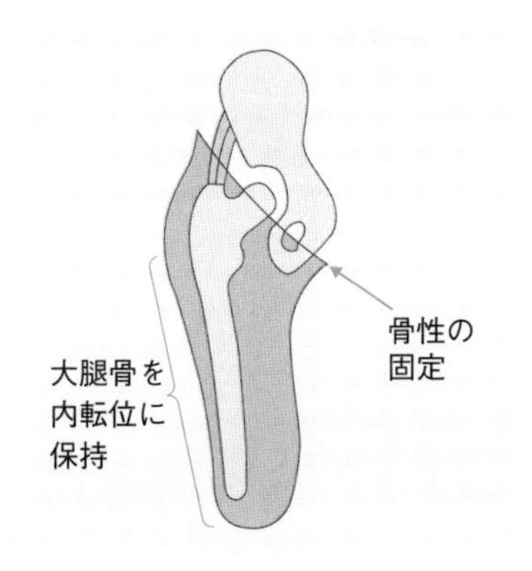

図4 坐骨収納型ソケット
図5の理論をベースに考案された．坐骨をソケット内に収納し，坐骨下枝による骨性のロック機構で，外転筋収縮によるソケット内大腿骨外転を止める．
（澤村誠志：リハ医学 1994；31（8）：572[4]）

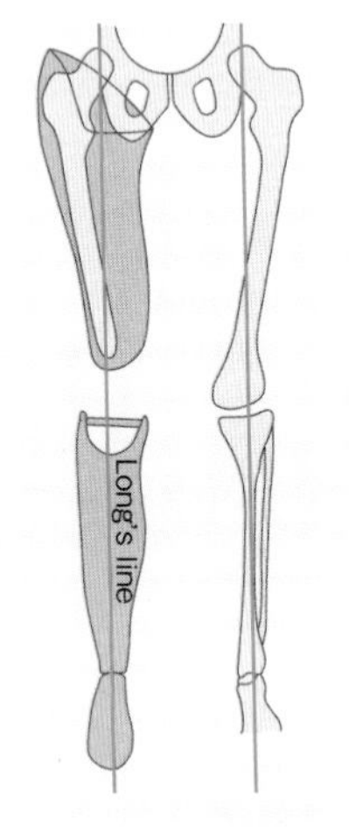

図5 ロングの基準線（Long's line）
健常肢では，大腿骨頭，膝関節，足関節は縦並びになる．股関節中間位であっても大腿骨は斜位となる．ロングは，ソケット内で大腿骨が外転してしまう四辺形ソケットの問題に対し，前後に長く左右径が狭いソケットで内転角を増し，それを再現しようとした．
（Long IA：Orthotics and Prosthetics 1975；29：54[5]）

覚えよう！

ピストン運動
荷重時と抜重時に断端がソケットに入ったり抜けたりする動きをピストン運動という．皮膚損傷や痛みの問題を起こしやすい．

表2に大腿義足のソケットの特徴をまとめた．

3. 大腿義足の懸垂

大腿義足が抜け落ちないよう断端に固定する懸垂方法は，ベルト式，ソケット自体が懸垂機能をもつもの，ライナーなどがある．懸垂機能をもつソケット（全面接触吸着式ソケットなど）でも，断端が短かく表面積が小さければソケットだけでは懸垂が難しく，懸垂帯を追加することもある．ベルト式の懸垂の中でシレジアンバンドは最も多く処方される懸垂帯で，ソケットが回旋しないようコントロールする機能もある（**図6**）．

シリコンライナーは，断端袋やドレッシングとしても使われる．懸垂機能をもつシリコンライナーは，ライナーとソケットに互いを連結する機構が備わったものである（**図6c-1, 2**）．シリコンライナーで懸垂できるソケットの装着はベルトや引き込み布より簡便である．しかし，義足の重さや動きによる懸垂ストレスが断端皮膚に影響することや，シリコン自体の素材パッチテストが必要な症例もある．

4. 膝義足のソケットと構造

膝関節以下を欠くという点では膝離断と大腿切断の形状は似ている．膝離断の断端は，多くが断端末で荷重が可能であるという点が特徴である（膝立ちを想像すると理解しやすい）．このため義足がなくても四つ這い移動が可能である．また，大腿骨が末端まで残存しているので，てこが長く得られ，ソケット制御も有利である（**図7**）[7]．断端の特徴がまったく異なるので，膝義足と大腿義足のソケットは異なる構造となる．

膝離断と膝義足の欠点は，特に，骨幹より大腿骨顆部が太い大腿骨形状により，膝離断のソケットの外観は先太傾向である．また，長い断端のソケット下端に膝継手を連結せざるをえないので，健側と義足の下腿脚長差が生まれ，それを少なくするために，膝継手の選択肢は限られる．

5. 膝義足の懸垂機構

膝義足は，先太の断端をソケットに挿入する工夫が必要となるため，それに対応し

表２　大腿義足のソケットの特徴

	差し込み適合式：従来型	差し込み適合式：四辺形	全面接触吸着式：四辺形	全面接触吸着式：坐骨収納型
形状	円錐形	四辺形	四辺形	内外径より前後径が大
体重支持部	ソケット側壁	坐骨結節中心の支持	坐骨結節＋ソケット接触面全体	ソケット接触面全体
懸垂	懸垂帯	懸垂帯	ソケット	ソケット
利点	・装着が簡単 ・断端袋で周径変動対応	・装着が簡単 ・断端袋で周径変動対応	・ソケットで懸垂できる ・ピストン運動（p.24 サイドノート参照）なし ・循環状態を良好に保つ ・体重負荷面積が広く，荷重の不快感は少ない	・ソケットで懸垂できる ・ピストン運動なし ・体重負荷面積が広く，荷重の不快感は少ない ・大腿骨を内転位に保ち，前額面制御に優れる ・立位感覚が正常に近い
欠点	・懸垂帯を要する ・ソケットが回る，抜ける ・ピストン運動大 ・重く感じる ・断端の動きをソケットに伝えにくい	・懸垂帯を要する ・ソケット内で大腿骨外転 ・ピストン運動大	・周径変動に対応不能 ・装着に習熟を要する ・ソケット内で大腿骨外転 ・通気性が悪い	・周径変動に対応不能 ・装着に習熟を要する ・通気性が悪い ・ソケットが深く和式の動作に不向き
形状	矢状面	矢状面	矢状面	矢状面
	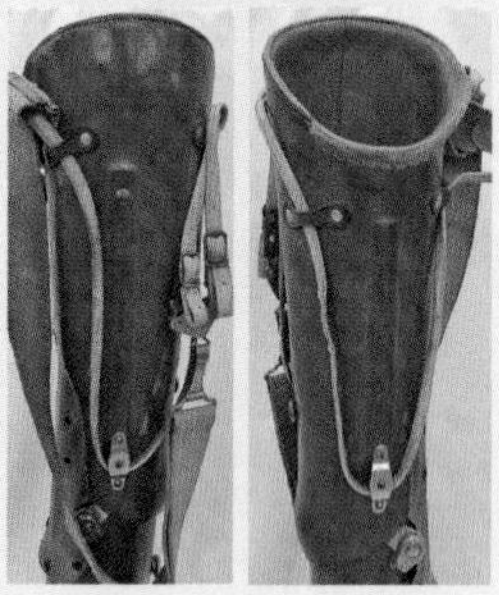	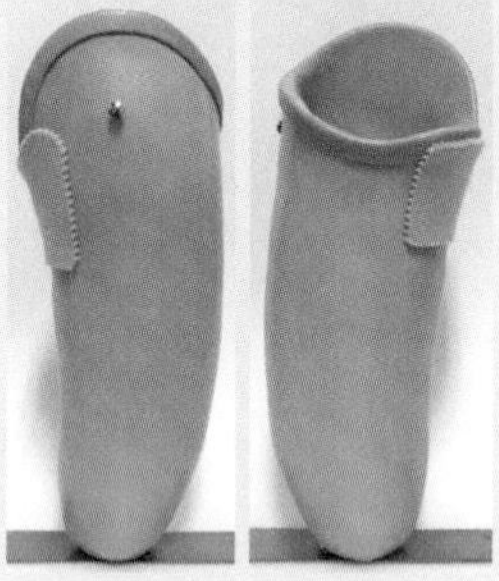	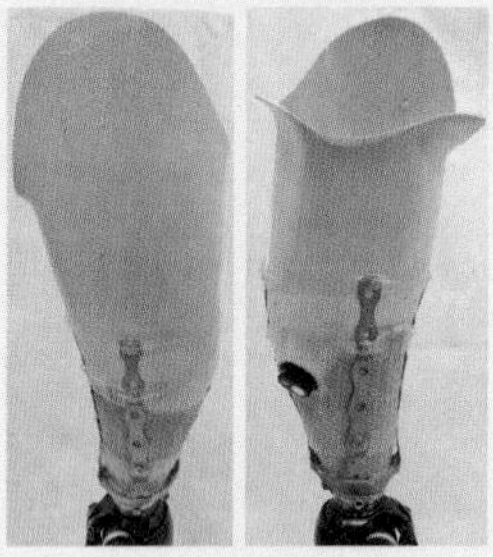	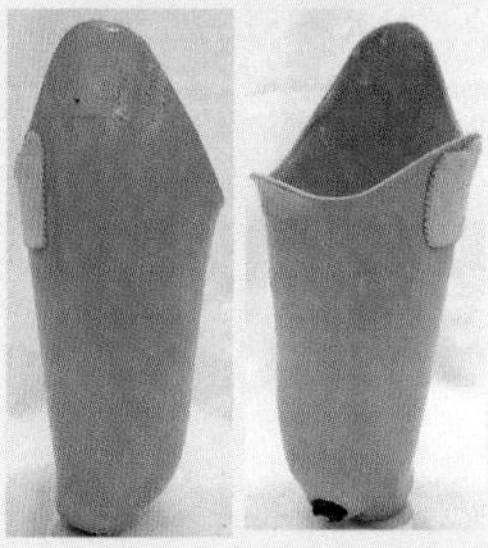
	前額面	前額面	前額面	前額面
	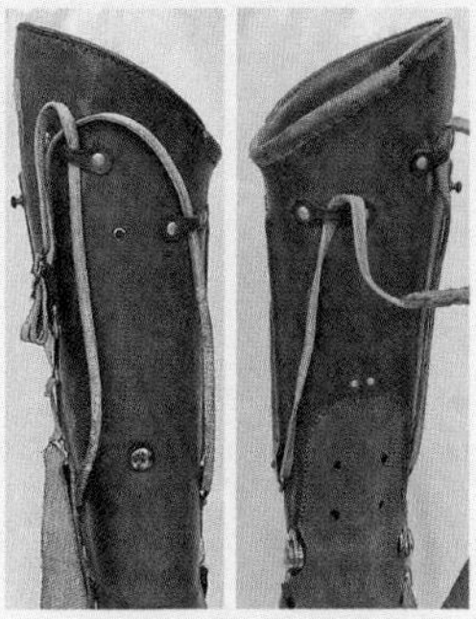	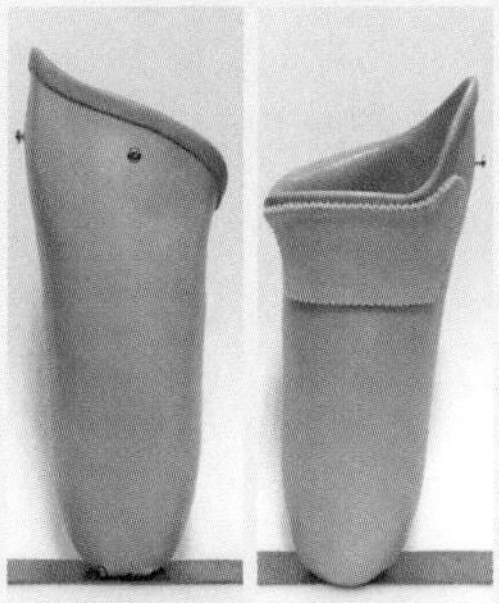	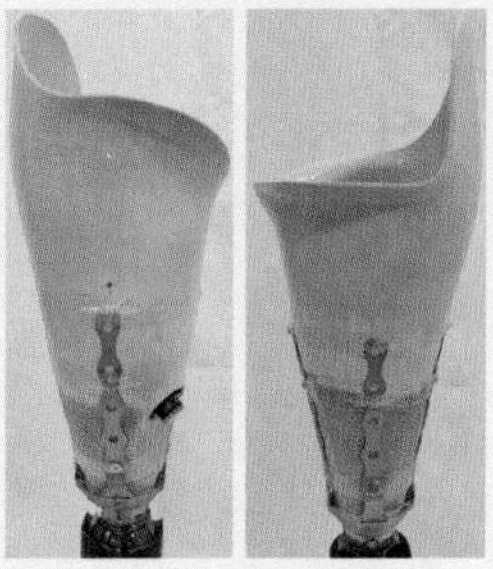	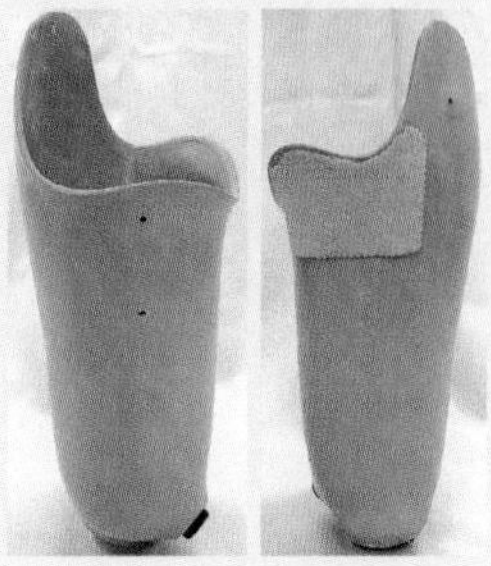
	水平面	水平面	水平面	水平面
	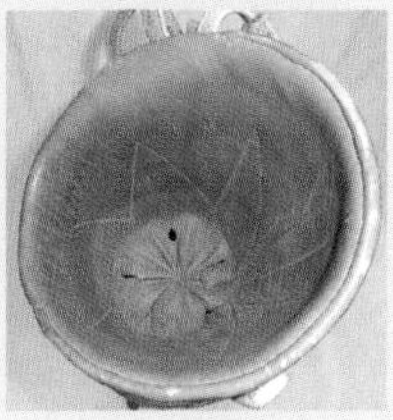	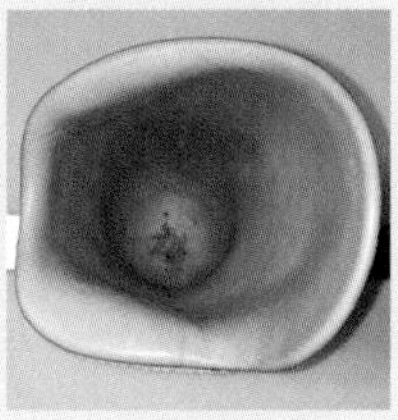	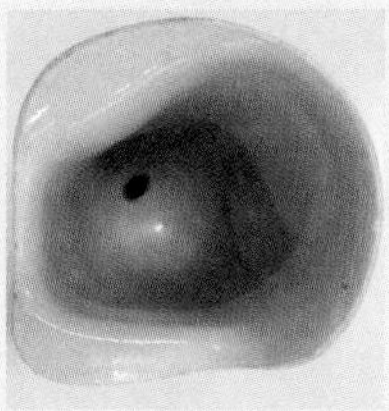	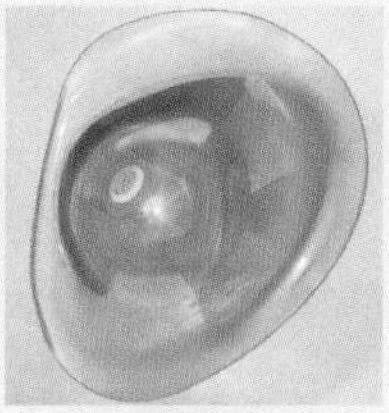

（写真の義足ソケットはすべて右側下肢）

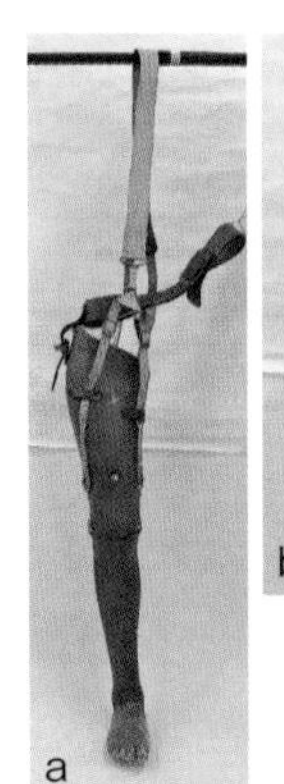
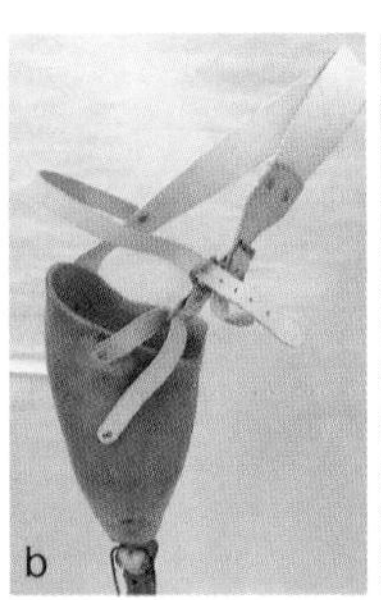
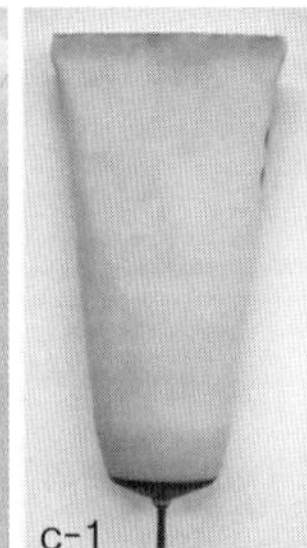
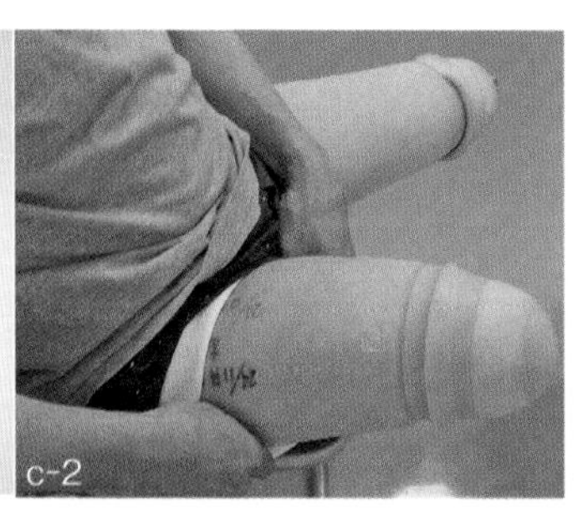

図6　大腿義足の懸垂
a. 肩吊りと腰ベルト（従来型専用で現在ほとんど用いられない）
b. シレジアンバンド
c. シリコンライナー（c-1：キャッチピン式　c-2：シールイン式）

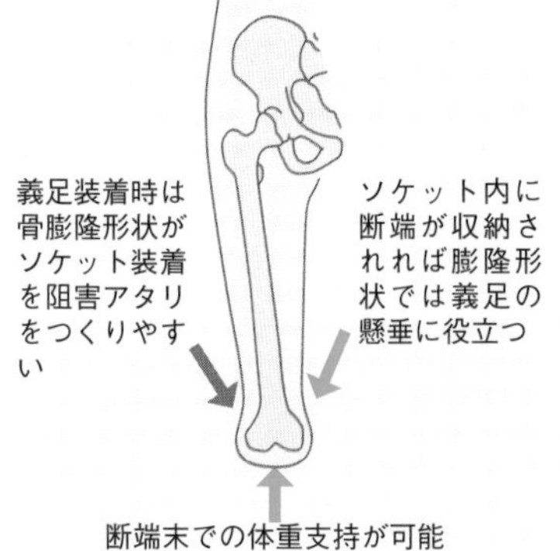

図7　膝義足の利点・欠点と懸垂機構
（細田多穂編：下肢切断の理学療法，第3版．医歯薬出版；2002．p.95[7]をもとに作成）

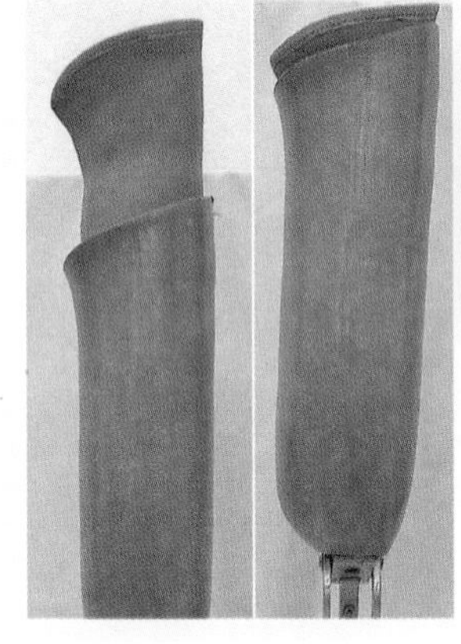
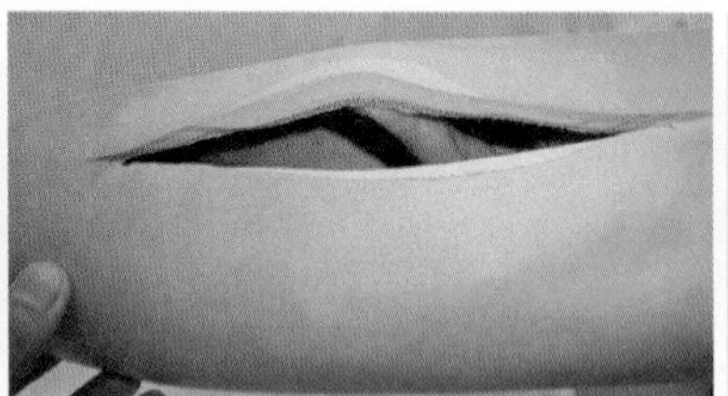
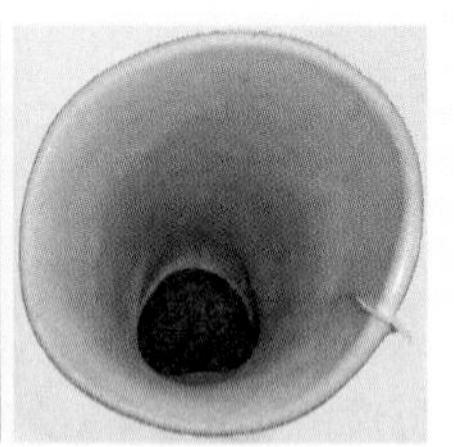

a. 二重ソケット
左：膝義足用二重ソケット，中央：内ソケット，右：ソケット内部

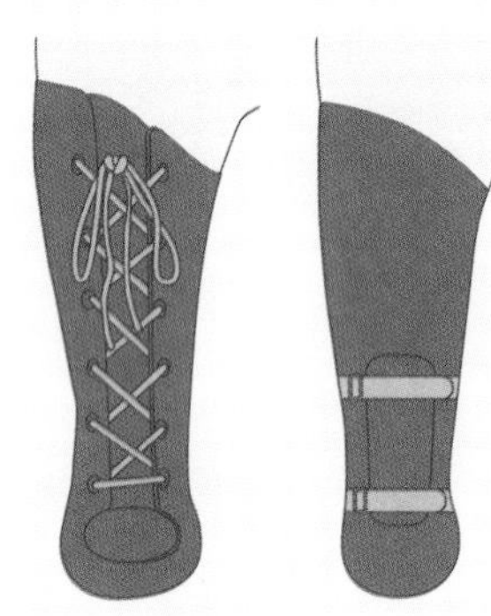

b. 在来式　c. 有窓式

図8　膝義足ソケット
（b, c：日本整形外科学会，日本リハビリテーション医学会監：義肢装具のチェックポイント，第8版．医学書院；2014．p.175-6[3]）

たソケット形状となる（**図8**）[3]．膝義足の懸垂は，先太の顆部上に引っかけるように義足を懸垂する（**図7**）．したがって，懸垂ベルトは原則的には不要である．

6. 膝継手

1）膝継手に求められる機能

股義足，大腿義足，膝義足などに組み込む人工の膝関節部品が，膝継手（ひざつぎて）である．膝継手には屈伸軸と可動域をもち，座位時は屈曲し，立位時は伸展位となる．軸の数も可動域も，継手により異なる．膝継手は，筋や神経の制御を受けないので，膝伸展位で曲がらないようロックする「固定膝」と，膝を振って歩く「遊動膝」に二分される．切断者の能力が低く膝折れを避けたい場合や，悪路の多い環境では固定膝が選択される．膝継手は構造と機能・切断者側の能力と活動性を合わせて適応を考慮し，選択する．

膝折れしないことは切断者にとり非常に重要で，安全な「立脚相制御」は膝継手構造だけでなく，アライメントの工夫や切断者自身のソケットを介した制御法（Lecture 2〈p.14〉参照）がある．膝を振って歩く遊脚相を生体に近くどう滑らかにするかは「遊脚相制御」とよばれる．各膝継手はこれらの機能の組み合わせで非常に多くの種類があるが，生体膝に匹敵するものはまだない．膝継手に求められる機能を**表3**に示した．表に示した機能をすべて満足させるものは現時点ではない．

常に新しい部品は開発され，安全・多機能などさまざまな膝継手の開発が進んでいる．

ここがポイント！
ソケット・継手とも，現在もさまざまな機能のものが新製品として紹介されている．それは完璧なものはいまだに存在しないことの裏返しでもある．

表3　膝継手に求められる役割と望ましい機能

①**起居動作のための関節**：屈曲120°以上が望ましい
②**立脚相制御，安定性**：膝折れしにくい，衝撃吸収機能，ダブルニーアクション再現機能
③**遊脚相制御**：円滑な遊脚運動，トウクリアランス，歩行速度と変化に追随

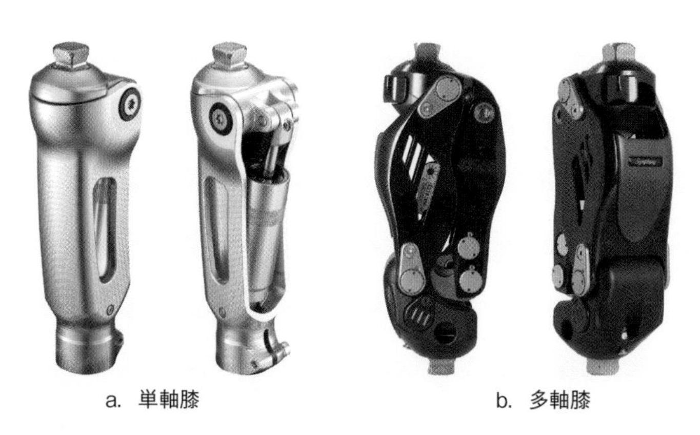

図 9　単軸膝と多軸膝
（写真提供 a：株式会社今仙技術研究所，b：ナブテスコ株式会社）

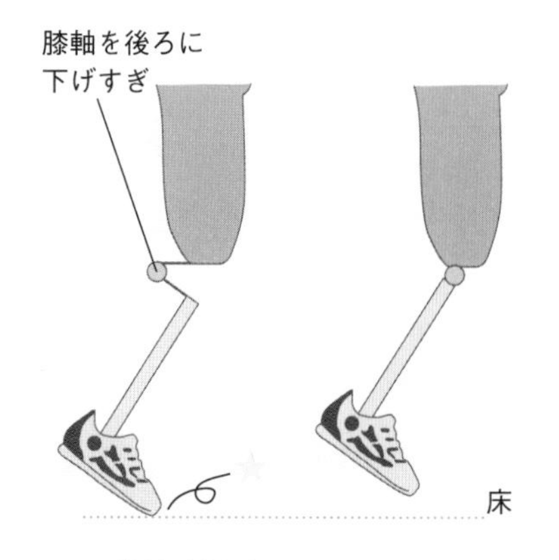

図 10　単軸膝継手の後ろ下げとトウクリアランス
単軸膝は後ろ下げで立脚相の安定を得るが，下げすぎると遊脚相に下腿長が延長しトウクリアランス不良となりつまずきやすい（左）．

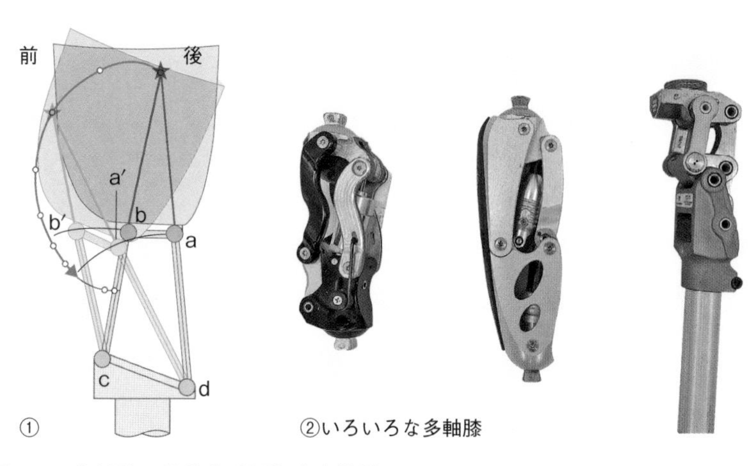

図 11　多軸膝の移動する回転中心軌跡
多軸膝は複数の軸が同時に回転して，全部を合わせた仮想の回転中心軸が股関節に近い位置にできあがる．これにより小さい力で膝軸のコントロールが可能となる．
①：a〜dの4軸の回転中心はadとbcの延長線上★にある．切断者が下肢屈曲し赤ソケットから青ソケットの位置に動くとabがa′ b′に移動し，その延長線上★に回転軸も移動する膝伸展位で，多軸膝の回転中心は最も高く後方にあるので，股関節に近く随意制御の力が少なくても膝折れしない．
（①：川村次郎ほか編：義肢装具学．第4版．医学書院；2009．p.173をもとに作成[8]）

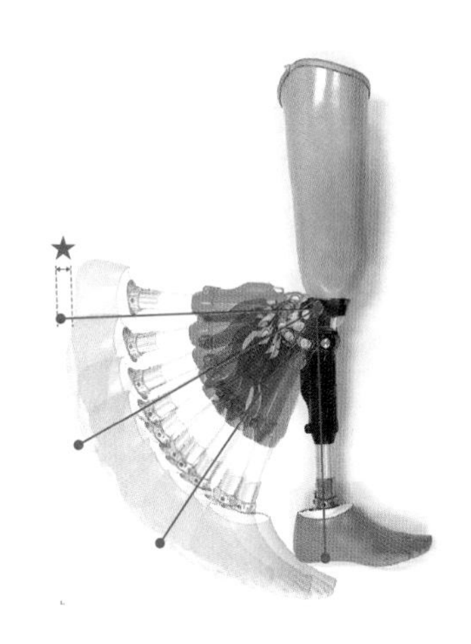

図 12　多軸膝屈曲と下腿部短縮
赤線は単軸膝継手屈曲時の下腿軌跡．多軸膝は屈曲時．最大屈曲に至るまでみかけ上短縮する（★）．多軸膝は単軸膝に比較し，膝屈曲に伴い膝継手から足底までの長さ（下腿実用長）が短縮し，良好なトウクリアランスが得られる．多軸の作る台形が縦長なほど短縮傾向が大きい．

2）継手軸の数による分類　（図 9）

（1）単軸膝継手

1本の軸で下腿部が回転する構造の継手である．丈夫でソケットの動きに遅れない特徴がある．安価なものから高機能・高価なものまでさまざまなものがある．膝折れ目的で膝軸を後ろ下げしすぎると，結果曲がりにくくなり，遊脚相初期の膝屈曲やトウクリアランスに不利となる（**図 10**）．

（2）多軸膝継手（リンク膝）

継手を構成する軸（リンク）の数により4軸膝，6軸膝などがある．膝継手スペースの少ない大腿切断長断端・膝離断にも適応がある．

生体膝の滑り運動が再現でき，個々の軸の合成軸が仮想上の膝回転中心となるので，継手の運動に伴い回転中心が移動し（**図 11**）[8]，正常膝に近い運動の再現が可能である．これにより膝の屈曲に伴い下腿長が短縮し，トウクリアランスが良好でつまずきにくいのも特徴である（**図 12**）．立脚相や立位中，膝伸展位の回転中心が最も高くかつ後方になるので，膝折れしにくく（**図 11**）筋力の弱い切断者にも選択できる．

覚えよう！
トウクリアランス（toe clearance）
遊脚相の爪先と床面の距離．代償動作を用いず地面につまずかずに遊脚できることをトウクリアランスが良好と表現する．

LECTURE 3

MEMO
- バウンシング（bouncing）
- イールディング（yielding）

①バウンシング：立脚相初期のダブルニーアクション（ローディングレスポンスの時期）に模した膝屈曲位支持機構を再現するもので，最近はこの機構をもった膝が多く開発され，低活動者の義足に用いる膝継手にも用いられている．
②イールディング：階段降段などで屈曲しながら支持する機構である．イールディング膝は使いこなす練習が難しく，機能の高い切断者向きとされている（Step up〈p.32〉参照）．

覚えよう！
ローディングレスポンス（loading response）
荷重応答期と訳され，踵接地から続く衝撃吸収と体重移動のベースとなる歩行周期．

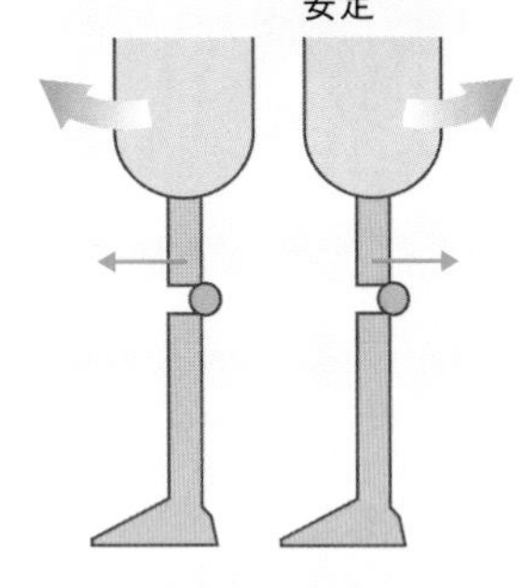

図14　股関節運動がソケットを介し膝関節を制御（随意制御）

ここがポイント！
マニュアルロック（固定式膝継手）の遊脚相は伸展位のままの棒足となるため，歩くために2.5～3 cm 健側下肢より下肢長（実用長）が短くなるよう義足を製作する必要がある．

ユーパ膝（Jūpa knee）

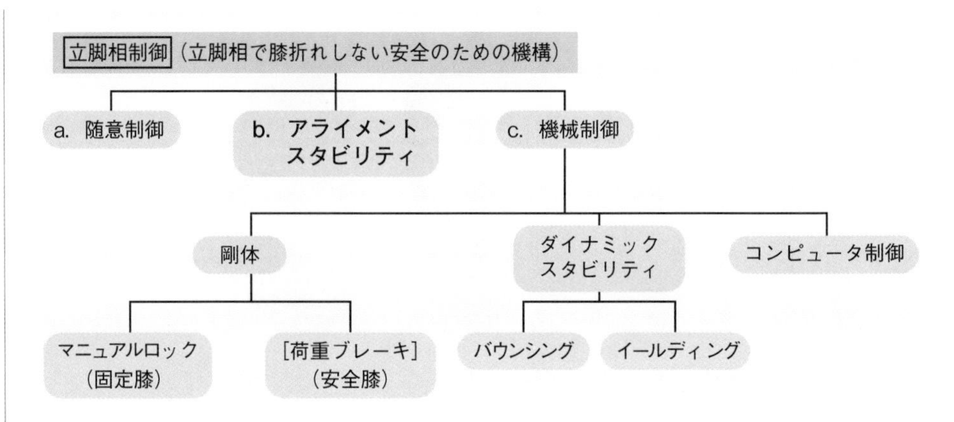

図13　膝継手の立脚相制御
[ ]：使用頻度の少ないもの．

一方，膝折れしにくいことで逆に振り出しにくい場合や，早い屈伸などの素早い運動の反応は単軸膝より劣る傾向がある．

3）膝継手の立脚相・遊脚相制御機能による分類

膝継手には，継手各々の構造に，安全な「立脚相」と滑らかな「遊脚相」のための制御機構がある．さまざまな膝継手があるぶん，立脚制御・遊脚制御の組み合わせも継手個々で異なる．切断者の能力に合わせ選択する．

（1）立脚相の安全性（立脚相制御）（図13）

a．随意制御（図14）

膝折れしないように股関節周囲筋でソケットを介して制御する方法である．股関節伸展筋力，初期屈曲角設定，敏捷な反応などの要因からなる．

b．アライメントスタビリティ

アライメントの工夫による安定のことで，随意制御が最小ですむようベンチアライメント（膝軸後ろ下げが代表的）を整え，支持面である足底のほぼ中央に体重支持線が落ちるように立脚相の安定に配慮することである（Lecture 2〈p.15〉参照）．

c．機械制御

歩行中の下肢は常に動いており，随意制御とアライメントスタビリティだけでは立脚相全期間の安定を保障できない．機械制御はそれを補い，より安全な立脚相を提供する．

a）剛体

①マニュアルロック（固定式膝継手）：高齢者，筋力の弱い切断者，農業など肉体労働者，その他の条件により，絶対膝折れしない立脚相の提供を目的として用いる．立って膝伸展すれば自動的にロックされ，腰掛けるときには手でロックを外して座るので，この膝をマニュアルロックという．前止め・横引きなどロック解除機構の位置により名付けられている（**図15**）．まれに膝遊動で歩きたいという切断者のために，固定遊動式というものもあるが，遊動制御能力が低く，現在は一般的に用いられない．

②荷重ブレーキ膝（安全膝）：安全膝と総称される（**図16**）．立脚相に義足にかかる体重を利用して継手の摩擦を強め，ブレーキ力を出して膝折れを防ぐ．殻構造用膝の初期のものに面摩擦型のユーパ膝がある．現在のものにはクランプ型，バンドブレーキ型など，膝軸をどう締め付けるかの構造によって多種ある．

b）ダイナミックスタビリティ

生体の立脚相の特徴は，ミッドスタンスで膝屈曲位支持を行う周期があることであ

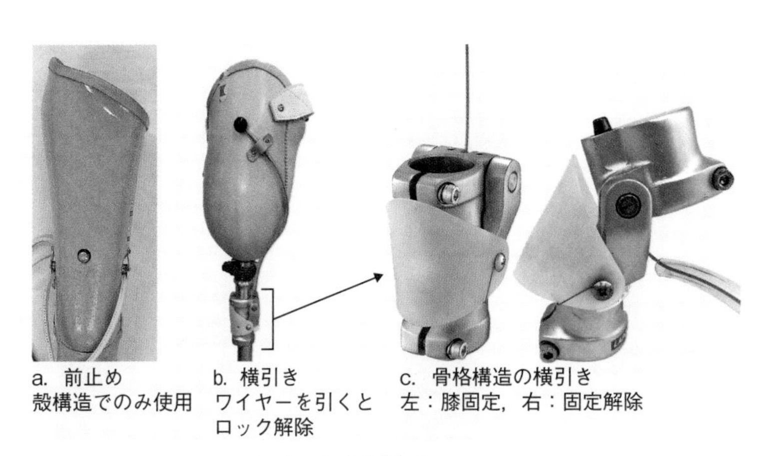

図 15　マニュアルロック（固定式膝継手）

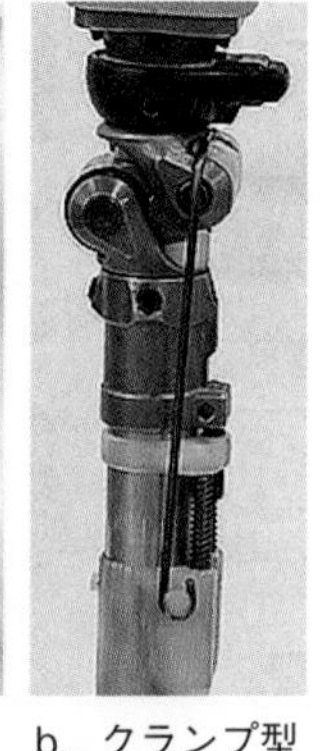

a. ユーパ膝　b. クランプ型

図 16　安全膝

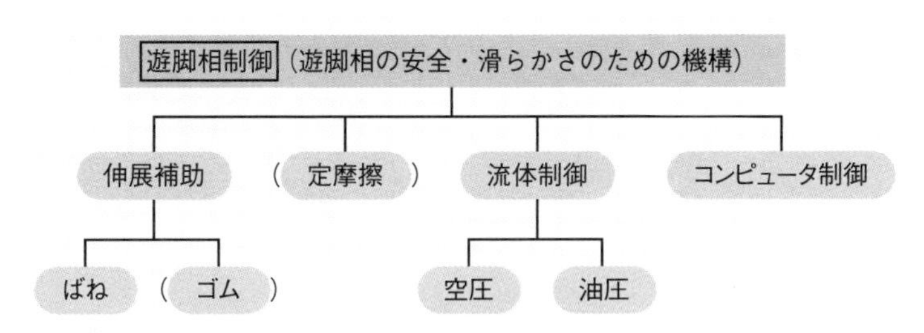

図 17　膝継手の遊脚相制御
（　）：使用頻度の少ないもの．

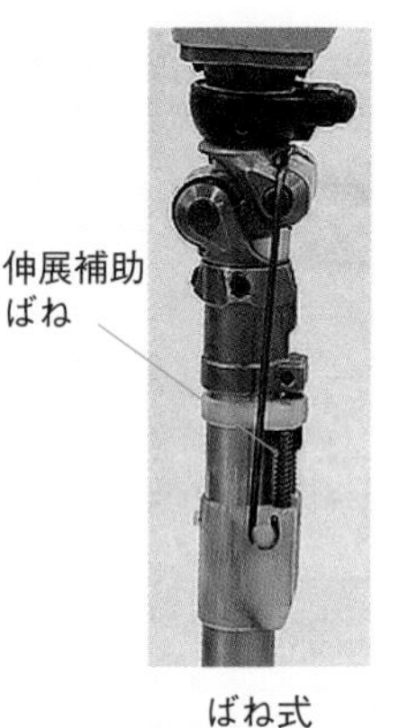

キックストラップ

ばね式　ゴム式

図 18　伸展補助装置

る．これを再現することを目的に開発されたダイナミックスタビリティには二種類がある．バウンシングだけあるいは両機能をもつ膝継手がある．

(2) 遊脚相制御（図 17）

遊脚相制御膝は，膝を振って歩くことが可能な切断者が適応となる．

正常遊脚相には加速期と減速期がある．歩行スピードに合わせ無段階調節できるのが生体の膝である．一方，膝継手は単純な機械振り子で，健常歩行のもつスピード対応能がない．そのため義足歩行は膝継手の動きに合わせてゆっくりと歩かなければならない．遊脚相制御は，その不都合を解決しようとした工夫である．遊脚相制御機構には歩行速度の幅広い変化に追随するものとしないものとがあり，使用する切断者の機能に合わせ選択する．

遊脚相制御とよばれるものの種類には，以下のものがある．

a．伸展補助装置

伸展補助ばね，伸展補助ゴムなど簡単な機構で遊脚相前半の膝に屈曲抵抗をかけ，遊脚相後半の膝伸展を援助するものである（**図 18**）．この装置の欠点は，ばねやゴムの弾性を利用するのでその弾性の範囲よりゆっくり振り出せば棒足様になり，早く勢いよく振り出せばその加速に負け，膝は大きく屈曲してしまい，切断者の動きに追随しないといった点である．

b．定摩擦膝継手

可動域を通じ，同じ抵抗が膝軸にかかるものである（**図 19**）．構造が簡単で耐久性に優れ，安価である．しかし，振り子周期は一定なので理想的な遊脚相制御は得られず，最近はあまり用いられない．

ここがポイント！
膝継手，たくさんあって混乱してる？
ある膝継手について
Q：これはどんな膝継手？
A：「＊＊本の軸をもつ構造で，立脚相制御は＊＊の機能で，遊脚相制御は＊＊の機能で，＊＊という商品名の膝です」
このように，構造，機能によってさまざまなので，商品としての膝継手はたくさんある．

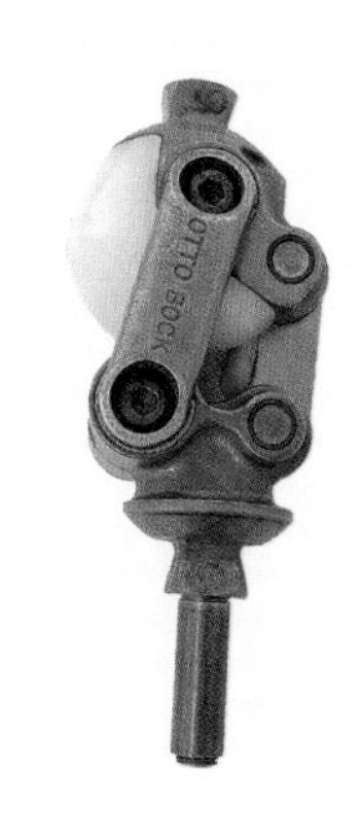

図 19　定摩擦膝継手

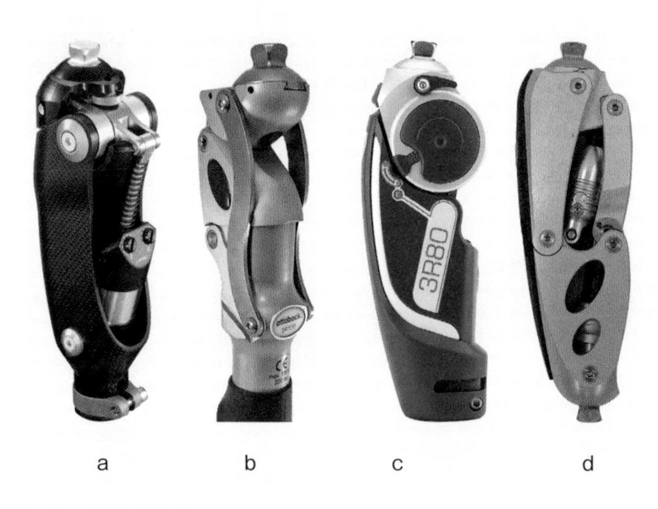

a　b　c　d

図20　流体制御膝
a, b：空圧，c, d：油圧制御膝．シリンダーというピストン構造の部品があり流体（空気または油）が入っている．膝屈伸するとピストンが動き抵抗を生じる．関節軸構造には単軸（a, c）と多軸（b, d）がある．
（写真提供 a：株式会社今仙技術研究所，b, c, d：オットーボック・ジャパン株式会社）

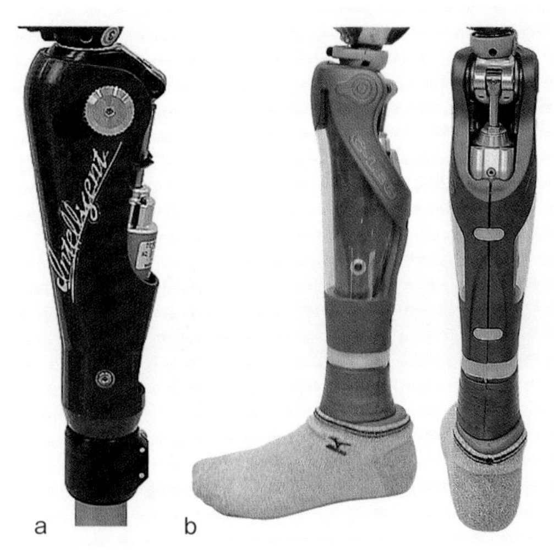

a　b

図21　コンピュータ制御膝
a. 単軸膝でコンピュータ制御膝に空圧シリンダ式の遊脚制御機構．
b. 単軸膝でコンピュータ制御膝に油圧シリンダ式の遊脚制御機構とイールディング機構も併せもつ．
制御ピストンの抵抗量をコンピュータ制御し，より歩行スピードに追随できる．

c. 流体（空圧・油圧）制御膝

現在の遊脚相制御機構はこれが主流となっている．流体制御機構は，「伸展から屈曲」「屈曲から伸展」の動く速度・角度変化に伴いシリンダ内の空気または油が圧縮され，抵抗が変化する（**図20**）．屈曲への抵抗と振り出しの援助，双方を制御し，これによって歩行速度の変化にある程度対応する．

空圧制御膝のほうが正常歩行では理想的な動きとなるが，より筋力の強い高活動性の切断者の場合は，抵抗の強い油圧制御膝が多く用いられる．

d. コンピュータ制御膝（電子制御膝）

流体制御膝にマイクロコンピュータを取り付け，歩行スピードを検知して抵抗値を変えるものである（**図21**）．断端が義足を振り出す加速を感知し，それに応じて膝軸にかかる摩擦が変化するので，いろいろなスピードで歩行できる．立脚相も制御できるものもあるが，高価なのが欠点である．

MEMO
高機能化が進む義足部品
コンピュータ制御膝は，流体制御遊動膝継手に電子制御が加わったもので，膝折れしにくい安心感につながり，切断者の活動性にかかわらず利用される．多種開発されているが高額で重い点が今後の課題である．
路面からの衝撃を直接受ける足部も機能開発が進み，エネルギー蓄積型足部（Lecture 6〈p.60〉参照）は，足部内のカーボンや強化プラスチック部品でダイナミックな反発力やなめらかな踏み返しが可能な製品が増えている．
これら高機能部品だけで活動的・安全で快適な歩行が取得できるのではなく，使いこなすための基本的な理学療法が重要である．

7. 足継手と足部

1) 足継手と足部の基本構造

足継手は生体の足関節の代用となる部分で，足部は生体の足の代用として支持面となる役割をもつ．ジョイントとしての明確な足継手をもつものともたないものがある．義足足部は足関節背屈の可動域はほとんどなく，それが膝折れを防止できる構造となっている（Lecture 2〈p.16〉参照）．しかし，踏み返しに不利なので，義足足部にはMP関節付近に相当する部分が足趾背屈様にしなる構造があり，それをトウブレークという．トウブレークはすべての足部に設定され，アライメント設定にも重要な基準点となる．

MEMO
トウブレークについては，Lecture 2（p.16），6（p.54）参照．

2) 大腿義足における足継手と足部

衝撃吸収に優れた軟らかい足部では，踵接地時に膝継手に伝わる力が足部で吸収されてしまい，複雑な高機能の膝継手を選んでもその機能が生かせない．逆に硬い足部では衝撃を吸収せず，踵や足継手を中心に下腿が回転してしまい，膝折れの危険性がある．足部と膝継手双方の機能を生かすためには，歩行周期を通じて切断者の能力と

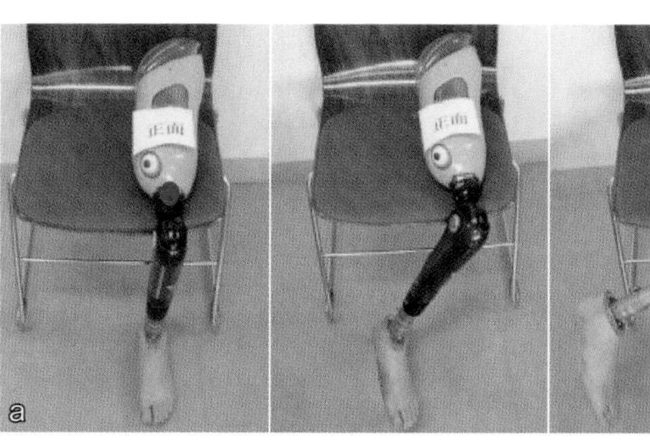
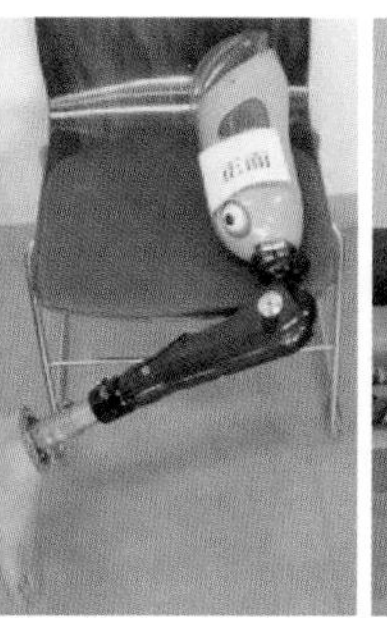
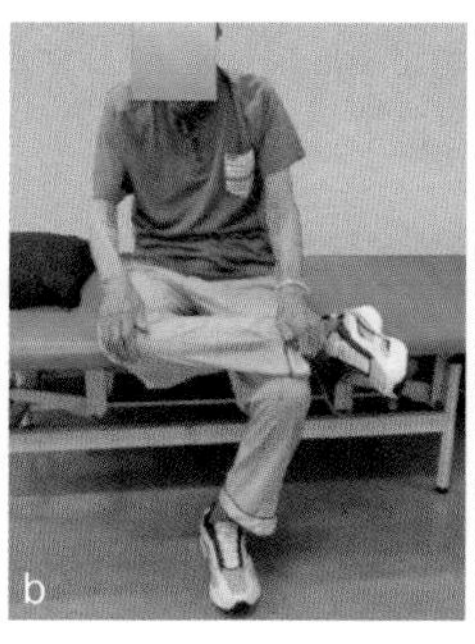
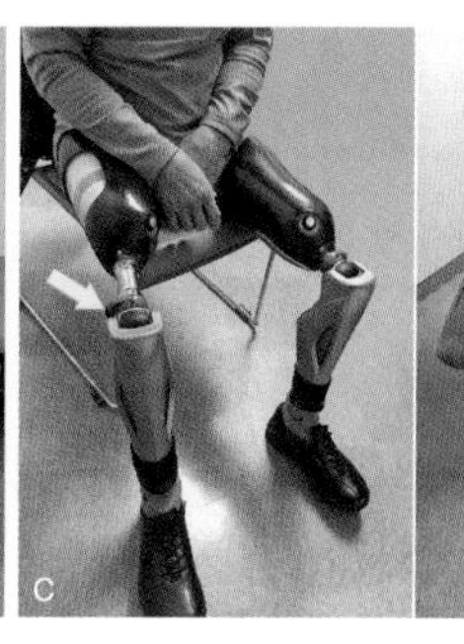
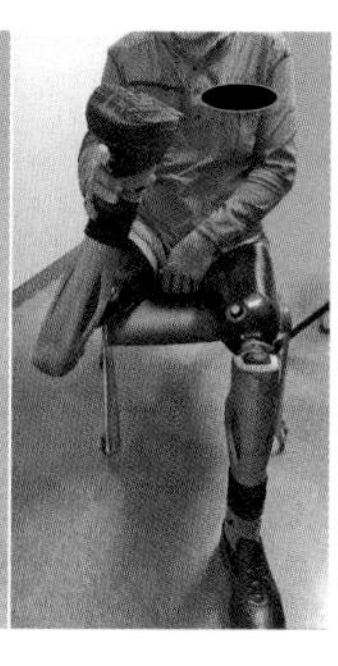

図22　ターンテーブル
a．ターンテーブルの動き．左は座位．左図赤丸部分を押すとロックが外れ，中・右のようにソケットの向きと関係なく回旋し，股関節外旋したかのような姿勢となる．
b．ターンテーブル使用中の切断者
c．ターンテーブル使用中の切断者．黄色矢印のボタンを押すとロック解除，右のように下腿だけが回旋し靴や靴下の脱ぎ履きに便利．

継ぎ手・足部機能の相性も重要となる．

義足の足部機能をダイナミックに利用できるのは，生体膝機能が残存した下腿切断以下の切断者である．足部についての詳細はLecture 6で解説する．

3）その他の機能部品

（1）ターンテーブル

ソケットの断端密着性が良好なほど，股関節回旋は行いにくい．また，ソケット上縁が深く，鼠径部を覆う形状も，座位で行う股関節回旋を阻害する．ターンテーブルは，切断者の股関節は中間位のまま，ソケット以遠の部分だけ回旋するよう組み込む部品である（**図22**）．通常はロックされており動かないが，部品のボタンを押すことでロックが外れ内外旋とも自由に動く可動域をもつ．外旋機能が靴の脱着やあぐらなど，ADL面でたいへん有用である．

（2）トルクアブソーバ

トルクアブソーバは，回旋ストレスを吸収する機構で，高活動切断者の動作に伴う断端や関節のストレスを吸収する（**図23**）．荷重中に微妙に回旋方向に義足が動くことで逆にバランスを乱すレベルの切断者には用いない．

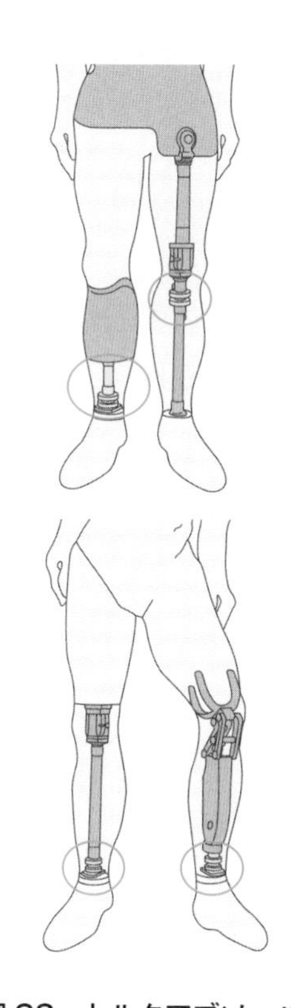

図23　トルクアブソーバ
丸で囲んだ部分はトルクアブソーバと取り付け位置．
（United States Manufacturing Co. をもとに作成）

■引用文献

1）Hanger, HB：Above Knee Socket Shape and Clinical Considerations：Committee on Prosthetic-Orthotic Education. National Academy of Sciences-National Research Council；1964.
2）三上真弘編：下肢切断者リハビリテーション．医歯薬出版；1995．p.69.
3）日本整形外科学会，日本リハビリテーション医学会監：義肢装具のチェックポイント，第8版．医学書院；2014．p.130，p.175-6.
4）澤村誠志：最近における義足の進歩．リハ医学 1994；31（8）：572.
5）Long IA：Allowing normal adduction of femur in the above-knee amputations. Orthotics and Prosthetics 1975；29：54.
6）Long IA：Normal Shape Normal Alignment（NSNA）above-knee prosthesis. Clin Prost and Orth 1995；9：9-14.
7）細田多穂編：下肢切断の理学療法，第3版．医歯薬出版；2002．p.95.
8）川村次郎ほか編：義肢装具学，第4版．医学書院；2009．p.173.

■参考文献

1）川村次郎ほか編：義肢装具学，第4版．医学書院；2009．p.136-53.
2）澤村誠志：切断と義肢．医歯薬出版；2007．p.258-96.
3）日本整形外科学会，日本リハビリテーション医学会監：義肢装具のチェックポイント，第8版．医学書院；2014.
4）細田多穂編著：下肢切断の理学療法，第3版．医歯薬出版；2002．p.87-96.

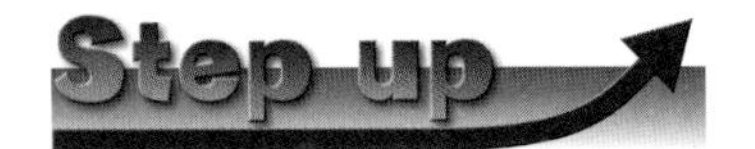

LECTURE 3

1．膝継手のダイナミックスタビリティ

固定膝でロックするのでなく，生体膝に近い立脚相制御機能として，バウンシング機構（図1）とイールディング機構（図2）の2種がある．これは膝継手の名称ではなく，膝継手に備わった立脚相制御機能の呼称である．これら2種の制御機構を備えた膝継手を使用すれば機能的歩行が誰でもできるものではない．使いこなすためには，膝機能とリスクを理解した練習が欠かせない．理学療法士として義足パーツ個々の機能を理解することは，理学療法内容にも影響する．

1）バウンシング機構

バウンシング機構は，荷重下の限られた範囲内で安定した膝屈曲をさせる膝継手機構のことで，生体膝の屈曲初期の滑り運動に類似する．よって立脚相前半の安定した屈曲位支持が可能となる．バウンシング機構は立脚相に軽度膝屈曲位で支持しても膝折れしない，ダブルニーアクションが可能な膝継手機構である．

かつて荷重ブレーキ膝も．屈曲位で止まる膝として脚光を浴びた．しかし，屈曲のタイミングと荷重量が合わなければ簡単に膝折れし，ほとんどの切断者はそれをおそれて伸展位で立脚し使いこなすことは難しく，踵接地と立脚相中期間の体重心の上下動は固定膝同様，健常歩行と比較して大きくなり，歩行効率は良好とはいえなかった．バウンシング機構はこの問題を解決する機構として開発され，現在多くの膝継手に組み込まれている．

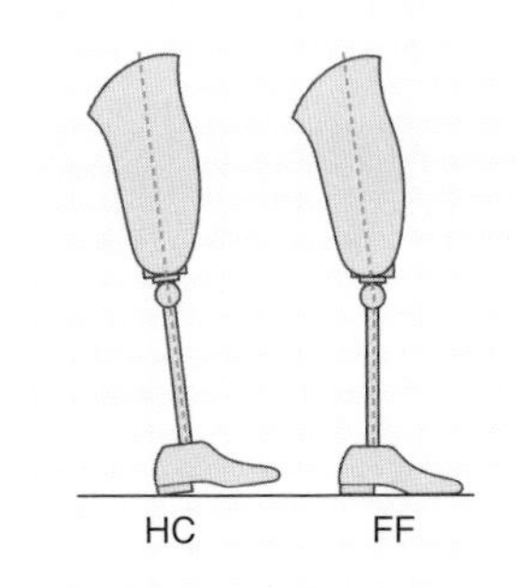

図1　バウンシング機構
ヒールコンタクト（HC）からフットフラット（FF）時に生じる生理的な膝屈曲を再現でき，かつ膝折れしない．ダブルニーアクションを再現し，歩行中の重心上下動を減少できる．

2）イールディング機構

イールディング機構は，油圧抵抗に支えられながら大きな可動域の膝屈曲が可能な膝継手機構のことである．特に階段や坂道の下り動作時に有効で，安全に一足一段のパターンで動作を行うことができる．活動的な切断者に適応となる膝継手に備わっていることが多い．

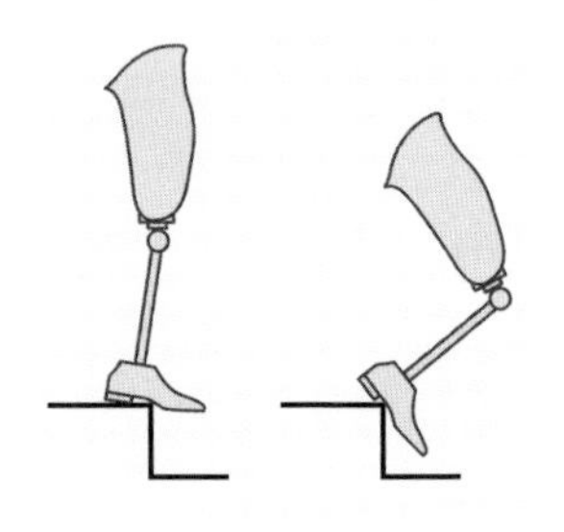

図2　イールディング機構
荷重によりゆっくり曲がる．荷重が減少しても戻らない．階段や坂道の下りを自然に行うことができる．

2．特殊な義足

特殊な義手・義足は，使用目的ごとに作られたものである．何に使用するかで構造は大きく異なる．

1）スポーツ用義足

（Lecture 10〈p.99〉，14〈p.146〉参照）

スポーツ用義肢は，義手・義足とも，競技によって形や機能がまったく異なる．そのため，日常歩行用や生活用義肢と兼ねることはできない．

2）作業用義足

写真は農作業用である（図3）．土にめり込んでも抜きやすいようドーリンガー足部を用い，水洗いの可能な部品のみで組み立てる．膝継手は固定式が基本である．

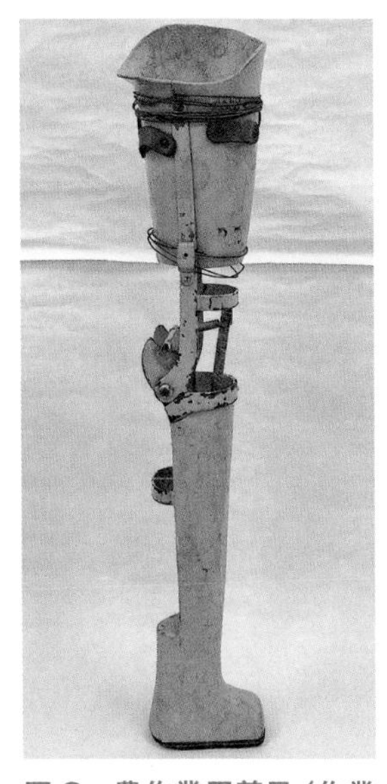

図3　農作業用義足（作業用鉄脚）

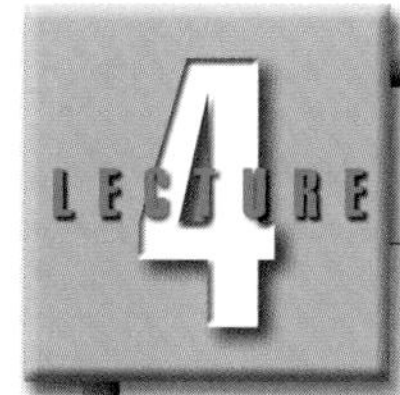

大腿義足・膝義足のアライメント

到達目標

- 大腿義足・膝義足のベンチアライメント，スタティックアライメント，ダイナミックアライメントを理解する．
- アライメント機構の基本と基本用語を理解する．
- アライメントチェックアウトは義足のチェックだけではなく，断端・関節可動域・筋力などと密接に関連し合っていることを理解する．

この講義を理解するために

この講義では，大腿義足・膝義足のアライメント（ベンチ，スタティック，ダイナミック）について学習し，実際のチェックアウト（適合判定）の見方について学びます．

アライメントチェックアウトの各段階を経ながら，義足を装着し歩く練習は同時進行で進みます．チェックアウトを理学療法士が理解すれば，プログラムを効率的に進めることができ，義足の調整・判断について義肢装具士に相談できるなどの連携にも役立ちます．

アライメントの理解には義足単体だけではなく，切断者の身体条件の理解，その合体した動きの理解が重要であることも学びましょう．

以下の項目を学習しておきましょう．

□ 切断者のリハビリテーション，義肢装着練習の流れについて，復習しておく．

□ アライメントとは何のために設定する必要があるのか，Lecture 2 を復習しておく．

□ 大腿義足のソケット・膝義足で何が異なるか，Lecture 3 の義足構造も復習しておく．

講義を終えて確認すること

□ 標準的な大腿義足のベンチアライメントが理解できた（矢状面，前額面，水平面）．

□ 標準的な膝義足のベンチアライメントが理解できた（矢状面，前額面，水平面）．

□ 屈曲拘縮のある大腿切断の場合に必要となるアライメント変更について説明できる．

□ スタティックアライメントの重要性が理解できた．

□ 大腿義足歩行にみられる異常歩行と対応する原因が理解できた．

講義

1. 大腿義足と膝義足のベンチアライメント

1) 標準的な大腿義足のベンチアライメント

ベンチアライメントとは，矢状面，前額面，水平面それぞれに定められた，義足単体を組み立てる基本のアライメントとその理論のことである．切断者に関節可動域制限，筋力低下などの問題があれば，ベンチアライメントを変更し，組み立てる必要も出てくる．その場合も，参考とする基本は，標準ベンチアライメントである[1]（**図1，2**）．

坐骨収納型ソケット（ischial-ramal containment socket：IRC）

坐骨収納型（IRC）ソケットは，ソケット前後径が左右径より長くて股関節内転位をとる形状と，ソケット内に坐骨を収納しソケット内の大腿骨外転を起こりにくくす

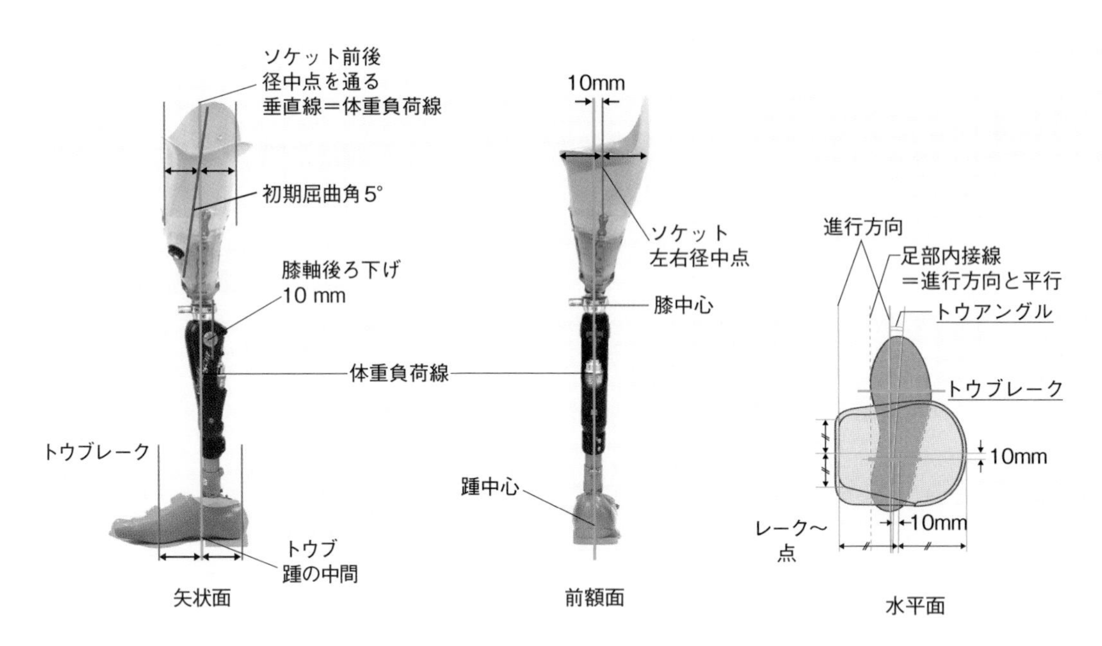

図1　標準的な四辺形ソケット大腿義足のベンチアライメント

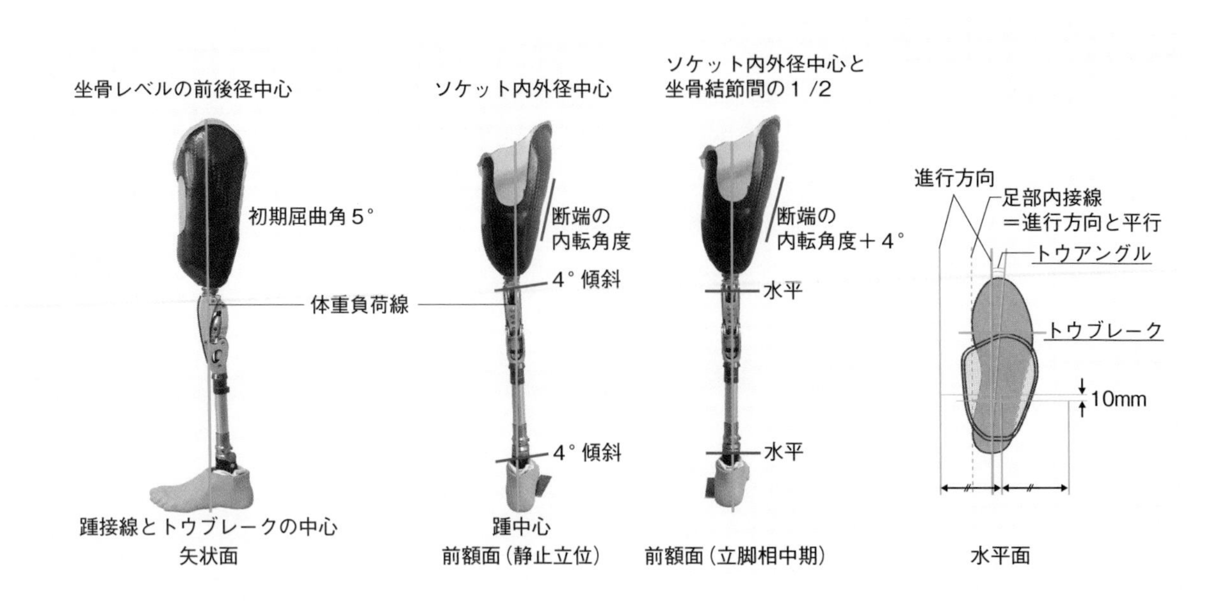

図2　標準的な坐骨収納型ソケット大腿義足のベンチアライメント
静止立位ではソケット以下は4°内側に傾斜している．立脚相中期では下腿部が垂直に立ち，ソケットは内転位となり，生理的立位アライメント（ロングの基準線）を再現できる．

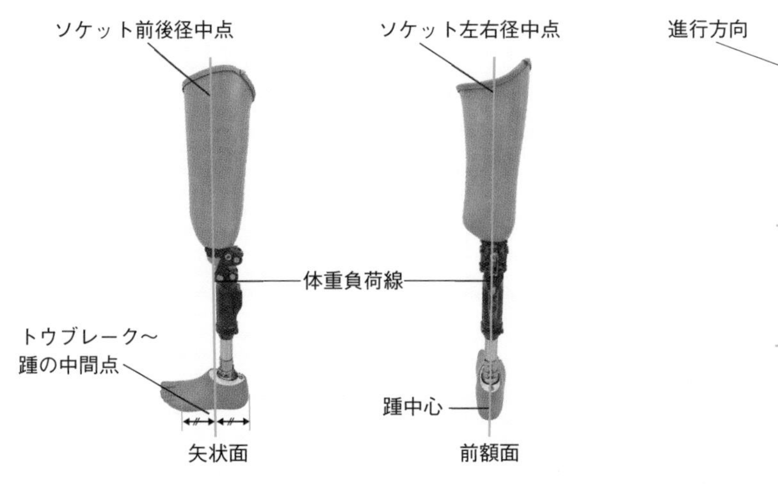

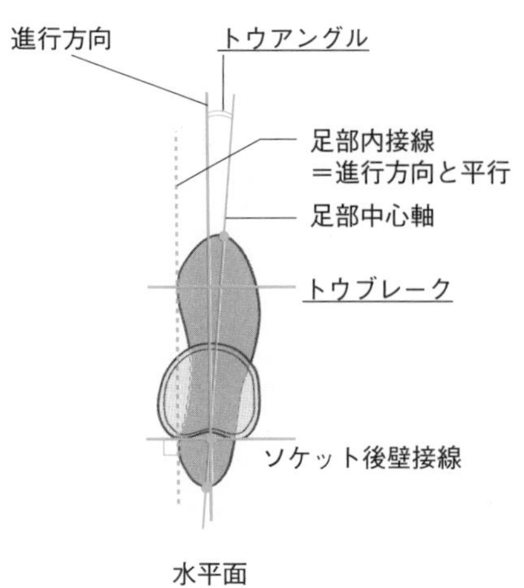

図３ 標準的な膝義足のベンチアライメント

ることにより，立脚相股関節の前額面上の安定性を得ようとするソケットである．その特性を生かし，特に前額面のベンチアライメント設定に特徴がある．

IRC ソケットを用いた標準的大腿義足のベンチアライメントは，静止位前額面で下腿部が内側に 4° 内傾するよう設定される．これは，「ベンチ」アライメントと表現しているが，むしろ立脚時にソケット機能とアライメント理論が生きる．義足へ体重移動し単脚支持となったときにソケット以下が鉛直となり，安定する設定である．単脚支持時のソケットは体重負荷線に対し 4° 内転位となり，ソケット内の大腿骨が内転位のロングの基準線（Lecture 3 **図 5**〈p.24〉参照）を再現できる．

すべての切断高位でベンチアライメントは，裸足と靴ではかかとの高さに差が生じるため，切断者本人の靴を必ず義足に履かせて設定する．生体の下肢はどのようなヒールの靴にも足関節と足趾の機能で対応し立位歩行への影響は少ない．しかし，義足の足部にはその機能がないため，靴なしでベンチアライメントを設定した義足に靴を履くだけでアライメントの不適合が起こる．（詳細は，Lecture 6〈p.54〉「靴の影響」を参照）．

2) 膝義足のベンチアライメント

膝離断は，股関節が残存し，膝・足部機能を失っている点で，下肢機能の損失状況は大部分共通している．一方，膝離断の多くは断端末荷重が可能で，大腿骨のてこ長が長く保たれるという点が大腿切断とは異なる．初期屈曲角，内転角は設定しない．膝継手の後ろ下げも大腿切断に比べて少なくてよい[2)]（**図 3**）．

2. 大腿義足と膝義足のスタティックアライメント

スタティックアライメントは，義足装着静止立位でソケット適合も含め行うチェックアウトで，最も重要な段階であり，正しい装着が前提となる．理学療法士か義肢装具士が装着する．切断者に義足に荷重できる立位能力が必要となる．切断者本人の足として，理学療法・練習に採用できるかを判定するのがスタティックアライメントの目的である．

1) 大腿義足のスタティックアライメント

①最初に正しく装着できているかを確認する．全面接触吸着式は装着後，バルブ（**図 4** のソケット底面黒い丸部分）を外し，軟部組織が 2 mm 程度盛り上がっているか確認する．

MEMO

坐骨収納型ソケット大腿義足の前額面アライメント

健常肢では，大腿骨頭・膝関節・足関節は Lecture 3 図 5（p.24）のように並び（ロングの基準線），大腿骨幹部は斜位（見た目の内転位）となっている．坐骨収納型ソケットはソケット内の大腿骨内転を維持し，股関節機能が働きやすくなるよう工夫したもので，それを用いた大腿義足は図 2 の立脚相アライメントとなる．

ここがポイント！

義足の長さの確認

義足の長さは，腸骨稜または上前腸骨棘の高さを左右で比較し評価する．検者の眼の高さが測定部位と同じであること，患者が左右の手で同じように触診できることが重要．

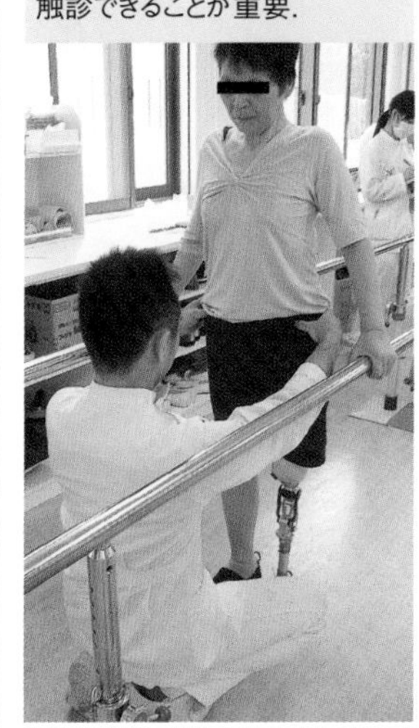

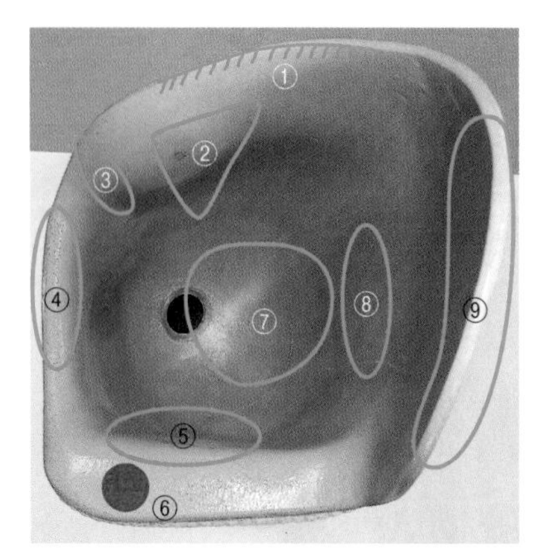

図4　四辺形ソケットのチェックのポイント
①〜⑨の解説は表1参照.

表1　スタティックアライメントの大腿義足ソケット別チェックポイント

	四辺形ソケット		坐骨収納式ソケット
1	前壁の高さは座位で適当か	1	ソケットは内転位，想定のアライメントを再現できているか
2	スカルパの三角の圧迫は適当か	2	坐骨結節がソケット内に収納されているか
3	長内転筋溝は適切な位置で圧痛はないか	3	坐骨枝，恥骨下枝にソケット内壁とあたり，痛みはないか
4	内壁の突き上げ，恥骨，会陰部の圧痛はないか	4	外壁に隙間はないか
5	ハムストリングの圧痛はないか	5	前壁の高さは適当（鼠径靱帯より1横指下方）か
6	坐骨結節（図4中赤丸）は坐骨受けに乗っているか，痛みはないか	6	長内転筋を収縮した際の痛みはないか
7	断端末周辺の圧迫，痛みはないか	7	大転子後方の圧迫による痛み，過剰な隙間はないか
8	大腿骨骨端の外側圧痛はないか	8	長内転筋を収縮した際の痛みはないか
9	外壁に隙間はないか		

四辺形ソケットの数字は図4の①〜⑨に対応.

②義足の長さを確める．非切断肢と同じ場合と義足を短くしている場合がある．懸垂能がないソケットや固定膝の場合，義足を10〜20 mm短くする．この後，ソケット別に適合を調べる．

(1) ソケット別チェックポイント

表1に示すように，荷重して検討する．

(2) 立位安定性の確認

左側の問題をもつ義足を装着すると右側の訴え・現象となる（**図5**）．わずかなアライメント異常で，図中に示す不安定・圧迫の訴えが生じる．また，訴えがなくても現象から左側の問題点を推察・判定することも求められる．

(3) スタティックアライメントの注意事項

図5に示したアライメント異常に関する現象は，切断者が断端を挿入し荷重したときに訴える内容である．判断が難しいのは前額面の異常である．**図5e**は，ソケットの内転角が大きすぎる義足を装着すると義足内倒れとなる不安定感が生じる．装着前の義足（左図）だけをみると外倒れしそうであるが，もし切断者が足底接地したまま荷重すると内転しすぎたソケットが傾いていることにより，義足ごと外倒れすることもある．ベンチアライメントに立ち戻り義足と切断者の機能適合を評価することが重要である．

(4) 懸垂能の確認

懸垂機構はソケットの種類で大きく異なる．健側下肢だけ5 cm程度の台に乗り，義足を下垂し検討する．

差し込み適合式の非吸着式ソケットは懸垂能がないため，懸垂ベルトがあっても義足を持ち上げるとわずかに抜ける．義足を持ち上げて抜ける範囲は20 mm以下が望ましい．

吸着式はソケットに懸垂能があるため，ピストン運動は起こらないのが理想的である．

(5) 義足を外したときの確認

義足を装着して荷重した後は，ソケットに関する訴えがなくても，必ず断端皮膚の視診を行う（**図6**）．発赤や圧迫痕は正しい位置に荷重できているか，不要なあたりがないかなどを確認する．以下に，チェックポイントをあげる．

①発赤は荷重面にあり，1) 骨突出部，2) キックポイント，3) 皮膚弱化または瘢痕部

ここがポイント！
坐骨受けに坐骨が乗っているか荷重の確認
義足装着の後，切断者に立位で深くおじぎをしてもらい，坐骨受けの上に検者の手を置き，そのまま起き上がってもらう．
坐骨受けに坐骨がきちんと乗っていると，検者の手は強い痛みを感じる．

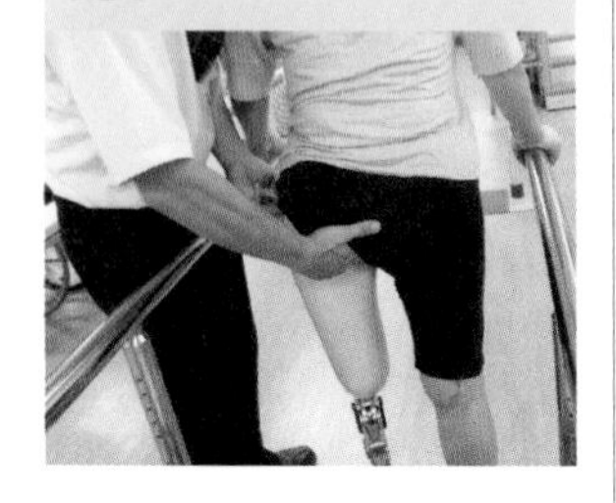

ここがポイント！
義足を外しての確認
荷重部は軽く発赤している．すぐに通常の皮膚色調へ戻るので，荷重部とソケットのあたりやすいところをあらかじめ念頭におき，すばやく観察する．

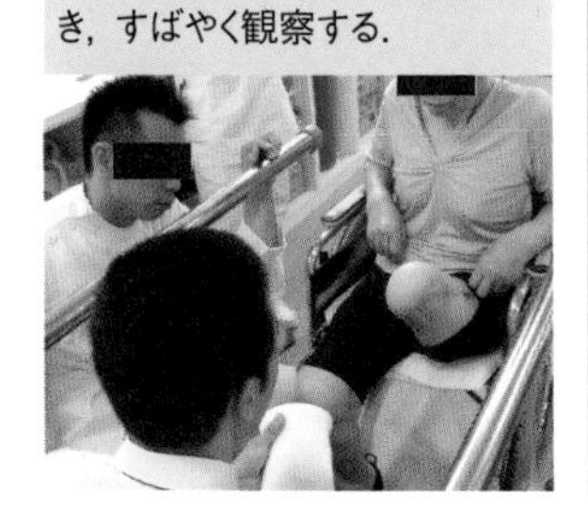

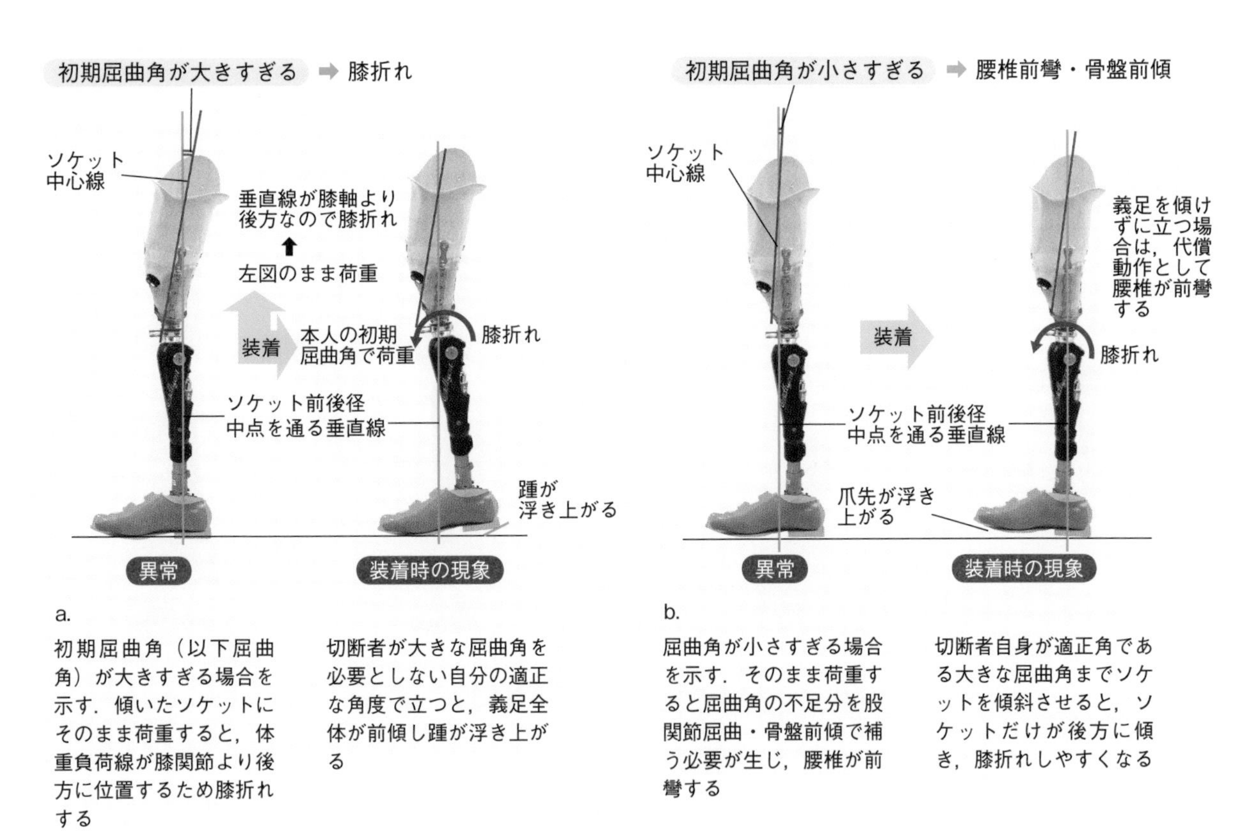

a.

初期屈曲角（以下屈曲角）が大きすぎる場合を示す．傾いたソケットにそのまま荷重すると，体重負荷線が膝関節より後方に位置するため膝折れする

切断者が大きな屈曲角を必要としない自分の適正な角度で立つと，義足全体が前傾し踵が浮き上がる

b.

屈曲角が小さすぎる場合を示す．そのまま荷重すると屈曲角の不足分を股関節屈曲・骨盤前傾で補う必要が生じ，腰椎が前彎する

切断者自身が適正角である大きな屈曲角までソケットを傾斜させると，ソケットだけが後方に傾き，膝折れしやすくなる

a. のように屈曲角が大きいとよくみられるのは膝折れの異常，b. のように屈曲角が足りないとよくみられるのは腰椎前彎の異常である

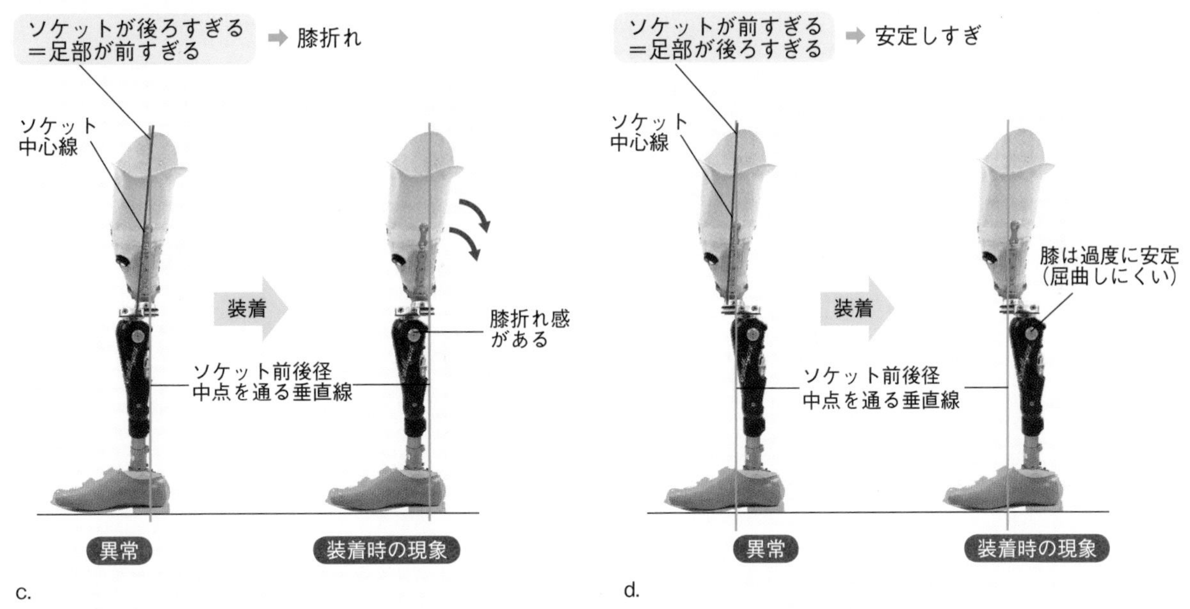

c.

d.

c，d. 初期屈曲角が適正で，ソケットが前後のいずれかにずれている場合を示す．屈曲角が適正なので，装着しても義足が傾斜する現象は起こらず，体重負荷線に対して膝が前方・後方どちらにあるかによって膝折れするか安定しすぎる状態となる．安定は立脚に有利に思えるが，安定しすぎると遊脚期に膝が円滑に屈曲しないため，歩行の仕事量を増すことになる

図 5-1 大腿義足のアライメント異常と対応する装着時の現象・訴え（矢状面）

臨床では，切断者の訴えや立位現象からアライメント異常を推測しなければならない．図は矢状面でよくみられる問題を示したものである．アライメントチェックアウトは，切断者本人が義足歩行時に使用する予定の靴を装着して行う（図では靴を半透明にした）．踵の高さは，屋内外でアライメントが変わる要因となる．

にないこと．

②擦過傷・腫脹はないか．

③吸着式ソケットにより陰圧がかかり，チアノーゼ様の色調変化はないか．

④もともと皮膚に問題をもつ断端は特に注意する．

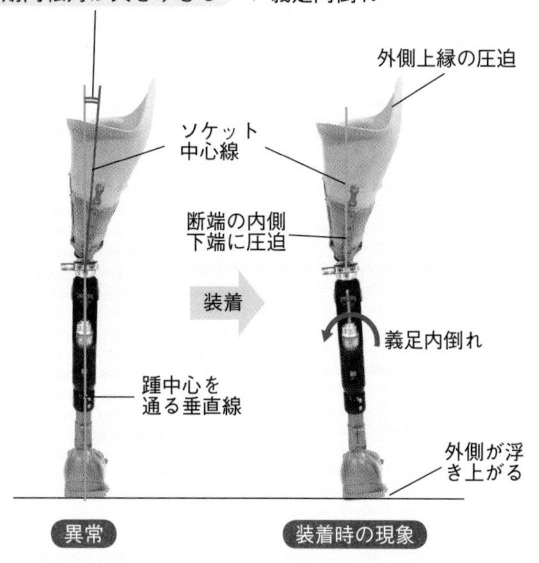

e.

初期内転角の異常で，切断者本人の適正値より義足に設定された初期内転角が大きい場合を示している．切断者は自身の適正な角度で立つので，義足全体が内傾し踵外側が浮き上がる．そのため，義足が内倒れする不安定感を生じる

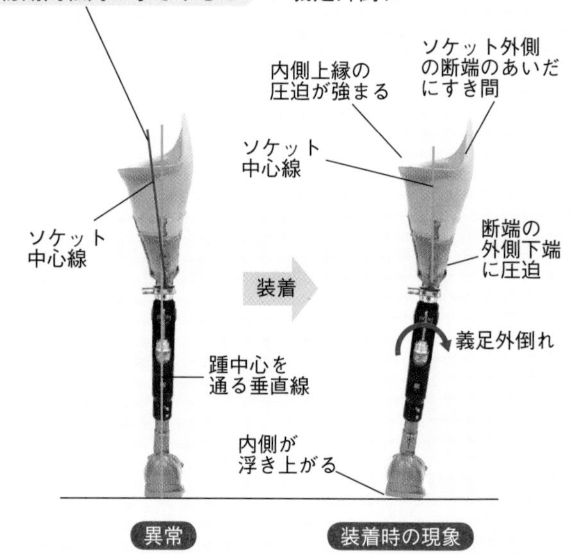

f.

初期内転角が少ない場合を示している．切断者が自身の適正角までソケットを傾斜させて立つので，義足は外傾し踵内側が浮き上がる．そのため，義足が外倒れする不安定感を生じる

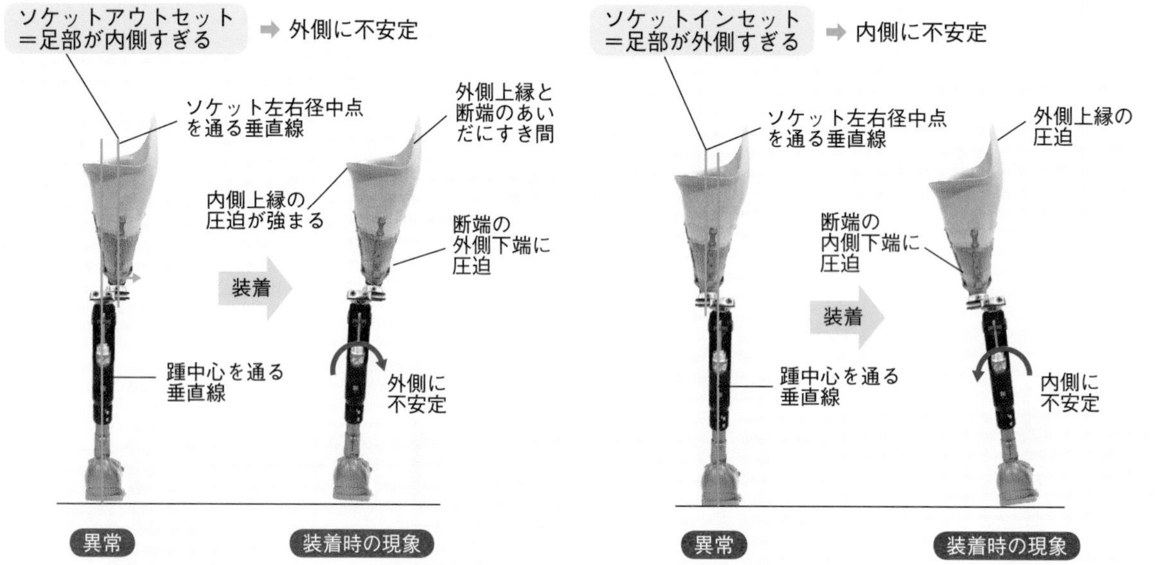

g.

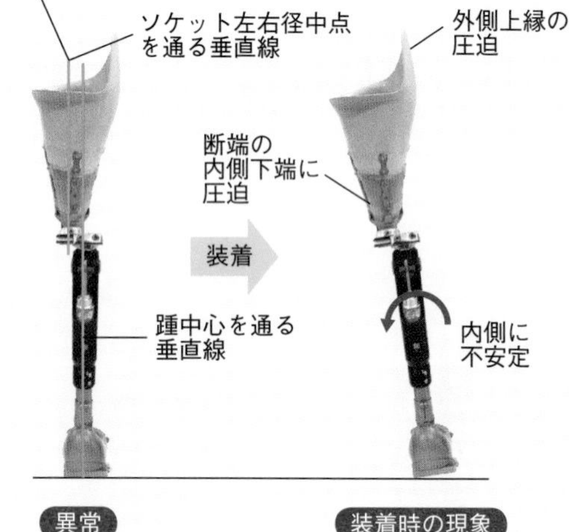

h.

g，h．初期内転角が適正で，ソケットが内外側のいずれかにずれている場合を示している．初期内転角が適正なので，装着しても義足全体が傾斜する現象は起こらず，体重負荷線に対して膝と足部が内側・外側いずれにあるかで義足が不安定となる方向が決まる

図 5-2　大腿義足のアライメント異常と対応する装着時の現象・訴え（前額面）

前額面でよくみられる問題を示している．注意すべきは，たとえば f の内転角が少ない図と h のソケットが内側にずれている図を上下で比較すると，ソケットの坐骨受けレベルの内外側中点から垂線を下ろせば，どちらも足部の内側に落ちるのに，内転角が少ないと義足は外倒れし，内転角が適正でソケットが内側にずれているだけの場合は，義足は内倒れする．内転角という傾きの不適合か，ソケット・膝・足部の位置関係の乱れかで，不安定になる方向が反対になる．

2）膝義足のスタティックアライメント

膝義足の多くは断端末支持で，ソケットで懸垂するため，その２点についてソケットを確める．特に大腿骨末端は骨突出部が多く，軟部組織が少ない形状なので荷重・懸垂に伴うあたりや痛みがないか，確認する．

3. 大腿義足のダイナミックアライメント

ダイナミックアライメントは，歩行観察で判定する．異常歩行は，①義足に原因がある場合，②切断者の身体能力による場合がある．また，③何らかの問題の代償動作や，不十分な練習の結果であることも多く，歩行練習を始めたばかりの時期には判定できない項目もある．滑らかな歩行運動に，安定した立脚は必須条件で，ベンチ・スタティックアライメントの詳細なチェックアウトが特に重要である．

1) 大腿義足歩行にみられる異常歩行

大腿義足の異常歩行とその出現時期の目安を**表2**に示す．

2) 大腿義足歩行にみられる異常歩行とその原因

(1) 義肢の異常歩行を観察する際に理学療法士としてわかっておきたいこと

ダイナミックアライメントは，歩行分析によるチェックアウトである．歩行分析・観察による歩行の評価が，単なる異常歩行の問題抽出になってはならない．その理由は，義足は生体の下肢機能とは異なるもので，断端・義足機能によっては生じてもやむを得ない異常歩行もあること，多くの異常歩行には原因があり，歩行機能を習得する過程で予防的に対応すべきものであることの2点である．身体機能に直接かかわる理学療法士は，それを踏まえたうえで異常歩行を理解する必要がある．

(2) 大腿義足歩行にみられる異常歩行とその原因（図7）

外転歩行，体幹の側屈は義足立脚期，分回し歩行は義足遊脚期の異常歩行である．連続運動として組み合わさって観察されることが多い．いずれも後方から観察できる．

股関節外転筋力低下やバランス練習不足で起こる外転歩行は，外転位で接地した義足上に体重心を近づけ安定させるために体幹を側屈する．

分回し歩行を示す切断者は外転拘縮や膝折れをおそれるなど外転歩行・体幹側屈と同様の問題をもつことが多く，体幹側屈を合併しやすい．反対の下肢に体重移動するために側屈反動を利用し，その結果義足は外転しながら離床，分回しとなる．歩行は連続動作なのでこのように異常歩行同士が関連し合うことが多い．

それぞれの異常歩行にはそれぞれの原因があり，複数の異常歩行パターンが共通した原因によることもある．切断者の身体能力や使用義足機能，断端長など，条件によっては異常歩行を呈する場合もある．すべての異常歩行に共通する発生原因は，不十分なバランス・ステップ練習や筋力強化の不足，転倒への恐怖感などが多い．その原因を理解し，対症でなく予防的に理学療法を行うことが重要である．

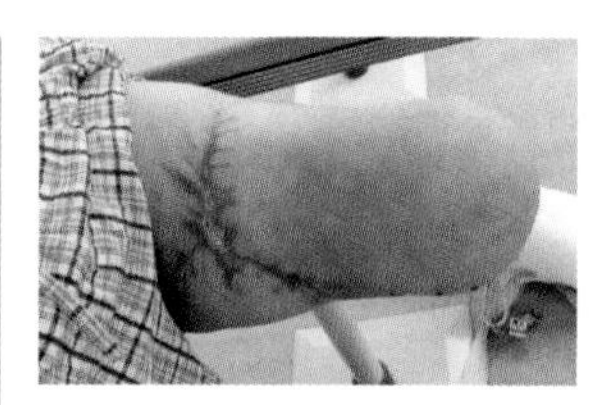

図6 義足を外して断端皮膚の視診を行う
スカルパ三角部付近に縫合創のある断端（大腿切断）．

MEMO
キックポイントとは
大腿切断・下腿切断の切断肢の骨は骨幹で切断され，断端先端より骨先端は短い．遊脚・義足の前方持ち上げ・荷重などの動作に伴い，軟部組織がソケットと骨先端に挟まれ，骨先端の前側にあたり痛みが生じることがある．この部分をキックポイントとよぶ．

ここがポイント！
膝義足にみられる異常歩行
膝義足は体重支持方式・アライメントが大腿義足と異なり，筋力やてこ長の面でも有利であるが，膝継手を制御しながら歩行する点で大腿切断と共通し，出現する異常歩行も共通することが多い．

LECTURE 4

表2 大腿切断にみられる異常歩行とその出現時期

立脚相					遊脚相		
踵接地期	フットフラット	立脚中期	踵離れ	爪先離れ	加速期	遊脚中期	減速期
初期接地	荷重応答期	立脚中期	立脚終期	前遊脚期	遊脚初期	遊脚中期	遊脚終期
フットスラップ					内/外側ホイップ		
足部回旋					けり上げの不同		
	←―――	体幹の側屈	―――→		←―――	分回し歩行	―――→
	←―――	過度の腰椎前彎	―――→			伸び上がり歩行（反対脚の立脚相）	
←―――	―――	膝継手不安定 ―――	膝継手過度の安定 ――	―→			ターミナルインパクト ←→
←―――	―――	外転歩行	―――	―――	―――	―――	―――→
←―――	―――	―――	―――	―――	歩幅の不一致	―――	―――→

歩行周期の名称：上段は従来の呼称，下段はRancho Los Amigos式．
両者のタイミングはおおむね一致するが，正確には対応しない．

	異常歩行の名称と解説	異常歩行の原因（義足）	異常歩行の原因（切断者）
① 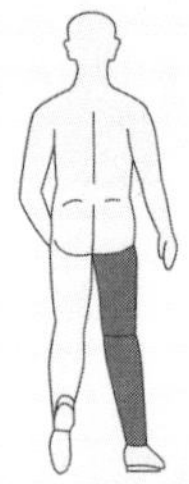	外転歩行 (abduction gait) ● 立脚・遊脚を通じ股関節外転位のまま歩行	● 義足が長すぎる ● ソケット内壁が高すぎる ● ソケット外壁不適合による不安定を代償 ● ソケット内転角が大きすぎる，または足部アウトセットで義足内倒れ	● 股関節外転拘縮 ● 内股部の疼痛 ● 股関節外転筋力低下 ● 義足歩行が不安で外転支持する
② 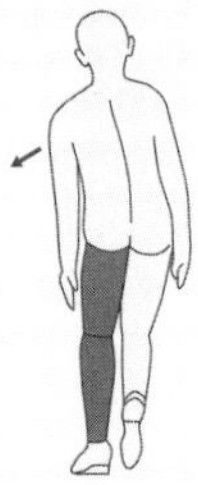	体幹の側屈 (trunk lateral bending) ● 義足側の立脚相に体幹が側屈する	● 義足が短かすぎる ● ソケット外壁適合不良で支持不足 ● ソケット内壁適合不良で会陰部が痛い ● 体重負荷線が足部内側にある	● 股関節外転筋力低下 ● 股関節外転拘縮 ● 短断端 ● 断端疼痛
③ 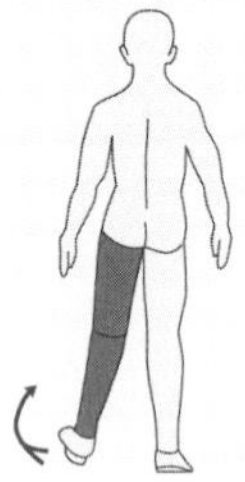	分回し歩行 (circumduction gait) ● 義足遊脚相に弧を描くように振る	● 義足が長すぎる ● 膝継手が固定あるいは曲がりにくい ● 懸垂が不十分で相対的に長くなっている	● 膝折れをおそれて膝屈曲できない ● 股関節外転拘縮
④ 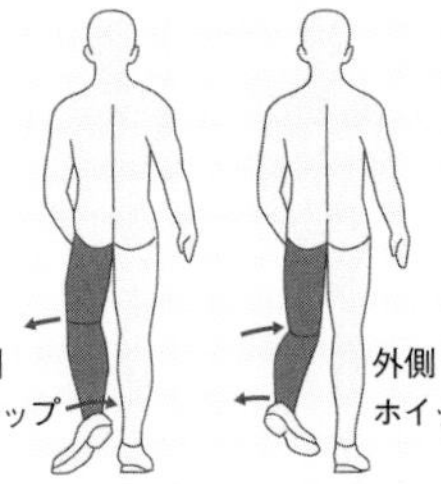 内側ホイップ 外側ホイップ	内・外側ホイップ (medial/lateral whip) ● 踵離れの際に踵が内・外側に動く	● 膝継手軸が進行方向に対し直角でない ● ソケット適合がゆるく回旋する ● ソケットに対して膝継手軸が内旋位または外旋位	● 断端の筋力低下
⑤ 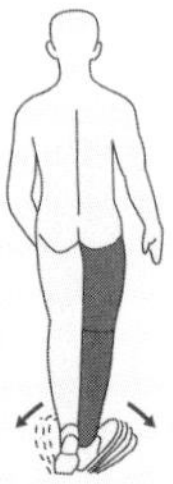	踵接地時の足部回旋 (foot rotation) ● 踵接地時に踵を中心に足部が回旋・振動する	● 後方バンパー・クッションが硬すぎる ● トウアングルの適合不良 ● ソケットがゆるすぎる ● 内・外側ホイップがみられる	● 軟部組織量が多すぎる ● 断端の筋力低下
⑥ 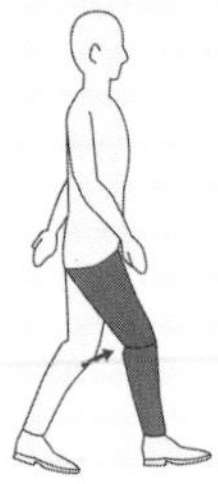	膝の不安定 (instability of prosthetic knee) 義足立脚相の膝折れまたは膝折れ感	● ソケット初期屈曲角の不足 ● ソケットが膝継手に対し，適正位置より後ろすぎる＝膝継手後ろ下げ不足 ● 足部背屈位または靴の踵が高い ● 後方バンパー・クッションが硬すぎる	● 股関節伸展筋力不足 ● 随意制御の遅れ
⑦ 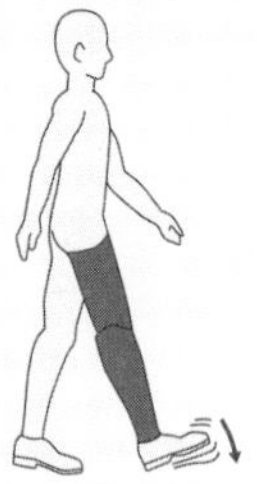	フットスラップ (foot slap) ● 踵接地直後の急速な底屈	● 後方バンパー・クッションが軟らかすぎる	

図 7　大腿義足歩行にみられる異常歩行とその原因

	異常歩行の名称と解説	異常歩行の原因（義足）	異常歩行の原因（切断者）
⑧ 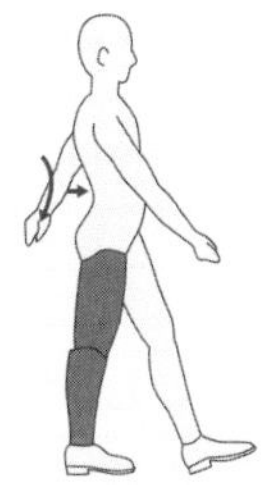	腰椎の過剰な前彎 (excessive lumbar lordosis) ● 義足立脚相で腰椎が過度に前彎する	● ソケットの初期屈曲角不足 ● 前壁の適合不良で坐骨支持不十分 ● ソケットの前後径が大きすぎる ● ソケット後壁適合不良	● 股関節屈曲拘縮 ● 股関節伸展筋力低下 ● 腹筋筋力低下
⑨ 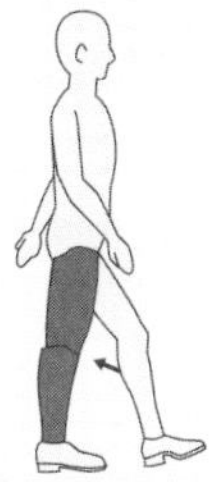	過度の膝継手安定 (excessive stability of prosthetic knee) ● 膝継手が屈曲しづらく遊脚へ円滑に移行できない	● ソケットが膝継手に対し，適正位置より前すぎる＝膝継手後ろ下げ過大 ● 足部底屈位または靴の踵が低い	
⑩ 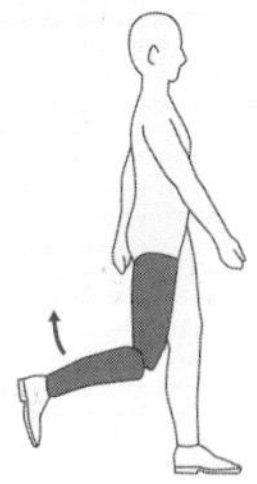	蹴り上げの不同 (uneven heel rise) ● 義足の膝が屈曲しすぎ踵が高く上がりすぎる	● 膝遊脚制御機構の不適合 ● 膝継手の摩擦が不十分 ● 伸展補助バンドがないか弱い	● 膝継手伸展を意識しすぎ ● 反動をつけ義足を振り出しすぎ
⑪ 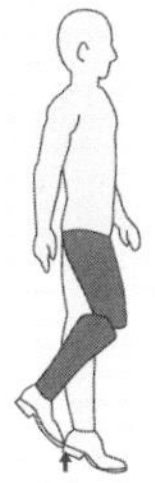	伸び上がり歩行 (vaulting gait) ● 義足遊脚相に健側下肢がつま先立ち状態	● 義足が長すぎる ● 懸垂が不十分 ● 遊脚期制御機構不適合で屈曲しづらい，または曲がりすぎのため振り出し遅れを代償 ● 固定膝使用	● 膝折れをおそれ屈曲しない ● つまずきを恐れ伸び上がる ● 不整地歩行の安全確保をしようとする
⑫ 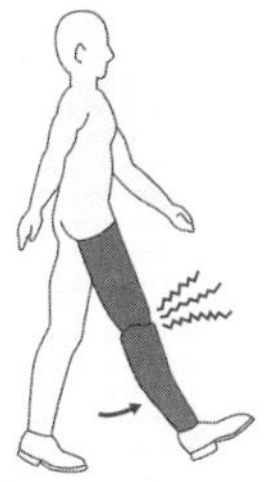	ターミナルインパクト (terminal swing impact) ● 義足遊脚相最後の膝継手の衝撃的な伸展	● 膝遊脚制御機構の不適合 ● 膝継手の摩擦が不十分 ● 伸展補助バンドが強すぎる ● 初期屈曲角の不足で遊脚相の移行に反動がつく	● 膝継手伸展を意識しすぎ ● 反動をつけ義足を振り出しすぎ

図７　大腿義足歩行にみられる異常歩行とその原因（つづき）

■引用文献

1）日本義肢装具学会監，澤村誠志編：義肢学．医歯薬出版；1988．p.248.
2）川村次郎ほか編：義肢装具学，第４版．医学書院；2009．p.128.

■参考文献

1）日本整形外科学会，日本リハビリテーション医学会監：義肢装具のチェックポイント，第９版．医学書院；2021．p.124-7.
2）川村次郎ほか編：義肢装具学，第４版．医学書院；2009．p.148-53.

LECTURE 4

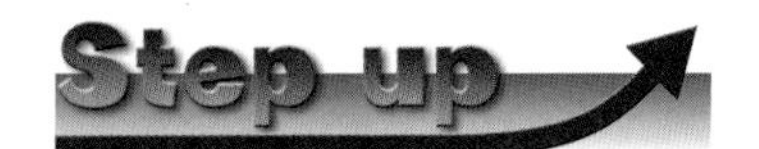

1. 標準のベンチアライメント設定変更例—大腿切断短断端

一般的に大腿切断短断端は，骨長が短いので膝継手の随意制御能力は長断端より低い．残存筋のアンバランスから屈曲拘縮を起こしやすい．短断端や屈曲拘縮にはベンチアライメントの初期屈曲角を大きく設定し対応する（図 1）[1]．

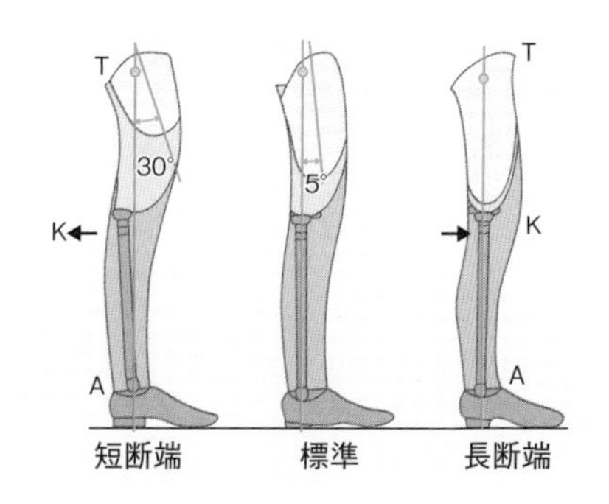

図 1　断端長・屈曲拘縮と初期屈曲角
（細田多穂編著：下肢切断の理学療法，第 3 版．医歯薬出版：2002．p.83[1]）

2. スタティックアライメントチェックは立位以外も必要：座位での確認

義足の硬いソケットに断端を挿入したまま座位をとり続けることは，必ずしも快適ではない．下記のようなポイントで座位での適合を確認する．

①こしかけてソケットが抜けない．

②ソケット前壁・恥骨部の痛み・突き上げ感がない．

③後壁の坐骨支持部・ハムストリングに圧迫がない．

④膝継手の位置が健側と同じである．

愁訴に安易に対応してソケットを修正すると，ソケット適合を損なう可能性があり注意する．膝離断の義足は断端末支持が利点であるが，断端長が長いため，座位をとると義足の膝軸は健側より前方となり（図 2），脚長を合わせるため下腿長は短くなる．膝継手の選択も限られ，ターンテーブルなどの機能部品も組み込めない．先太ソケットの装飾的な問題などがある．

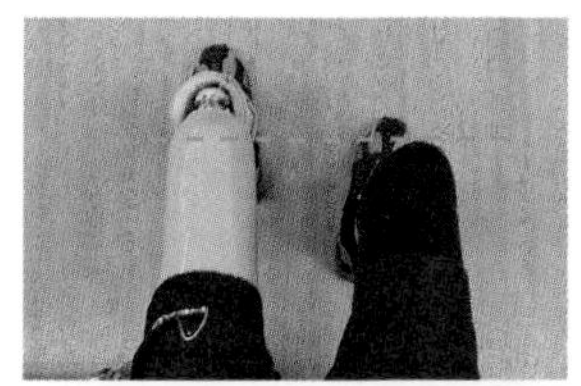

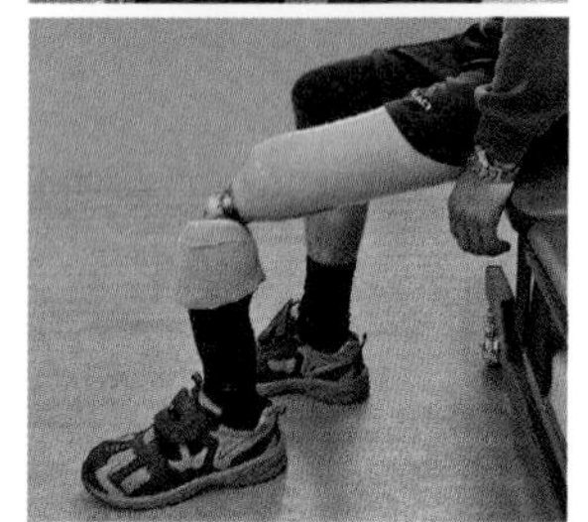

図 2　膝義足にみられる膝継手位置のずれと下腿長の差

3. 現在も続く新しい義足の開発

1) 電子制御の膝継手，悪路に対応する足部

C-leg®（図 3）などの電子制御膝継手は，立脚相と遊脚相をコンピュータで制御する．膝折れを防止する機能が高く，歩行スピードの調整，揺れる乗り物内でも安定した立位など，複雑な対応が可能である．エネルギー消費量や QOL の面でも有利である（Lecture 3〈p.30〉参照）．足部も，底背屈と内外反でさまざまな路面に柔軟に対応するものが開発されている．しかし，非常に高価で，特に足部の普及数はまだ少ない．

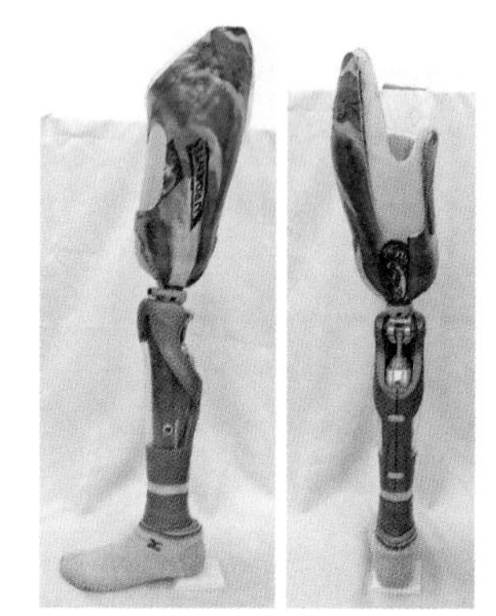

図 3　C-leg®を用いた大腿義足

2) ソケットのいらない義足

骨直結義肢は，歯科治療のインプラント治療を義肢に応用したものである．切断された長幹骨に髄内釘の要領で義足機構を連結させる．ソケットにかかわる問題を一掃できる画期的な義足である．開発・動物への応用などを経て 1985 年ごろから応用報告・開発が続けられているが，感染・骨折・緩みなどのリスクの問題があり，ヒトではまだ実用段階ではない．今後の開発が待たれる．

■参考文献

1）細田多穂編著．下肢切断の理学療法，第 4 版．医歯薬出版：2018．

2）Seymour R, et al.：Comparison between the C-leg microprocessor-controlled prosthetic knee and non-microprocessor control prosthetic knees：a preliminary study of energy expenditure, obstacle course performance, and quality of life survey. Prosthet Orthot Int 2007；31（1）：51-61.

3）Hafner BJ, et al.：Evaluation of function, performance as transfemoral amputees transition from mechanical to microprocessor control of the prosthetic knee. Arch Phys Med Rehabil 2007；88（2）：207-17.

4）Gerzina C, et al.：The future of the amputees with osseointegration：A systematic review of literature. J Clin Orthop Traume 2020；11（Suppl 1）：S142-8.

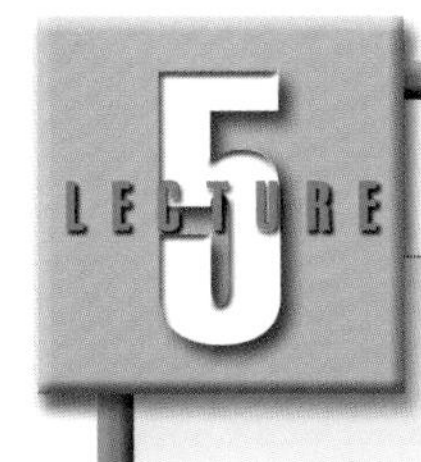

下腿切断・サイム切断の基本と義足構造

到達目標

- 下腿切断の特徴を理解する.
- 下腿義足の各ソケットの特徴を理解する.
- サイム切断の特徴を理解する.
- サイム義足のソケットの特徴を理解する.

この講義を理解するために

最初に下腿切断とサイム切断の特徴について学習します. これらの切断は膝関節が残存しているため, 前の講義で学習した大腿切断よりも義足歩行能力は高くなります. 一方, 足関節を失うため, この部の可動性や筋力を求められる動作には制約を生じます.

それぞれの切断高位の義足の基本構造について学習します. 下腿義足はソケットの種類とその特徴, サイム義足は体重支持方法が下腿義足と異なることがポイントとなります. 下腿義足のソケットについては素材の進歩に伴って新たなタイプが開発されてきた経緯も述べます.

以下の項目を学習しておきましょう.

- □ 膝関節と足関節周囲の骨指標の触診を復習しておく.
- □ 歩行周期と筋活動の関係について復習しておく.
- □ 起居動作や歩行に必要な膝関節・足関節の可動域を理解しておく.
- □ 膝関節前面, 膝窩部, 踵部などを触知し, 皮膚の性状を理解しておく.

講義を終えて確認すること

- □ 下腿切断, サイム切断の特徴が理解できた.
- □ 下腿義足のソケットにはどのようなものがあるか理解できた.
- □ 下腿義足, サイム義足の体重支持機構を説明できる.
- □ 下腿義足, サイム義足の懸垂機構を説明できる.

講義

LECTURE 5

1. 下腿切断の特徴

1) 膝関節機能が残存する

大腿切断では，膝関節を失うために上位関節による制御や膝継手によって歩行時の膝折れを防止する必要がある．遊脚も上位関節となる股関節周囲筋を力源に用いる必要がある．一方，下腿切断では膝関節が残存し，大腿四頭筋とハムストリングも保たれる．このため，主動作筋を力源とし，関節位置覚・運動覚を用いた膝関節の制御が可能となる．応用歩行や起居動作も大腿切断よりも高い能力が獲得できる．

2) 足関節機能が失われる

足継手の種類や機能については Lecture 6 (p.59) 参照.

切断により，生体としての足関節および足部の機能は失われるため，それを補うために足継手が用いられる．さまざまなタイプの足継手があるが，本来の足関節と足部がもつ可動性や筋力などを完全に再現できるものはない．このため，下腿切断者の歩行および動作能力は健常者とまったく同じわけではなく，相応の制約を生じる．

2. 下腿義足のソケットと懸垂

1) 在来式

(1) 特徴

ここがポイント！
在来式のほとんどが殻構造義足である.

ソケットと懸垂をセットにして名づけられ，コンベンショナル式ともよばれる．差し込んで適合させるもので装着が容易な反面，断端とソケットのあいだにあそびを生じやすい．適合の調整は断端袋の厚みにより行われる．ソケットは底部が開放されている（open end）ため，断端末はソケット底部に接していない（**図 1**）．

膝継手と側方支柱を介して大腿コルセットが取り付けられる．この継手は単軸のため，膝屈曲に伴って切断側膝関節軸とのずれを生じ問題となる．

以前から用いていた症例に対し再製作される場合を除けば，現在ではほとんど使われていない．しかし，大腿コルセットは膝関節の側方不安定性を補い大腿部で体重支持を行える利点があり，現在でも後述する PTB 式ソケットに取り付けて用いられる

PTB (patella tendon bearing；膝蓋腱支持)

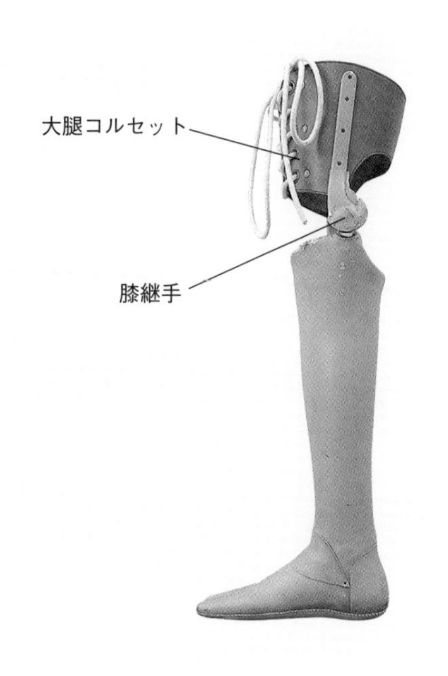

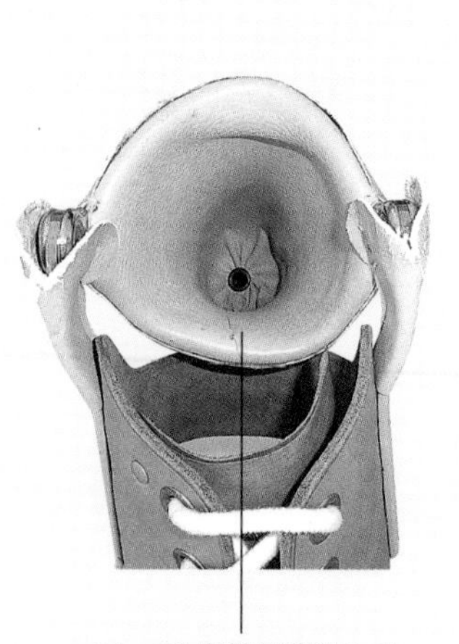

図 1　在来式下腿義足

ことがある．

(2) 体重支持

体重支持は大腿コルセットにより分散される．

(3) 懸垂

ソケットに懸垂力はないため，大腿コルセットで懸垂を行う．

2) 在来式からPTB式への発展

(1) 懸垂装置の改良（**図6**参照）

在来式で用いる大腿コルセットは，膝関節の運動に追従しにくく，角度によっては断端とソケットに前後方向のずれやピストン運動を生じる．また，義足が重くなる．

PTB式ではPTBカフで懸垂を行い，膝関節の運動への追従は良好で，軽量である．

(2) 解剖学的特徴を生かした適合

下腿切断の断端は，前面と側面は脛骨稜，脛骨骨端部，脛骨粗面，脛骨内・外顆，腓骨頭など骨突出部が多い．一方，後面は下腿三頭筋に厚く覆われている．そのため，許容できる疼痛や外力の程度も部位によってさまざまである．

在来式では，ソケットが差し込み適合のため，このような解剖学的特徴に対応する体重支持とはなっていなかった．PTB式では，解剖学的特徴に応じてソケット内の加圧部と免荷・除圧部を区分するように形状に工夫がなされた．

3) PTB式ソケット　（図2）

(1) 特徴（**図4**参照）

通常，樹脂で成形された硬性の外ソケットとポリエチレンフォーム製（PEライト®）の内ソケットとの2重構造からなる．

ソケット上縁は，前面では膝蓋骨を半分まで覆う高さ，側面は前面より少し高く大腿骨顆部を半分程度覆う高さ，後面は前面より低く両側のハムストリング腱の除圧のために切り込みがあり，膝窩部を圧迫する膨隆がある．

膝蓋腱に強く体重負荷がかかるのでPTB式というソケット名となった．脛骨稜や腓骨頭が接触する部分には除圧のためにくぼみがある．

(2) 荷重部位と除圧部位

断端の部位ごとの解剖学的特徴を考慮して圧迫する部分（**図3a**）と除圧する部分

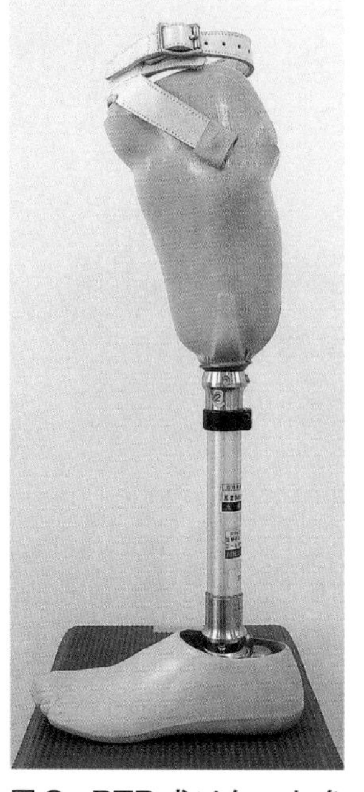

図2　PTB式ソケットを使用した下腿義足

MEMO
PEライト®
義肢装具に広く使用される材料で，軟らかく衝撃吸収能に優れる．

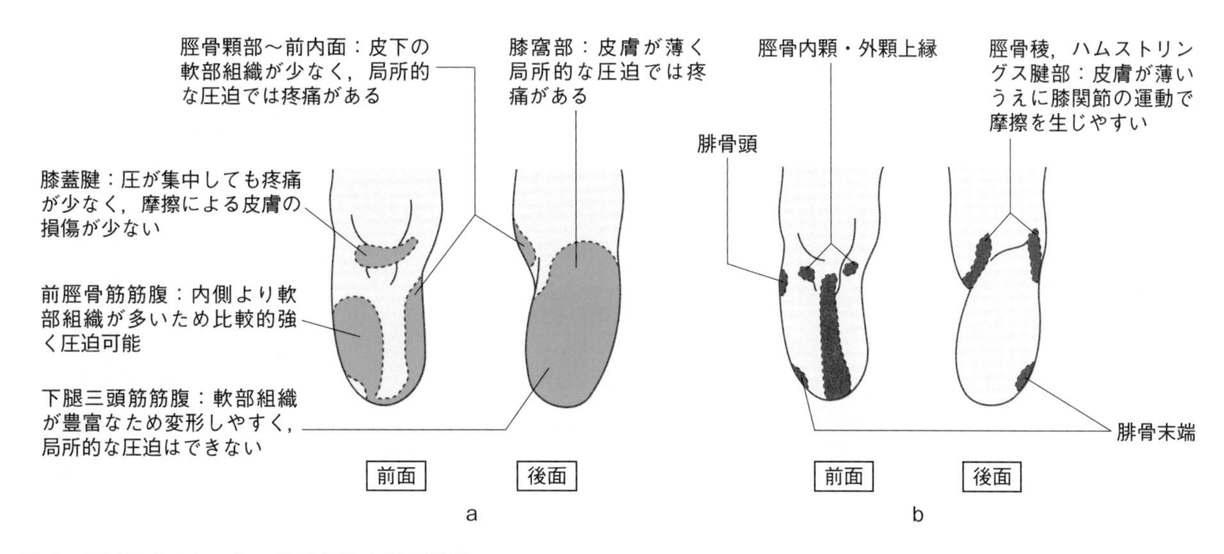

図3　PTB式ソケットの荷重部位と除圧部位

a．荷重部位：体重の支持は主に断端の前面で行われる．
b．除圧部位：⑥～⑧は，いずれも皮下に軟部組織が少ないので創ができやすく圧痛も強い．
（Rae JW, Cockrell JL：Interface pressure and stress distribution in prosthetic fitting. Bull Prosthet Res 1971；10-5：64-111[2]をもとに作成）

	PTB 式	PTS 式	KBM 式	TSB 式
	patellar tendon bearing	Prothèse Tibiale (à Emboitage) Supracondylien	Kondylen Bettung Münster	total surface bearing
側面	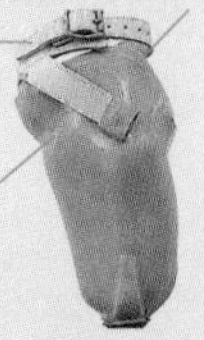 大腿骨顆部を半分程度覆う．前面より高い PTB カフ 膝蓋腱中点レベル	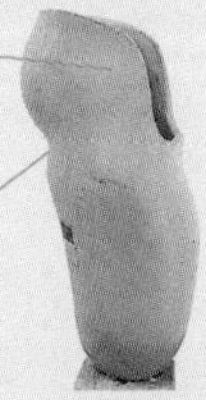 大腿骨顆部を覆う 膝蓋腱中点レベル	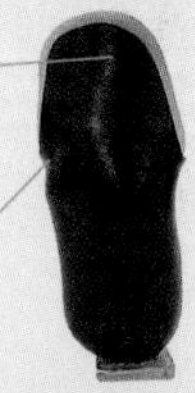 大腿骨顆部を覆う 膝蓋腱中点レベル	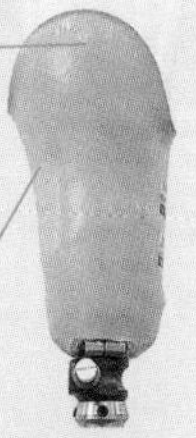 側面の高さは断端機能によって異なる 膝蓋腱中点レベル
前面	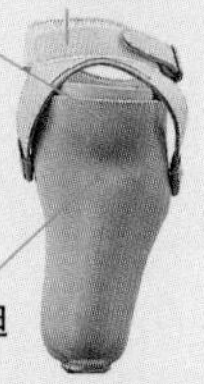 PTB カフ 膝蓋骨を半分程度覆う 膝蓋腱を圧迫	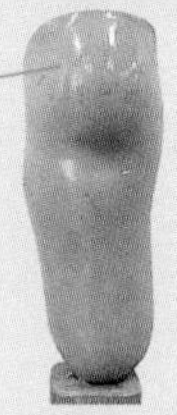 膝蓋骨を覆う	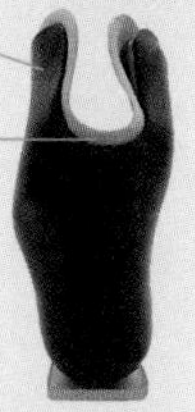 大腿骨顆部を覆う 膝蓋骨を覆わない	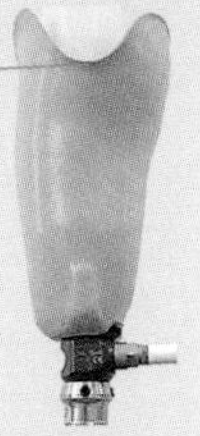 前面の高さは断端機能によって異なる
後面	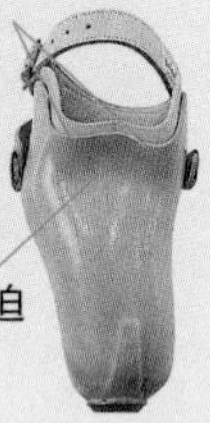 ハムストリング腱を除圧する切り込み 前壁上縁より低い 膝窩部を圧迫する膨隆	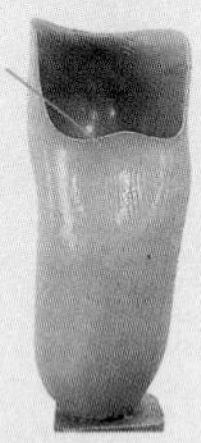 後面の形状はPTB 式ソケットと同様	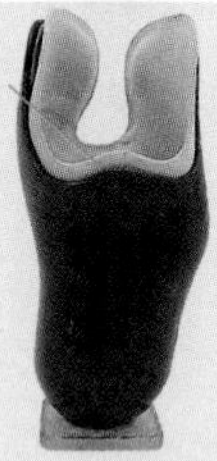 後面の形状はPTB 式ソケットと同様	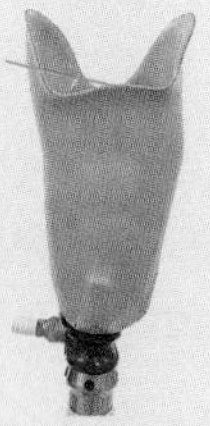 膝窩部の圧迫は行わない
ソケット内	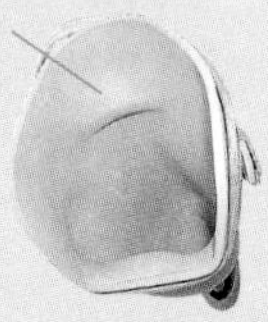 膝蓋腱部が大きく膨隆	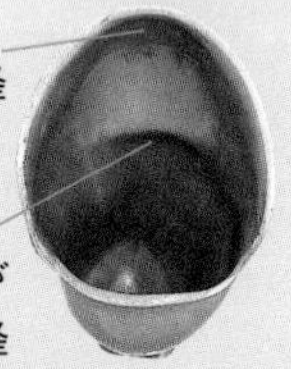 上縁が内側に膨隆 膝蓋腱部が大きく膨隆	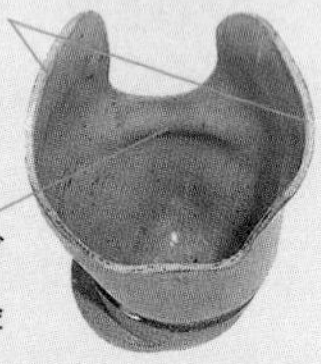 側壁は顆部を挟み込む形状 膝蓋腱部が大きく膨隆	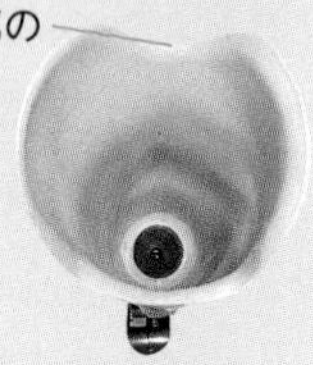 膝蓋腱部の膨隆なし
利点	製作が容易 PTBカフが過伸展をある程度防止	懸垂ベルト不要 膝過伸展，側方動揺に対応	懸垂ベルト不要 側方動揺に対応	ライナーにより，断端保護，懸垂が可能
欠点	懸垂装置（PTB カフ）が必要	膝屈曲位ではソケットが抜ける	膝屈曲位ではソケットが抜ける	歩行時にソケットが回旋することがある

図 4　PTB 式・PTS 式・KBM 式・TSB 式ソケットの特徴
現在は PTB 式と TSB 式がよく用いられている．

（**図 3b**）が分けられている[1,2]．

体重支持は主に膝蓋腱で行われ，前脛骨筋筋腹，脛骨内側面もこれに加わる．ソケット後壁による膝窩部への圧迫は膝蓋腱での体重支持を行ううえで重要である．また，膝関節が軽度屈曲位でソケット内に収納されるよう初期屈曲角を設定し，断端前面での体重支持が行われる．

(3) 懸垂

ソケットには懸垂能がないため，PTB カフで懸垂を行う（**図 6** 参照）．PTB カフは多少の回旋・膝過伸展防止機能をもつ．

4) PTS (PTES) 式ソケット

(1) 特徴（図 4）

ソケットの前縁が膝蓋骨を覆い，大腿骨の内顆と外顆が側壁で覆われる．膝蓋骨を包み込んでいる前壁は，膝蓋骨を包み込むように内側に膨隆し懸垂能をもたせる．

PTB 式と比較して，ソケットが懸垂能力をもつため懸垂ベルトが不要なことや，膝関節に過伸展や側方動揺がある症例にも対応できることが利点である．欠点は膝屈

MEMO

初期屈曲角
膝蓋腱での荷重，大腿四頭筋の機能向上，膝過伸展防止などに大きく関与する．

PT (E) S (Prothèse Tibiale 〈à Emboitage〉 Supracondylien)

曲位ではソケットが抜けやすいことである.

(2) 体重支持

PTB 式と同様である.

(3) 懸垂

前壁と側壁により行われる.

5) KBM 式ソケット

KBM (Kondylen Bettung Münster)

(1) 特徴 (図 4)

ソケットの前壁は低く，膝蓋骨がまったく覆われていない．両側壁は大腿骨顆部を挟むように高く作られている．側壁で顆部を挟む構造には，樹脂製の外ソケットの弾性を利用する.

懸垂ベルトが不要なことや，膝関節に側方動揺がある症例にも対応できることが利点である．欠点は膝屈曲位ではソケットが抜けやすく，膝の過伸展を生じやすいことである.

(2) 体重支持

PTB 式と同様である.

(3) 懸垂

側壁が顆部を挟み込むことで行われる.

6) PTB ソケットから TSB ソケットへの発展

(1) 体重支持方法の見直し

ソケット内に荷重部と免荷部に分けた PTB 式の体重支持方法は，断端の解剖学的特徴を生かした優れた形状である．しかし，不適合や疼痛を生じやすい問題点があった．より自然な体重支持を行うために，断端の全表面で体重支持を行う TSB 式ソケットが開発された.

TSB (total surface bearing)

(2) シリコンライナーの登場

懸垂機能をもった断端袋としてシリコン性のライナーが開発された．材質のシリコンは柔らかく伸縮性に富み，装着すると皮膚に密着する．さらに，ライナーの遠位端にキャッチピンを取り付けて義足と接続することで，より高い懸垂能力を付与することが可能となった.

材質のシリコンは柔らかく伸縮性に富むため，装着すると皮膚に密着する．これはソケットとの摩擦による皮膚のストレスや，骨突出部の疼痛を軽減させる利点がある．加えて，ライナーのもつ伸縮性は，装着時に断端全体に圧を加える効果をもち，下腿三頭筋などの軟部組織にも体重支持に対応できる剛性をもたせることも可能になった.

MEMO
ライナー
シリコン製のほか，ポリウレタンなどさまざまな材質の製品がある．ライナーが用いられるのは TSB 式だけではない．PTB 式下腿義足や大腿義足における懸垂装置としての使用を意図した製品もある (Step up 〈p.51〉 参照).

(3) ライナーの発展

義足装着時に皮膚にかかるストレスを軽減するために，シリコン以外の素材で作られたライナーが断端皮膚の条件に合わせて使用されている (Step up 〈p.52〉 参照).

懸垂も，キャッチピン以外の形状も選択できる (p.48 参照).

MEMO
ライナーとキャッチピン
キャッチピンに対応したライナーには遠位端に金具が内蔵されており，この部分にキャッチピンをねじ込み固定する.

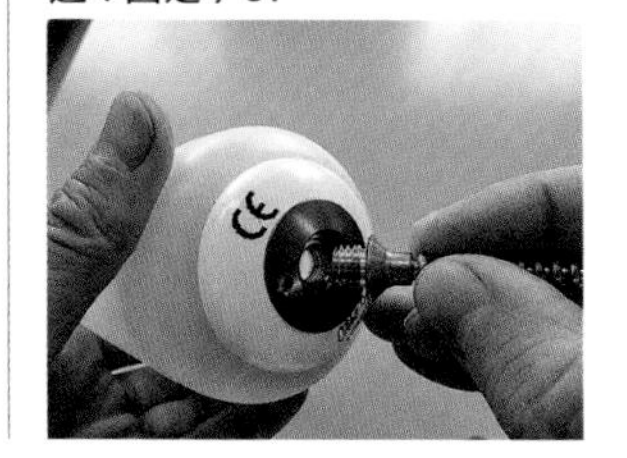

7) TSB 式ソケット

(1) 特徴 (図 4)

断端全面にソケットが接触して体重支持を行う.

現在は，樹脂製の TSB 式ソケットに懸垂と断端保護のためのシリコンライナーを併用するタイプが主に用いられている.

ソケットの前壁は膝蓋腱の高さ，側壁は大腿骨顆部を少し覆う高さ，後壁は膝窩部の高さとする (**図 5**)．この設定は症例の条件により変化する.

シリコンライナーは既製品で，装着時には大腿骨遠位部までが覆われる.

(2) 体重支持

断端全表面で体重支持が行われる．断端末での体重支持が可能なので，PTB ソケットのように膝窩部の圧迫や初期屈曲角の重要性は少ない（**図 5**）．

(3) 懸垂

ソケット自体には懸垂機能がないため，懸垂装置が必要である（**図 6**）．

a．ニースリーブの使用

断端をソケット内に挿入した後，大腿部からソケット中枢部にかけてニースリーブと呼ばれるカバーをかぶせる．これにより装着部を適度に締め付けることで懸垂する．また，ソケット内外の空気の移動を遮ってソケット内の余分な空気が排気されると陰圧が発生し，それによってソケットは断端に吸着し，懸垂力が援助される．

b．キャッチピンによる固定

シリコンライナー末端に取り付けたキャッチピンをソケット底部のアダプターに固定する．これによりライナーとソケットを結合する．

c．シールインライナー

ライナーの断端遠位部にシリコン製のヒダ（襞）が取り付けられ，ソケット側の吸

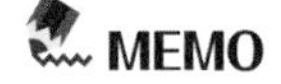
MEMO

シールインライナー
シールインライナーをソケットに挿入すると，ヒダがソケット内壁に密着して空気の流れが遮断される．これによりソケットは断端に吸着する．

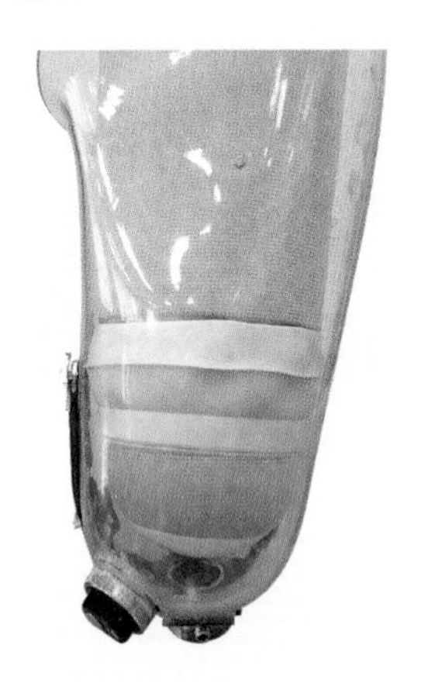

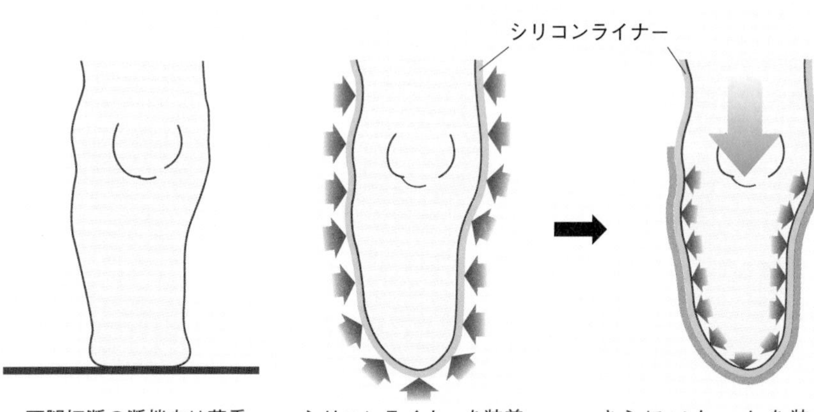

下腿切断の断端末は荷重に耐える構造をもたない

シリコンライナーを装着．断端全体が加圧される

さらにソケットを装着．軟部組織は荷重しても移動せず，体重支持ができる．骨突出部はシリコンライナーの弾性で保護される

図 5　TSB 式の体重支持

	大腿コルセット	PTB カフ（ベルト）	ニースリーブ	キャッチピン	シールインライナー
在来式	○				
PTB 式		○	○		
TSB 式			○	○	○

図 6　懸垂装置の種類

着バルブとの併用でソケットを断端に吸着させる.

d. その他の懸垂方法

長断端の場合などでキャッチピンとアダプターを取り付けるスペースがない場合は，末端にひもが取り付けられたライナーを使用し，このひもをソケット底部よりソケット外部に出し，固定部にかけて懸垂を行うものもある.

8) 懸垂装置の臨床応用

コンベンショナル式の大腿コルセット，TSB 式で述べたニースリーブなどは，PTB 式などほかのソケットにも臨床応用されることがある.

3. サイム切断の特徴

サイム切断は，距腿関節を離断し，脛腓骨の遠位端を平坦にするために突出している脛骨内果と腓骨外果を切断した後，踵部の皮膚が体重支持面に位置するように断端を形成する（**図 7**）.

これによりサイム切断の断端は，断端末での体重負荷が可能であり，角質が豊富で外力に対する抵抗性が強い皮膚で覆われている．しかし，断端末に果部が存在することで，断端の形状は先端が膨隆するので足くびが太くなるなど装飾性が問題となる．また，断端末荷重が可能であるため義足非装着での歩行は可能であるものの，脚長差の影響を受ける.

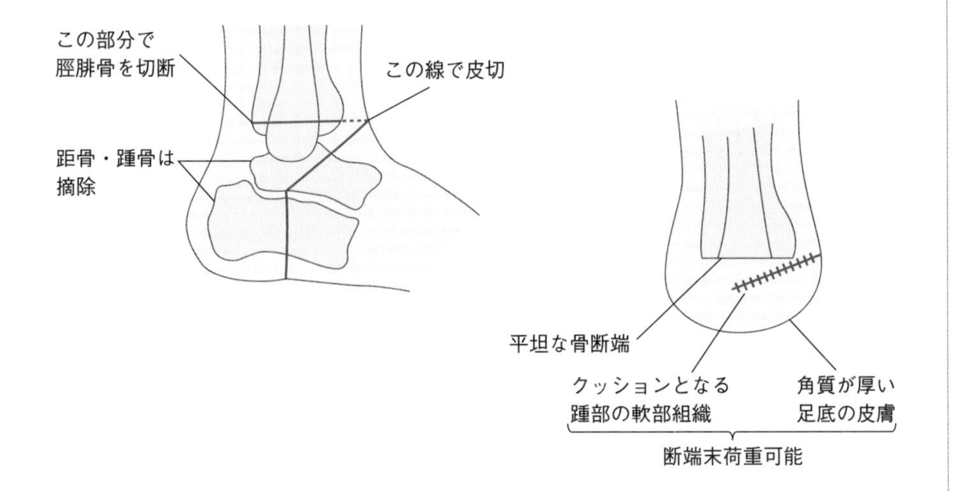

図 7 サイム切断の方法

👁 覚えよう！

懸垂装置とソケット（図 6）
懸垂装置は義足が脱げないためのものである．どのソケットとの組み合わせが標準的かを整理しよう.

MEMO

足関節部の切断
かつては踵骨を断端末端に移動させて体重支持に生かすボイド切断，ピロゴフ切断があったが，現在はほとんど用いられない.

MEMO

サイム切断（Syme's amputation）
1843 年に Syme J. により考案された足関節切断術.

ここがポイント！

装飾性の問題は特に女性では大きな問題となる.

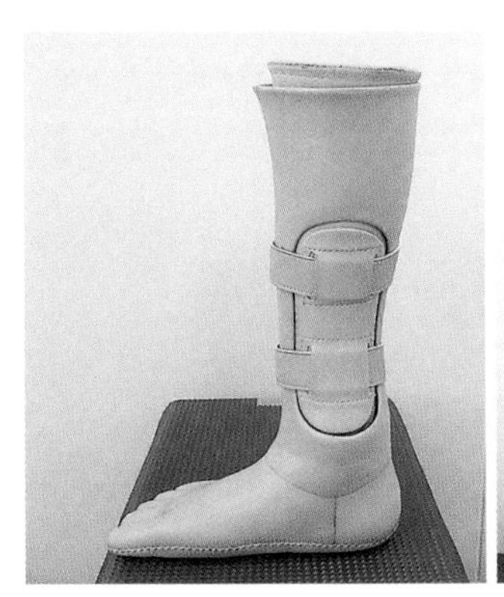

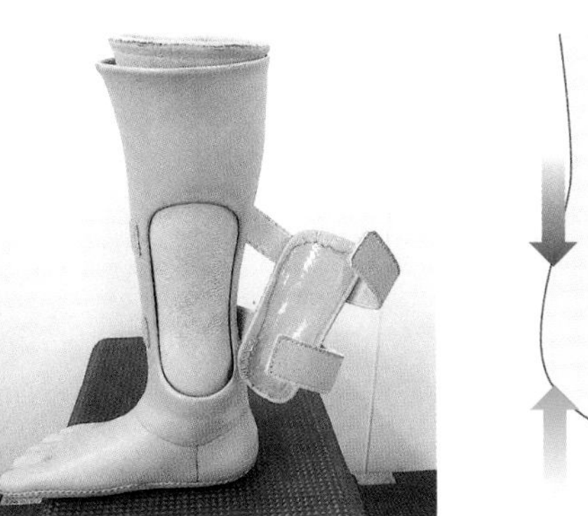

図 8 サイム義足ソケット
内側壁に開窓部があり，膨隆のある断端末端が通過できる.

ソケット内に断端が収納されれば，膨隆は義足の懸垂に役立つ

義足装着時は膨隆がソケット装着を阻害

図 9 断端末の膨隆

MEMO

サイム義足の装飾性の問題

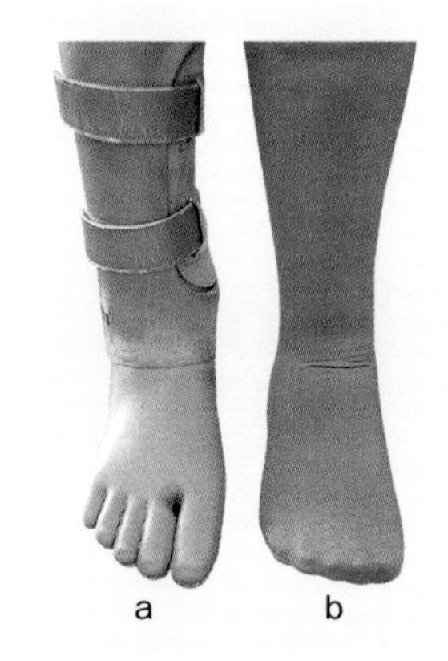

a. サイム義足
b. 下腿義足にコスメティックカバーを装着（図8参照）
サイム義足（a）では，bのような形状にできず，足関節に相当する部分が太くなるため，装飾性に問題がある．

LECTURE 5

4. サイム義足のソケット

断端の先端部に膨隆があるため，ソケット内にそのまま断端を挿入することが困難である．これを解消する工夫として，挿入時に内径の狭い場所が開く構造をもった開窓式ソケットがある（**図8**）．また，ソケットを2重構造として，外ソケット装着時に挿入しやすい円筒型となるように厚みを調節した内ソケットを用いる方法もある．

断端がソケット内に挿入できれば，果部の膨隆が義足の懸垂に役立つうえ，断端長が長いためソケットと断端のあいだで生じる摩擦も大きい．このため追加の懸垂装置は不要である（**図9**）．

ソケットの上縁はPTB式ソケットより1〜1.5 cm低くし，前壁では歩行中の義足の回旋を防ぐ目的で膝蓋腱部をわずかに内側に膨隆させる．

5. サイム義足の体重支持機構

ソケット非装着でも体重支持が可能なため，下腿義足のような膝蓋腱支持の設定は不要である．初期屈曲角も不要である．しかし，症例によっては移動させた踵部の軟部組織の量が多いことや固定が不良なことが原因で断端末の軟部組織のあそびが大きくなる．加えて断端部に痛みが生じる場合がある．

体重負荷時に違和感や疼痛を生じ，断端末荷重が困難な場合，臨床応用的な対策として，断端末荷重を補助するために膝蓋腱や前脛骨筋，脛骨内側面での体重支持を行うようソケットを製作することもある．

6. サイム義足の足部

サイム切断の断端は健側下腿長より数センチ短いだけなので，下腿切断など他の切断高位で用いられている足部を組み込むことができない．そのため，サイム義足専用の足部を使用する必要があり，足部の選択肢が限定されるという問題がある．

■引用文献

1）陳　隆明：下腿義足．川村次郎ほか編．義肢装具学，第4版．医学書院；2009．p120-33．
2）Rae JW, Cockrell JL：Interface pressure and stress distribution in prosthetic fitting. Bull Prosthet Res 1971；10-5：64-111.

■参考文献

1）澤村誠志：切断と義肢．第2版．医歯薬出版；2016．
2）日本整形外科学会，日本リハビリテーション医学会監：義肢装具のチェックポイント，第8版．医学書院；2014．
3）児玉俊夫編：義足．医学書院；1968．
4）武智秀夫，明石　謙：義肢．医学書院；1991．
5）石川　朗ほか：下腿切断者に対するTSB式ICEROSSの使用経験（第2報）　理学療法学 1994；21（suppl 2）：187．

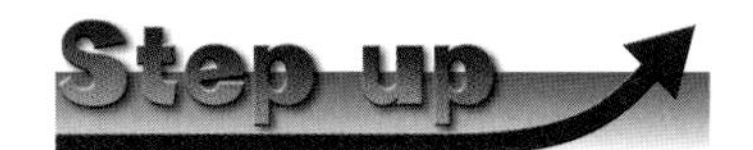

1．ライナーの問題点

シリコンなどの素材で作られるライナーは，装着すると断端に密着する伸縮性をもち，懸垂装置としての機能をもつ．また摩擦や圧迫など断端へのストレスに対する緩衝作用をもつことも利点である（図 1）．しかし，他の義足パーツと同じく，ライナーも万能なものではない．

以下にライナー使用時の注意点や問題点をあげる．

1）汗の問題

多くの切断者はライナーを装着すると断端にかなりの発汗を生じる．症例によっては手のひらで受けると水たまりがつくれるほどの発汗がある．

発汗で問題になるのは，汗が皮膚の老廃物や雑菌と結びついて皮膚のかぶれなどの原因となることである．また，水分によってライナーが滑って脱げてしまう（もしくは，ずれてしまう）ことも，特に活動性の高い切断者では問題となる．

予防策としては，汗をかいた時点でライナーを脱ぎ，断端とライナーの汗を拭き取り，乾かした後に再度装着することがあげられる．また，1 日の装着の終わりにはライナーの内側を殺菌作用のある石鹸で洗って干しておくことで，ライナーの衛生を保つことができる（図 2）．

2）素材の不適応

症例によっては，ライナーの素材が皮膚に接触しているとその部分の皮膚に発疹やかゆみなどのアレルギー反応を生じることがある．こういったトラブルを回避するために使用に先立ってパッチテストによるチェックが行われている．

3）装着時の締め付け・引っ張りに対する違和感

ライナーを装着すると断端全体が加圧された状態となる．この状態に対して不快感や疼痛を訴える例では適応が困難である．また，特にピンロックタイプの場合にライナーが長軸方向に引かれることによる陰圧や断端の変形により疼痛を生じる例があり，この場合も適応は困難になる．

ライナー装着下で長時間膝屈曲位を取る場合，膝窩の部分でライナーに皺ができる．この部分の皮膚は薄くてストレスに弱いので，疼痛や表皮剥離を生じる場合がある．

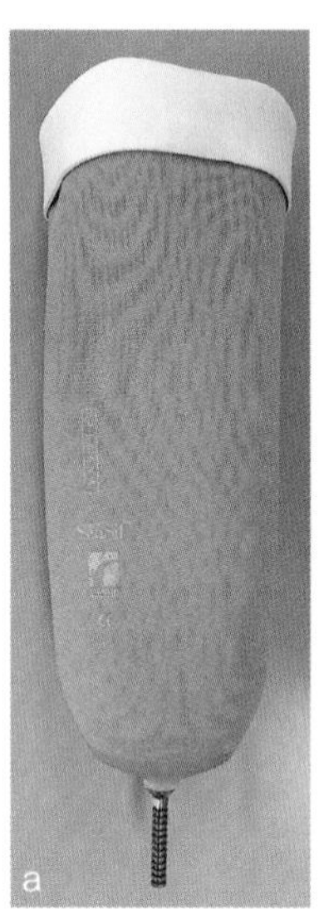
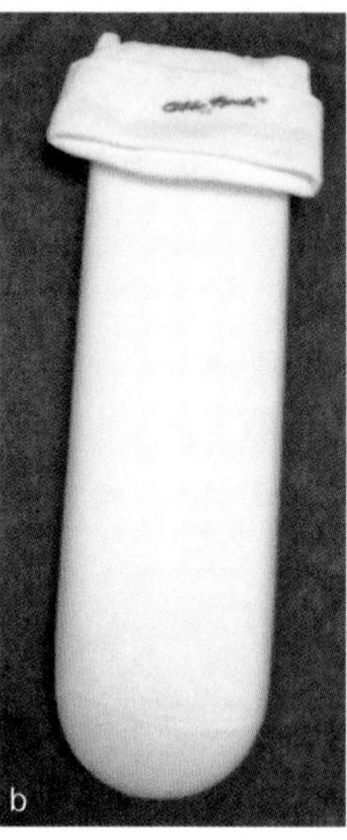

図 1　ライナーのバリエーション
a．キャッチピンを用いるタイプ．
b．ピンを用いないタイプ．断端袋の代わりに用いられ断端保護の効果が高い．ただし懸垂装置が必要である．

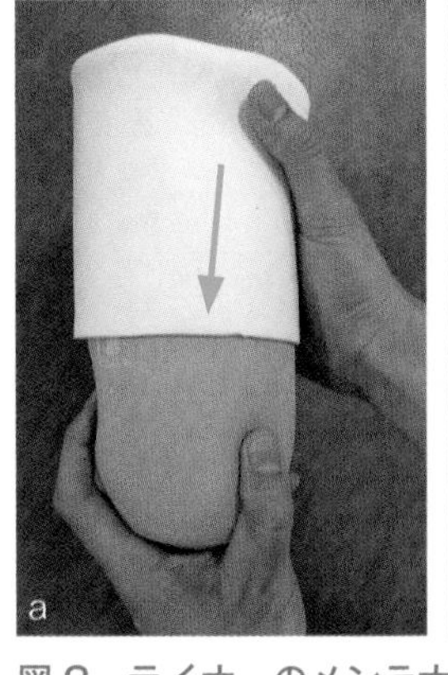
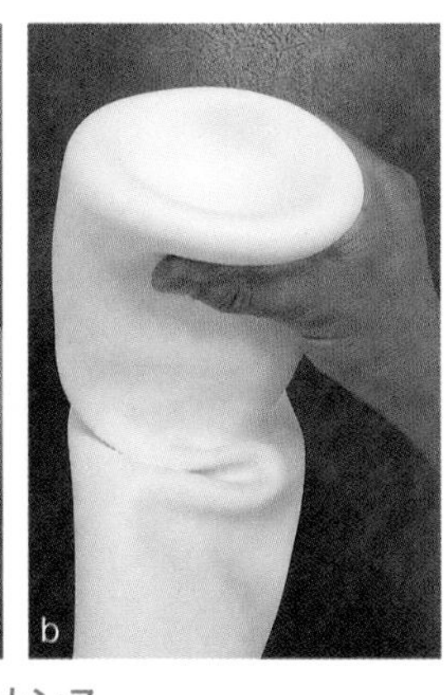
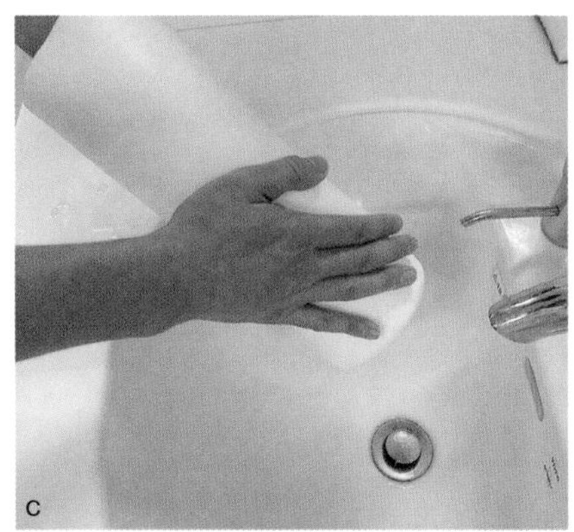

図 2　ライナーのメンテナンス
a，b．端から裏返して完全に反転させる（装着時も同様）．
c．殺菌作用のある石鹸でしっかり洗う．

LECTURE 5

4）縁の部分の炎症

臨床では頻繁に遭遇する問題である．ライナーを装着した際，ライナーの縁の部分で皮膚が発赤を起こすことがある．ひどい場合は水疱や「みみず腫れ」を生じることもある．関節運動に伴ってライナーも伸縮するが，このとき縁の部分で皮膚が引っ張られ刺激を受けることが発生の原因である．

対処法としてはライナーの縁を頻繁に折り返し，高さを変えることで刺激を分散させること，刺激を受ける部位にベビーオイルを塗ることなどがあげられる．

2. ライナーのいろいろ

1）シリコーン製のライナー

現在，標準的に用いられているライナーである．素材の伸縮性により装着時に断端にはある程度の圧がかかり，これにより断端の軟部組織が固定される．この特性から，高活動の症例にも対応できる．また，長軸方向に伸びにくくピストン運動を減少させる効果があるもの，衛生面に配慮し抗菌加工されたもの，下腿の骨突出部に対応しシリコーンを厚めに配置したものなどがあり，症例の条件に合わせて使い分けられている．

2）やわらかく肌に優しいライナー

懸垂機能に加えて，断端を保護する機能を高めたライナーも製品化されている．

コポリマーは，素材自体がシリコーンより柔らかく，断端の皮膚にかかるさまざまな力を吸収する機能が高い．また，熱を加えることである程度形状を変化させられるため，良好な適合を得るための調節が可能である．断端の皮膚がストレスに弱く傷ができやすい症例などに適応される．標準的に用いられるシリコーン製のライナーに比べると耐久性に劣るのが欠点である．

ポリウレタンで作られたライナーも製品化されている．コポリマー製のライナーと同様に断端を保護する効果が高いことに加えて，装着した状態で関節運動を行った際に，皮膚がライナーによって引っ張られる力がかかりにくく，断端皮膚の炎症が生じにくいのが利点である．

各材質に外力を加えたときの反応を図3に示す．切断端の状態や切断者の活動性によって適したライナーを選択する必要がある．

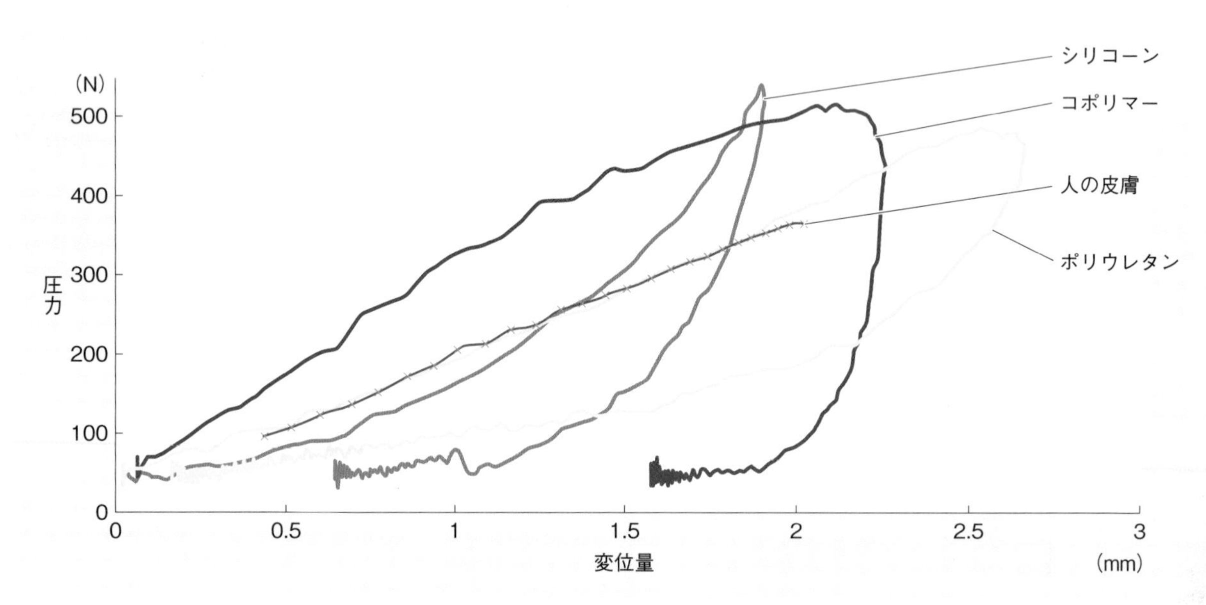

図3　シリコーン，コポリマー，ポリウレタン，ヒトの皮膚に外力を加えて圧縮後，元の形状に戻るまでを計測したグラフ
ポリウレタンはヒトの皮膚に近い数値となる．コポリマーは力を加えた後，元に戻る量が少ないことが柔らかい感触に関係している．
（オットーボック・ジャパン株式会社：義肢総合カタログ 2020-2021．cat_lower-p_2020-2021_202105.pdf．p.158）

■参考文献

1）澤村誠志：切断と義肢．医歯薬出版；2007.
2）月城慶一：オットーボック・ライナー．義装会誌 2006；22：10-1.

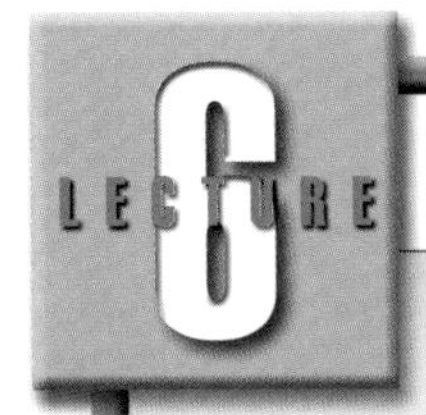

下腿義足・サイム義足のアライメント

到達目標

- 下腿義足のベンチアライメントを理解する．
- 下腿義足のスタティックアライメントを理解する．
- 下腿義足のダイナミックアライメントを理解する．
- サイム義足のアライメントを理解する．
- 足継手の機能について理解する．

この講義を理解するために

Lecture 2，4 で学んだとおり，義足の適合判定では 3 段階のチェックアウトが行われます．この講義では，下腿義足とサイム義足の適合判定について学びます．下腿義足とサイム義足のチェックアウトにおいても，段階ごとに注意深く異常を確認して慎重に適合を判定する必要があります．適合判定時に観察される異常が，義足側の問題と切断者側の問題のどちらも関与するということも大腿切断と同様で，正確な知識習得が求められます．

膝関節が残存する下腿切断とサイム切断では，用いる継手構造が減る分だけ確認すべきポイントもシンプルになります．また，膝折れの危険がほとんどないため，歩くだけなら装着後すぐに可能となる装着者もいます．しかし，不適切な適合のもと一度獲得された異常な歩容を修正するのは非常に困難であり，断端の創形成などのリスクも大きくなるため，慎重な適合判定が求められます．

以下の項目を学習しておきましょう．

- □ 正常歩行とその分析について復習しておく．
- □ Lecture 2，4 で学んだ義足の適合判定の流れを復習しておく．
- □ Lecture 5 で学んだソケットの特徴を復習しておく．

講義を終えて確認すること

- □ 下腿義足，サイム義足の標準的なアライメントはどのように設定するか理解できた．
- □ 下腿義足，サイム義足のチェックアウトの流れを理解できた．
- □ 下腿義足，サイム義足の異常歩行にはどのようなものがあるか理解できた．
- □ 下腿義足，サイム義足の異常歩行の原因をあげることができる．
- □ 代表的な足継手にはどのようなものがあるか説明できる．

1．下腿義足のベンチアライメント（図1，2）

下腿義足の基本となるPTB式の場合を説明する．靴を履いた状態でアライメント設定を行うのは大腿義足と同様である．また，PTS式とKBM式のベンチアライメントはPTB式と同様である．

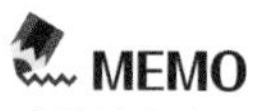

MEMO

膝蓋腱中点
(mid patellar tendon：MPT)
膝蓋骨下端と脛骨粗面上縁のあいだの膝蓋靭帯中間点．

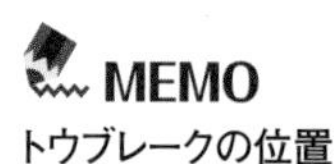

MEMO

トウブレークの位置

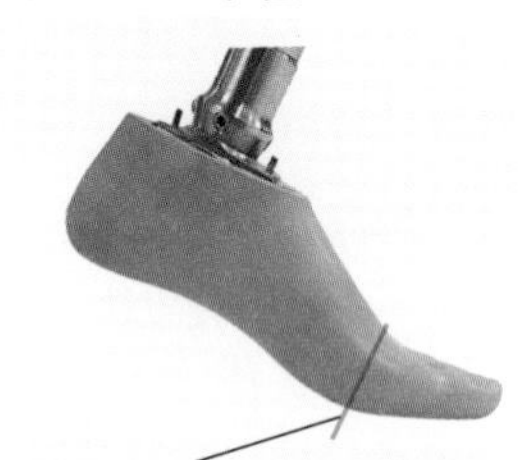

体重を負荷して足先を伸展させた際に円弧の頂点となる位置

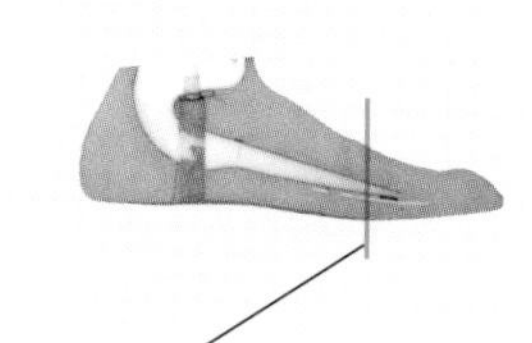

カットモデルで見るとこの線ぐらいの位置

1）前額面

①膝蓋腱中点（MPT）の高さで内外径の中点を決める．この点から下ろした垂直線（体重負荷線）が踵の中心を通る．

②ソケット中心線と前額面での垂直線が5°程度となるようにする（初期内転角）．

2）矢状面

内側から観察するほうがトウブレークの位置を把握しやすい．

①膝蓋腱中点の高さで前後径の中点を決める．この点を通る垂直線（体重負荷線）がトウブレークから踵の中間点を通る．

②ソケット中心線と矢状面での垂直線が5°になるようにする（初期屈曲角）．

3）初期屈曲角

（1）断端長の影響

ベンチアライメントは断端長が中断端の場合である．断端長は初期屈曲角に影響する．短断端の場合は初期屈曲角を多くする．これは，①膝蓋腱をはじめとした断端前面への荷重を増加させるため，②てこ（梃子）の柄が短いため膝伸展筋力が義足に伝わりにくいことを補うため，という2つの理由による．

長断端の場合は，断端荷重部の面積が広くなり，膝伸展筋力も発揮しやすくなるため，初期屈曲角は少なめでよい．

（2）靴の影響

健常な足関節であれば，ハイヒールのように踵が高い靴を履いても足関節が底屈して履き物に合わせて足底面の傾きを自由に調節できる．

通常の義足足部にはこの機能がない．このため靴の踵の高さは，義足の矢状面上の

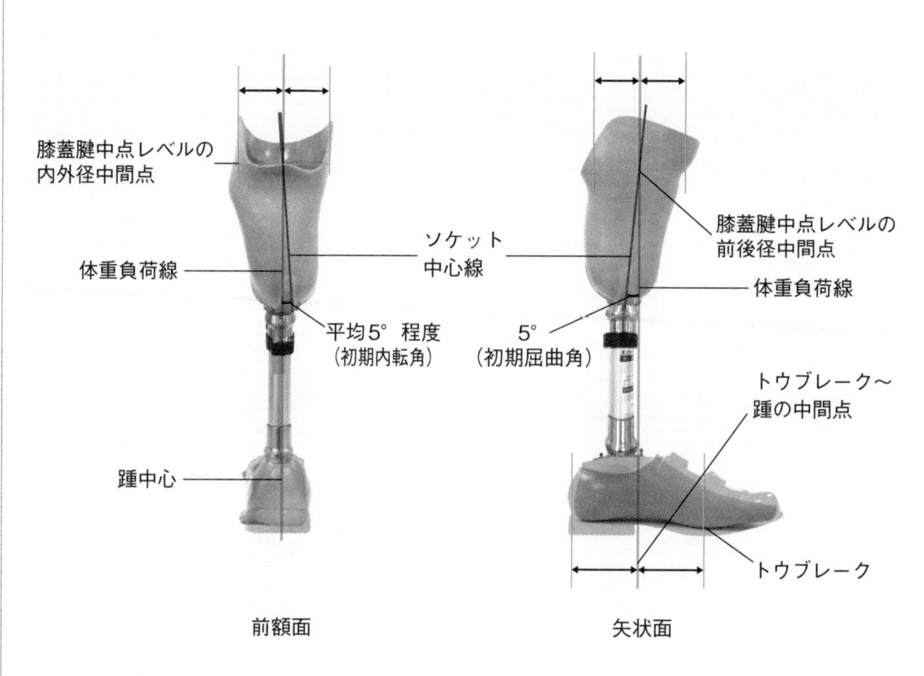

図1　下腿義足のベンチアライメント（PTB式）

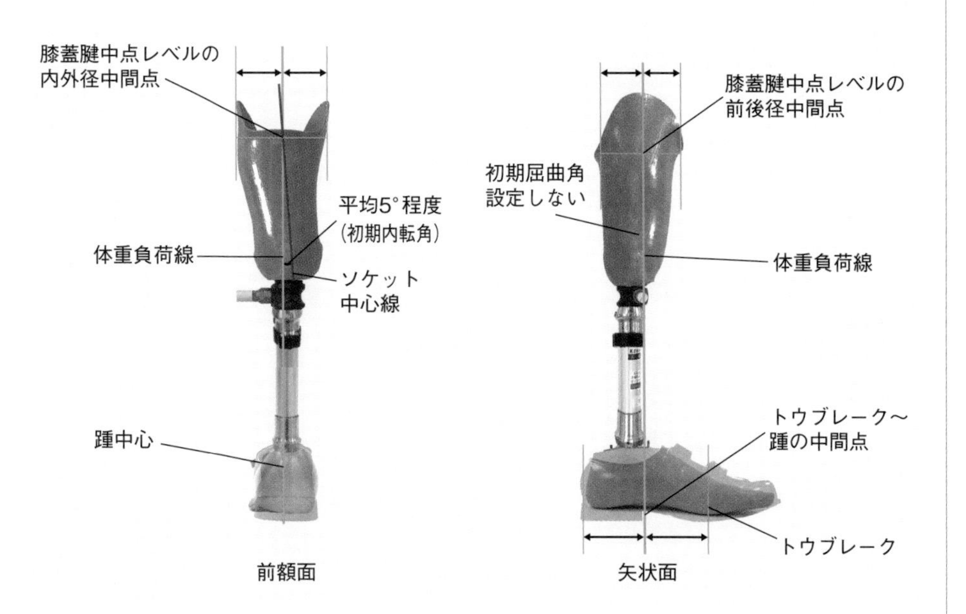

図2 下腿義足のベンチアライメント（TSB式）

アライメントに大きく影響する．初期屈曲角および基準線の位置は，ベンチアライメント設定時に履いていた靴に合わせて調節されるが，靴の踵が高くなれば初期屈曲角が増える，あるいは基準線が前方移動した場合と同じ影響を及ぼす．踵が低くなる（あるいは靴を脱いだ）場合はその逆の影響が出る．

4）初期内転角

下腿は通常外側に凸の彎曲を有している．このためソケット中心線が垂直となるように義足を組み立てると，膝関節面の生理的な水平位を再現できないので初期内転角を設定する（Lecture 2〈p.17〉参照）．

初期内転角は断端長によって異なり，また，個人差も考慮する必要がある．中断端であれば平均5°である．短断端では少なく，長断端では多く設定する．

5）TSB式の場合

断端全表面で体重支持を行うため，原則的には初期屈曲角は必要ない．これは短断端の場合も同様である．初期内転角は下腿の生理的な彎曲に応じて設定する．

2. 下腿義足のスタティックアライメント

1）立位でのチェック （図3）

(1) 義足長のチェック

義足を装着して，左右均等に体重負荷した状態で評価する．両側の腸骨稜を触知して傾きがないかを確認する（Lecture 4〈p.35〉参照）．

ソケットの内径が小さく，断端がソケット内に完全に収納されていない場合は義足長が長くなる．断端の入り具合は，膝蓋骨がどの程度ソケット上縁から出ているかで判断する．

(2) ソケットのチェック

義足に体重を負荷した際，ソケット内部で局所的な圧痛がないか確認する．特に下腿切断では骨突出部の表皮剝離を生じやすいので注意が必要である．

膝蓋腱部など圧迫される部位の発赤は，適合が良好なソケットでもみられる反応である．逆に，除圧が必要な部位にソケット接触による発赤がある場合は適合を再確認する必要がある（断端の圧迫部と除圧部についてはLecture 5〈p.45〉参照）．

LECTURE 6

MEMO
下腿の生理的な彎曲と初期内転

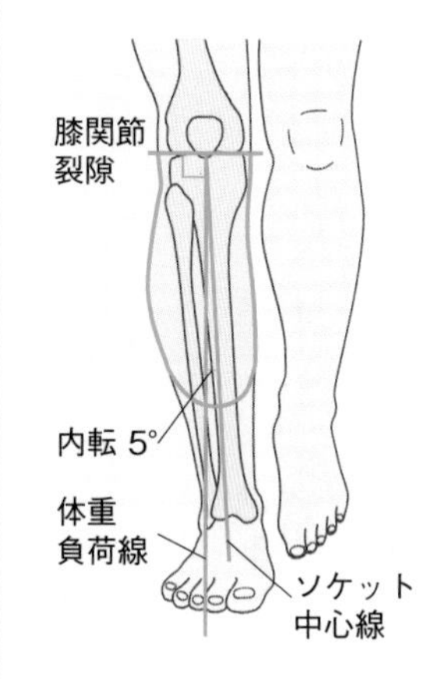

MEMO
荷重練習後に断端末の発赤とキックポイント，両側に皮膚剝離のみられた断端（下腿切断）

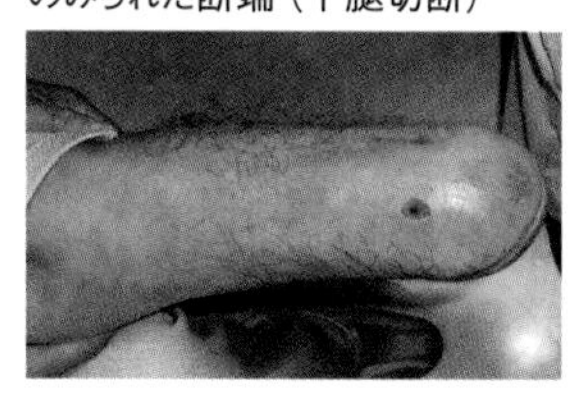

MEMO
表現の説明
この講義では，「ソケットに対し，足部がどの傾き・位置になっているか」表記している．他書や国家試験問題には，「足部に対し，ソケットがどの傾き・位置になっているか」の表記を用いている場合もある．どちらの表記方法でも義足の様子をイメージできる必要がある．

矢状面で

初期屈曲角が不足 ➡ 反張膝感
膝が後ろにおされる感じがする
ソケット中心線
装着
体重負荷線

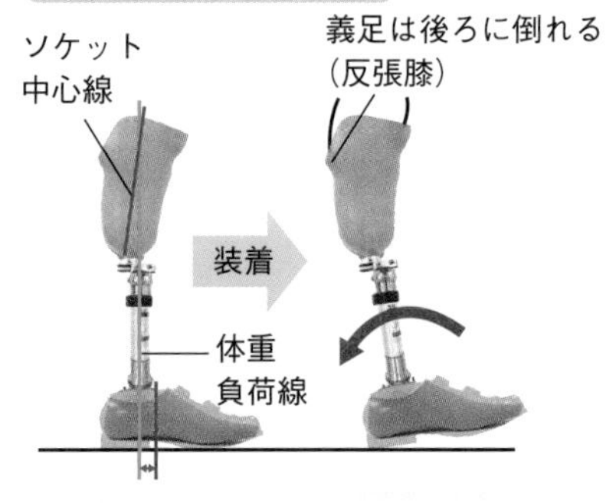

a　　b

現象：膝が過伸展し，義足が後方に倒れる感じを訴える
原因：図a. ソケットの初期屈曲角が不足している
　　　図b. 足部に対してソケットの位置が後ろすぎる＝ソケットに対して足部の位置が前すぎる
　　　その他　靴の踵の高さが低い・足部が過度に底屈位

矢状面で

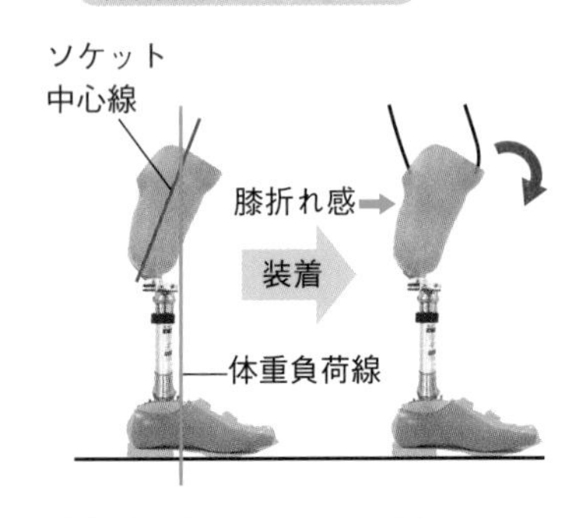

ソケットが前すぎる
＝足部が後ろすぎる
➡ 膝折れ
ソケット中心線
義足は前に倒れる
(膝折れ)
装着
体重負荷線

c　　d

現象：膝が屈曲方向に動き不安定となる
原因：図c. ソケットの初期屈曲角が大きすぎる
　　　図d. 足部に対してソケットの位置が前すぎる＝ソケットに対して足部の位置が後ろすぎる
　　　その他　靴の踵の高さが高い・足部が過度に背屈位

前額面で

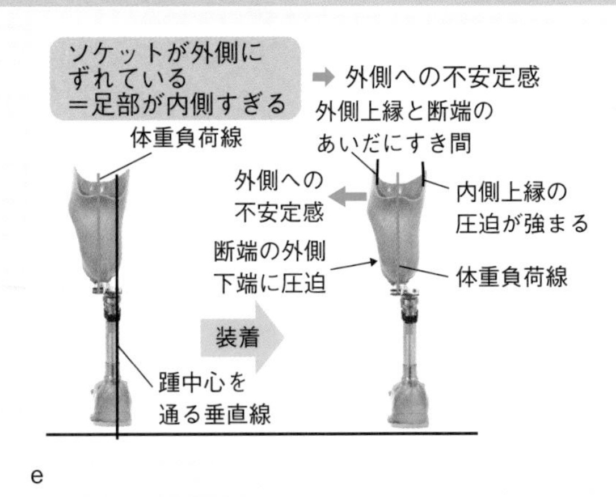

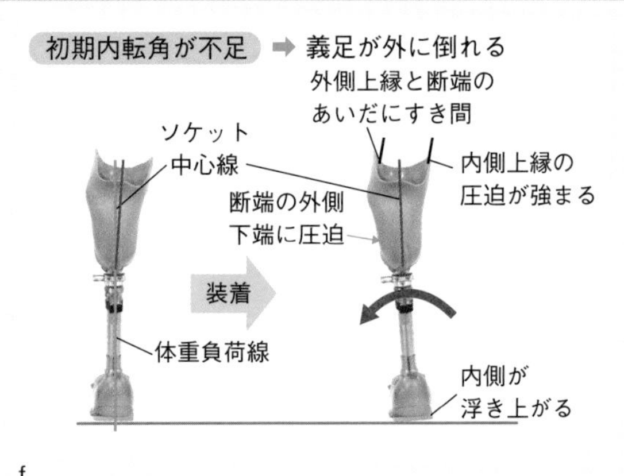

e　　f

ソケット上縁で断端とソケットのあいだにすき間ができていないかを観察する
(1) 外側にすき間がある
現象：義足が外に倒れる状態で，断端の遠位外側の圧迫が強まる
原因：図e. 足部に対してソケットの位置が外側すぎる＝ソケットに対して足部の位置が内側すぎる
　　　図f. ソケットの初期内転角が不足している
(2) 内側にすき間がある
現象と原因は「外側にすき間がある」の場合の逆となる

図3　主にPTB式下腿義足のアライメント異常と対応する装着時の現象・訴え　図のソケットは一般的に使用されるPTB式

(3) 懸垂のチェック

後方から確認する．膝窩部にソケット上縁の高さで目印を付ける．膝を屈曲して義足を持ち上げた際，ソケットと断端間に生じるピストン運動の量をみる．PTB 式なら 10 mm，PTS 式・KBM 式なら 5 mm 以内であれば許容範囲である．TSB 式ならピストン運動は生じない．膝屈曲して義足を挙上した際，ライナーを介して断端を引っ張る力が加わる．これにより断端末の軟部組織に疼痛を生じないか確認する．

2) 座位でのチェック

PTB 式では，膝関節を 90° 屈曲して座位となった際，膝窩部の軟部組織がソケット外に過度に膨隆し，ソケット後壁に接触していないかをチェックする．また，カフベルトを用いる場合は，屈曲によりベルトが過度に下方に引かれて大腿部の圧迫が強まっていないかをチェックする．

TSB 式では，ソケット後壁の形状が PTB 式と異なり，後壁による膝窩の圧迫がない上に後壁の高さも低い．このため，膝関節を屈曲しやすい利点はあるが，深く屈曲させるとライナーに皺を生じるため断端皮膚に疼痛や表皮剥離が生じていないか注意が必要である．

MEMO

踵の高さの変化に対応可能な足部

多様な靴に履き替えたいという義足使用者のニーズに対応するため，底背屈の角度が調節可能な足部もある．

操作ボタンを押し込むと，足部の底背屈角度を調節できる．

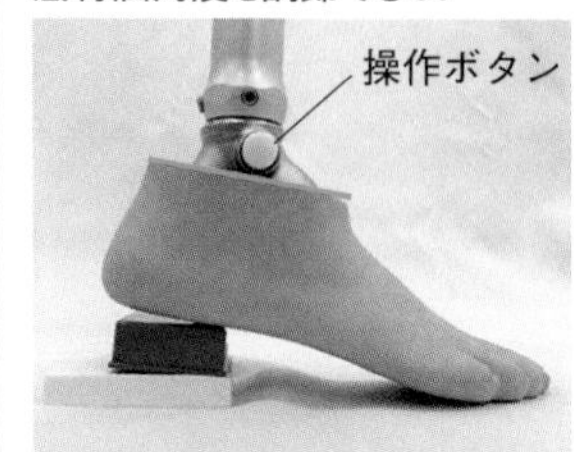

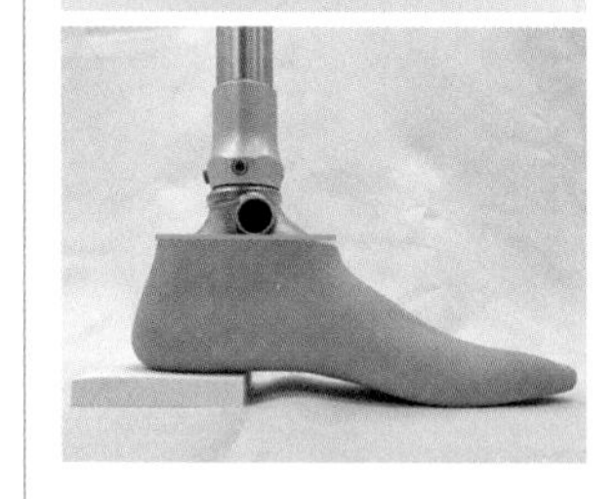

MEMO

ライナーの上端が接している大腿部の皮膚にも発赤や疼痛が生じることがある．

3. 下腿義足のダイナミックアライメント

1) 踵接地から立脚中期まで

(1) 膝折れ

a. 現象

踵接地から立脚中期までに生じる膝屈曲が，正常歩行と比較して急激に生じる．装着者は膝伸展位を保つのが難しく，前方に不安定な感じを訴える[1] (**図 4**).

b. 原因

①足継手の踵が硬い場合 (単軸足部では後方バンパーが硬い).
②ソケットの位置が足部に対して前すぎる.
③ソケットの初期屈曲角が大きすぎる.
④靴の踵の高さが高い.
⑤足部が過度に背屈位.

(2) 過度の安定

a. 現象

踵接地から立脚中期までに生じる膝屈曲が不十分で，伸展位のまま立脚中期となるか，踵接地時に屈曲していた膝を伸展させながら立脚中期となる[1] (**図 5**).

b. 原因

①足継手の踵が軟らかい場合 (単軸足部では後方バンパーが軟らかい).
②ソケットの位置が足部に対して後ろすぎる.
③ソケットの初期屈曲角が不足している.
④ソケット前面の適合不良で疼痛がある.
⑤靴の踵の高さが低い.
⑥足部が過度に底屈位.
⑦大腿四頭筋の筋力不足.

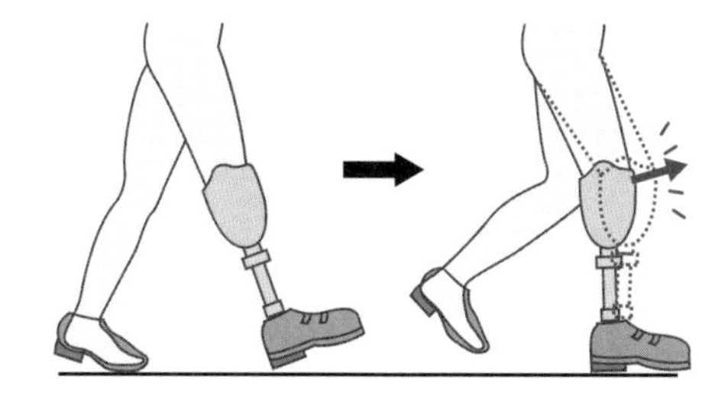

図 4 膝折れ
赤矢印：切断者に加わる力 (感じる力の方向)

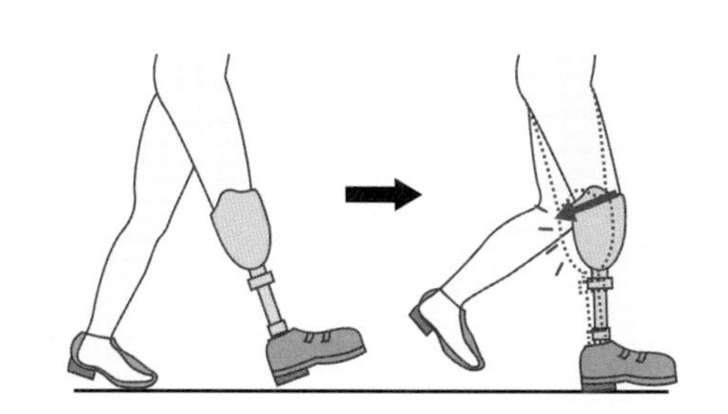

図 5 過度の安定
赤矢印：切断者に加わる力 (感じる力の方向)

2) 立脚中期

(1) ソケット外上縁と断端とのあいだにすき間がある場合

a. 現象

①ソケット外壁と断端のあいだにすき間を生じ，ソケット内壁の上

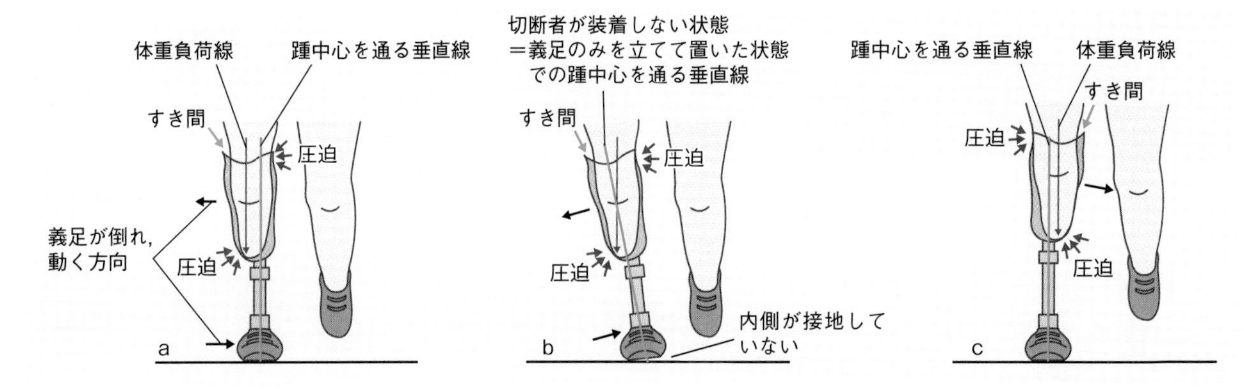

図６　ソケット外・内上縁と断端とのあいだにすき間がある場合

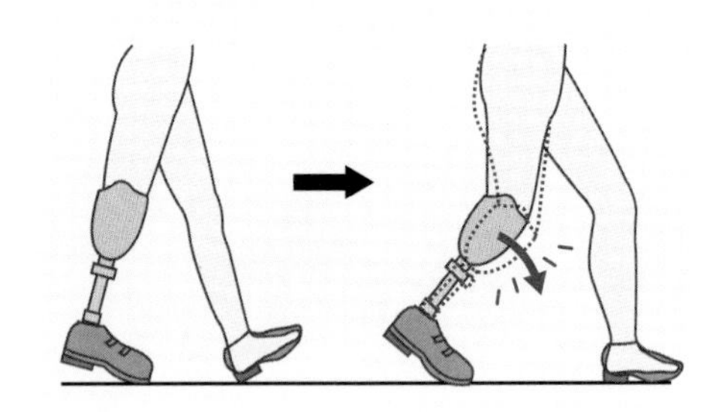

図７　膝折れ
赤矢印：切断者に加わる力（感じる力の方向）

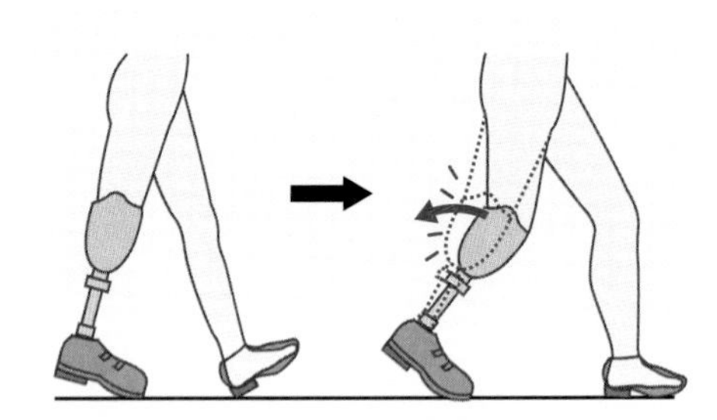

図８　過度の安定
赤矢印：切断者に加わる力（感じる力の方向）

縁に圧迫感がある．

②①に加えて，義足が外に倒れて足底の内側が接地していない．

b．原因

①ソケットの位置が足部に対して外側すぎる（＝足部がソケットに対して内側）[2]（**図 6a**）．

②ソケットの初期内転角が不足している[2]（**図 6b**）．

(2) ソケット内上縁と断端とのあいだにすき間がある場合

この場合は現象，原因ともに「(1) ソケット外上縁と断端とのあいだにすき間がある場合」の逆となる（**図 6c**）．

3) 立脚中期から踏み切り期まで

(1) 膝折れ

a．現象

踵離地の後，足部のトウブレーク部で体重を支持する時期に膝屈曲が急激に起こり，骨盤が義足側に傾斜する[3]（**図 7**）．

b．原因

①ソケットの位置が足部に対して前すぎる（＝足部がソケットに対して後側）．

②靴の踵の高さが高い（足部が過度に背屈位）．

③ソケットの初期屈曲角が大きすぎる．

④大腿四頭筋の筋力低下．

(2) 過度の安定

a．現象

踵離地の後，足部のトウブレーク部で体重を支持する時期に膝伸展が急激に起こる[3]（**図 8**）．

b．原因

①ソケットの位置が足部に対して後ろすぎる（＝足部がソケットに対して前側）．

②靴の踵の高さが低い（足部が過度に底屈位）．

③ソケットの初期屈曲角が不足している．

4．サイム義足のベンチアライメント

1) 初期屈曲角と初期内転角

サイム切断は断端末荷重が可能で断端長が長い．このため，PTB 式義足のように初期屈曲角を設定する必要がない．また，下腿の彎曲には足部の取り付け位置で適合を得るので初期内転角は設定しない（**図 9，10**[4]）．

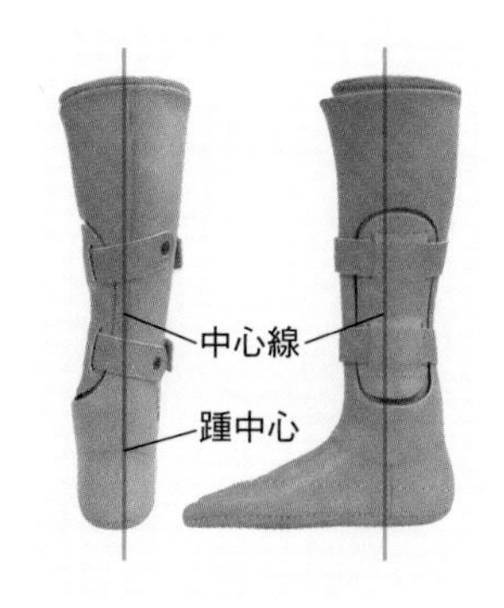

図９　サイム義足のベンチアライメント

2) 体重支持

断端末および断端とソケット側壁間の摩擦で体重支持を行うため，膝蓋腱支持は不要である．ただし，疼痛のため断端末での体重支持が困難な症例では，ソケット上縁をPTB式義足に準じた形状として膝蓋腱での体重支持を行う．

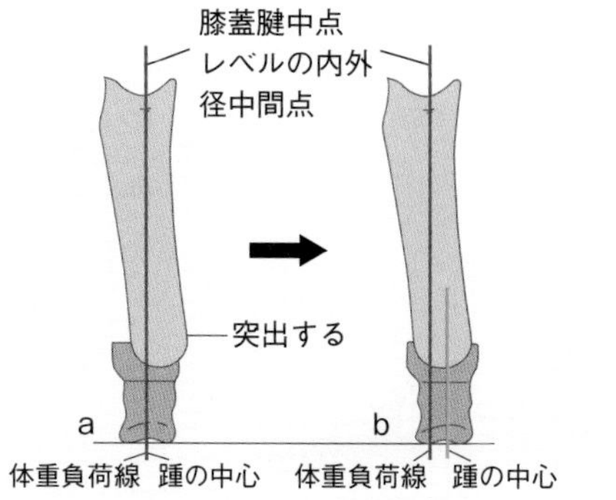

5. サイム義足のスタティックアライメントとダイナミックアライメント

下腿義足とほぼ共通する．ただし，初期屈曲角および初期内転角の異常による影響は除外される．サイム義足は下腿義足と異なり，組み立て後にソケットの傾きや足部の位置を理学療法士が調節することは困難である．異常がある場合は義肢装具士による修正が必要である．

図10　足部の取り付け位置の調整
a. 下腿の彎曲があるため，基準線が踵中心を通るアライメントにすると果部が内側に突出する．
b. 足部を内側にずらすと外観はよいが外側に倒れやすくなる．
（日本義肢装具学会監，澤村誠志編．義肢学．医歯薬出版；1988．p.217[4] をもとに作成）

6. 足部（足継手）について

1) 正常足関節と足部

歩行をはじめとした動作時に足関節と足部が果たす役割には以下のものがある．
①踵接地時の衝撃吸収：背屈筋の筋力．
②踏み切り時の体重前方移動：底屈筋と足趾屈筋の筋力．
③遊脚期のトウクリアランス確保：背屈筋と足趾伸筋の筋力．
④平坦でない支持面への対応：底背屈・内外反の関節可動域．
⑤片脚立位時のバランス保持：底背屈・内外反の筋力．
⑥しゃがむ・正座をする：底背屈の関節可動域．

これらの足関節と足部の機能を同時に再現できる義足の足継手はない．切断者の能力や希望に合わせてどの機能を優先させるかによって足継手を選択する．

MEMO
片脚立位を保持する場合，非切断肢は，足関節と足趾の機能で重心移動に対応しバランスを保つ．義足足部ではこれらの機能が再現できるものはまだ完成されておらず，片脚立位でのバランス能力に制限を生じる．

2) 足継手の選択

現在，多くの足部が製品化され，その機能や価格はさまざまである．一方，下腿切断者の能力も，高齢で重複障害をもつ血管原性切断のような術前から歩行能力が低い場合や，若年者の外傷性切断のように切断肢以外にはまったく障害がない場合など，さまざまである．

高機能な足部を用いれば誰でも高い歩行能力を獲得できるわけではない．むしろ高機能なものほど使いこなすのに切断者側に求められる要素が多くなり，適応は絞られる．

身体能力が低く，車椅子からの移乗動作の安全性向上といった立位中心の義足使用であれば，軽量で安価なSACH足（後述）が選択される．身体能力が高く，将来的に走行を含めた移動能力を獲得しうる場合は，エネルギー蓄積型足部のような足継手が選択される．

SACH足
(solid ankle cushion heel foot)

単軸足部 (single axis ankle)

MEMO
エネルギー放出能力
義足歩行では，立脚中期から踵離地までの時期に足部がたわむことで吸収したエネルギーが，踵離地から足先離地の時期に放出される．詳細はStep up (p.62) 参照．

3) 足継手の種類

(1) 単軸足部

a. 特徴

距腿関節に相当する軸により中間位から底屈位までの可動性をもつ足部である（**図11**）．

後方バンパーによる底屈クッションが踵接地時の衝撃エネルギーを吸収する．エネルギー放出能力はなく，前方バンパーにはほとんどクッション作用はなく，足関節の背屈制限は0°である．

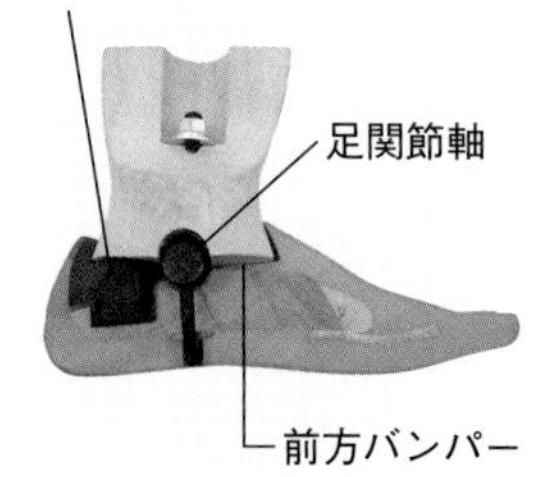

図11　単軸足部

b. 利点と欠点

利点：廉価で交換も簡単．前後のバンパーの厚さの加減により底背屈アライメントがわずかに調節可能で，ある程度ならば踵高の異なる履物が履ける構造のものもある．

欠点：重い．回内外不能である．衝撃エネルギーの吸収能力が低く，エネルギー放出能力はない．背屈0°で立脚中期以降の円滑な歩行がしにくい．

(2) SACH 足部

a. 特徴

足関節軸がなく，木製あるいは金属製の龍骨（キール）に，ウレタンやゴム製の踵と前足部でクッション性をもたせている（**図 12**）．

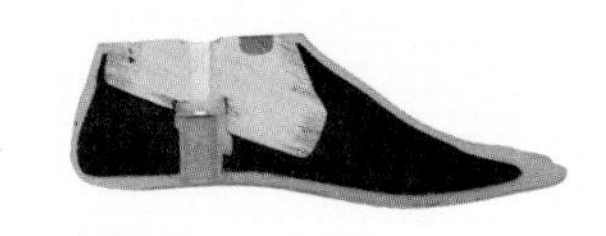

図 12　SACH 足部

b. 利点と欠点

利点：ウレタンやゴムの弾性により，踵接地時の衝撃が吸収できる．ウレタン弾性の範囲で底背屈，回内外がある程度可能で，単軸足よりも円滑に歩行ができる．外観が自然で，軽量であることが特徴である．

欠点：踵のクッションは徐々に劣化し，衝撃エネルギーの吸収力が落ちる．エネルギー放出能力はない．踵の高さが変えられないので屋内外での履き物の変化に対応できない．

MEMO
足関節軸をもたず，足部を構成する材質の変形により足関節の機能を再現しようとしている点は，SACH 足部・エネルギー蓄積型足部ともに共通している．

LECTURE 6

(3) エネルギー蓄積型足部

a. 特徴

種々のばね・弾性構造を利用して衝撃エネルギーを吸収し，蓄えたエネルギーを立脚相の踏み切り期に放出し，円滑な歩行になるように工夫されている（**図 13**）．エネルギー蓄積量と放出量は足部によりさまざまで，多種のものが開発されている．高価なものが多い．高機能の足部を活動性の高い切断者が用いれば，走る，跳ぶなど歩行以外のパフォーマンスも可能になる．

b. 利点と欠点

利点：エネルギーを蓄積・放出する機能をもつ．多くの種類があり，低活動切断者向けのものから走行用までさまざまなタイプがある．

欠点：高価なので試歩行が困難である．新しく開発された足部では各種保険適用外のものもある．異なる製作メーカーの部品と組み合わせることができないこともある．適応と目的を選ばなければ機能を生かせない．

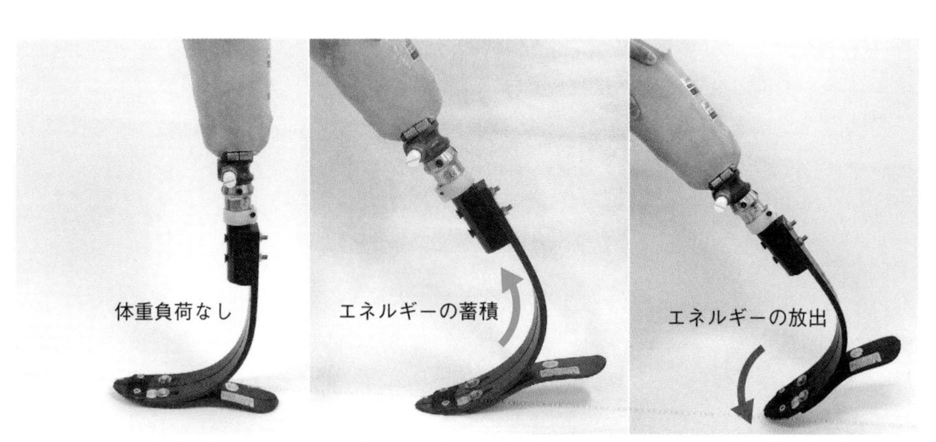

a. エネルギー蓄積型足部の例．カーボンFRPの本体が体重負荷によりたわむ（中央）ことでエネルギーを蓄積する．

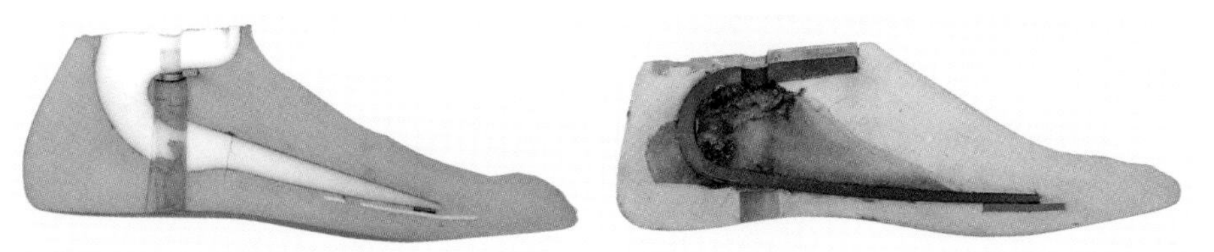

b. 健常足を模した形状のエネルギー蓄積型足部．キールが体重負荷によりたわむ（右）ことでエネルギーを蓄積する．

図 13　エネルギー蓄積型足部

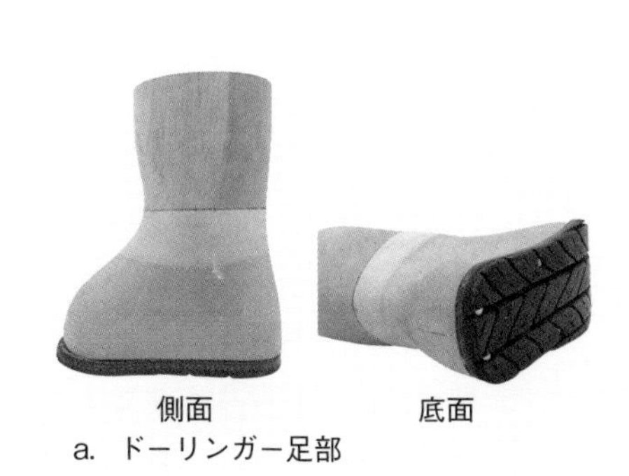

a. ドーリンガー足部

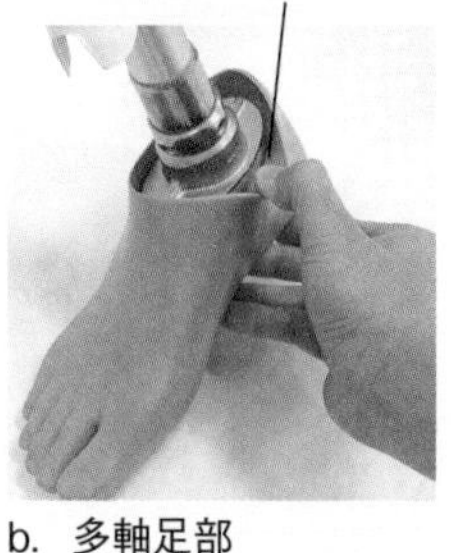
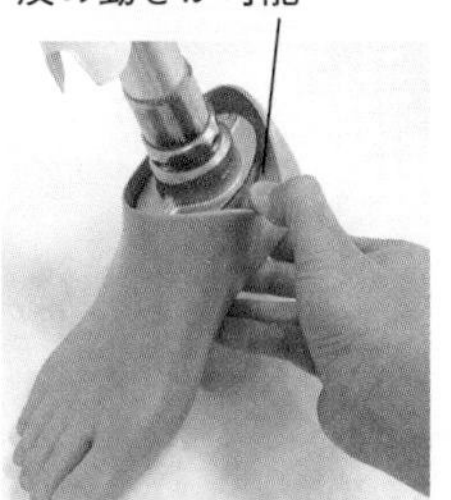

b. 多軸足部

図 14 作業用（a）と多軸（b）足部

サイム切断の断端末の位置
一般的な足部（SACH足）の取り付けに必要な高さ

図 15 サイム義足

図 16 サイム切断用足部

(4) その他

a. 作業用足部

ドーリンガー足部は農耕従事者が作業用として用いる．木製で足底が舟底形になっており，足底にはゴムが貼り付けられている．通常の足継手は底屈方向への可動性が足関節より狭い．このため，農作業において泥田の中に入った際に義足が抜けなくなることがある．ドーリンガー足部は泥田でも足が抜きやすく歩行が容易となる（**図 14a**）．

ドーリンガー足部
(Dollinger foot)

b. スポーツ用足部

エネルギー蓄積型足部のなかにはスポーツ活動に特化したものもある．陸上のトラック競技やフィールド競技では全体がカーボン FRP の板バネで作られた足部が使用される．バレーボールやバドミントンなどの競技では内外反の可動性をもった多軸足部も使用される（**図 14b**）．

FRP
(fiber reinforced plastics：繊維強化プラスチック)

スポーツ用義肢については，Lecture 10（p.99），14 Step up（p.146）参照．

4) サイム義足の足部

サイム切断では，非切断側との脚長差は数センチ程度である．下腿より高位の切断で用いる足継手は，取り付けるために必要な高さが必要であり適応とならない．サイム切断用に作られた取り付けスペースが最小となる足継手もあるが，種類が少なく選択肢も限られる（**図 15，16**）．

■引用文献

1）川村次郎ほか編：義肢装具学，第 4 版．医学書院；2009．p.63.
2）澤村誠志：切断と義肢，第 2 版．医歯薬出版；2016．p.357.
3）日本工業標準調査会：福祉関連機器用語，義肢・装具部門．日本規格協会．T0101.
4）日本義肢装具学会監，澤村誠志編：義肢学．医歯薬出版；1988．p.217.

■参考文献

1）澤村誠志：切断と義肢，第 2 版．医歯薬出版；2016.
2）日本整形外科学会，日本リハビリテーション医学会監：義肢装具のチェックポイント，第 8 版．医学書院；2014.
3）澤村誠志編．義肢学，第 8 版．医歯薬出版；2014.
4）児玉俊夫監：義足．医学書院；1968.
5）武智秀夫，明石　謙：義肢．医学書院；1991.

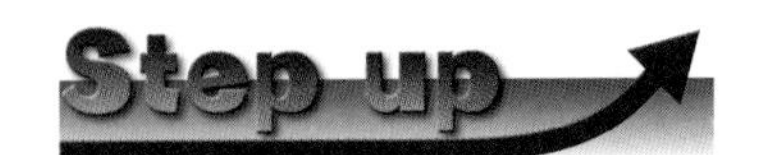

生体下肢が行っているエネルギー蓄積と放出

1）正常歩行における足関節と足部に関連するエネルギー　（図1）[1]

(1) 踵接地から足先接地まで

踵接地時に発生する衝撃力は，膝関節と足関節で吸収される．このうち足関節では，最初に踵接地の瞬間に踵部の軟部組織が変形して衝撃吸収が行われる．踵部を含む足底の軟部組織はほかの部位と異なる特別の構造をもっている．足底は最大2cm厚の皮下結合組織（主に脂肪組織）で覆われており，歩行時に生じる衝撃から足部を保護している．また，踵接地から足先接地までの期間には前脛骨筋をはじめとする足関節背屈筋群が遠心性収縮を行うことで衝撃を吸収している（図1a）．

(2) 足先接地から立脚中期まで

足先接地後，下腿は後傾した状態から足関節を軸に垂直になるように立ち上がってくる（図1b）．この動きの力源として足関節背屈筋群の求心性収縮もかかわっている．

(3) 立脚中期から踵離地まで

立脚中期を過ぎると，重心線が足関節より前方に移動し，下腿には足関節を軸に前傾する力が発生する．この時期は足先接地から立脚中期までとは逆に足関節が過度に底屈し，下腿が前に倒れすぎないよう足関節底屈筋群が遠心性収縮を行って動きにブレーキをかけている（図1c）．

(4) 踵離地から足先離地まで

踵離地以降，足関節は底屈筋群の求心性収縮により軽度背屈位から15°～20°程度の底屈位まで運動し，身体を前方に移動させる．この時期には足関節背屈筋が前方移動のためのエネルギーを放出している．このときの下腿三頭筋の作用は，身体を前に投げ出すのではなく，後方にあおる作用である．これにより身体が前方に倒れるのが抑制され，同時に起こっている反対側の遊脚の滞空時間をかせぐことができ，大きな歩幅を確保できる（図1d）．

2）義足足部のエネルギー蓄積

義足歩行では，立脚中期から踵離地までの時期に健常歩行と同様，足部が身体の前方転倒を防ぐ．この時期に足部が吸収したエネルギーが踵離地から足先離地までの時期に放出される．この放出できるエネルギーが大きい足部がエネルギー蓄積型足部の典型例である．

エネルギー蓄積型足部（健常足の形状を模したタイプ）でも，踵離地から足先離地までの時期に発生できるエネルギーは健常足の半分以下（ほかの報告で，放出量が最大の足部でも6割程度）である．義足のけり出しは，足部のエネルギーが体幹に影響を与えるほどではなく，義足の振り出しに効果がある程度である．しかし，このエネルギーが小さいと振り出しの際に下腿部を上方に持ち上げる必要があるので，ある程度大きい値が必要である．

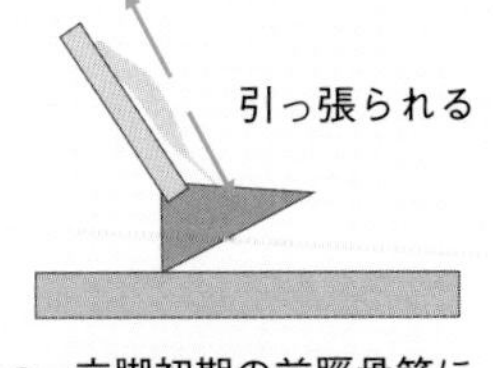

a. 立脚初期の前脛骨筋による衝撃吸収

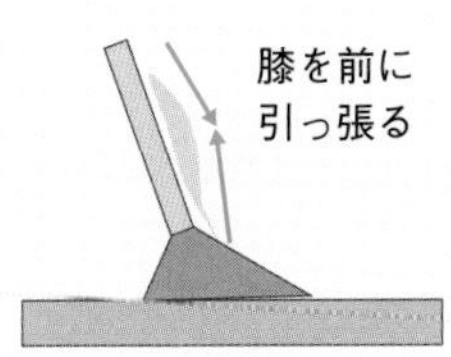

b. 足先接地後に下腿部が立ち上がる

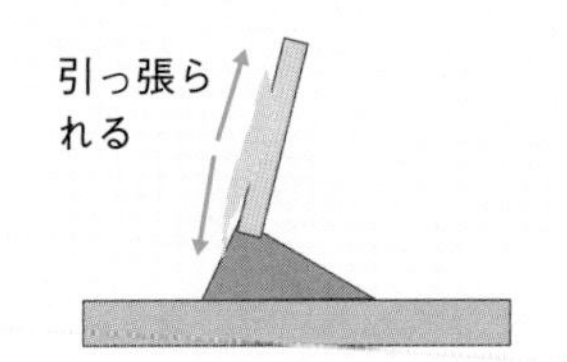

c. 立脚中期に下腿三頭筋が身体の前方転倒を制御する

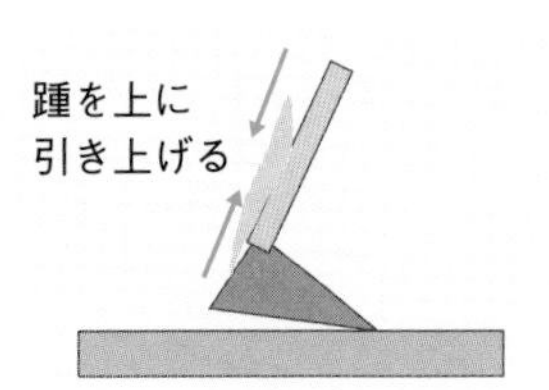

d. 立脚の最終局面で下腿三頭筋が歩幅をかせぐ効果を出す

図1　生体の下肢（正常歩行）における足関節と足部に関連するエネルギー
（江原義弘：義足足部の機能評価．義装会誌 2005；21（4）：214[1]）

■引用文献

1）江原義弘：義足足部の機能評価．義装会誌 2005；21（4）：214.

■参考文献

1）大橋正洋ほか：足部の選択．総合リハ 1995；23：951-7.

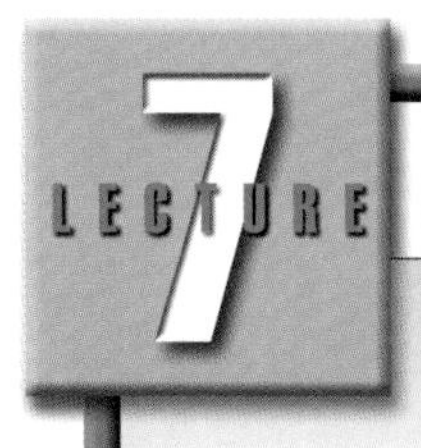

股離断・片側骨盤切断・足部切断の義足構造とアライメント

到達目標

- 股義足，片側骨盤切断用義足の構造と特徴を理解する．
- 股義足のベンチアライメント，スタティックアライメント，ダイナミックアライメントをそれぞれ理解する．
- 股義足歩行の特徴と限界を理解する．
- 足部切断の種類と対応する義足を理解する．
- 足部切断でも重要な下肢機能が損なわれることを理解する．

この講義を理解するために

股離断・片側骨盤切断は，機能障害の最も重篤な切断高位です．足部切断は足底が残るので義足なしでも二足歩行が可能な切断高位です．各々の基本と義肢構造を解説します．

下肢の機能をすべて失う股離断・片側骨盤切断は，ソケット構造も特殊で，立位・歩行をすべて義足のアライメントと構造に依存する特徴があります．足部切断は末梢動脈疾患，糖尿病性壊死による切断が多く，病歴の長い切断者が多いのが特徴です．

以下の項目を学習しておきましょう．

□ 股離断・片側骨盤切断の断端は，解剖学的にどのような形状となるのか，Lecture 1 を復習しておく．
□ Lecture 2 のアライメントの解説を読み直しておく．
□ 足部の機能解剖，歩行中の運動学を学習しておく．

講義を終えて確認すること

□ 股離断のソケットの種類，体重支持部，懸垂様式が理解できた．
□ 片側骨盤切断のソケットの体重支持部と懸垂様式が理解できた．
□ 片側骨盤切断と股離断ではベンチアライメントのどこが異なるか理解できた．
□ 足部切断の部位が理解できた．
□ 足部切断に起こりうる問題の特徴，原因が説明できる．

講義

1. 股義足の適応と特徴

股関節離断
(hip disarticuration : H/D)
片側骨盤切断
(hemipelvectomy)

股関節離断（以下，股離断）・片側骨盤切断の適応となる義足は，股義足である．また，厳密には股離断ではないが，機能的に股離断に相当する小転子より近位の大腿切断極短断端の大腿切断も股義足の適応となる．股義足は，股関節以下の関節機能をすべて失った切断者が適応であり，機械構造とアライメントのみで立位・歩行の安定を得る．

片側骨盤切断は片側の骨盤を欠くためソケットが特殊な形状となり，股離断とは体重支持や懸垂の方法でいくつかの相違点がある．

1）股義足の適応となる切断高位

股義足の適応となる切断高位を**図 1**[1] に示す．

2）股離断のソケットと懸垂機構

MEMO
従来式の股義足ソケット
①受け皿式
(saucer-type prosthesis)

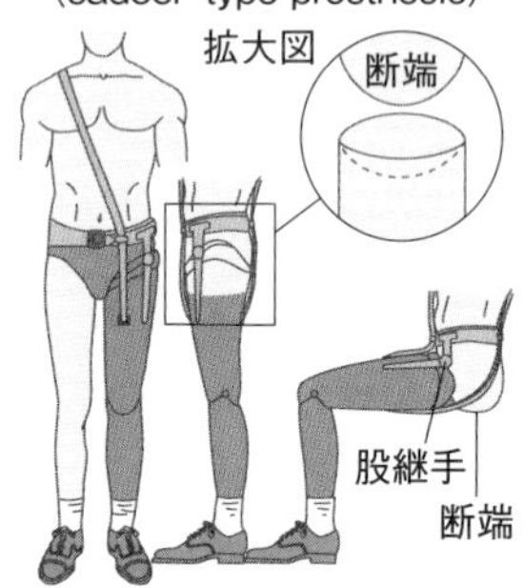

②ティルティングテーブル式
(tilting-table prosthesis)

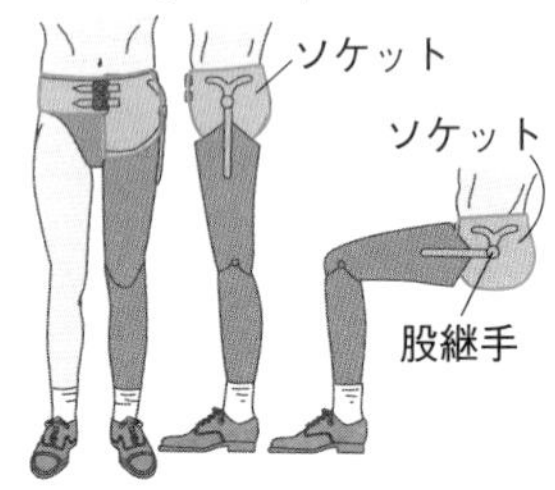

股離断の体重支持方式は断端末支持で，残存している骨盤の坐骨結節を中心に，骨盤を包む筋肉・軟部組織で体重支持を担う．椅子に座っている状態を想像するとわかりやすい．股関節を機能的に失っている小転子より近位の大腿切断極短断端の大腿切断も同様である．

（1）初期の股義足

股義足は，坐骨部分で座るように断端末支持ができる断端機能を生かすソケット形状の工夫と股関節以下すべての関節が筋機能による制御を失った義足で立位と歩行を可能とする工夫，の 2 つの課題に対して考案されてきた．従来式として，①受け皿式と②ティルティングテーブル式がある．

①受け皿式：大腿部の最上部が皿状になっており，これに断端が乗り立脚する．座るときは屈曲した大腿の最上部の受け皿から断端は抜け出て，直接断端で座位をとる．

②ティルティングテーブル式：断端は皮革ソケットで包まれ，ソケット外側の股継手に大腿部が連結され，座るときはソケットに包まれた断端が座面に乗る．

どちらの形式も，股継手は立位・歩行中にはロックされ，座るときは手でロックを解除する．股関節が固定された無理な体勢での歩行となるので骨盤の動きが過大となり，現在は用いられることは少ない[2]．

（2）カナダ式ソケットの懸垂機構とソケットデザイン

カナダ式股義足
(Canadian type hip disarticulation prosthesis)

カナダ式股義足のソケットは，カナダ式（カナディアン）ソケットとよばれる．1954 年にカナダのトロントで開発されたのでその名が付いた（**図 2**）．アライメント

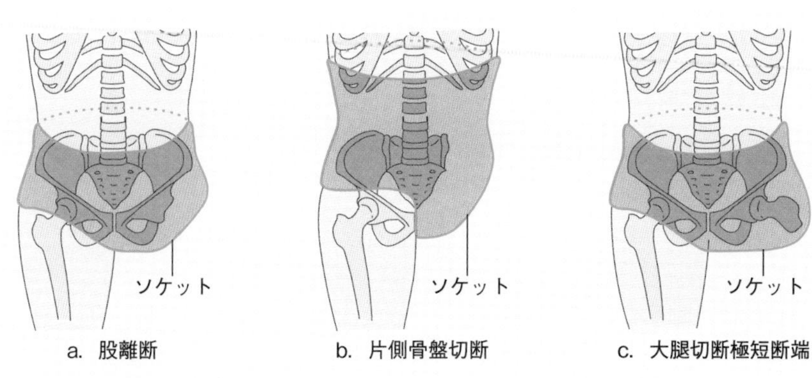

図 1　股義足の適応となる切断高位
（丸野紀子：義装会誌 2008；24（4）：202[1]）

LECTURE 7

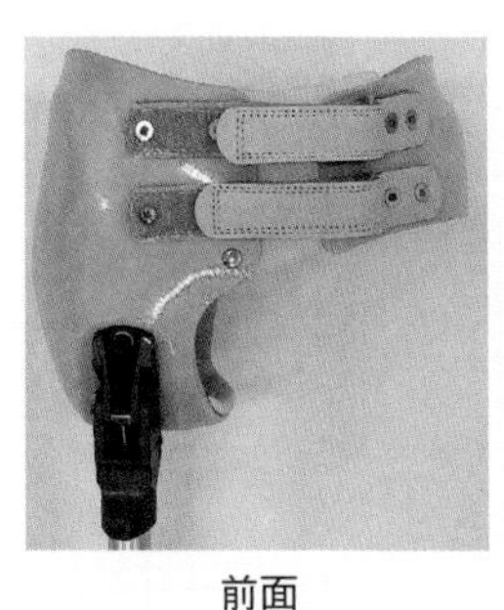
前面

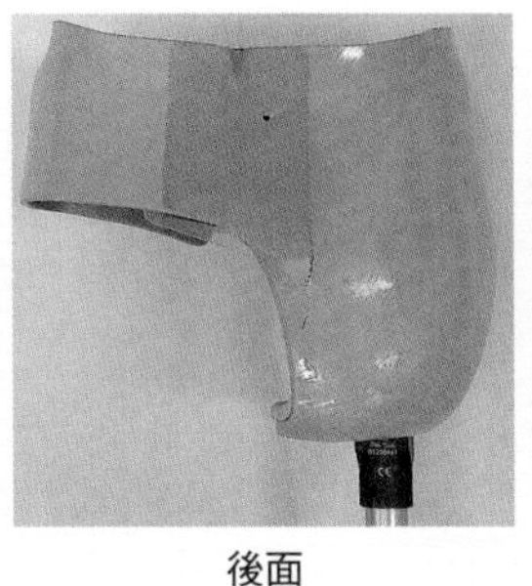
後面

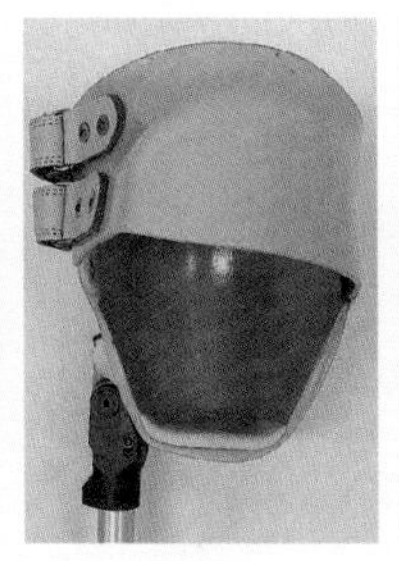
内側

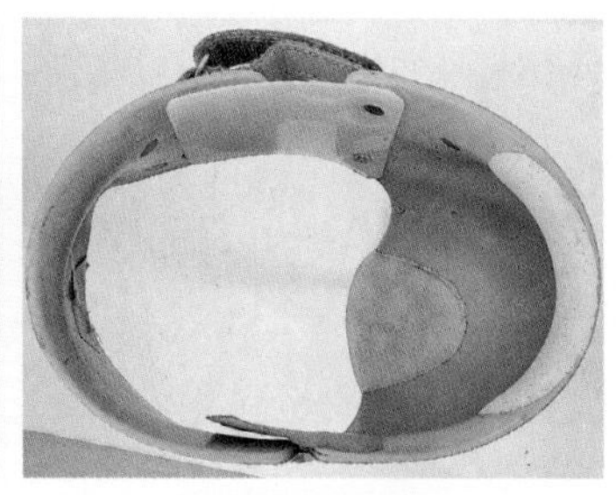
ソケット内

図２　カナダ式（カナディアン）ソケット

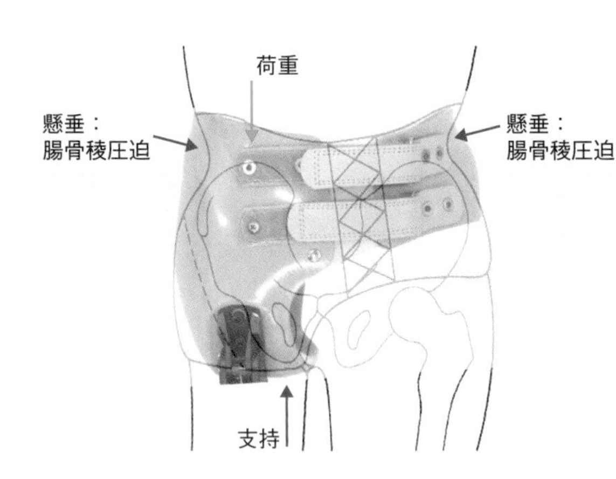

図３　カナダ式ソケットの体重支持部位と懸垂

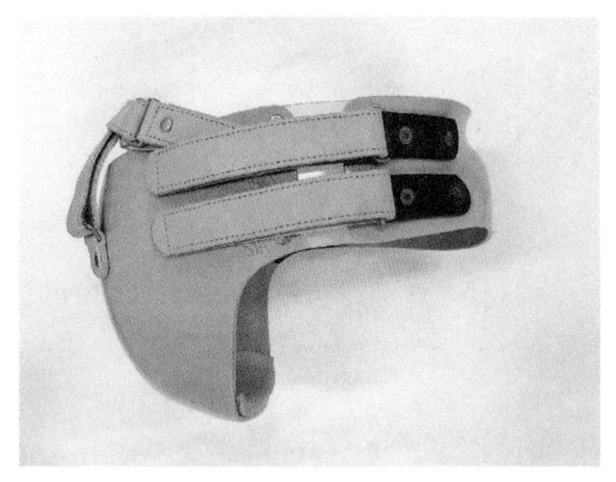

図４　ダイアゴナルソケット

LECTURE 7

も，カナダ式股義足特有の特徴が加わって，現在も最も多く処方されている．股・膝継手を遊動にし，懸垂ベルト・ロック操作の煩わしさを解消し，歩容もそれまでのものより健常歩行に近いように開発されたものである．

カナダ式股義足に用いるカナダ式ソケットは，熱硬化性樹脂製のソケットで健側を含む骨盤全体を包み，腸骨稜で懸垂するのが基本的な形状である．**図3**にカナダ式ソケットの適合上重要な圧迫部位を示す．しかし，骨盤帯全体を覆うソケット内の通気性や圧迫など，快適性に劣るため，装着感を改善するものとして，ダイアゴナルソケット（**図4**）が考案され用いられている．

3）片側骨盤切断のソケットと懸垂機構

片側骨盤切断は，悪性腫瘍が切断原因である場合が多い．切断高位の中で非常片側骨盤の腸骨・恥骨・坐骨の一部を切断されたものから，片側骨盤を仙腸関節から外し全切断したものまで，病変部位によりさまざまな形状がある．股関節離断と異なり坐骨を失い，骨性支持面が極端に少ない形状となるので，体重支持部を上位（肋骨弓部）に求める必要がある．また，骨盤を失った断端は，腹腔内臓器を軟部組織で覆っただけの軟らかい状態となるため，立脚相の沈み込みや体幹傾斜は免れない．このため，片側骨盤切断用義足にはカナダ式ソケットは使用できず股関節離断とは異なる特徴をもつ．アライメントの原則は，沈み込みへの対応など相違点もあるが，カナダ式股義足のアライメントに準ずる．

（1）片側骨盤切断用ソケットの形状と体重支持

従来の片側骨盤切断のソケットの体重支持部は，断端と肋骨弓部である（**図5，6**）．採型時には，軟らかい断端が安定するように斜め上方向へ圧迫するようにする．プラスチックのソケットにより体幹の運動は著しく阻害される．また，体幹を深く覆うソ

ここがポイント！
股関節離断の断端は坐骨支持である．片側骨盤切断の断端は体重支持できる骨組織がないため軟部組織を押し上げるように斜面で受ける（図6）．また，骨盤の全体または一部切断によって断端～ソケットの固定・懸垂も困難である．

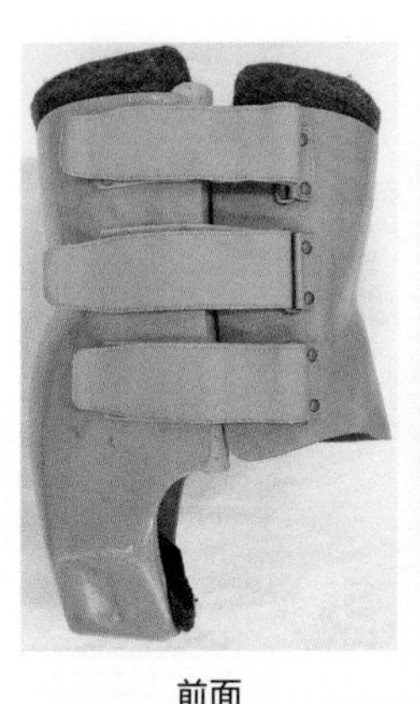

前面

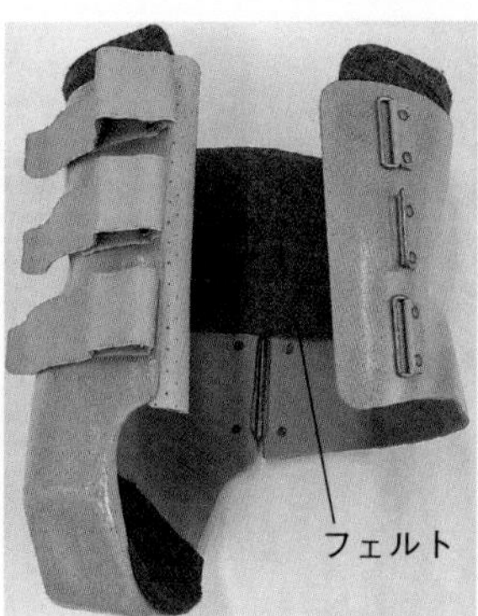

着脱時

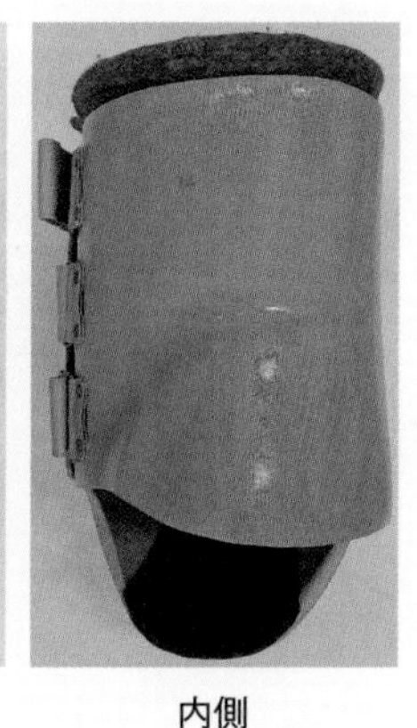

内側

フェルト

ソケット内面
ソケット内側はフェルトによるクッションが断端を保護するように考慮されている（黒い部分がフェルト）

図５　片側骨盤切断用ソケット

図６　片側骨盤切断用ソケットの重要な適合部位と懸垂

ケットは通気性も不良で不快なため，断端自体で荷重できるよう支持面を反対側の肩に向かう傾斜面でとるソケットもある．この場合，骨性支持面がない状態でソケットによりいかに安定した支持ができるかが，ポイントである．

(2) 片側骨盤切断用ソケットの懸垂機構

片側骨盤切断用のソケットも股離断のソケットと同様に腸骨稜で懸垂するが，片側骨盤をすべて欠く場合もあるので，懸垂能は低下する．

2. カナダ式股義足のアライメント

カナダ式股義足の最大の特徴は，ベンチアライメント（**図7**）である．立脚相の安定はこれに依存する（アライメントスタビリティ）．これによりカナダ式股義足は，股・膝ともに遊動継手で歩行できる構造となった．

しかし，立脚はアライメントに依存し，遊脚は骨盤前後傾運動による振り子運動である．断端コントロールで歩行バリエーションを広げるには限界があり，歩幅やケイデンス・歩行スピードなどを変化させる応用度はまだ低い．ストライド（歩幅）コントロールのため，前に振り上がりすぎないように調節するバンパーやブレーキ役のゴムまたはベルトが股継手に必要な機能となり，さまざまな股継手が考案されている．このため股義足は，用いる継手によって後述の基本的ベンチアライメントを調整し適合する（**図8**）．

1) 股義足の基本的ベンチアライメント

カナダ式股義足のベンチアライメントで最も特徴的なのは，矢状面である．座位姿勢の妨げにならないよう，股継手はソケット前面に付ける（**図8**）．この股継手の位置は，正常股関節軸の前下45°付近に相当する．そのまま股継手以下の義肢構造が鉛直位になると，膝継手が体重負荷線の前に位置してしまい，膝折れするので，義足の大腿部が斜め後方に向けて傾く構造にし，膝継手が体重負荷線の後方になるように位置づける．足部はほかの高位の義足同様，トウブレークと踵の中心に体重負荷線が落ちるように組み立てる．その結果，股義足全体でみると，股継手と膝継手を結ぶ線は

ここがポイント！
カナダ式股義足の特徴的なアライメント
股継手を前方に付けソケットで支持してそのまま真直ぐに下肢を連結すると，膝・足部が前方になりソケットは後方へ不安定となる (a)．継手をソケット底面にすると座位が不安定となる (b)．このためソケット前方に股継手・荷重線が足部に落ちるように反張位のアライメント (c) をとる．

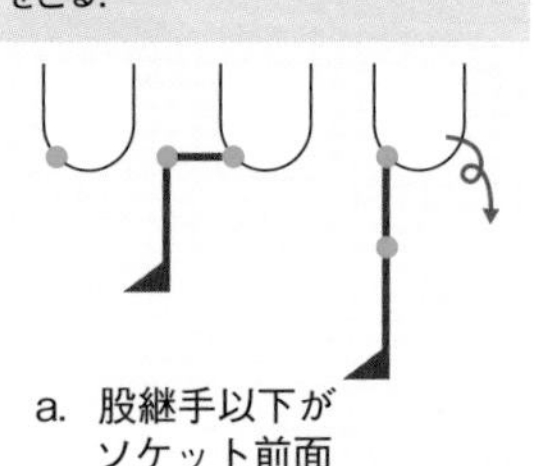

a．股継手以下がソケット前面

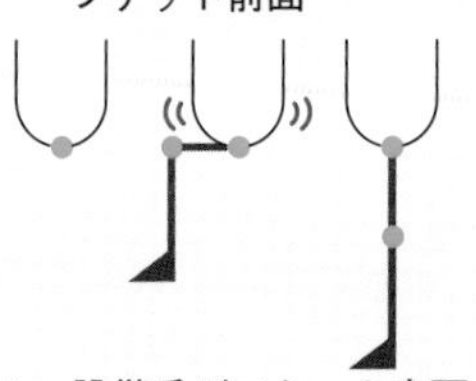

b．股継手がソケット底面

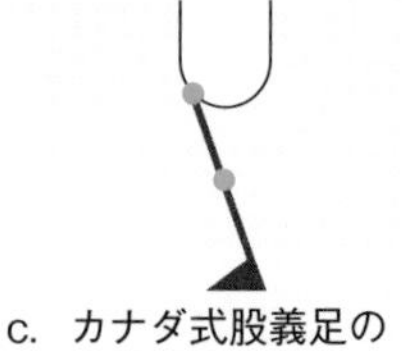

c．カナダ式股義足のアライメント

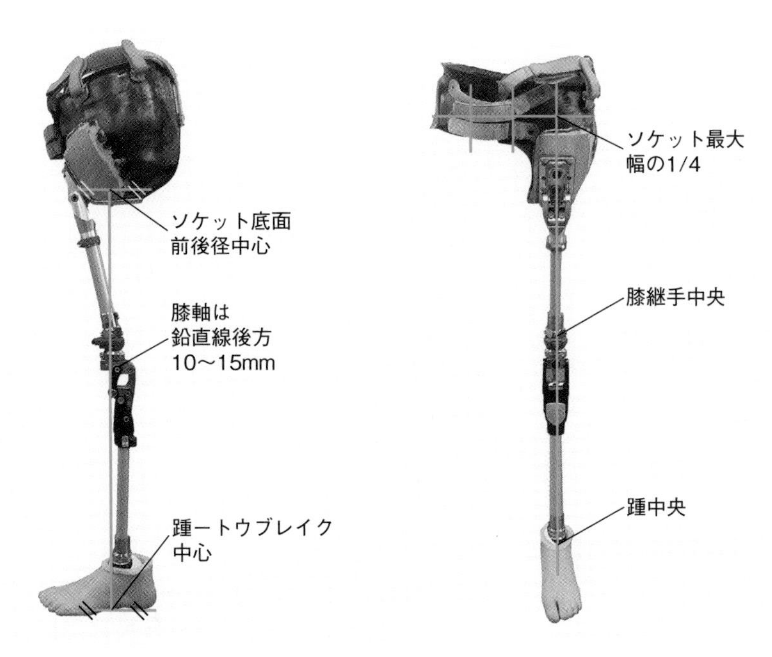

図７　カナダ式股義足の基本的ベンチアライメント

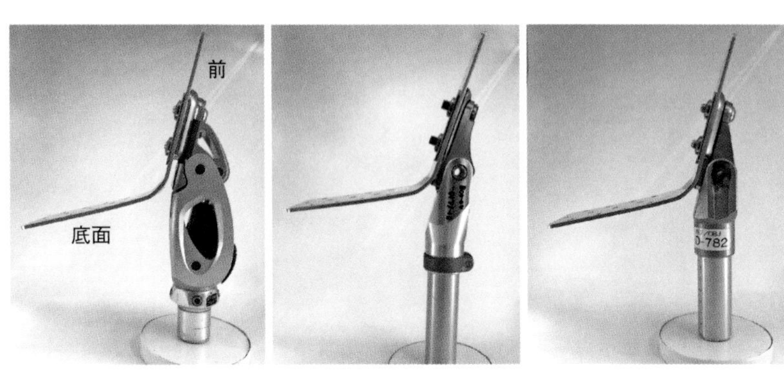

図８　いろいろな股継手
ソケット，個々の股継手軸の機能に合わせて基本的なベンチアライメントを調整し用いる．

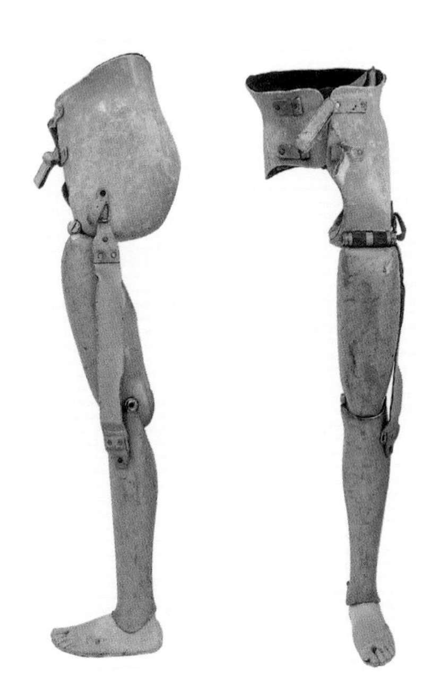

図９　殻構造のカナダ式股義足

踵の後方に達し，生体股関節からの鉛直線（体重負荷線）は膝継手の前方を通り，股義足の膝継手は反張位で安定する構造となる．

前額面のベンチアライメントは，坐骨結節から下ろした垂直線が膝継手中心を通り，踵中心に至る．

2）骨格構造股義足と殻構造股義足の違い

現在，カナダ式股義足は**図７**に示すような骨格構造が主体である．カナダ式股義足の原型は殻構造股義足（**図９**）であった．どちらもソケットに大きな違いはない（**図２，４**）．骨格構造と殻構造の股義足の違いは，継手の進歩により，骨格構造が殻構造股義足ほど反張構造をとらなくても安定が得られる点にある．

股継手は骨格構造も殻構造も，単軸継手であり，軸心はソケット前面のタイプ（**図８**）と下面のタイプとがある．軸心がソケット下面のほうがより身体に近い位置に継手設定できるが，ソケット前面タイプのほうがソケット底面の構造を薄くでき，義足をつけたまま座位がとりやすい．骨格構造義足では，さまざまな股継手・膝継手を選択できる（Lecture 3〈p.26〉参照）．多軸膝・バウンシング機構を利用した立脚相の安定や，遊脚制御機構の利用も可能となっている．そのため，継手の選択により，**図７**の基本的ベンチアライメントを調整し組み立てて適合させる．

MEMO
股義足のストライドコントロール
股義足は，腰椎の前後彎運動で振り子様の遊脚を行う．調節機構として荷重時屈曲補助バンパーが圧縮され抜重時にバンパーが反発，振り出しを補助する．前方バンパーが働きストライド幅がコントロールされる．油圧シリンダーを内蔵する継手が開発され，ケーデンス増加やスピード調節も可能になっている．

股義足の適応となる切断者は，股関節機能も失っており，義足を制御する身体能力は大腿切断や膝離断とはまったく異なる．股義足の継手選択は主として立脚の安定と座位姿勢（**図 10**）に生かされている．安易に活動性の上限を定めてはならないが，実用的な歩行能力を簡単に得られる切断高位ではない．

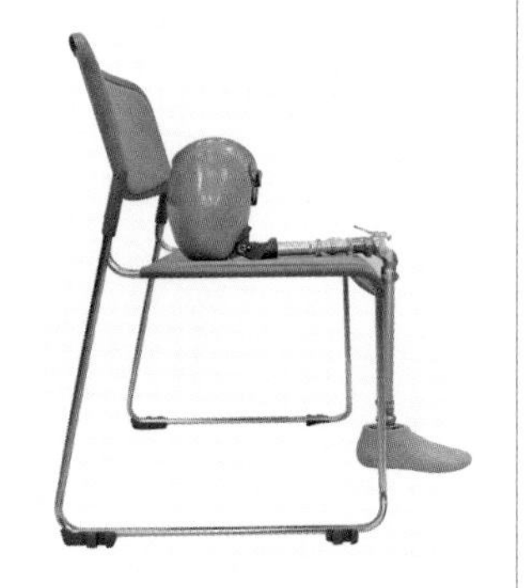

図 10　骨格構造のカナダ式股義足が座位になったところ

3）股義足のスタティックアライメント

股義足のスタティックアライメントは，①義足の長さ，②懸垂を含むソケット適合，③立位安定，を評価する（**表 1**）．

義足長は健側と同じにするのが基本である．しかし，懸垂の良否により遊脚相の異常や転倒リスクが予測される場合，脚長差を 1～3 cm ほど健側より短くつけることもある．これについてはダイナミックアライメントで詳述する．立位・立脚が不安定となる原因は断端筋力ではなく，骨盤傾斜や腰椎の彎曲，ソケットの適合具合などによることが多いので，それらを観察しながら改善する．

4）股義足のダイナミックアライメント

ベンチアライメントを基本に立脚安定が得られた股義足が歩行する際のポイントは，ストライドコントロールと立脚中期以外の膝折れの有無である．**図 11** に立脚相の股義足の動きを体重負荷線とともに示した．

①**踵接地期**：股関節屈曲は屈曲制限機構で制限され，膝伸展位で踵接地する．体重負荷線は膝関節の前を通るので膝折れしない．

②**足底接地期**～③**立脚中期**：膝折れしないために踵の軟らかい足部を使用する．体重が前方へ移動するにつれ膝関節は反張位をとり安定する．股バンパーとソケットが接触し始める．床面から義足が受ける力より膝軸は後方にあるので膝折れしない．

LECTURE 7

表 1　スタティックアライメントのチェックポイント

1. 断端とソケットの適合	坐骨結節が適正な位置に安定して荷重できるか，懸垂性，片側骨盤切断の場合は肋骨弓，上前腸骨棘の不快感がないか
2. 座位の快適性	股継手位置とソケット構造
3. 義足長	振り出しの安全のために 1～3 cm の範囲で義足を短く調節する場合もある
4. 荷重安定	膝継手は健側裂隙より 3 cm 上．ベンチアライメントの適合，靴の踵高が重要である

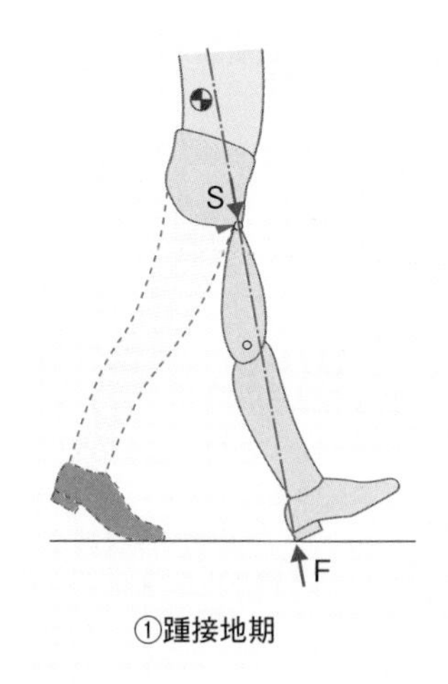

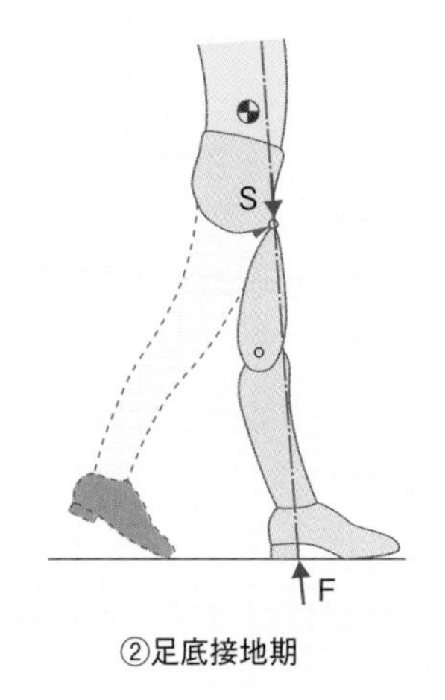

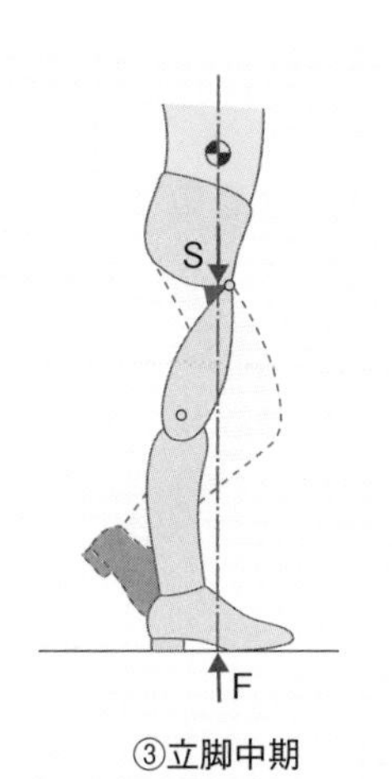

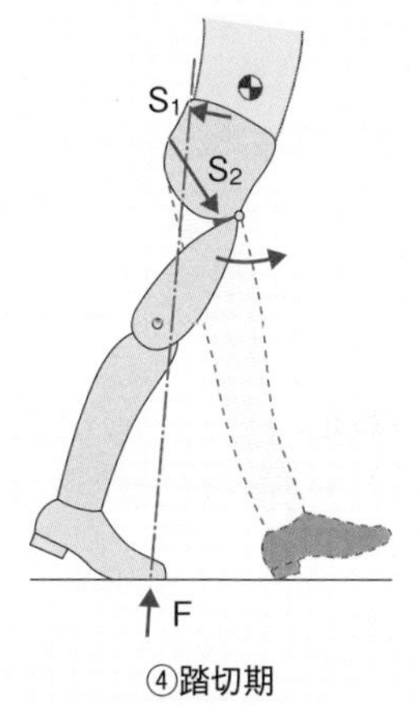

F：床面から義足が受ける力
S：切断者の体重負荷と義足にかかる力

図 11　股義足でなぜ歩ける？　カナダ式股義足歩行立脚期の膝継手と体重負荷線の位置関係
体重負荷線に対し，膝軸が後ろに位置することで膝折れを防ぐ．

④**踏切期**：後ろ側の下肢に荷重しているあいだも，義足が受ける力より膝軸は後方にあるので，膝折れしない．前足部へ荷重し，股バンパーが圧縮されると，膝継手を屈曲させようとする力が働いて遊脚相へ移行する．バンパーに圧をかける十分な荷重が重要で，不十分なまま遊脚しようとするとスムーズに振り出せず，異常歩行となりやすい．

5) 片側骨盤切断用義足の工夫

片側骨盤切断の義足も，アライメントの基本はカナダ式股義足と同じである．歩行形態も同様となる．

断端の骨性支持は肋骨弓であるが，断端の軟部組織にも荷重され，沈み込みによる不安定が予測される．その場合，安定した立脚のために以下のような工夫を股継手の位置に組み込むことがある．

①ソケットの外側よりに股継手を付けワイドベースにする．

②沈み込みに対応することを見越して股継手外転5°くらいに組む．

③脚長差（1～3 cm）を付ける．

足部切断＝足部部分切断（partial foot amputation）

3. 足部切断と足部の義足

1) 足部切断の種類

足部切断は足根部・中足骨部・足趾のいずれかの部分で切断された状態のことである．足部切断にはさまざまな切断パターンがある（**図12**）．足部切断は，慢性閉塞性動脈硬化症などの末梢動脈疾患，糖尿病性壊死（**図13**）を原因とすることが最も多く，多趾切断となりやすいのも特徴である．

これらの断端は，残された足底に対して荷重・支持が可能で，サイム切断のような脚長差の問題もない．裸足で屋内を歩くことも可能である．義足は靴・履物にフィットする形状再現の目的で製作される．

靴擦れのような小さな傷が，感覚障害で痛みを感知しにくいため，創感染や壊死に至り足趾などの小切断を経て（**図14**），病態進行により下腿以上の切断へ進むリスクも大きい．原疾患治療とともに，小さな傷を軽視せず足を清潔に保ち，足に合った靴を履くといったフットケアの指導が重要である（Step up〈p.72〉参照）．

2) 足部部分切断により失う機能

足部の切断部位により失われる足部機能を理解するには，健常歩行における足趾・足部・足関節が担う機能を整理するとよい．

MEMO

足部切断に至りやすい病態：PADとASOと糖尿病性壊疽

末梢動脈疾患は炎症性疾患や狭窄も含む．動脈硬化が基盤の血流障害のASOはPADに含まれる．下肢末梢動脈疾患は動脈硬化病変が圧倒的に多いことからPADとASOはほぼ同義で用いられることも多い．糖尿病性壊疽は動脈硬化や感覚障害のある足の傷や潰瘍が治癒せず切断に至る．血流障害のある足が切断の危機に瀕した状態を重症下肢虚血（CLI）という．

末梢動脈疾患（peripheral arterial disease：PAD）

閉塞性動脈硬化症（arteriosclerosis obliterans：ASO）

糖尿病性壊疽（diabetic gangrene）

重症下肢虚血（critical limb ischemia：CLI）

LECTURE 7

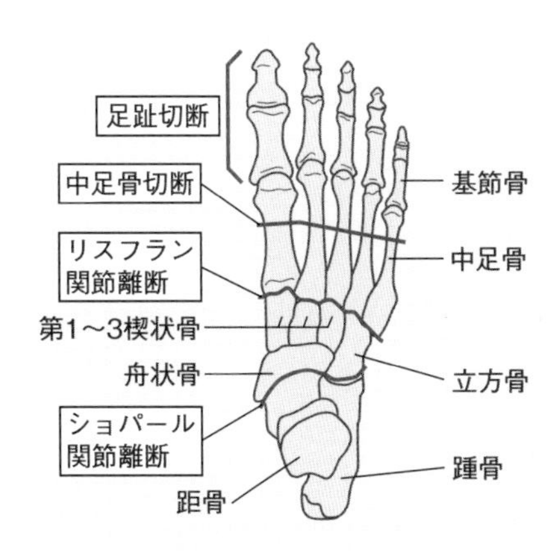

図12 足部切断の名称と部位

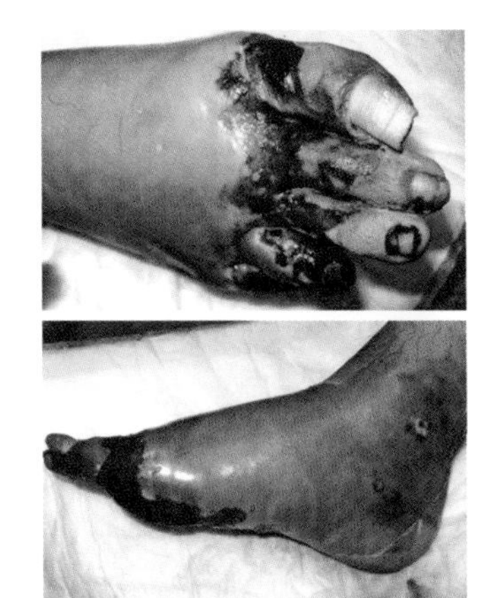

図13 糖尿病性足趾壊死の例

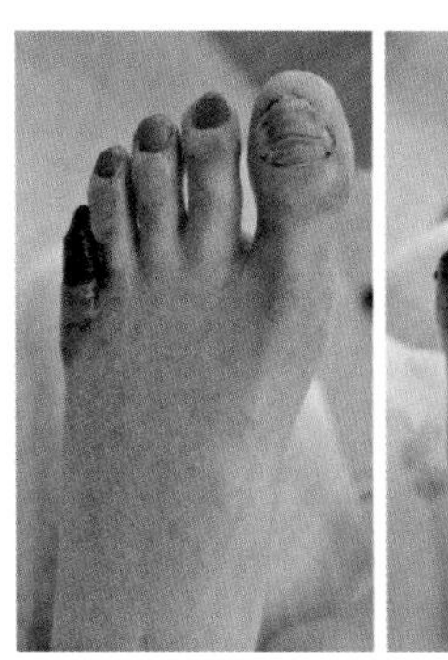
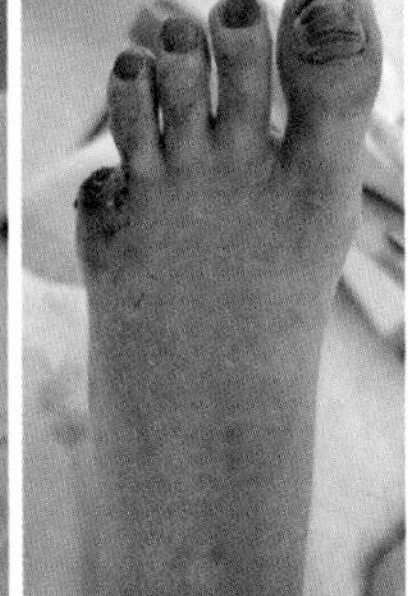

図14 外傷から足趾壊死，足趾切断例

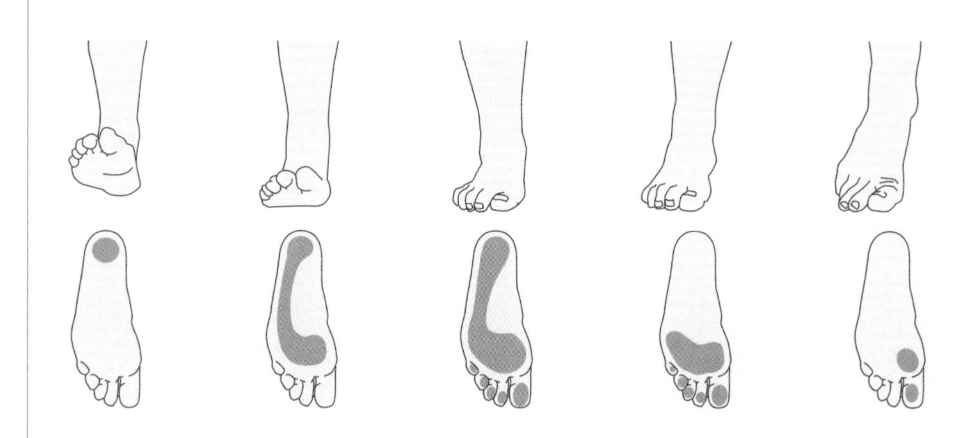

図 15　歩行中の踵接地から爪先離れまでの支持面の推移
(Schunke M, et al.：Prometheus, Lernatlas der Anatomie. Georg Thieme Verlag, Stuttgart：2005[3])

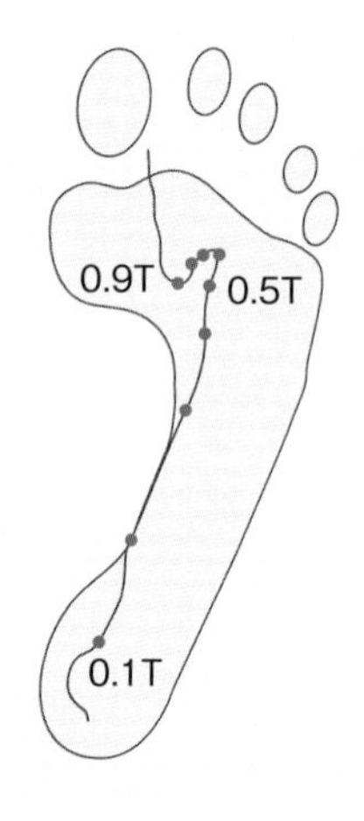

図 16　足底内の床反力作用点軌跡
数字は全立脚時間 T を 10 分割した位置.
(江原義弘ほか：ボディダイナミクス入門，歩き始めと歩行の分析．医歯薬出版；2002．p.121[4])

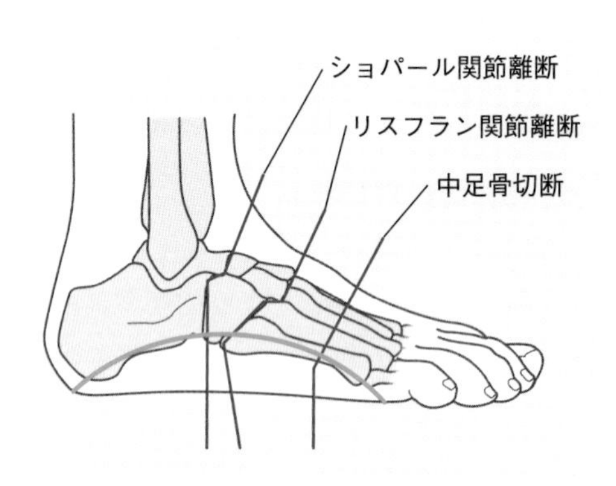

図 17　足部切断による足の縦アーチの切断
ショパール関節離断，リスフラン関節離断，中足骨切断は，縦アーチが途中で切断される．アーチの切断によって底屈背屈筋のアンバランスだけでなく，切断後残された足底で支持しただけで，足関節の骨格は底屈位となる．

LECTURE 7

ここがポイント！
足部部分切断は，糖尿病など末梢循環障害患者の靴ずれのような小さな傷の治癒遅延でも切断に至る原因となるため，フットケアが重要である．非切断肢のチェックを行い患者本人にも指導する (Step up 〈p.72〉参照)

表 2　足部切断の理学療法の留意点

1. 尖足（ショパール・リスフラン関節離断では内反も）変形の予防と背屈筋力強化
2. 前足部喪失の歩容への影響を知る：踏み返しの欠如，歩幅の不一致，スピードの低下
3. 足関節以外の機能維持に努める：歩幅・歩行スピードの調節，走行動作には膝関節の衝撃吸収と蹴り出し機能が高い必要がある
4. 糖尿病性切断者には，フットケアの指導と足部皮膚観察を習慣づける
5. 糖尿病性切断者には，履き物のチェックと指導を行う

(1) 足部は一歩行周期のなかで，後足部-中足部-前足部の順に荷重部が移動する

踵接地から荷重が始まると，足部への荷重は踵から足底外側を経て前足部，母趾球へと移動する (**図 15**)[3].

しかも，**図 16**[4] のように，足部の荷重点中心（合成床反力作用点）は瞬時に踵から前に移動し，立脚相は，前足部で荷重している時間が後足部よりはるかに長い．前足部を支持する下腿三頭筋のターミナルスタンスが歩行の推進力であり，最も大きい正の関節モーメントを生む．前足部はなくても歩行可能だが，ないと歩行の基本運動を変化させ，パワーを大きく低下させる．

(2) 足のアーチの形状変化

足部部分切断によってアーチを途中で断たれた結果，断端はアーチが崩れた形状となる (**図 17**)．縦アーチが絶たれれば，断端の接地姿勢は自ずと元の足関節より底屈肢位となる．さらに，足趾を含む背屈筋群に対して下腿三頭筋は温存されるので，容易に内反尖足変形をきたす．

3) 足部部分切断の理学療法の留意点

足部部分切断者は，義足がなくても屋内歩行は可能である．裸足で屋内を移動する日本文化では有益な切断高位である．しかし，切断によって失われる足関節・足部・足底の機能を留意し，予防する変形は何かを踏まえて理学療法を行う必要がある (**表 2**).

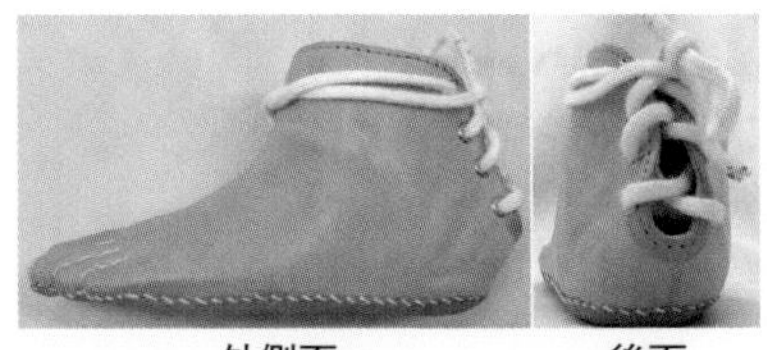

外側面　　後面

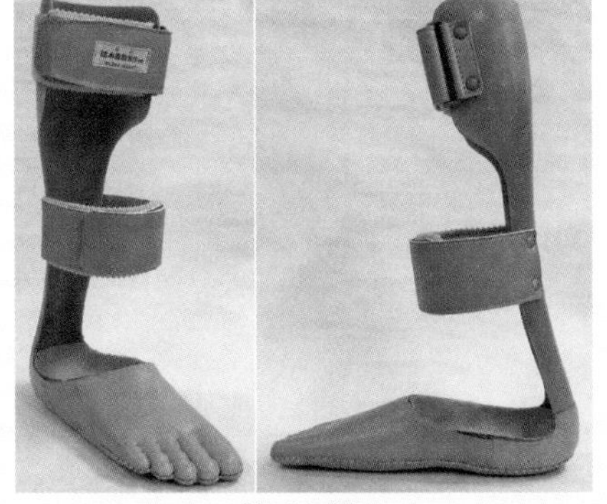

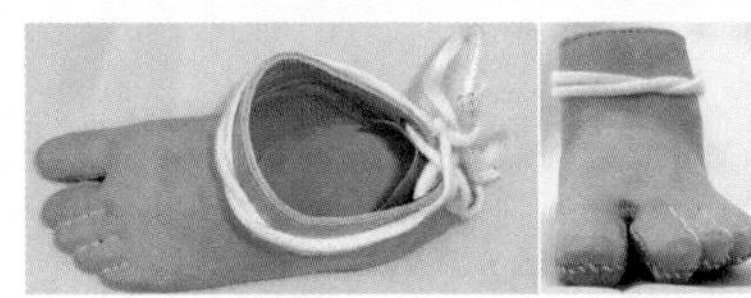

内部　　前面

a. 足袋型

リスフラン関節離断

b. 靴べら型

ショパール関節離断

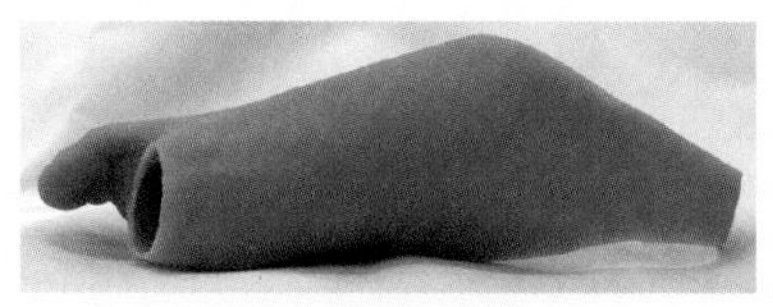

c. スリッパ型

足趾切断

図 18　足部切断用義足のいろいろ

4) 足部の義足

足部切断後，拘縮・変形の予防ができた切断者は，義足を装着せずに裸足で生活することも可能となる．

足部部分切断の義足は，機能補填より，装飾的な目的のものがほとんどである．したがって，足部部分切断の義足の主な機能・目的は，①装着し足部の欠損を目立たなくする，②スリッパなどの履き物が脱げないようにする，ことである．そのため素材は足カバーとなるような軟らかいものが多い（**図 18a，c**）．ショパール関節離断は足部長の短縮が著明で尖足変形もきたしやすいので，靴べら型で機能低下を補うこともある（**図 18b**）．

下肢切断と義肢という意味では最も簡便な切断高位であるが，足趾を含む前足部は立脚相中期以降荷重中心を支える重要な役割を担う．下肢が最も大きな力を床へ伝えるのは踏み返し時であり，足部切断用義足だけではこの機能は補えない．足部部分切断者は底屈による強い踏み返し動作を欠く歩行になるため，理学療法・歩行練習の重要ポイントが他の切断高位とは異なる．

MEMO

①足長短縮や足趾欠損で靴が合わなくなる，②前足部機能を失う，などの問題を補う目的で足部切断用義足が用いられる（図 18）．踏み返しから遊脚への移行をスムーズにし，断端先端へのストレスを避ける目的で相当する位置の靴底に中足骨バーをつけるなどの工夫を併せることもある．

ここがポイント！

足部切断の理学療法は，尖足予防・背屈筋強化が重要であるが，短い足長や少ない足趾でバランスを取り立脚を行うためには，背屈以外の筋力も重要である．足関節機能の維持・皮膚を保護する動き方の指導が理学療法に求められる．

■引用文献

1）丸野紀子：股義足使用者の現状．義装会誌 2008；24（4）：202.
2）野坂利也：股義足ソケットの製作上の工夫について．義装会誌 2008；24（4）：206-9.
3）Schunke M, et al.：Prometheus, Lernatlas der Anatomie. Georg Thieme Verlag, Stuttgart；2005.
4）江原義弘ほか：ボディダイナミクス入門，歩き始めと歩行の分析，CD-ROM 付．医歯薬出版；2002．p.121.

■参考文献

1）川村次郎ほか編：義肢装具学，第 4 版．医学書院；2009．p.157-68，181-8.
2）澤村誠志：切断と義肢，第 2 版．医歯薬出版；2016．p.251-273，393-398.
3）日本整形外科学会，日本リハビリテーション医学会監：義肢装具のチェックポイント，第 8 版．医学書院；2014．p.120-8.
4）門野邦彦：足部潰瘍・慢性創傷に対する整形外科的アプローチ—診断，装具・手術治療について．REPARS 2018；140：51-62.

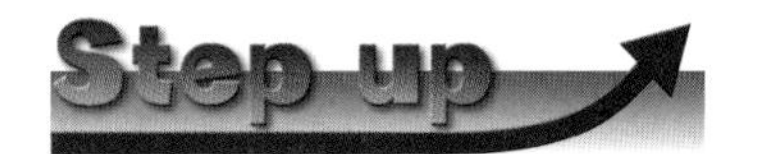

1．フットケア：末梢循環障害の足部切断者の皮膚管理

足部部分切断の原因で最も多いのは，糖尿病性皮膚壊死である（表 1）．末梢循環障害性の切断者は，非切断肢にも問題をもつことが多い．フットケアは再切断・多肢切断の予防につながる．専門的な知識と技術以外にも，理学療法士の日々の観察はフットケアに役立つ．理学療法士としてフットケアの考え方や，履物の重要性・患者指導の知識も身に付けておきたい（表 2）．

表 1　足病変の直接的原因

1. 小外傷・靴ずれ：合わない靴，靴下の重ね履き，鼻緒によるこすれ傷
2. 熱傷：暖房器具による低温熱傷
3. 外傷：すり傷・切り傷の放置から感染，ナイロンタオルなどで強くこすることによる蜂窩織炎
4. 爪の問題：深爪，陥入爪などの爪変形から炎症を起こした感染
5. 皮膚乾燥・亀裂

表 2　患者自身のフットケア―毎日の足のチェック事項と注意点

1. 皮膚乾燥や亀裂はないか
2. 切り傷や引っかき傷はないか
3. 水疱はないか
4. 腫れはないか
5. 皮膚の色は変わっていないか
6. 魚の目・たこはないか
7. まめや靴ずれはないか
8. 局所痛・感染症はないか
● すべての観察は鏡を使って行う．趾のあいだや足底もチェックする ● 視力障害のある人は家族や定期的通院でチェックする ● 一つでも異常に気づいたら医師に相談する

2．義足ができるまで

義足は多くの工程を経て製作される（図 1）．骨格義足はモジュラー式ともよばれ，足部や膝継手などは工場で生産される既製品である．しかし，ソケットは切断者の断端に合わせ型取りし製作するオーダーメイド品である．義肢装具製作業者にとって，義足は商品でもある．義足一本の価格はさまざまで，数万から数百万円と幅広く，切断高位と使用部品の価格で決まる．義足の製作過程は，殻構造と骨格構造で作業方法が異なる．採型-モデル製作-ソケット製作-組み立て-仮合わせ-仕上げの工程は同じである．

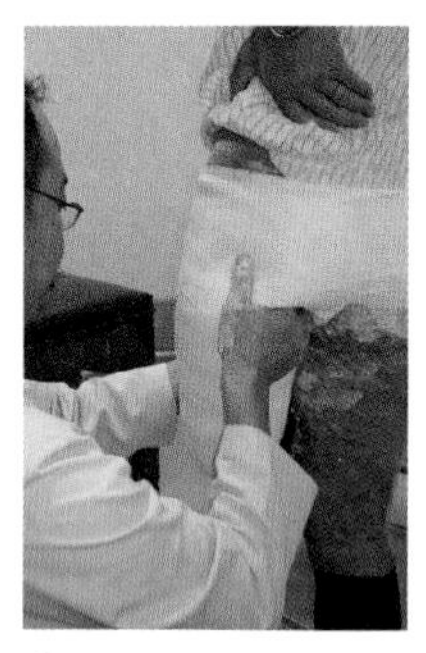
①採型

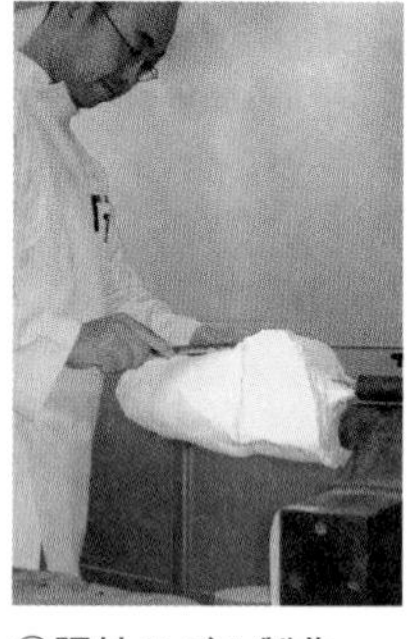
②陽性モデル製作

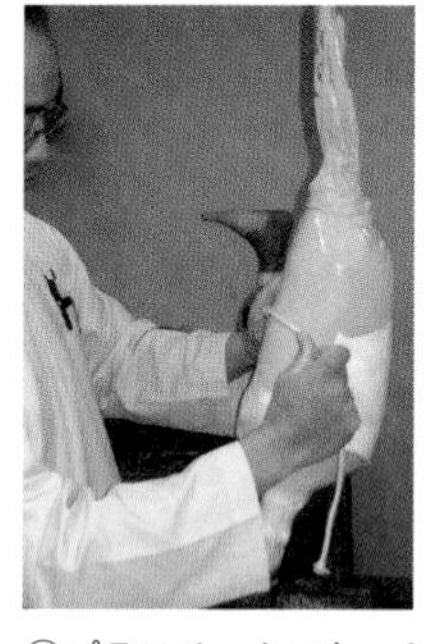
③プラスチックソケット製作

④組み立て・ベンチアライメント設定

図 1　義足製作工程（本文①～④の段階を示す）

①ギプス採型で荷重面と免荷面を強調し，断端の陰性モデルをとる．

②陰性モデルにギプス泥を流し込み，固めてから抜き取って断端のギプスモデルを作る．
　荷重面を削り込み，免荷面にギプスを盛りつけ，よりソケットの凹凸形状を強調した陽性モデルを製作する．

③陽性モデルを用い，プラスチックソケットをラミネーションという技術で成型．

④ソケット，継手，足部などの部品をベンチアライメントに従って組み立てる．

⑤それを切断者に装着し，スタティックアライメントをチェックアウトし，必要な点を修正する．
　これを仮合わせという．

⑥切断者の下肢のシルエットに合わせたウレタンカバーをかぶせ，完成．

■参考文献

1）新城孝道：糖尿病のフットケア．医歯薬出版；2000．p.1-17，84-107．
2）小沼真由美：足病変患者におけるフットケアとリハビリテーション．Dokkyo Journal of Medical Sciences 2016；43（3）：249-72．

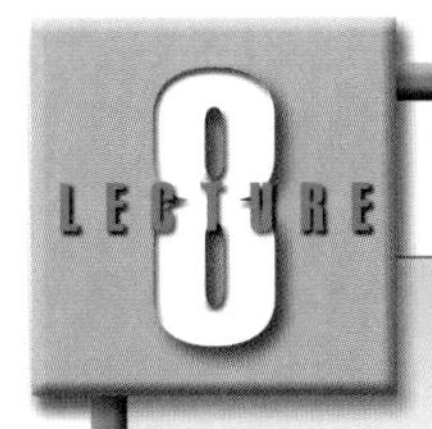

下肢切断の評価
問題点の抽出とその統合

到達目標

- 下肢切断の評価項目を理解し，実施できる．
- 下肢切断の理学療法における問題点が抽出できる．
- 成熟断端・幻肢・神経腫の意味と必要な理学療法を理解する．

この講義を理解するために

切断の評価というと，どうしても切断肢に視点が集中してしまうかもしれません．しかし，理学療法士が評価するのは「残っている足の様子」ではなく，「切断術を受けた人全体」です．義足歩行はすべての切断者が獲得できるものではありません．義足の適応判断や義足非装着での動作能力の把握には，切断肢以外の情報が重要となります．切断肢の評価も疾患特有の方法や注意点が多く出てきます．

関節可動域や筋力の評価について一般的な方法は学習していると思いますが，この講義では，切断肢に対する場合の注意点を述べていきます．適切に実践できるよう理解しましょう．切断の評価に限らず，疾患特有の評価手技を理解するためには，通常の評価手技が確実に身に付いている必要があります．

以下の項目について標準的な方法を学習しておきましょう．

□ 関節可動域・筋力の検査法を学習しておく．
□ 下肢長・周径など形態測定を学習しておく．
□ 皮膚の表在感覚や皮膚温の評価を学習しておく．

講義を終えて確認すること

□ 切断者に対して行う評価項目をあげられる．
□ 切断肢以外の評価の重要性を説明できる．
□ 切断特有の評価手技を理解できた．
□ 切断原因により問題点が異なることが理解できた．

講義

1. 下肢切断の評価項目

切断者に対する理学療法評価は，切断肢と断端だけが対象ではない．切断者の全体像を把握し，適切な目標設定とプログラム立案を行うことが評価の目的である．このため，下肢切断においても，**図1**[1]のように多くの項目についての評価所見や情報が必要となる．得られた情報の解釈についてはLecture 9で述べる．

気をつけよう！
切断患者の評価計画を立案する際，断端長や断端周径など切断肢から評価するように計画するのは誤りである．

2. 切断肢以外の評価の重要性

1）歩行予後への影響因子

歩行予後に最も影響するのは全身状態，次いで非切断部の運動能力である．義足歩行の可否を判断するうえでは，断端と切断肢の評価に先立ってこれらの項目の評価と，それをもとにした問題点の抽出が必要である．

ここがポイント！
非切断肢で立ち上がれるのか．片脚での移乗動作は可能なのか．片脚立位は保てるのか．片脚での病棟内ADLは自立しているのかなど，「切断術を受けたことで生活の何に困っているのか」という視点を忘れないようにする．

2）全身状態

（1）運動耐容能

原疾患あるいは合併症により運動耐容能に問題があると，義足歩行だけでなく切断者としての活動性も制限される．血管原性の切断では，疾患による血管病変が全身に及ぶので，脳血管障害や心疾患を重複している例も多い．これらは運動耐容能をさらに低下させる原因となる．

（2）意欲や理解力

認知症がある場合は，治療に対する意欲や説明に対する理解力に悪影響がある．この場合，ほかの条件がよくても義足歩行が困難となり，獲得可能な能力は限られる．

（3）切断前の状況

切断前の活動性は，身体的あるいは精神的な予備力に大きく影響する．高齢で術前の活動性が低かった場合などは，術後の理学療法開始時の身体能力も低いうえ，運動に対する意欲も乏しいので，獲得可能な能力は限られる．

3）体幹と非切断肢

（1）体幹機能と姿勢

片脚立位を保持する，あるいは片脚での跳躍移動のためには非切断側の筋力だけでなく，体幹の筋力が保たれている必要がある．

姿勢の評価も義足のアライメントや歩容への影響を知るうえで重要となる．高齢者では円背による重心の変化を代償するために，下肢屈曲位の立位となることが多い．

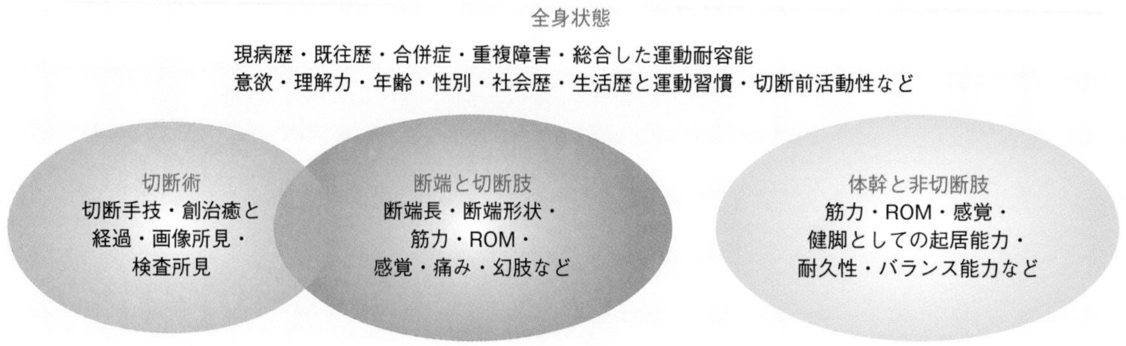

図1　下肢切断の理学療法の評価項目とその統合解釈のための分類
（永冨史子：大腿切断．石川　朗ほか編．臨床実習フィールドガイド．南江堂；2004．p.306[1]改変）

また，若年者でも義足非装着での生活を長期間続けていると脊柱に側彎を生じることがある．

(2) 非切断肢

切断後早期，あるいは義足非装着時のADLにおいて非切断肢による移動や立位保持は必要不可欠である．また，実用的な義足歩行を獲得できる最低限の条件として，非切断側での片脚立位保持が可能であることがあげられる．さらに予後予測のうえでも非切断側下肢筋力や立位バランスの評価は重要である．

ここがポイント!
非切断肢と体幹の機能で義足歩行の可否はほぼ決定される．切断肢の機能は義足歩行の「質」に影響する．

4) その他の評価項目

上肢機能の評価も，立位バランスの補助や免荷，義足装着などで必要となる．義足装着練習を円滑に行い，高い歩行能力を獲得するには，切断肢以外の障害がないか，もしくは影響が最小限であることが必要である．

評価項目には，理学療法では対応不能の内容も含まれるが，切断者の条件を広い視野でとらえ，目標設定するために確認する．

3. 問題点抽出と統合

1) 予後予測とゴール，プログラムの決定

理学療法評価で得られた情報をもとに問題点の抽出と統合を行い，ゴールとプログラムを決定する．

全身状態や非切断部の運動能力についての評価結果は，義足適応・到達レベルの予測を行ううえで重要である．これらの能力が改善できるどうか，また，その結果ADLがどのような方式になるかを予測し，義足を装着するかしないかを含め，機能に即したゴールに早期に到達できるようプログラムを決定する（図2）[1]．

2) リハビリテーションチームとしてのゴール

理学療法評価の結果は，医師を含めたリハビリテーションチームが義足適応を判断する際にも重要な情報となる．正確な評価が行えるだけでなく，チームとして情報を共有できることも必要である．

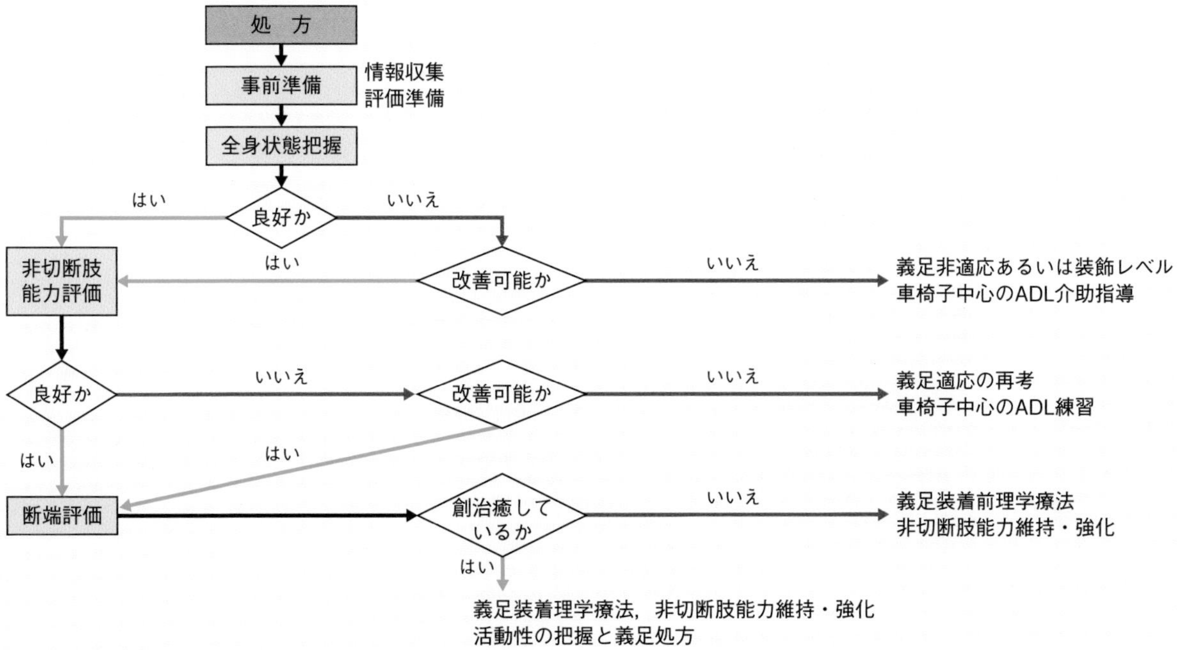

図2　プログラム決定までの思考過程と機能的予後予測
（永冨史子：大腿切断．石川　朗ほか編．臨床実習フィールドガイド．南江堂；2004．p.305[1] 改変）

3）ゴールは初期評価である程度見通せるもの

ゴールは切断肢以外の能力に大きく左右される．初期評価で切断肢以外の評価を行えば，その症例の移動能力の最終到達度はある程度見通せることになる．同様に，評価の段階でどのくらいの運動や練習が行えるかという治療プログラムの限界も決まってくる．

切断＝義足歩行の獲得がゴールと安易にとらえ，無理な治療プログラムを立案することがないよう初期評価の結果を正しく解釈する必要がある．

4）再評価の重要性

ほかの疾患と同様，切断初期評価の結果だけでリハビリテーションのゴールが決定されるわけではない．治療過程において，当初の予測よりも能力の回復が良好であることや，逆に治療効果が少なく，能力が低く回復しないことがある．このような場合は，当初設定したゴールに固執せず，再評価の結果をもとにゴールを変更する必要がある．

4．断端評価と形態測定

1）視診・触診

(1) 創傷治癒の状況

a．創傷治癒前

理学療法の治療場面では清潔保持のために切断術後早期の創を直視下に確認できないこともある．しかし，断端を含めた切断肢の運動を安全に行うために創状態の情報は必要不可欠である．可能ならば医師による創処置時などに可能な限り参加し，直接情報を得る（**図3**）．

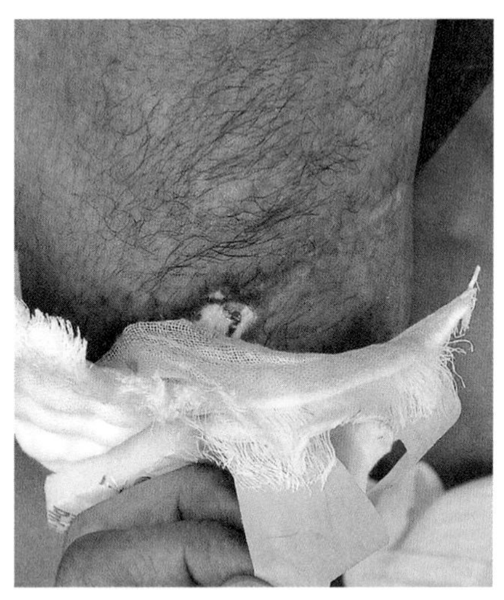

図３　未治療の創部
術創の一部が閉鎖していない断端．
（理学療法時に創に直接接触することは感染のおそれがあり禁忌である．）

b．創傷治癒後

創傷治癒が得られれば，視診・触診による断端評価が行える．断端はソケットによる機械的刺激にさらされるため，接触や圧迫による疼痛や違和感の評価も重要である．

外傷性切断の場合は，断端に切断術の縫合創以外の創があったり植皮術が行われていることもある．これらの部位はソケットの適合に大きく影響するため，位置や大きさを図示して評価する．

(2) 断端末の状態

血管原性切断などで筋肉固定術が行われていない場合には，先端部に軟部組織によるたるみを生じ，過度の場合はソケット適合に影響が出る（**図4**）．これは断端を下垂した状態で断端末端を軽く引くことで判断できる．

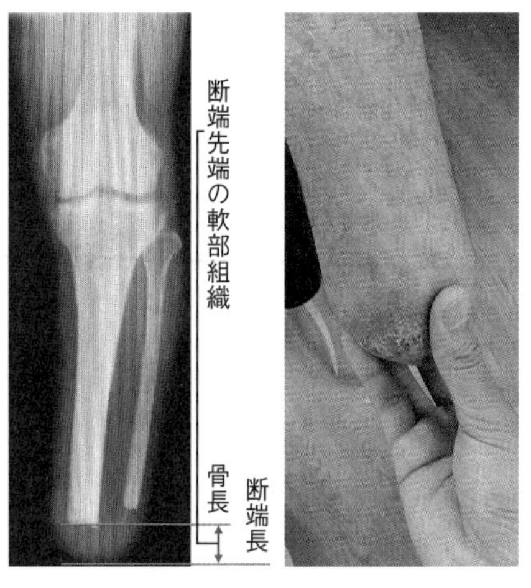

図４　断端末の状態について
外傷性下腿切断の症例．筋肉固定術が行われ，断端先端の軟部組織（赤矢印）の量も適度である．断端末端を軽く引いて評価できるたるみはごくわずかである．血管原性大腿切断などでは，このたるみが大きくなる．

断端のＸ線画像からは，断端内で残存している骨の長さ（骨長）と筋や皮膚などの軟部組織を含めた断端長の差が確認できる．骨長と断端長の差が極端に少ない場合は断端先端の軟部組織が少ない状態であり，皮膚のすぐ近くに骨の先端が触知できる．この状態では断端にかかる外力が骨の先端を覆う部分に集中するため皮膚が損傷しやすくなる．逆に骨長と断端長の差が多い場合は軟部組織のたるみを生じ，ソケットの適合に影響が出る．

筋肉形成術や筋肉固定術が行われている場合に，断端の筋を随意的に収縮させることが可能である．筋を収縮できることは，切断術後早期には断端の浮腫軽減や創部の癒着防止に有用であるが，理学療法開始当初にはこの筋収縮が困難なことも多い．断端の筋の運動についてはStep up〈p.82〉参照.

(3) 皮膚の状態

断端皮膚の色調は非切断側同部位の色調と比較しながら評価する. 赤黒い, もしくは青白い場合は血流の異常が考えられるので, 皮膚温の評価と併せて状況判断を行う. 皮膚温は検査者の手背を軽く断端皮膚に当て評価するが, より定量的な評価には表面温度計を用いる(**図5**).

断端皮膚の乾燥の程度も観察する. 過度に乾燥していたり, 発汗が多く過度の湿潤状態だとソケット装着時に擦過創を形成しやすくなる.

2) 断端長の測定

(1) 大腿切断

大腿切断の場合は, 坐骨結節から断端末端までの長さを測定する. 計測は基本的には立位で, 股関節を中間位として計測する(**図6**).

(2) 下腿切断

膝蓋腱中点から断端末までの長さを測定する. 膝裂隙から断端末までの長さを断端長として測定する場合もある(**図7**). どちらの場合も端座位で膝軽度屈曲位として測定する.

(3) 断端長の分類

断端長は, それぞれの切断高位で長断端, 中断端, 短断端と大別して表記される

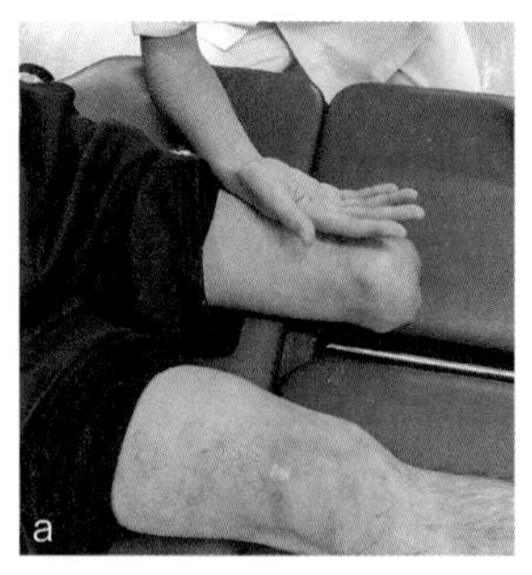

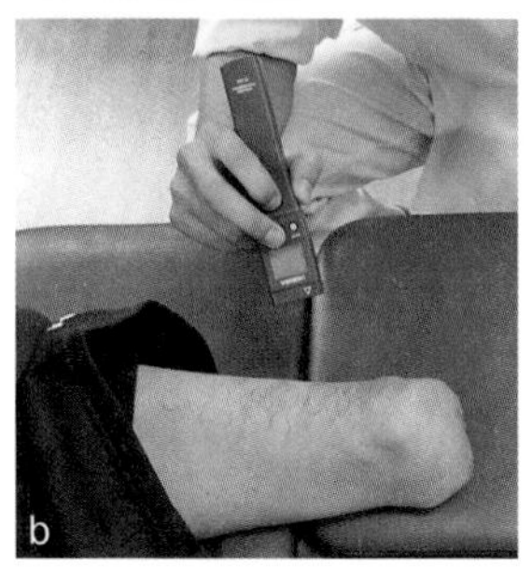

図5 皮膚温の評価
a. 評価部位に手背を軽くあてて切断側と非切断側の皮膚温を比較する.
b. 表面温度計を用いればより定量的な評価が可能である.

MEMO
坐骨結節の触診
坐骨結節は殿筋や軟部組織を下から押し上げて触知する. 立位で股関節中間位では坐骨結節は軟部組織に厚く覆われる. 毎回同じ位置を触知するのは意外と難しく, 習熟が必要である.

MEMO
極短断端
短断端よりさらに短い肢が残存している場合をいう. 大腿切断では有用となる症例もあるが, 下腿切断では有用性が乏しく膝離断が選択される場合がある.

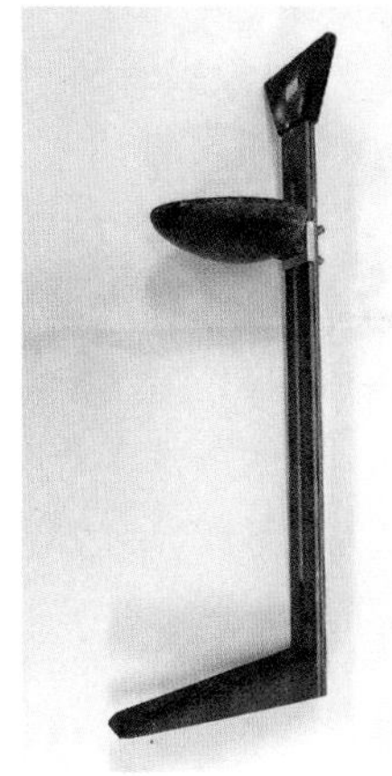
a. 計測用定規

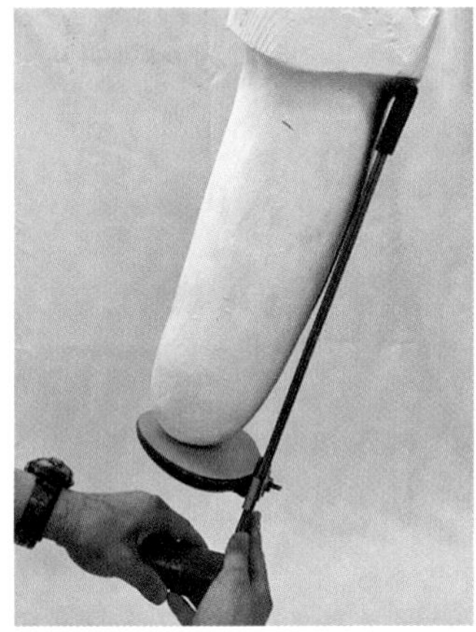
b. 計測用定規による計測(陽性モデル)

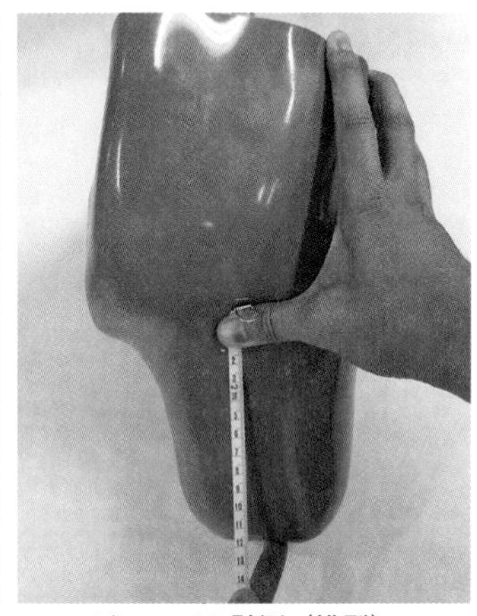
c. メジャーでの計測(模型)

図6 右大腿切断の断端長計測
立位をとれない場合や, 坐骨結節の触知が困難な場合は, 上前腸骨棘を指標にする方法もある.

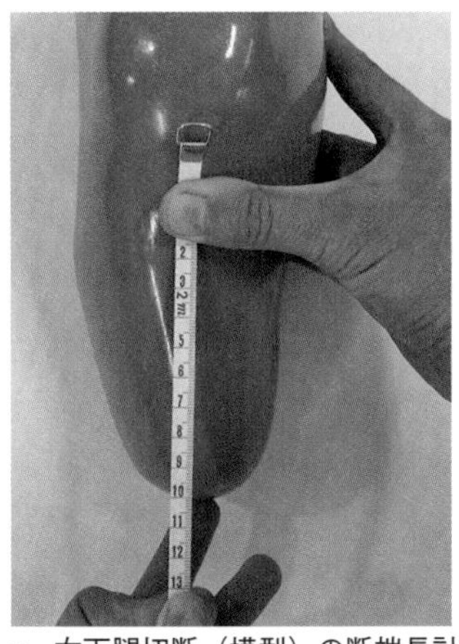
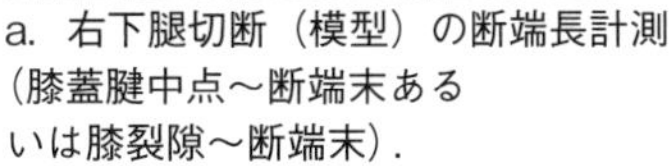
a. 右下腿切断(模型)の断端長計測(膝蓋腱中点〜断端末あるいは膝裂隙〜断端末).

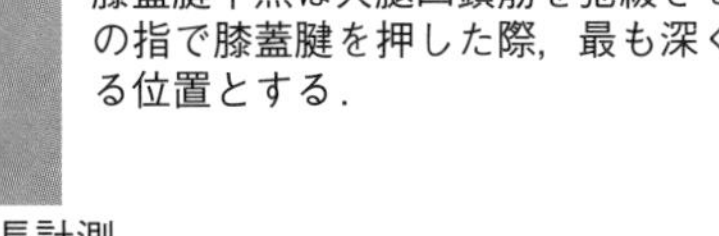
b. 膝蓋腱中点の触診(左下腿切断)
膝蓋腱中点は大腿四頭筋を弛緩させて, 検者の指で膝蓋腱を押した際, 最も深く押し込める位置とする.

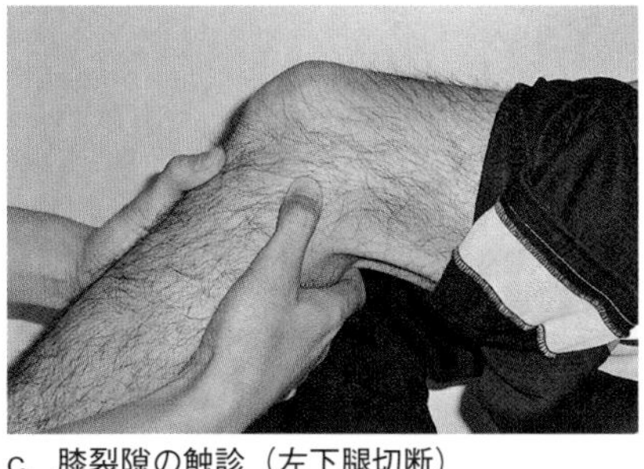
c. 膝裂隙の触診(左下腿切断)
膝裂隙は大腿骨顆部と脛骨顆部の間隙を検者の指で押しながら軽く屈伸させた際, 最も深く押し込める位置とする.

図7 下腿切断の断端長の計測と膝の触診

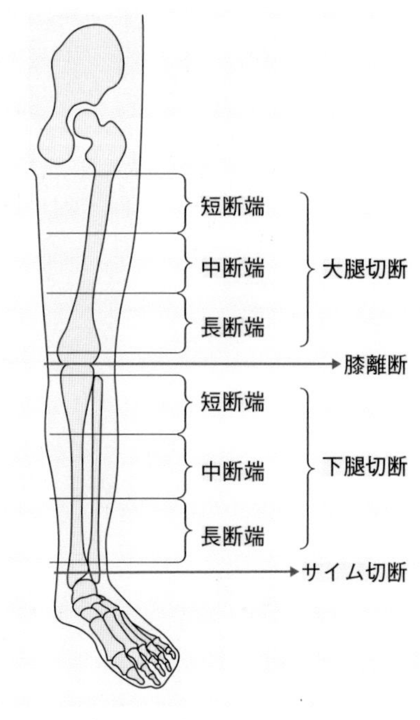

図８ 断端長の分類

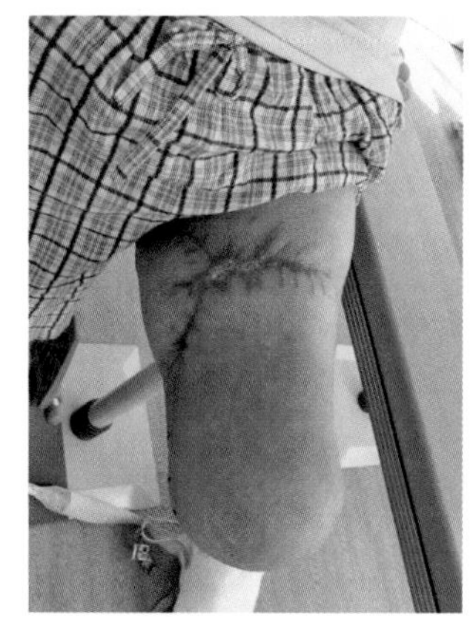

a. 左大腿切断－中断端

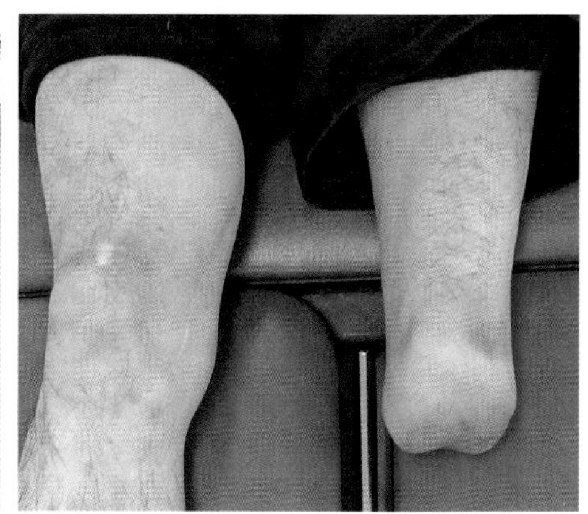

b. 左膝離断

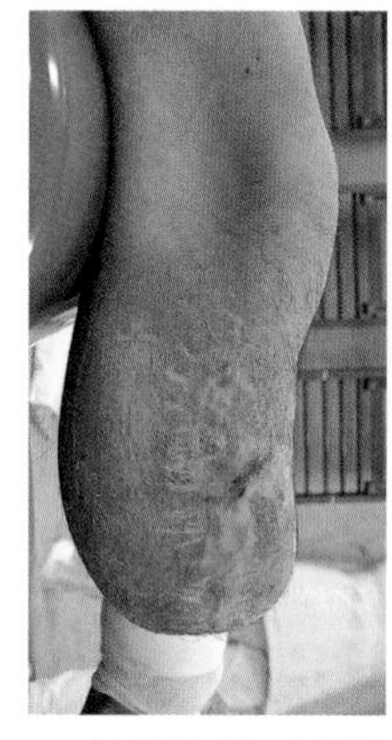

c. 左下腿切断－中断端

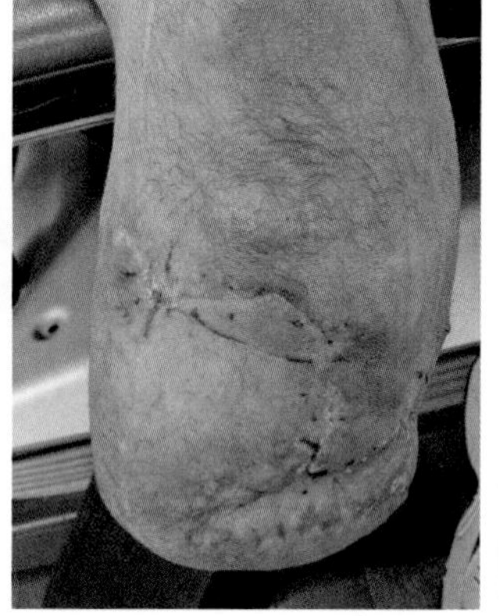

d. 左下腿切断－短断端

e. 左サイム切断

図９ さまざまな断端

（図8，9）．

大腿切断，下腿切断の場合は切断後に残存している肢の長さにより，長断端，中断端，短断端と大別して表記される．臨床では近位1/3での切断を短断端，遠位1/3を長断端，そのあいだを中断端に分類する．

（4）画像からの計測

断端長を測定する場合は，基準とする骨指標からX線画像上の軟部組織先端までの長さを計測するが，撮像時の肢位や術後の腫脹の影響を受けるので，実測した場合と異なる場合も多い．

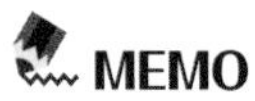

MEMO

機能的断端長

X線画像上で基準とする骨指標から骨断端までの長さのことをいう．

5．関節可動域の測定

1）大腿切断時の測定

遠位の骨指標がないうえ大腿部の軟部組織は後方に豊富なので，移動軸を見誤りやすい．骨の位置を触知し，正しく角度計を当てるようにする．

大腿切断では，股関節屈曲・外転・外旋拘縮を生じやすい．どちらも残存すると義足のアライメントに影響を及ぼす．股関節伸展可動域はソケットの初期屈曲角度に，また内転可動域はソケットの初期内転角度に関与するので正確に測定する．

股関節内外旋は下腿部がないため測定しにくいが，背臥位で左右の大転子を触知し，同時に内外旋を行わせると制限の予測は可能である．

2）下腿切断時の測定

下腿部は脛骨を視認できるが，膝関節が最大伸展角度付近になると角度計の軸の位置がずれて誤った測定になりやすい．

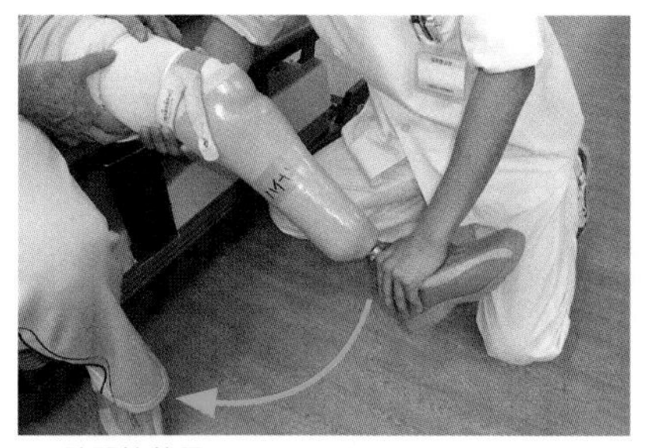

a. 膝関節伸展

b. 股関節伸展

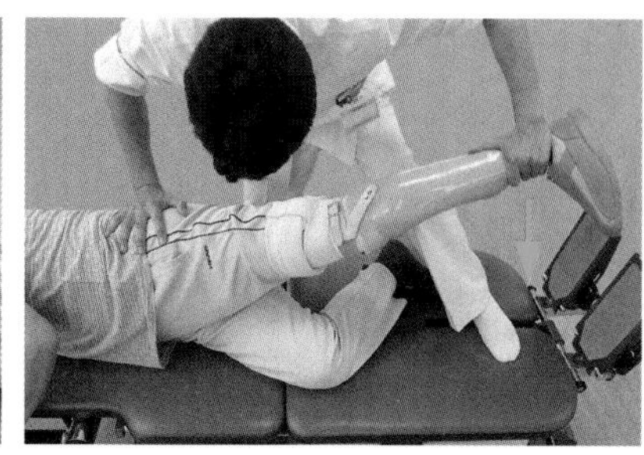

c. 股関節外転

図 10 義足装着下での MMT（下腿切断）
青矢印は検者の力の方向.

下腿切断では膝関節屈曲拘縮を生じやすい. 関節伸展可動域はソケットの初期屈曲角度に関与するので正確に測定する.

6. 筋力の測定

1）義足非装着時の測定

徒手筋力テスト（MMT）による切断肢の筋力測定は，関節に近い部位に抵抗をかけることになり，実際の筋力より上の段階の判定を行ってしまうことがある．できるだけ非切断側も同じ部位に抵抗をかけ比較し，正しい段階づけを行うように留意する.

より定量的な評価を行うには徒手筋力測定装置（HHD）の使用も有用である.

徒手筋力テスト
(manual muscle testing：MMT)

MEMO
徒手筋力測定装置
(hand held dynamometer：HHD)
検者の手掌に装着して徒手抵抗運動を行うことで，被検者が筋収縮により発生する関節モーメントを数値として測定できる.

2）義足装着下の測定 （図 10）

実際に義足を装着して筋力を発揮する際には，ソケットを介して力の伝達が行われる．実際の歩行能力の裏付けとするならば，義足を装着して，MMT により筋力を評価する．特に活動性の高い切断者では，この方法による筋力の評価は重要である.

図の青矢印は検者が加える力の方向を示す．ただし，この評価は近位関節（下腿切断であれば膝関節）や断端への負担が大きいため，関節機能や義足の適合が良好でなければ行ってはならない.

MEMO
軟部組織の存在
断端周囲の軟部組織のあそびのため，近位関節の力はすべて義足に伝達されるわけではない.

LECTURE 8

7. 断端周径の計測

1）断端周径を計測する理由

断端は，術後の浮腫や血腫のために腫脹するが，創治癒の進行，循環の改善，切断された筋の廃用性萎縮などがかかわり，若干の増減を伴いながら切断後数か月かけて次第にその容積は減少する．断端周径を経時的に計測していくと，初めは周径変動の程度が大きいが，徐々に変化のスピードが落ちる．一定期間（Lecture 2〈p.12〉参照）変化しなくなった時点を断端が成熟したとみなす．断端の成熟は，義足装着練習を次の段階に進めるうえで重要な判断基準となる．断端の成熟を見極めるために断端周径を計測する.

2）断端周径の計測法

周径の変化を比較するには，毎回同一部位での測定を行う必要がある．指標となる部位を確実に触知し，メジャーを肢の長軸に対して垂直に当てることを徹底する（**図 11**）.

周径はさまざまな要素により変動する（**表 1**）．このため，周径計測は時間帯や計測前の条件を同じにする必要がある.

大腿切断は坐骨結節を，下腿切断は膝蓋腱中点を起点にすると義足のソケット内径と対比する際に都合がよい．下腿切断では膝裂隙を起点にする場合もある.

ここがポイント！
断端は軟部組織が多いので，1 mm 単位の精密さで周径を計測するのは無理がある．ある程度の誤差が出ることを含んで結果を解釈する必要がある．周径を mm 単位で計測した上で，2 捨 3 入，7 捨 8 入（1・2 は切り捨て，3〜7 は 5，8・9 は 10）とする方法もある.

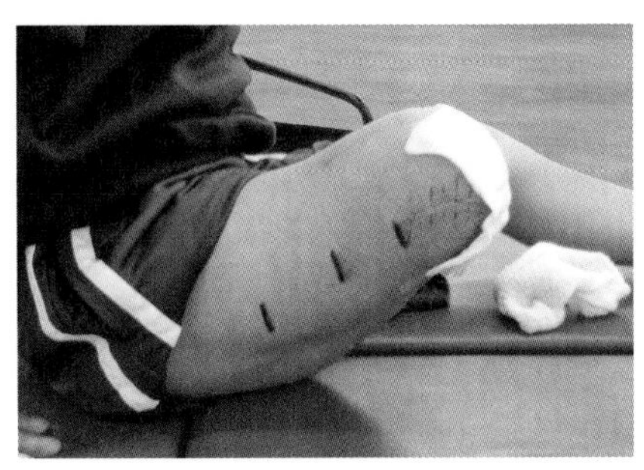

a. 毎回同一部位を計測するために，測定部位に油性ペンなどで印を付けておく．

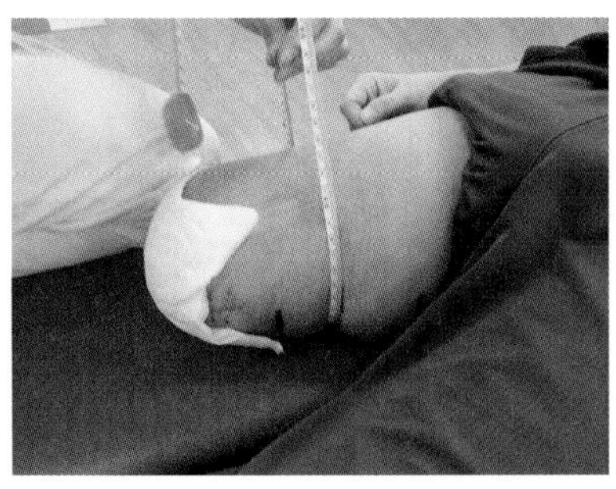

b. メジャーを測定部位に巻き，軽く引いてからメジャーがたるまない範囲でゆるめて値を読み取る．

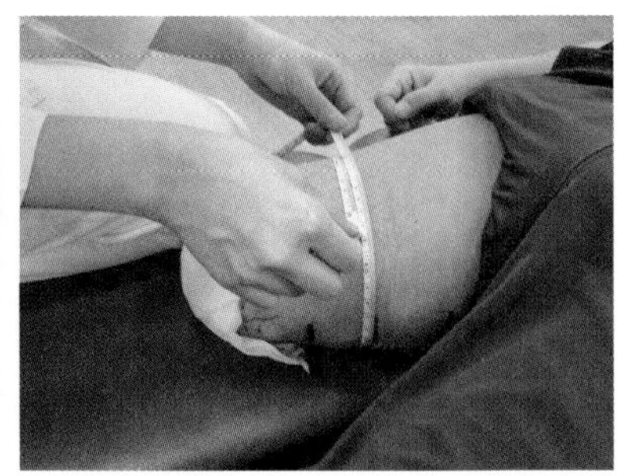

c. 断端の長軸に対して垂直にメジャーを当てることが正しく計測するために重要である．

図 11　断端周径の計測

表 1　断端周径に変動を与える要素

時間帯（午後＞午前）
断端の下垂（下垂後＞下垂前）
血液透析（透析前＞透析後）
ソケット装着（装着前＞装着後）
ソフトドレッシング・シリコンライナーによる加圧（加圧前＞加圧後）
気温および断端の皮膚温（高温＞低温）

8. 感覚検査

義足歩行においてはソケットを介して伝わる力を断端皮膚の触覚・圧覚により感じることで，切断によって失われた足底感覚を代償している．

痛覚をソケット内の断端で知覚できることは，生じた異常に早期に気づき創形成を防ぐうえで重要となる．特に糖尿病を合併する症例，血管原性切断の症例や，植皮術施行例などでは断端皮膚の感覚が障害されることが多いので注意が必要である．

9. 幻肢と神経腫

1) 幻肢とは

切断によって失われた肢がまだ存在するかのように感じる現象を幻肢という．

幻肢は多くの切断者でみられ，切断術からの時間経過とともに位置や形状が変化するので定期的な評価が必要である．幻肢の評価には大塚の分類（**図 12**）[2] が用いられる．

2) 幻肢の原因

幻肢の原因としては，神経腫や断端部の癒着など末梢神経からの刺激を原因とする説，大脳皮質で形成されているボディイメージ（身体図式）が切断された部位と異なることを原因とする説などがある．

幻肢は 6 歳未満の小児切断ではみられない．出現年齢は 8 歳ごろで上肢のほうが下

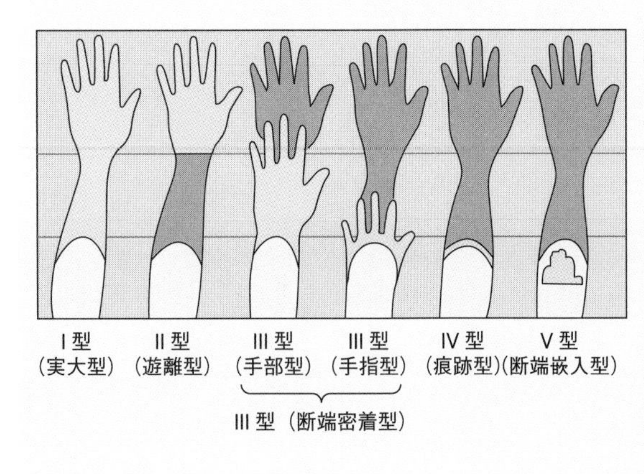

幻肢あり
I 型（実大型）：幻肢がほぼもとの四肢の形態を残しているもの
II 型（遊離型）：幻肢が切断端から遊離して部分的に残っているもの
III 型（断端密着型）：幻肢が縮小して切断端に密着しているもの i ）手部（足部）型：幻肢の手関節（足関節）部より末梢が切断端に密着しているもの ii ）手指（足趾）型：幻肢の手指（足趾）部が切断端に密着しているもの
IV 型（痕跡型）：幻肢が切断端に痕跡程度に残っているもの
V 型（断端嵌入型）：幻肢が切断端のうちにはまり込んでいるもの
幻肢なし
初めあって現在ないもの
初めからないもの

図 12　大塚の分類

（伊丹康人ほか〈編〉．整形外科 MOOK No.40 義肢・装具療法．金原出版；1985．p155[2]）

肢より早く出現するとされている．15歳ごろには幻肢について成人と同様の性状を訴えるようになる．これらの事実からボディイメージと幻肢が密接な関係をもっていることは確かである．

3）幻肢の臨床的経過

幻肢は当初には実大型で生じることが多く，徐々に手先・足先だけの遊離型となり，その感覚を生じる位置が断端に近づく痕跡型となり，消失していく場合が多い．その持続時間は平均6か月から2年程度だが，強い例では数十年継続する場合もある．

幻肢は断端接触や近位関節の運動，切断肢を想起する会話などで程度や形状が変化する．また，義足装着練習の開始とともに幻肢の訴えが減ることも多い．

4）幻肢痛

幻肢痛（phantom limb pain）

幻肢の一部分あるいは全部に生じる疼痛を幻肢痛という．幻肢痛における痛みの性状はさまざまで「締め付けられる感じ」「ズキズキとうずく感じ」などの訴えがみられる．幻肢自体は治療上問題とならないことが多いが，幻肢痛が存在すると治療の阻害因子となる．特に心理面への影響が大きい．

また，皮膚の瘢痕や後述する神経腫による断端自体の疼痛も幻肢痛に関連することがある．こういった例では断端自体の疼痛が軽減すると幻肢痛の訴えも少なくなる．

5）神経腫

（1）末梢神経の再生と神経腫

切断された末梢神経の末端から再生軸索が伸びることは正常な経過である．しかし，四肢切断術の断端内では，再生軸索は行き場を失い神経腫を形成する．切断術中の神経切断は神経腫の形成を防ぐよう処置されるが，神経再生に伴って断端内の瘢痕組織内で癒着を生じやすく，この場合は強い疼痛を訴える．

（2）神経腫と疼痛

断端の触覚・圧覚をみる際に，断端への局所的な圧迫や指尖での叩打により疼痛を訴える場合には神経腫の影響が考えられる．神経腫は術創に近い断端遠位部に生じる場合が多い．この場所がソケット装着時に圧迫を受ける場所の場合には義足装着練習を大きく阻害することになる．

ここがポイント！

幻肢と幻肢痛の問診の１例

①ない部分を感じますか？（切断後間もない時期は，こちら側の足の指の感覚を感じますか？，と聞く．切断者の様子に合わせて上の聞き方に変えていく）

②どのへんにありますか？　指の感覚はわかりますか？

③先だけでなく，途中を感じますか？　つながってますか？

④この部分に痛みを感じますか？（ここからは痛みの評価と同様に進める）

［注意事項］

- 幻肢の形状や幻肢痛は変化するものなので，経時的に評価する．
- 「痛いですか」と痛みから話を切り出したり，痛いことを必要以上に聞かない．
- 切断者は幻肢という未体験の感覚について，驚きや戸惑いを感じている．「これはおかしいことではなく，普通にあるもの」と，不安を軽減するような説明を行う．

10．再評価の重要性

切断者のリハビリテーションでは，初期評価である程度ゴールが見通せる．しかし，治療過程において，当初の予測よりも能力の回復が良好であることや，逆に治療効果が少なく，能力が低く回復しないことがある．このような場合は，当初設定したゴールに固執せず，再評価の結果をもとにゴールを変更する必要がある．

自分が立案したゴールやプログラムが今の症例の状態に即したものかを考えながら治療を行うことの重要性は，他の疾患のリハビリテーションと同様である．

■引用文献

1）永冨史子：大腿切断．石川　朗，内山　靖，新田　收編．臨床実習フィールドガイド．南江堂；2004．p.305-306．
2）大塚哲也：切断肢に伴う幻肢，幻肢痛．伊丹康人ほか編．整形外科 MOOK No.40 義肢・装具療法．金原出版；1985．p.155．

■参考文献

1）澤村誠志：切断と義肢，第２版．医歯薬出版；2016．

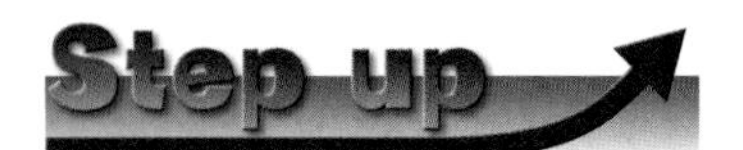

1．切断で切離された筋は運動に参加するか

切断術により筋腹で切離された筋は，筋肉固定術を施されれば新たな筋停止部がつくられることになる．これによりたとえば大腿切断なら大腿直筋が股関節屈曲，下腿切断なら腓腹筋が膝関節屈曲の作用をもつはずである．

では，これらの筋は歩行時にソケット内で近位関節の運動における力源として働いているのだろうか．下腿切断者の腓腹筋で歩行時に筋電図を用いて検討してみた結果，①歩行中の膝関節屈曲に同期したタイミングで活動，②正常歩行のプッシュオフのタイミングで活動，と症例ごとに傾向が異なるという報告もある[1]（図1）．

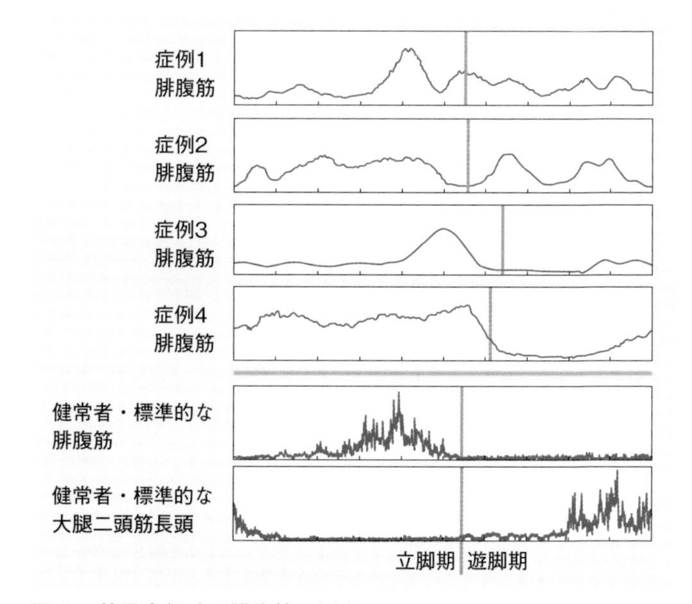

図1　義足歩行時の腓腹筋の活動
グラフ上の縦線は，立脚期と遊脚期の境界を示している．歩行速度が遅く立脚期が長い症例では，縦線が右に偏っている．

2．創傷治癒について

1）再生と修復

皮膚に損傷が加わるとその部位に欠損や裂けている開放創のギャップを生じる．この際，ギャップがもとの組織とほとんど同様な組織で置換される場合を再生という．一方，ギャップが新たにできた瘢痕組織で埋められて治ることを修復といい，再生と区別される．ヒトの創傷治癒はほとんどの場合，修復に相当し瘢痕部分は傷跡として残るが，表皮単独の欠損では再生により表皮構造が復元され，傷跡を残さない．

2）一次治癒と二次治癒

一次治癒とは縫合やテーピングにより，創縁をよせてギャップを最小限にした状態での治癒をいう．ギャップが小さい分，そのあいだを膠着する組織が最小限ですむので短期間で治癒し，かつ生じる瘢痕も少ない．

一方，二次治癒は創縁が離開した状態での治癒で，ギャップの大きさに依存して瘢痕組織の形成が必要なため，治癒期間が長く生じる瘢痕も大きい．創間に異物や壊死組織がある場合，その排除に時間を要し，また，治癒は二次治癒の経過をとることになる．

臨床的には早期の創傷治癒が理想であるため一次治癒を目標にする．通常，一次治癒で治った創は瘢痕が少なく目立たないとされるが，ヒトでは一次治癒の場合でも肥厚性瘢痕やケロイドを形成することがある．また，切断術後や術創が安定していない時期に不用意に断端に触ると縫合部のギャップを強めるおそれがある．初期の断端への接触や運動には細心の注意をはらう必要がある．

3）瘢痕と肥厚性瘢痕

創傷治癒後，修復された場所に形成されるいわゆる傷跡を瘢痕という．瘢痕は生成間もないころは炎症を伴い赤色で硬くかゆみがある．このような状態を未熟瘢痕という．通常は3〜6か月の経過で炎症も消退していき，白色で軟らかい成熟瘢痕に移行する．しかし，その過程が遅延し，旺盛な線維芽細胞の増殖が続くものを肥厚性瘢痕という．肥厚性瘢痕も通常は発生後半年以降に自然消退傾向を示す．

肥厚性瘢痕の自覚症状として瘙痒，疼痛，圧痛などがあり，断端に存在すればソケットの適合に悪影響を及ぼす．

■参考文献

1）笘野　稔，永冨史子：下腿切断における義足歩行の筋電図的検討．理学療法学 2004；31（Suppl 2）：87．
2）波利井清紀ほか編：TEXT 形成外科学，第3版．南江堂；2017．
3）大塚　壽：皮膚損傷のプライマリケア．文光堂；2003．
4）浜田周吾ほか編：創傷治癒，組織移植．図説臨床形成外科講座 1．メジカルビュー社；1987．

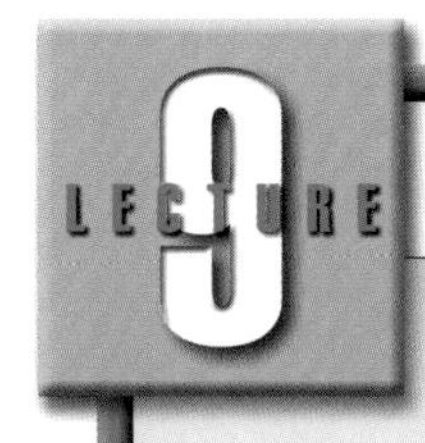

LECTURE 9 下肢切断の機能障害と義足装着前理学療法

到達目標

- 評価に基づく機能予後予測ができ，治療プログラムが立案できる．
- 機能障害に対する治療・予防的指導ができる．

この講義を理解するために

この講義では，義足装着前理学療法を学びます．

評価結果から切断者の病態と問題点を整理し，予後予測に基づいて切断者ごとに適した義足装着前理学療法を考えることが重要です．廃用症候群を予測し，早期から対策をとることを理解しましょう．「義足歩行をはじめる前」に義足歩行のための理学療法を行うのですから，筋力低下に対し強化，可動域制限に対し ROM 練習，といった機能障害改善対策ではなく，切断による身体機能の変化・特徴をふまえて，義足装着の準備として何が重要かを整理して組み立てます．

以下の項目を学習しておきましょう．

□ 立位・歩行の運動学と，立位・歩行に必要な身体機能について復習しておく．
□ この時期に発生する廃用症候群，切断による特有の解剖・運動学的変化は何か，考えておく．
□ 義足歩行をゴールにできない切断者に何を行うか，車椅子を中心とした ADL についても復習しておく．
□ 高齢者の身体機能，合併しやすい疾患について復習しておく．

講義を終えて確認すること

□ 義足装着前歩行練習の目的と行うことの概略が理解できた．
□ 歩行予後に最も影響する身体条件が理解できた．
□ 各切断高位に起こりやすい関節拘縮をあげ，なぜそうなりやすいか説明できる．
□ 拘縮予防のために行う指導・理学療法を説明できる．
□ 切断高位と筋力低下しやすい筋群・強化方法を関連して理解できた．
□ 義足装着前歩行練習で，平行棒・松葉杖の使用指導ができる．

講義

1．義足装着前理学療法の概要

1）義足装着前理学療法の対象と目的

四肢が切断術を受けると，断端ができる．患部は切断肢である．義肢装着前理学療法の対象は断端を含む患肢，義肢装着理学療法は義足を装着し荷重歩行する練習と義肢をADLで使用する練習である．しかし，切断者が義足歩行をゴールとできるかどうかは，①②③の順に影響を受ける．

①**全身状態**：運動療法の適応と負荷量・活動性に影響
②**体幹と非切断肢機能**：義足歩行の可否に直接影響
③**切断肢機能**：ソケット装着・荷重ができれば，切断肢機能は義足部品選択や歩行の質に影響

したがって，義足装着前理学療法の治療計画を立てるための評価対象は，切断肢だけでなく体幹を含む非切断肢も含む．切断者ごとに条件は違うので，全身状態や非切断肢にまったく問題のない切断患者もいる．最近は早期義肢装着法が主流であり，義足装着前理学療法だけを行う期間は短縮傾向にある．しかし，血管原性疾患による切断後の創治癒優先期間，切断前活動性が低い例など，義足装着前理学療法が特に重要となる場合も多い．

義足装着前理学療法を行う目的は，切断者ごとの身体機能を評価し，想定されるゴールにあわせて必要な練習を実施することであり，義足装着理学療法を行うための身体機能を整えておくことである．

2）非切断肢の能力改善

図1に移乗動作と必要な能力，評価項目を示した．車椅子座位姿勢では，体幹機能，表情から疼痛・心理状況などが観察できる．初対面の挨拶の瞬間から理学療法士による観察・評価は始まっている．

切断者にとっての非切断肢は，ADLの要である．その能力が高くなければ義足装

MEMO
切断者の活動性
切断者の活動性は，低活動，中活動，高活動の３段階に分類し，表現する．
低活動：車椅子と併用または短距離・屋内など限定範囲の歩行．
中活動：義足で日常生活を行う．該当する切断者の層が厚く，切断高位により小走り程度までは中活動に含まれる．
高活動：スポーツやレクリエーションなど歩行以外の義足活動が可能．
メーカーによって活動レベルの基準に若干の相違はあるが，骨格義足部品はどの段階向けかが表示されている．

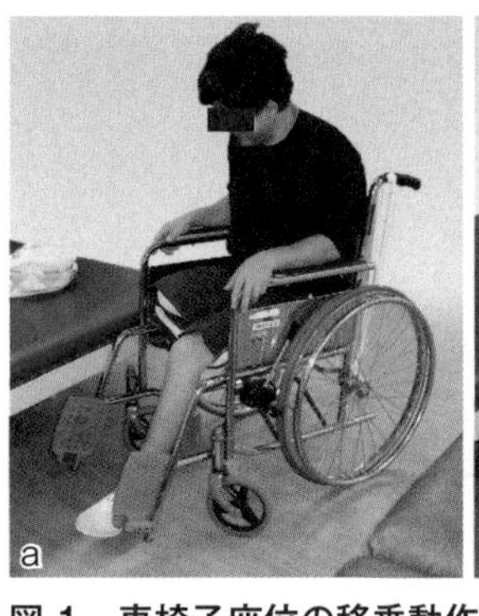
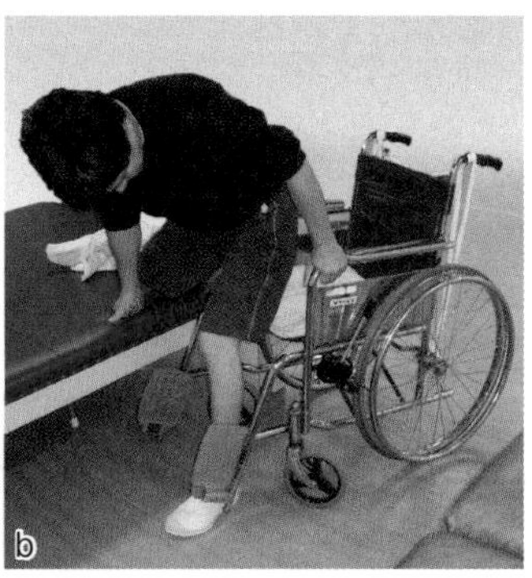
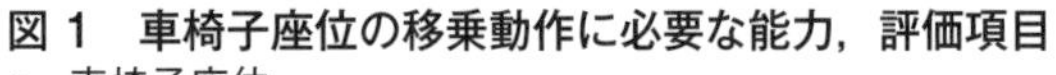

図1　車椅子座位の移乗動作に必要な能力，評価項目
a．車椅子座位
①車椅子操作能力（ブレーキ・フットプレートを含む）
②座位姿勢と対称性・座位バランスの安定性
③指示の理解と協力状態
④疼痛の有無・心理状態（表情や視線から）
b．移乗動作時
①非切断肢筋力・バランス
②移乗後の座位の安定性
③プッシュアップ力
④移乗位置の確実性・左右逆動作能力
⑤病棟環境ではどうか（ベッド・トイレなど）

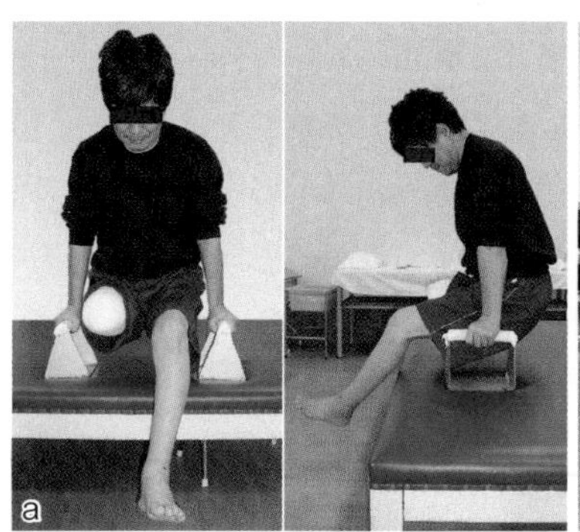
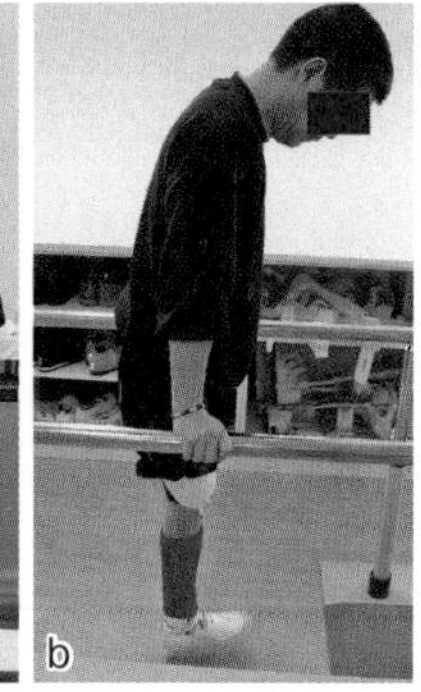

図2　プッシュアップ運動
a．座位，b．立位．

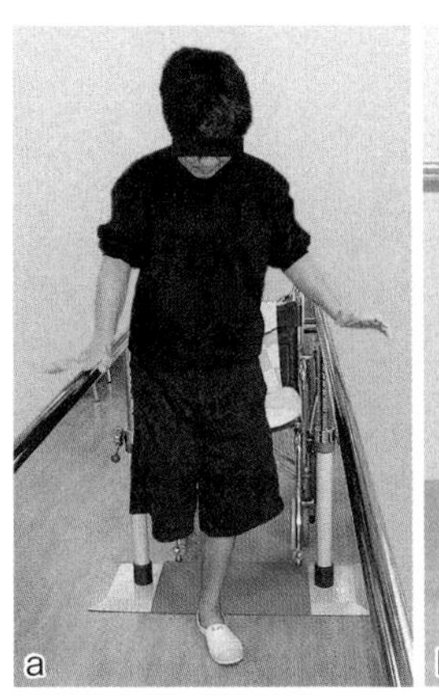
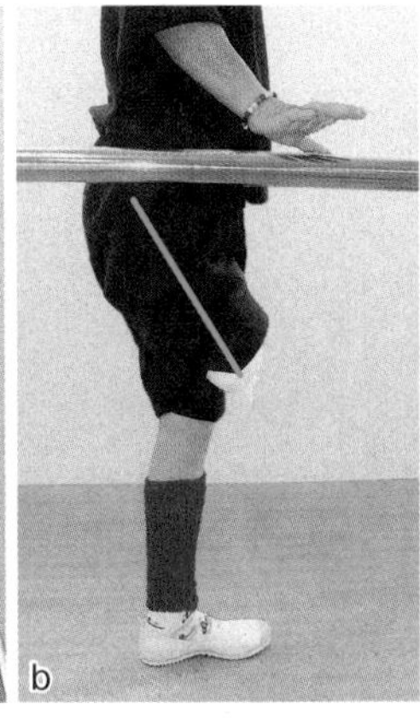
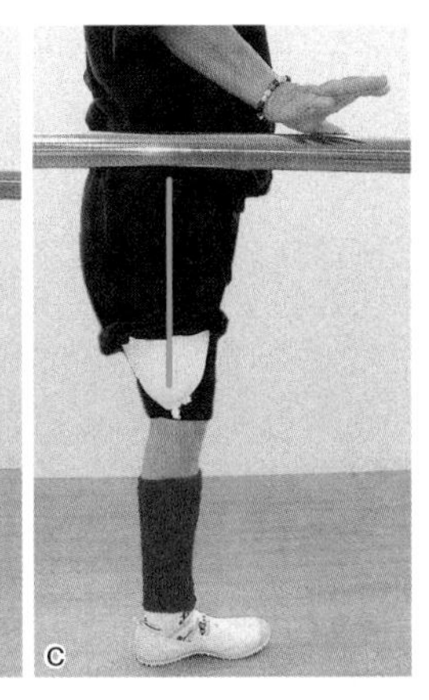

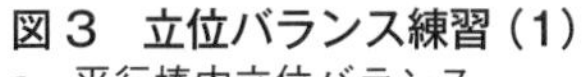
図3　立位バランス練習（1）
a. 平行棒内立位バランス.
b. 股関節屈曲位になっている.
c. 股関節伸展位でバランスをとるよう指導.

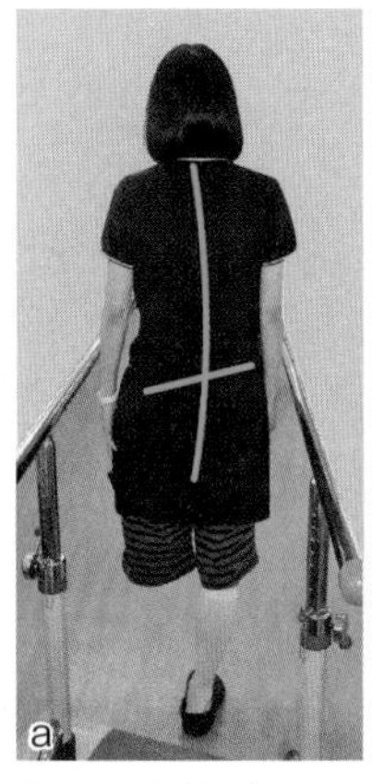
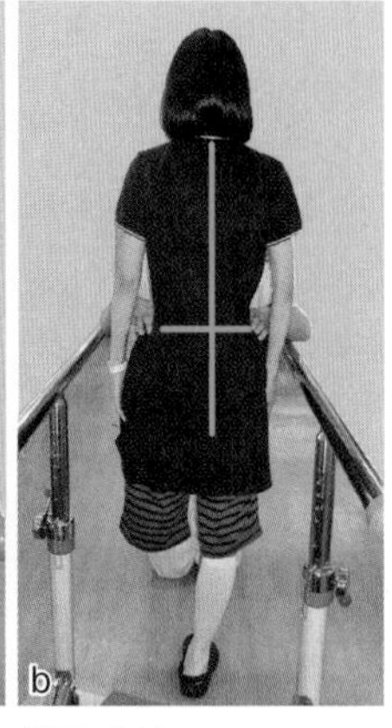

図4　立位バランス練習（2）
a. 非切断肢片脚立位は体幹側屈・骨盤傾斜など代償姿勢をとりやすく，それを学習しないよう留意が必要.
b. 骨盤水平位を保ち保持．骨盤を水平に誘導し，筋活動による支持を促す.

着練習も積極的に進められない．立ち上がって別のものに座り直す移乗動作は，ADL上重要な動作であり，その安定性の確認は重要である．移乗動作には多くの身体機能が関与し，練習やADL動作としての繰り返しが，個々の要因のよいトレーニングとなる．

プッシュアップ運動は上肢筋力強化課題としてよく用いられる（**図2**）．下肢切断は，体幹・下肢に麻痺がないので，プッシュアップ能力の高い切断者は，支持点以外はすべて空中に浮く（**図2a**）．足底を床につけプッシュアップに利用しながらベッドの縁を左右に移動するのもよい練習である．立位でもプッシュアップ運動は歩行練習の準備になる．

非切断肢の片脚立位バランス能力は，歩行練習に不可欠である（**図3a**）．支持脚の能力だけでなく切断肢の長さもバランスに影響を及ぼす．切断高位が高いほど切断肢重量が軽くなり，持ち上げている下肢（切断肢）をバランスの援助に利用できないからで，切断者の片脚立位は想像するより難しい．十分に安定・耐久性を得られるように時間をかけて練習する．

切断肢を屈曲しバランスをとる代償運動でなく，義足を装着し立位をとるときと同様の姿勢を学習するよう，切断肢は鉛直線上の伸展位をとるように指導する（**図3b，c**）．前額面も無意識に代償姿勢をとりやすいので，骨盤の高さに注意し指導する（**図4**）．

非切断肢は，軸足としての機能が求められるので，筋力強化もOKCに加え，CKCの課題を取り入れるよう意識する（**図5a, b**）．片脚立位が困難な場合も，タオルギャザー（**図5c**）による足趾機能維持やティルトテーブルを用いた立位など，課題を工夫する．しかし，CKCが大事と，むやみに立つのでなく，筋力・可動域・痛みなど評価して行う．

3）体幹・近位関節の能力の重要性

下肢の一部分を欠く切断者は，欠損した身体分の重量がないことで基本動作も不安定になる．特に起き上がり，座位バランス，立位バランスで顕著である．切断高位が高いほど，あるいは両側切断など，下肢重量が減じるほど，ADLは**図6**のように上肢で代償した方法となる．腹筋・背筋に筋力低下をきたしやすく，歩行時の腰痛や異常歩行の原因となるので，体幹筋力強化も図る必要がある．

大腿切断では，麻痺や筋力低下がなくても，**図7**のような座位バランスに左右非対称性がみられる．これは大腿骨長が短縮し，切断側支持面が狭くなることやハムスト

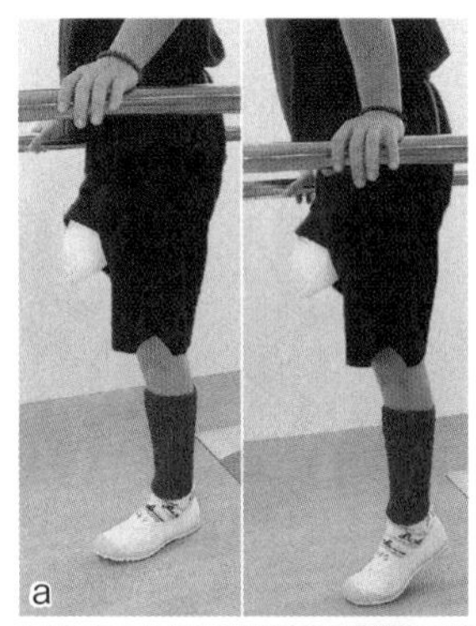
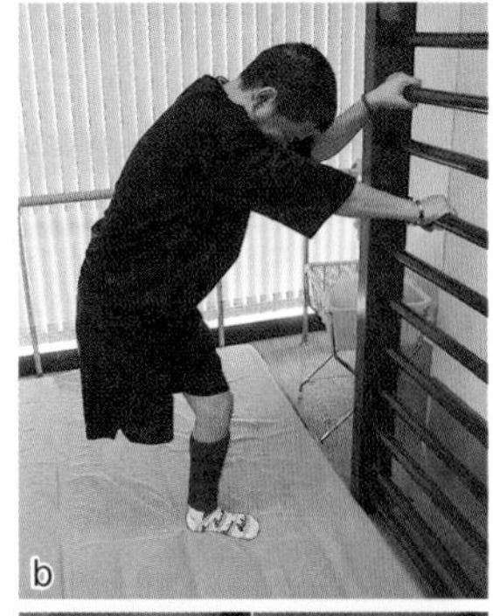
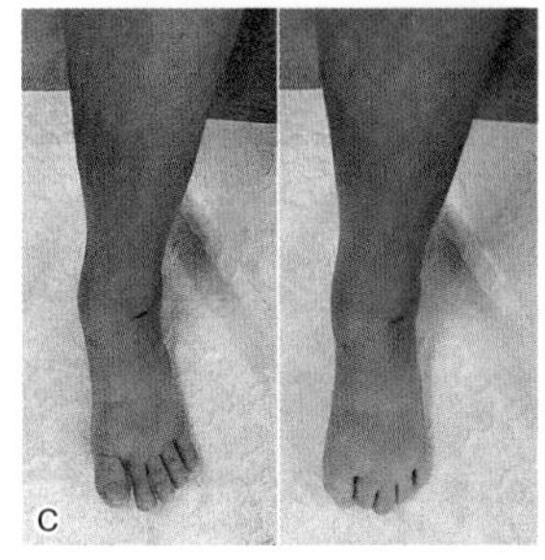

図5　非切断肢の筋力維持・強化運動
a. ヒールアップ，b. スクワット，c. タオルギャザー.

OKC（open kinetic chain；開放運動連鎖）

CKC（closed kinetic chain；閉鎖運動連鎖）

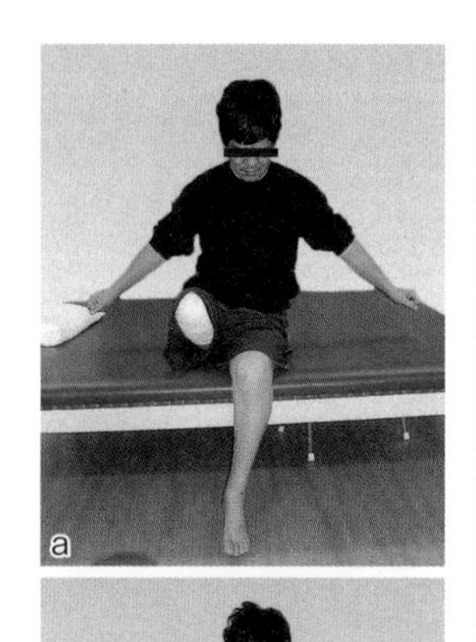

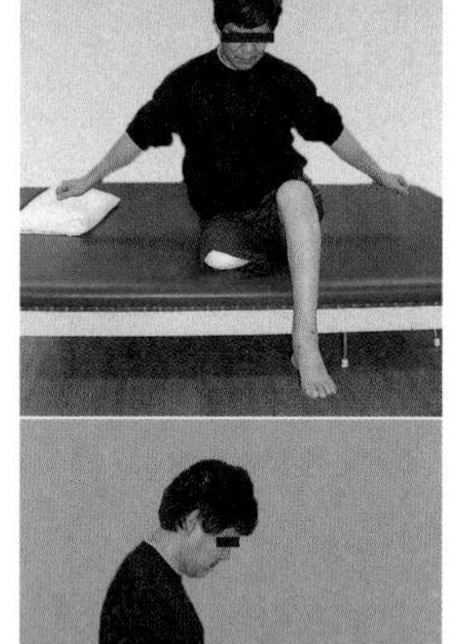

図7　大腿切断者の座位バランス
a. 非切断側下肢支持
b. 切断側下肢支持
切断側に沈み込みがみられる．

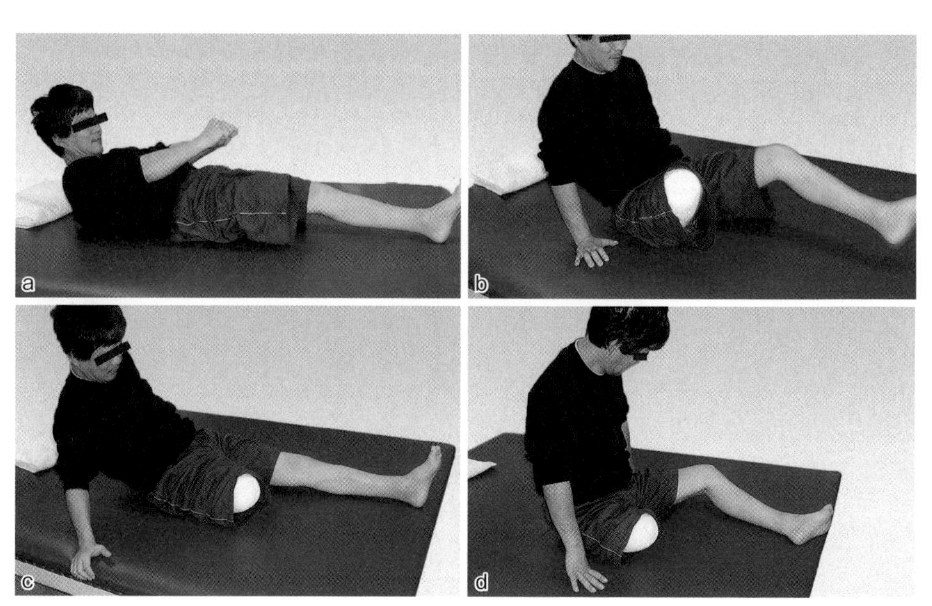

図6　大腿切断者の起き上がり動作
下肢切断者は，腹筋力の低下がなくても，aのように下肢が屈曲して浮いてしまい，起き上がりに苦労する．反動をうまく使うか，b以降のように上肢支持を利用して起き上がる（写真は右大腿切断症例）．

表1　切断高位と好発する関節拘縮

切断高位	好発する関節拘縮
大腿切断	股関節屈曲，外転，外旋（膝関節離断でも臥床・座位期間が長ければ起こりうる）
下腿切断	膝関節屈曲（サイム切断でも臥床・座位期間が長ければ起こりうる）
ショパール関節離断	足関節底屈，内反（踵骨内転を伴う）
リスフラン関節離断	
中足骨切断	足関節底屈

LECTURE 9

リングの機能を失うなどの物理的・運動学的な原因による．

4）切断肢の機能改善

（1）断端管理指導

a．切断高位と好発する関節拘縮の理解

切断高位により好発する関節拘縮は異なる（**表1**）．また，切断前からの可動域制限も拘縮の部位に関係する．切断肢の関節拘縮は，切断による筋のアンバランスと日常の姿勢から起こる．義足のない時期は座位中心のADLなので予防が重要となる．拘縮が発生・進行してから改善するのは困難である．

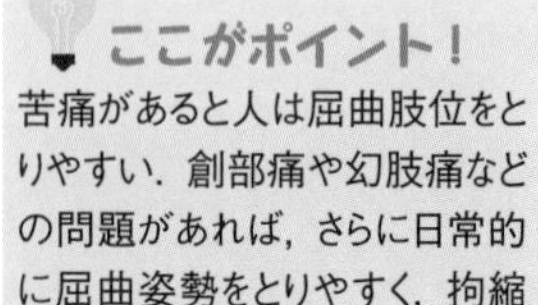

ここがポイント！
苦痛があると人は屈曲肢位をとりやすい．創部痛や幻肢痛などの問題があれば，さらに日常的に屈曲姿勢をとりやすく，拘縮の危険性は高まる．

b．良肢位指導と拘縮予防

大腿切断者は，ベッド上で安楽姿勢として**図8a，b**のような姿勢をとりやすく，その結果，**表1**に示したような股関節屈曲・外転・外旋拘縮をきたしやすい．

股関節屈曲拘縮予防の良肢位として大腿切断者によく指導されるのは腹臥位保持である．しかし，それだけでは股関節は前額面・矢状面ともに中間位ですらなく（**図8c**），中枢より末梢が細い大腿は，腹臥位だけでは十分な良肢位はとれない（**図8d**）．丁寧な可動域測定と徒手的な可動域維持が重要である．

ここがポイント！
切断肢の可動域維持は，最も基本となるものである．切断肢はその高位に応じて，拘縮の好発パターンがある．それを踏まえて可動域練習を行う．

c．断端管理の指導

断端管理には弾力包帯を用いたソフトドレッシング，シリコンライナー，市販の断端圧迫用断端袋の利用などが一般的である．断端を圧迫して浮腫を軽減し，よい形状にすることが目的である．ソフトドレッシングを的確に巻くには習熟が必要で（**図9**），切断者や介護者に包帯の巻き方を指導する必要がある．断端管理や圧迫の手技を指導することは，断端観察の習慣づけにもなり，傷などの発生に早期に気づく意識づけにも役立つ．

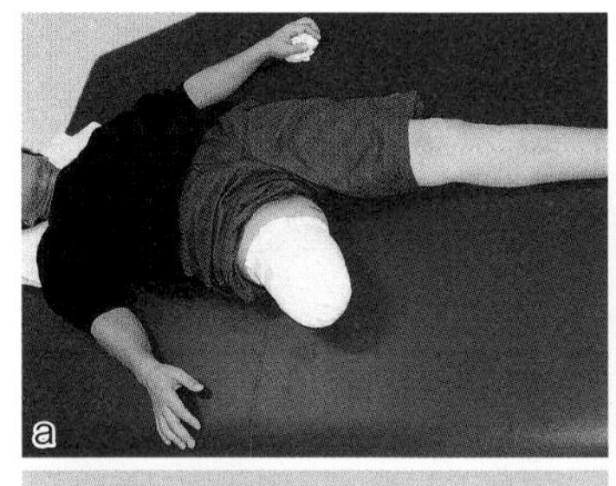
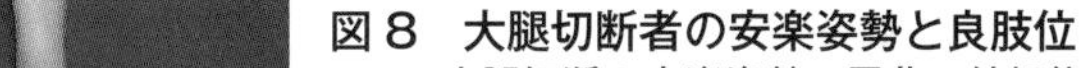
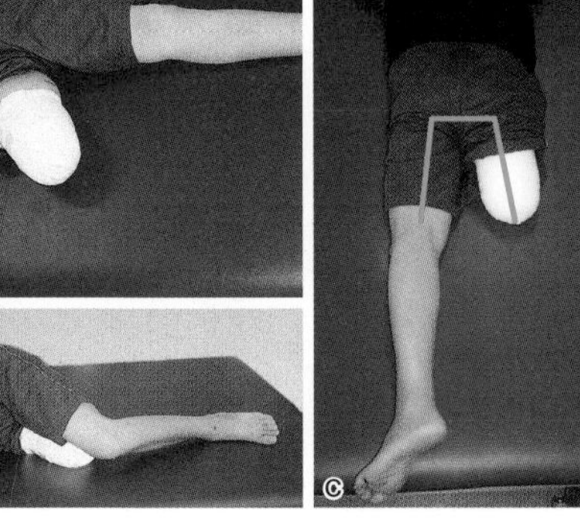
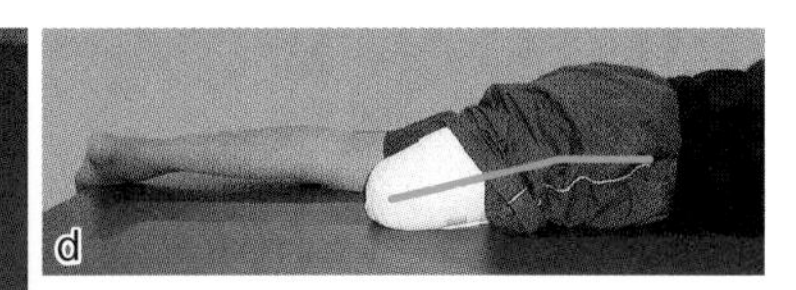

図８　大腿切断者の安楽姿勢と良肢位
a, b. 大腿切断の安楽姿勢：屈曲・外転位をとりやすい.
c, d. 腹臥位保持：股関節は屈曲外転位をとり，これだけでは拘縮予防には不十分である.

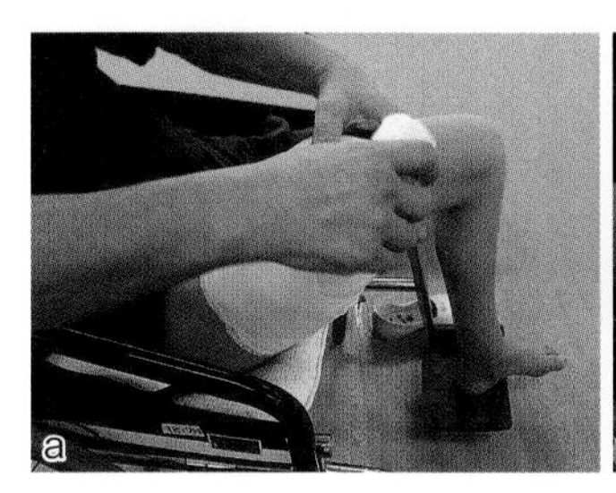
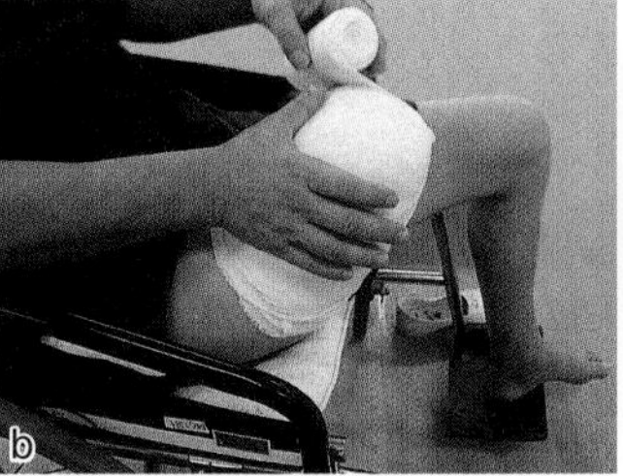
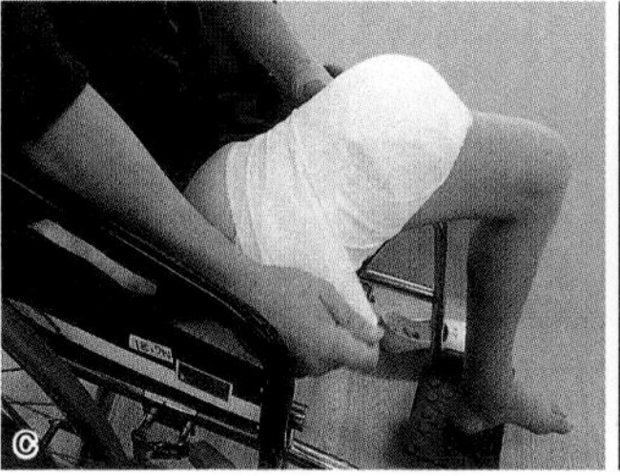
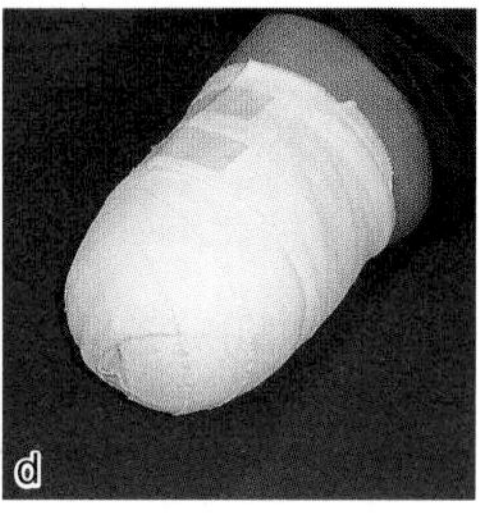

図９　ソフトドレッシング（断端包帯）：右大腿切断例
a. 巻きはじめ，b. 末端ほど強く巻く，c. 引っぱって巻かずに何層にも重ねて圧迫する，d. 完成.
日本では現在もこの方法が主流である．末梢ほど圧迫を強く保つ包帯法は，熟練しなければ効果的なソフトドレッシングとならない.

(2) 関節可動域と筋力

a. 筋力維持・強化のポイント

切断肢の骨は，切断前と長さも形も変わりてこ長が不利になる．筋も切断されると生理的停止部を失い，多くの場合長く強力な二関節筋機能が低下するので，切断前後で異なる運動機能条件はやむを得ない．健康な切断者でも元のような筋力発揮は困難となり，関節制御力の低下が生じる．特に最終域の筋出力が低下しやすい．

可動域が良好でも，筋力が弱ければ，標準アライメントで義足を製作することはできない．筋力低下は異常歩行の原因となり，膝折れや転倒にも関係する．したがって，「良好な可動域を自由に制御できる筋力」というように可動域維持と筋力強化は必ずセットで考え，維持・強化を図る（**図 10**）．

LECTURE 9

気をつけよう！
筋力は関節可動域全域を通じ同じトルクが発揮できるものではなく，一般的にミドルレンジ（全可動域の中間域）の筋力が最も強い．また，筋力低下のみられる切断者ほど筋力に応じた負荷となるよう，運動学・運動療法の基本を念頭において，強化を図るようにする．

b. 筋力強化はどの方向を重視するか

股離断は体幹筋，大腿切断は股関節伸展・外転・内転，下腿切断は膝関節伸展・屈曲筋，ショパール関節離断やリスフラン関節離断は足関節背屈などの筋を意識的に強化し良好に保つことが，各切断高位特有の拘縮の予防・バランス・歩行に重要である．しかし，生活動作は単一の運動や限られた筋機能だけでは成立しない．したがって，すべての運動方向で可動域と筋力をできるだけ良好に保つことが共通の目標となる．

c. 筋力強化の実際

理学療法士による，可動域練習と筋力強化は同時に行う（**図 10，11**）．

切断者の安楽肢位は，本人が感じる以上に屈曲・外転などの不良肢位にある．これは下腿切断などの末梢の切断でも同様である．**図 11e** のように複数方向の同時制御を練習するなど，立位時のソケット制御につながる筋力強化を図る．

徒手抵抗のほかに，自重を利用した筋力強化も行われる．**図 12** はブリッジ動作，**図 13** は大腿四頭筋のセッティング動作を利用したものである．ブリッジ動作は背筋で頑張って，目的の股関節伸展運動を代償することが少なくないので注意する．「腰

ここがポイント！
起居・歩行中の筋にかかる負荷は方向・速度ともに複雑で，単一の反復運動ではない．筋力強化も抵抗運動だけでなく姿勢・バランス要素を含むようバリエーションを工夫する．

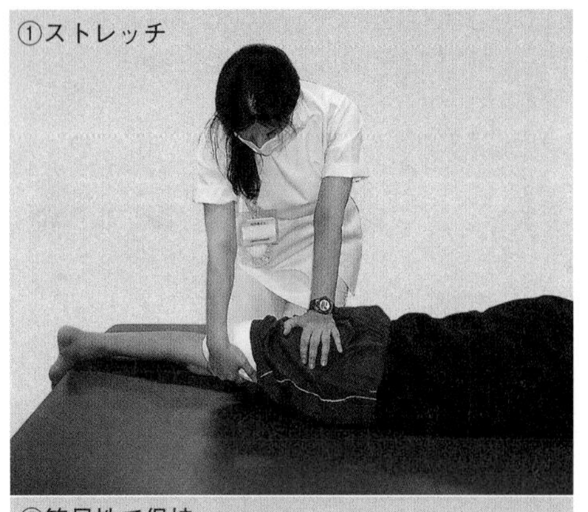

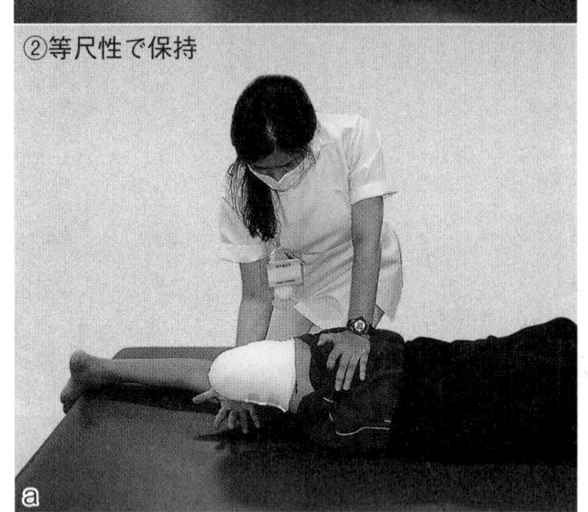

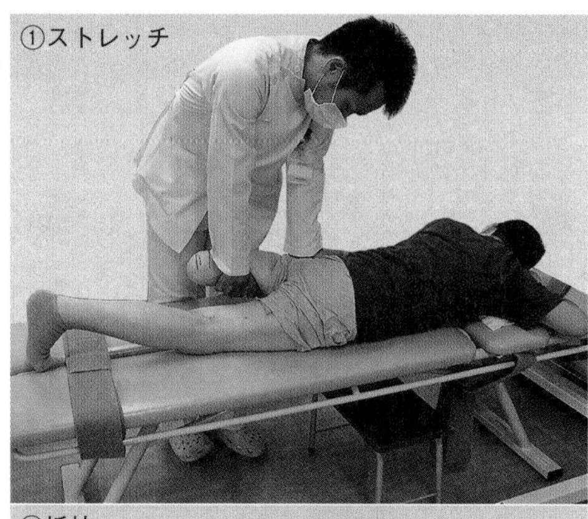

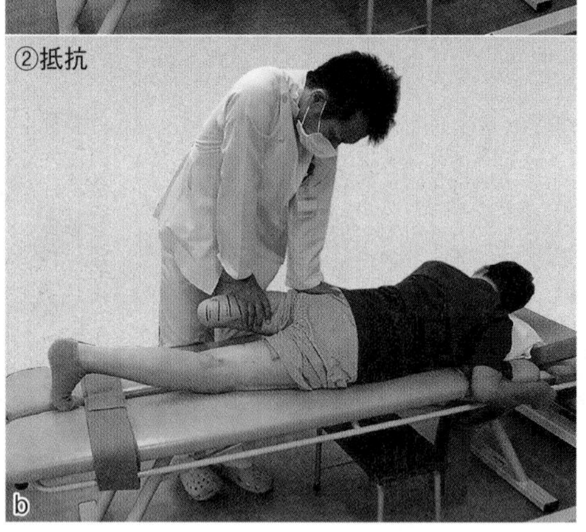

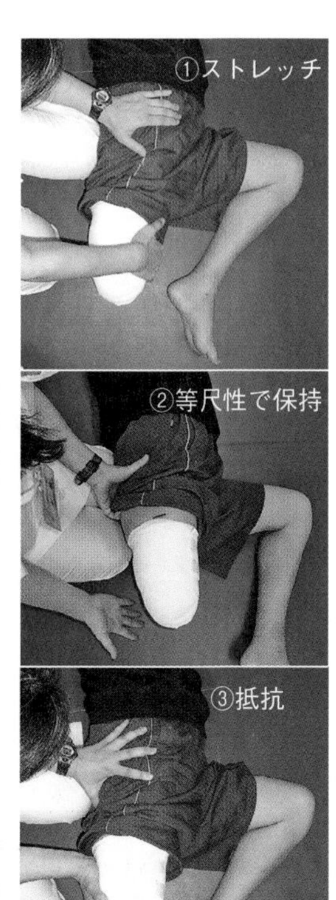

図 10　大腿切断の股関節伸展可動域改善（上段）と筋力強化（下段）：a・c は大腿，b は下腿切断例

a. 関節可動域を改善し，その範囲が筋収縮で維持できるかを確認する．
b. 関節可動域を確認し，同じ範囲で徒手抵抗運動を行う．
c. 大腿切断が股関節伸展する際に代償しやすい腰椎前彎を非切断側屈曲位にすることで防止し，他動運動/等尺収縮で保持/徒手抵抗運動を行う．

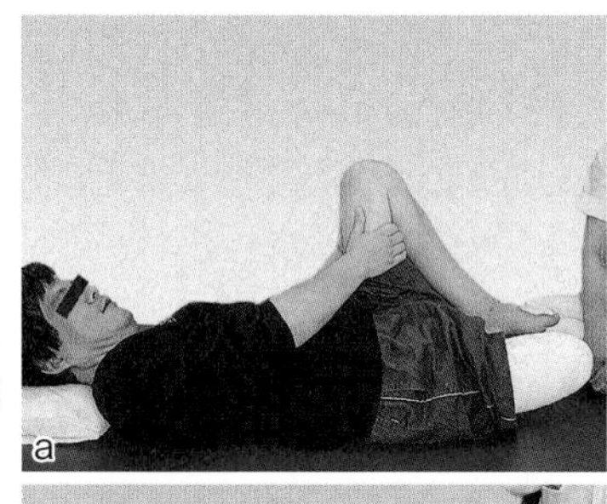

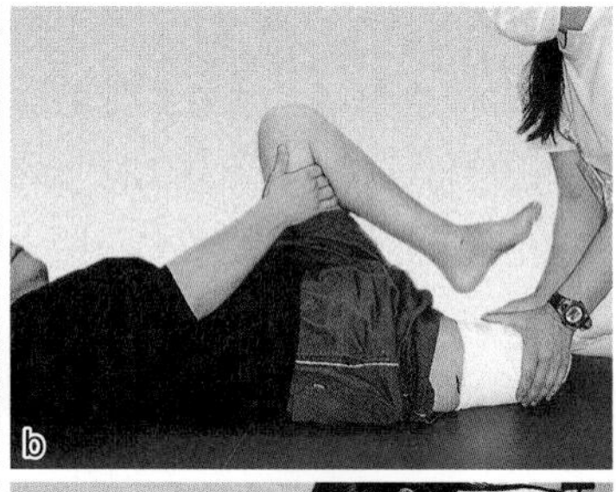

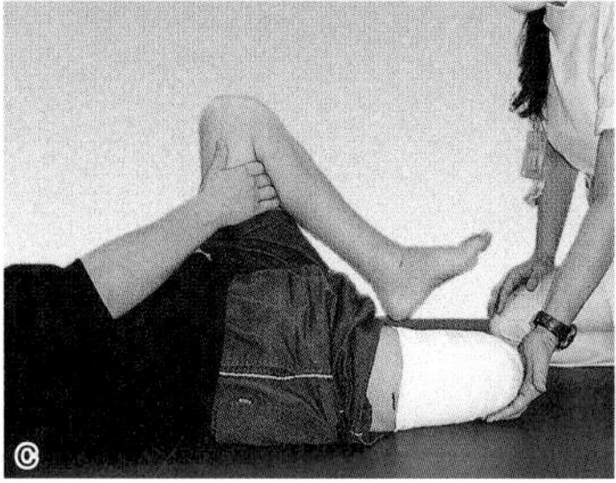

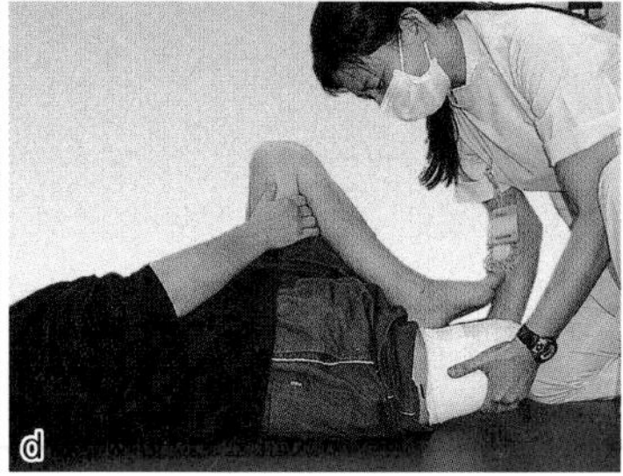

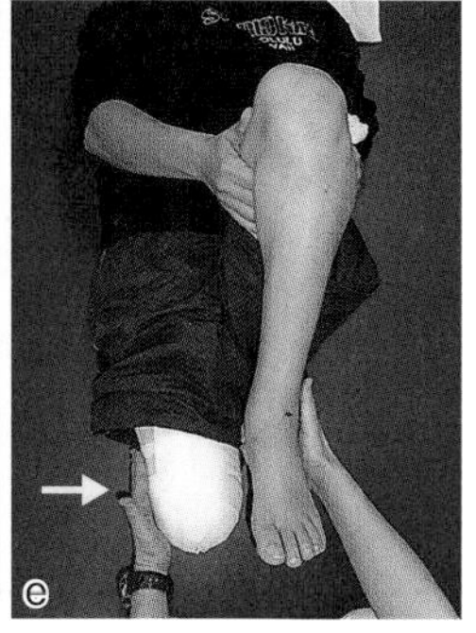

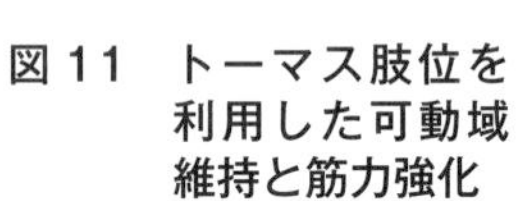

図 11　トーマス肢位を利用した可動域維持と筋力強化

a. 大腿切断者がトーマス肢位をとることで，安楽臥位では切断側股関節は屈曲する．
b. 他動的な伸展．
c. 切断者自身により伸展位を保持．
d. 抵抗運動．
e. 抵抗運動と同時に股関節内転運動を行う．

で反らずに，おしりを高くして」など，わかりやすい指導を心がける．

2. 立位バランスと歩行練習

非切断肢の立位バランス能力は，すべての立位動作・歩行の基本となる．立ち上がりと異なり，立位バランス・平行棒内歩行は，筋力低下があってもある程度可能だが，そのまま動作練習を続けると，関節痛，疲労や転倒の危険がある．筋力，関節可動域の機能に応じて立位・歩行練習の時間と距離を調節する．機能改善のみにこだわ

気をつけよう！
高齢者は年齢に応じたバランス機能の低下があり，若年者より能力の個体差も大きい．片脚立位・松葉杖歩行練習は無理な課題ではないか，関節や神経，心肺機能などの機能障害はないか，気をつけよう．

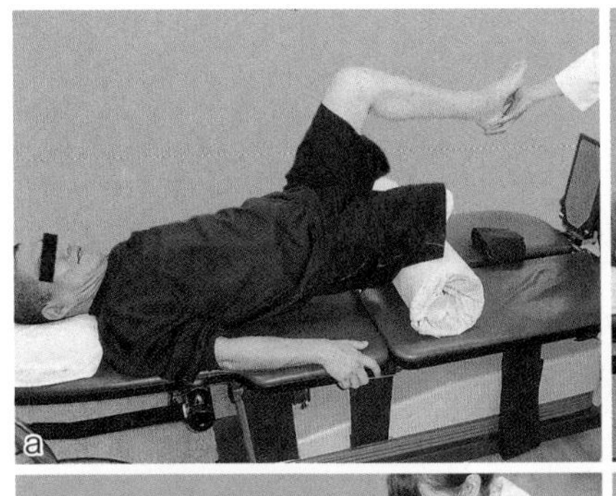
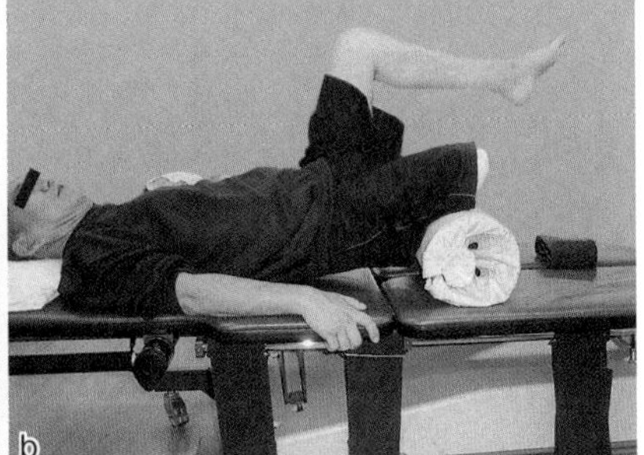
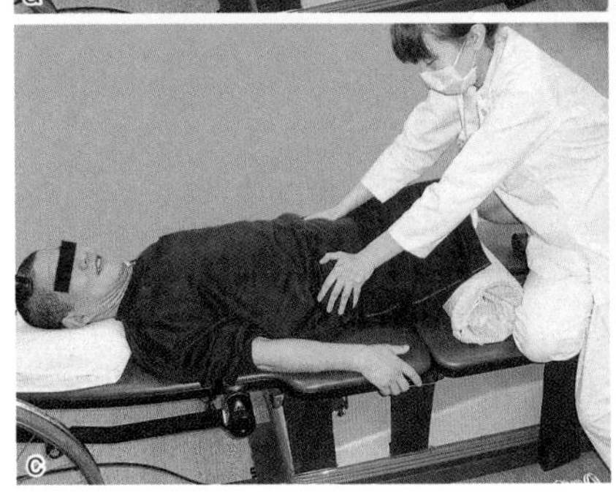
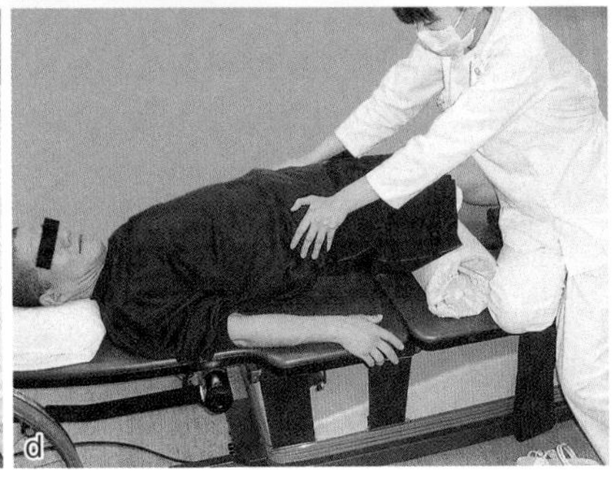
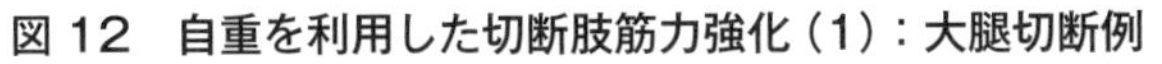

図 12 自重を利用した切断肢筋力強化（1）：大腿切断例
a. ロールを用いたブリッジ運動：非切断肢を挙上し，切断肢に負担をかける方法.
b. 横から見たところ：股関節伸展位まで挙上が望ましい（図はまだ屈曲位）.
c. ブリッジに徒手的抵抗を加え，運動負荷を高くする.
d. 抵抗に抗する努力性の代償運動：腰椎前彎が出現．股関節の運動となるように理学療法士は留意する.

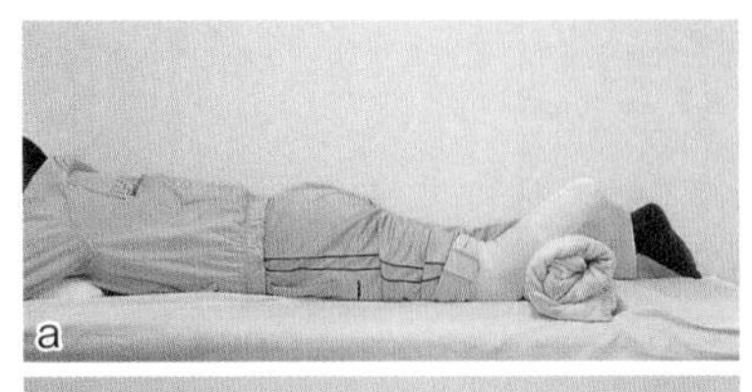
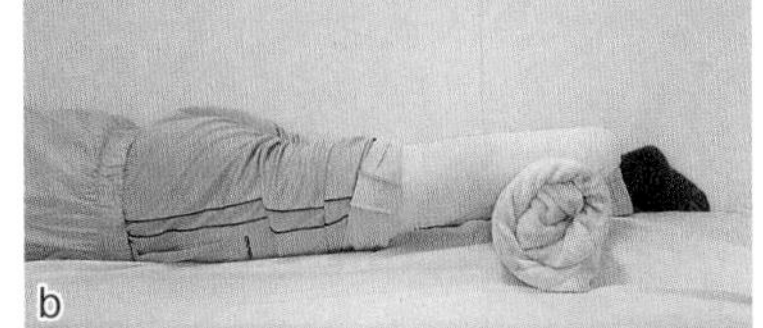
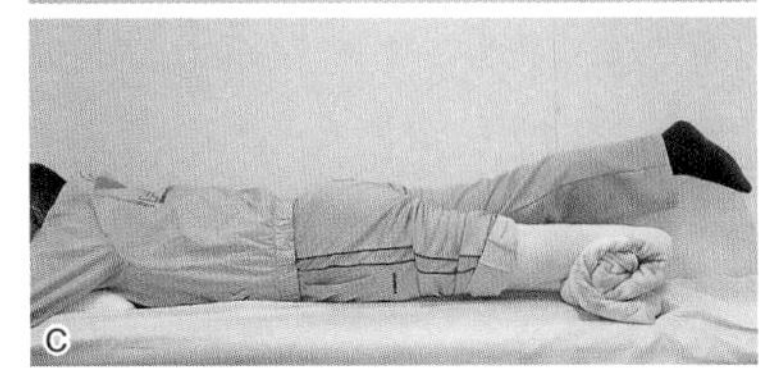

図 13 自重を利用した切断肢筋力強化（2）：下腿切断例
a. 腹臥位：開始前姿勢.
b. 膝伸展し，等尺性運動でセッティング.
c. 非切断肢・骨盤まで持ち上げることで，さらに負荷を大きくする.

らず変形関節へは装具の利用など検討幅を広くもつ．特に高齢者では留意する.

平行棒（**図 14**）は安定した歩行練習機器なので，初心者でも大振り歩行となりやすい．平行棒外歩行へスムースに移行するには，平行棒を引っ張ったり，寄りかかってバランスをとることを学習させないよう注意する.

片脚で行う両松葉杖歩行は片脚立位バランスと体幹・上肢筋力が良好である必要がある．松葉杖へ移行する際は，①片松葉杖と片手平行棒の組み合わせにして杖操作に慣れる練習や，②松葉杖側を平行棒外について歩行する練習など，移行期の課題もよく用いられる．平行棒に囲まれることで視覚的なバランス援助や安心感につながることも多く，平行棒内から平行棒サイドへ出て練習することは支持棒が減じる以上の難度となる.

義足を装着せずに行う練習のうち，難易度の高い動作として，和式動作，段差昇降がある（**図 15**）．条件のよい切断者にとっては，バランスと運動強度，双方の負荷がかかり，よい全身運動練習課題である．これらの動作を導入するときには，十分な身体機能があるか確認してから行う.

3. 義足を装着しないで行う ADL 動作

義足を装着せずに行う ADL として代表的なものは入浴である．また，就寝時は義足を外すので，夜間のトイレは義足なしとなることが多い.

入浴に関しては，衣服の着脱，洗体時の姿勢，浴室内の移動について考慮する必要がある．片脚立位能力が高くても浴室内は滑りやすく，現実的なプランを環境・切断者の能力に合わせ，作業療法士の協力も得て計画する.

夜間のトイレは家屋構造や切断高位（義足装着の時間と手間）で異なる．切断者の意見を聞き，実際に病棟で夜間帯に試みるなどの練習が必要である．高齢者は尿器やポータブルトイレの使用も考慮する.

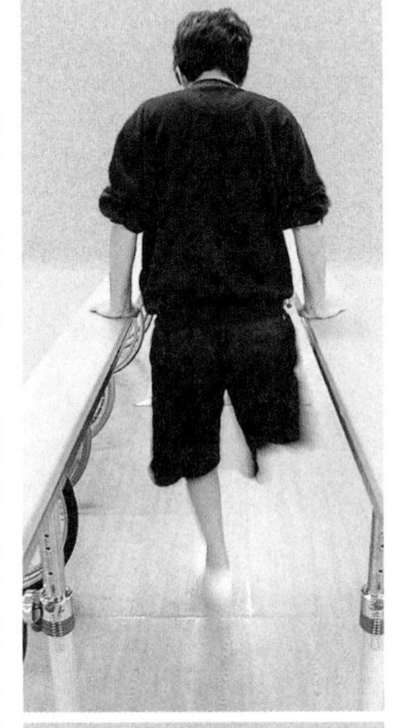
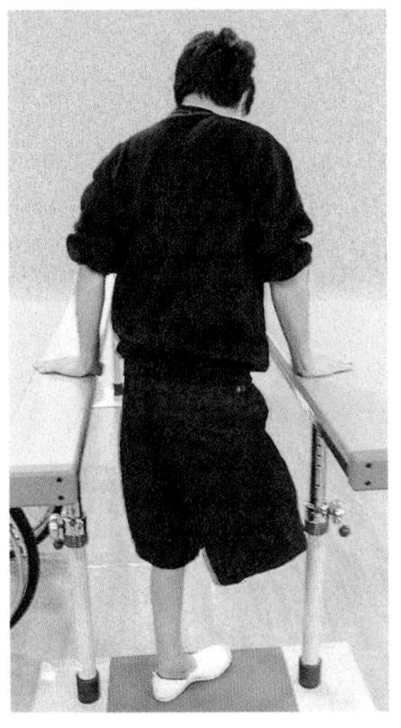

図 14 歩行練習：バランス・筋力・全身運動として有効

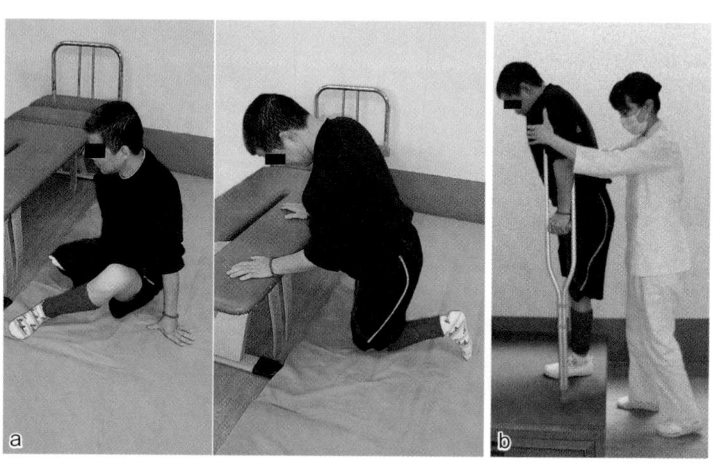

図 15　義足を装着せずに行う動作の練習：可動域・筋力・バランスを必要とする

a. 床からの立ち上がり：十分な筋力と可動域があれば，支持台なしで行う．片脚で体幹姿勢を変えながらバランスをとる必要があり，立ち上がった後の立位バランスをとるなど，難易度の高い課題である．

b. 段差昇降：段差昇降は非切断肢から昇段し，松葉杖から降段する．非切断肢の片脚スクワット能力が高いことが練習の必要条件である．

表 2　高齢（老化）により起こりうる種々の症状

骨・関節	筋	末梢神経	中枢神経	内臓器系
関節変形 骨萎縮 関節軟骨萎縮 骨粗鬆症	筋力低下 筋萎縮 筋持久力低下 筋緊張低下 サルコペニア	感覚障害 自律神経障害 反応速度の延長 視覚・聴覚障害	平衡機能障害 記銘・学習の障害 認知障害 高次脳機能障害 うつ状態	呼吸・循環機能低下 低栄養 るいそう・肥満 脱水

起居動作が痛みや能力低下が原因で行えない場合，今後の練習で習得可能かどうかを考える必要がある．環境設定や歩行補助具の考案など，代案も検討しながら進める必要がある．

4．高齢者のもつ身体的特徴と理学療法

高齢者は疾患がなくても加齢変化で身体機能低下を生じる（**表 2**）．また同年齢でも個人差が大きいのが特徴である．

一般的に高齢者は各種臓器疾患の合併も多く，運動負荷に不利であることが多い．そのため条件のよい断端であっても，筋力や反応性の低下を考慮し，固定膝や安定に配慮した機能の膝継手を選択する頻度も高い．また，義足全体を軽量にし，操作しやすく装着しやすいソケットと懸垂帯を考慮することも必要である．

気をつけよう！

高齢者の運動療法実施上の留意点

- 筋力強化は臥位で行うことが多い．高血圧症を合併している場合は測定しながら負荷量に注意して行う．特に腹臥位で行う場合には要注意である．
- 自律神経障害をもつことが多いので，臥位で筋力強化の運動治療を実施した後に急激に立位へ姿勢変換することは避け，端座位でめまいの有無を尋ねてから進める．
- 関節障害や変形をもつことが多いので，他動運動や荷重により関節にストレスを加えていないか，痛みやアライメントの異常がないか注意する．

LECTURE 9

■**参考文献**

1）澤村誠志：切断と義肢．医歯薬出版；2007．p.391-401．
2）川村次郎ほか編：義肢装具学，第 4 版．医学書院；2009．p.43-50．
3）細田多穂：下肢切断の理学療法，第 3 版．医歯薬出版；2002．p.82-3．
4）丸野紀子ほか：高齢下肢切断者のリハビリテーション―リスク管理．MB Medi Reha 2002；16：24-30．
5）大峯三郎：血管原性下肢切断の理学療法プログラムと義足適応．理学療法 2003；20：330-9．
6）鳥羽研二：老年症候群．日本老年医学会編．老年医学テキスト．メジカルビュー社；2002．p.98-103．
7）長屋政博：高齢者のリハビリテーション―課題と展望．千野直一編．高齢者のリハビリテーション，リハビリテーション MOOKNo.13．金原出版；2005．p.1-7．

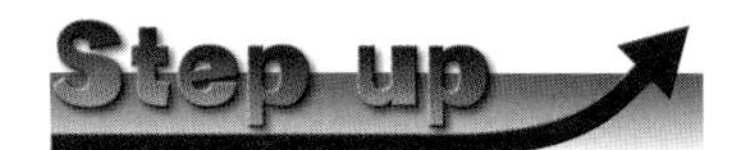

1．義足装着非適応の切断者と理学療法の留意点

1）身体的理由

(1) 全身状態不良

義足の絶対的不適応は全身状態不良で運動療法の適応とならない場合である．複数の疾患や障害を合併しても運動療法可能な状態にコントロールされていれば，医師の判断で適応となる場合もある．

(2) 非切断肢で立位不能・上肢体幹の能力低下

いかなる方法をもってしても非切断肢で平行棒内立位がとれなければ，歩行は望めない．このような場合，立位不能の原因や既往歴から改善の可能性があるか検討し義足適応を判断する．立位練習を行うことで能力改善が図れるか，試みることもある．固定式歩行器や手すりを把持し立つことができるだけでも，ADL や介助軽減には有利である．

(3) 断端の状態不良

a．創治癒遅延

血管原性切断後や創感染などによる創治癒遅延は，理学療法では解決できない．医学的治療による創管理が必要である．

b．断端形状が不良

極短断端・変形・重篤な拘縮・皮膚瘢痕などにより，切断高位に見合った義足の装着ができない場合，体重支持をほかの部位に求めたり，外科的治療で断端形状を整える．

c．コントロールできない幻肢痛・断端痛

物理療法や荷重練習により痛みが軽減することがあるが，断端痛の原因判断がなされないまま試みても逆効果である．断端痛には神経腫，断端感染，骨棘など，医師の判断が必要な場合も多い．痛みの評価は丁寧に行う．

2）心理的理由

(1) 心理的問題（うつ・治療拒否）

切断のうつ症例には，うつが原因の自殺企図などによって切断に至った場合と，切断後うつ状態となった場合がある．自己嫌悪感や後悔などが加わることも多い．うつとうつ傾向（状態）は精神医学的には異なるが，理学療法実施時の配慮は，精神疾患に準ずる．

治療拒否は，切断後に切断・断端・義足などに対する嫌悪感から生じる．しかし，治療拒否に至らなくても，切断者（特に医学的リハビリテーションの時期）は切断肢や義足になんらかの想いをもっており，それをコントロールでき，理学療法に取り組めるかどうかの違いだけととらえるのが現実的である．医療職者は切断者や断端を見慣れていても，切断者・家族にとって，それらはあたりまえの姿には見えないということを忘れてはならない．具体的には，バランス練習のときに安易に鏡を利用してよいか，治療中，断端をあらわにしてよい環境か，切断者に弾力包帯を巻く練習を促し，断端を見て触れることを促してよいかなど，細やかな観察と配慮が不可欠である．一方，配慮されていることや特別扱いされていることに敏感に気づくと逆効果となる難しさもある．精神・心理的問題に苦しむ切断者に対し，共に向き合って前述のような具体的対処をすべきか，拒否のない切断者同様に通常のプログラムを進め，観察・情報収集だけにするかは難しい問題である．

(2) 精神疾患

精神疾患を合併する切断者も，コミュニケーションが図れれば，理学療法は可能である．コミュニケーションがとれるかどうかは，切断者の精神的病態だけでなく理学療法士側の働きかけがポイントとなる．受け入れてもらえるにはどのように接すればよいか，そのための観察と工夫が重要である．また，理学療法実施中の情報だけでなく，薬物治療や夜間帯の状況などの情報を看護師から得る．

精神疾患のある患者は理解力・ボディイメージが低下していることも多く，プログラム進行はゆっくりと切断者のペースで進める必要がある．心理的配慮を優先しながら，身体機能は一般的な下肢切断理学療法プログラムのどのあたりに相当するか，客観的な視点も忘れてはならない．

2. 義足歩行をしない切断者に対して行うこと

1) 車椅子での日常生活レベル

義足を装着せず，長く座位姿勢を続ける生活の切断者に対しては，車椅子やクッションの工夫や，切断者個々に合わせた環境の調整・生活動線の確認が必要である．プッシュアップ・いざり動作を用いた移乗や車椅子上での姿勢変換なども，麻痺がないのでダイナミックになりやすい．転倒や車椅子の安定性にも配慮する．

(1) 車椅子の工夫

切断者の身体は，下肢切除により下半身の重量が軽くなる．このため，切断高位の高い切断者・両側切断者は車椅子のキャスタが上がり後方転倒しやすい．自身で制御できない場合は，車椅子の車軸を下げる，6輪車椅子の利用，転倒防止部品の工夫など，車椅子に工夫を行うか，フットレストやレッグ部分に重りを装着するなど，乗車している切断者の身体を含めた重心の位置に配慮する．また，移乗が立位経由かプッシュアップか介助かにより，アームレストの機能も，支持安定のよいもの，跳ね上げ式の選択など，形状を工夫する．体幹の機能は良好なので，座位の快適性を損なわない程度に背もたれは低くてよい．

(2) 環境の工夫

車椅子での ADL が中心となる切断者も，その能力・活動性は異なる．車椅子を利用する生活環境や活動範囲・就労時など，環境の情報を得て，介助が必要なシチュエーションがあるか確認する．また，すべての ADL が車椅子で完結するか，就寝・食事・排泄・入浴など1日を通じた設定を考えることも重要である．

(3)「ちょっと立って ADL・IADL」の意義

歩行がゴールとならない切断者には立位練習は行わないとは限らない．

日常的に義足でなく車椅子を用いる切断者でも，手すりや固定式歩行器などを利用し，少しでも立つことができれば，移乗や家庭内作業に有益である．「歩行しないから立位練習はしない」のではなく，切断者の身体機能に応じ，つかまり立位・寄りかかり立位・手放し立位などを練習に取り入れる．立ち上がりができ，立位が保持できると ADL に利用することが期待され，介護者の負担も減じる．

義足を作製しなくても，立位練習を試みることは検討すべきである．

2) ベッド上での日常生活レベル

ギャッチベッド・フラットベッドのどちらを利用する場合も，寝返り・起き上がりのためのベッド上臥位移動ができるとたいへん役に立つ．ベッド柵やベッド縁をはずし残存運動機能総動員で行っても，できることの意義は大きい．切断者は麻痺がないのでベッド上臥位姿勢変換や ADL は少ない介助量で行える可能性も高い．

重症者の場合は，原疾患の医学的ケアを行いながら，臥床時間を短縮する意義と断端管理の重要性を介助者へ教育する．

3) 義足歩行ができなくても機能へのアプローチは重要

全身状態が不良か，運動学習能力が低いなど義足歩行がゴールとならない切断者の場合「仕方なく諦める」印象があるが，運動療法の適応であれば，義足を用いない ADL 動作練習を試みる．ADL へ生かすことができなくても，離床が呼吸循環代謝機能への負荷練習となり，全身調整運動（General Conditioning Exercise：GCE）の意味をもつ．

4) 義足を用いない ADL 練習のポイント

①車椅子の工夫と環境調整
②上肢・頸・体幹の機能維持
③座位バランス・座位耐久性獲得
④上肢リーチと巧緻性改善
⑤寝がえり・臥位移動・座位移動能力改善
⑥自助具や装具の利用

■参考文献

1) 田中智志：臨床哲学がわかる事典．日本実業出版社：2005．p.24-31．
2) 三上真弘ほか：下肢切断者リハビリテーション．医歯薬出版：1995．p.95-9．
3) 大藪弘子：高齢下肢切断者の在宅生活の実際．Medical Rehabilitation 2002：16：61-6．

切断原因疾患別・活動目的別の義肢と理学療法

到達目標

- 切断原因となる疾患を列挙できる.
- 原因疾患の概要を理解する.
- 原因疾患別に理学療法の留意点を理解する.

この講義を理解するために

切断の理学療法を安全かつ効果的に行うためには，原因疾患と病歴の理解が重要です．この講義では，切断の原因疾患や合併疾患の存在など，症例をあげ切断高位とは別の観点で説明します.

現在，血管原性切断は症例数が増加し，切断時年齢も高齢化しています．このため，全身状態や合併症への配慮も必要です．高齢者は，切断以外の加齢による機能低下が理学療法プログラムとゴールに大きく影響します．脳血管障害などの合併による影響も多いのも特徴です．悪性新生物や小児切断は，疾患特性や発達についての学習が必要となります.

一方，切断原因にかかわらず，義足ユーザーとしての活動性には個人差があり，屋内歩行レベルから就労・レクリエーションが可能なレベル，アスリートレベルまで，義足を自身の「あし」とするレベルは幅広く「活動目的」「活動性」という分類で区分けされます.

本講義ではスポーツを楽しむ切断者も紹介し，切断者のもつ可能性を学習します.

以下の項目を学習しておきましょう.

□ 末梢循環障害について学習しておく.
□ 糖尿病について学習しておく.
□ 加齢による身体機能の変化と影響を学習しておく.
□ 四肢の悪性軟部組織腫瘍や先天性異常について学習しておく.

講義を終えて確認すること

□ 血管原性切断の理学療法における留意点が理解できた.
□ 悪性軟部組織腫瘍による切断の理学療法における留意点が理解できた.
□ 小児切断の理学療法における留意点が理解できた.
□ 外傷性切断の理学療法における留意点が理解できた.

講義

1．切断原因疾患と活動性

下肢の切断に至る原因・疾患は多様である．血管原性疾患の多くは慢性的に進行し切断に至るので経過が長く，切断前にADL能力が低下していることも多い．高齢者や重篤な重複疾患がある場合も同様である．一方，活動的な生活者が外傷性一肢切断となり早期から適切なリハビリテーション・理学療法と良好な適合の義肢によって高い活動性を得ることも可能である．家屋内や限定された条件で義肢を利用する切断者は「低活動」と表現されるが，義肢が切断者の肢としてどのように生活に利用されるかが重要である．義肢ユーザーとしての活動性は，切断前身体機能，切断原因，断端の状態，義肢の機能で評価されるが，これらのいずれかひとつだけ優れていても高くはならない．また，「低い活動性」だからといってリハビリテーションゴールとして失敗とはいえない．この講義では切断原因の特徴と義肢の例，さまざまな活動性の切断者と義肢について学ぶ．

2．血管原性切断

1）原因疾患

閉塞性動脈硬化症
(arteriosclerosis obliterans：ASO，Lecture 1 MEMO〈p.4〉参照)

重症下肢虚血
(critical limb ischemia：CLI)

末梢動脈疾患のなかで最も高頻度に発症するのは，閉塞性動脈硬化症（ASO）で，高齢者に多い．ASOによる切断までの経過は，動脈硬化・石灰化の進行で動脈が狭窄・閉塞し，重症下肢虚血（CLI）の状態に至り，足部に潰瘍や壊死を生じる．壊死範囲が広い，創治癒が得られない，感染が重篤などの場合，切断術が行われる．

ASOと糖尿病には密接な関係があり，ASOによる切断では多くの例で糖尿病を合併する．糖尿病・ASOは相互の増悪要因となり，循環障害の進行を早めて重篤化し，切断時年齢を低年齢化する．

閉塞性血栓血管炎
(thromboangiitis obliterans：TAO)

ASOに類似した疾患に，閉塞性血栓血管炎や急性動脈閉塞があり，比較的若い層にもみられる．

LECTURE 10

2）切断を回避する処置：救肢

（Lecture 1 Step up〈p.9〉参照）

CLIで生じた足部の潰瘍や壊死に対し，救肢を目的に末梢血行再建を図る手術が行われる．

血管内治療
(endovascular therapy)

(1) 血管内治療

狭窄・閉塞した動脈にバルーンカテーテル，ステントを用いて内腔側から拡張し，血流を回復させる手術である

(2) バイパス術

動脈の血流障害部位の中枢側と末梢側に，自家静脈や人工血管を橋渡しするように吻合し末梢の循環を改善させる手術である．

3）血管原性疾患に起因する問題の特徴と留意点

(1) ASOと切断術

ASOは全身疾患であり，下肢以外の複数の臓器の動脈硬化が生じている可能性がある．疾患に起因する末梢循環障害と易感染性により，創閉鎖が得られにくい，縫合部の離開を生じやすいなどの術後の問題が生じうる．また，創閉鎖後も断端皮膚に傷をつくりやすく，治癒しにくい．このため，義足装着練習を開始するまでに時間がかかり，義肢装着後も断端の管理が重要となる．糖尿病合併により，この傾向はさらに強まる．

切断術は，確実な創治癒を優先する目的で，血行の豊富な軟部組織を多く残し，創

図1 糖尿病と ASO の併発例

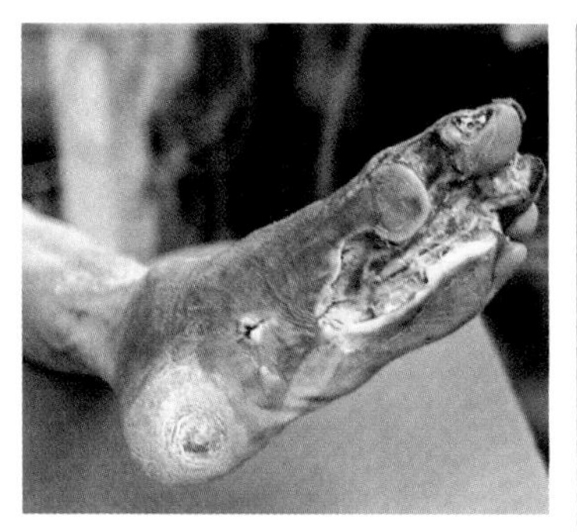

図2 糖尿病性足病変
ASO を併発していない糖尿病例

糖尿病性足病変
(diabetic foot)

に緊張を与えないよう縫合する方法がよく用いられる．その結果，骨長に対して軟部組織が多く，たるみがあり，関節運動がソケットに伝わりにくい断端となっていることも多い．

(2) 非切断肢にも留意

ASO は，全身性疾患なので，非切断肢も健常とは限らない．これを念頭に評価・理学療法を行う．

(3) 糖尿病の影響

糖尿病性末梢神経障害を伴うと皮膚刺激や傷に気づかず，足底や断端に擦過創を形成することがたびたびある．また，創治癒も非糖尿病例より遷延化することが多い．糖尿病と閉塞性末梢動脈疾患を併発している場合，病変は最初に足趾や踵に生じやすい (**図 1**)．

糖尿病性末梢神経障害
(diabetic peripheral neuropathy：DPN)

a. 糖尿病性足病変

糖尿病による足の問題は切断前から生じている．糖尿病性足病変には，潰瘍や壊死の誘因となる爪病変，胼胝(べんち)，鶏眼(けいがん)などがある．糖尿病性足病変は，足部末梢での発症が多い．胼胝が潰瘍に進展，感染して難治性潰瘍となり，下肢切断の原因となる (**図 2**)．

糖尿病網膜症による視力障害は，義足装着の巧緻動作やバランスにも大きく影響する．また，腎症による透析症例は，全身の水分バランス変動により断端周径が安定しにくく，運動耐容能低下が問題となりやすい．

b. フットケア

初期の皮膚異常の早期発見と進行防止には，適切なフットケアが重要である．フットケアには，皮膚洗浄と適切な保湿，爪や胼胝の処理，足白癬のケア，患者指導などがあり，重症化を防止し切断を避ける (Lecture 7 Step up〈p.72〉参照)．

MEMO

胼胝
皮膚の一部に持続的な圧迫や摩擦が加わった場合に生じる角質の肥厚．「たこ」ともよばれる．

鶏眼
皮膚に圧迫や摩擦が繰り返し加わった場合に生じる角質の肥厚．胼胝と異なり角質が皮下にも伸長し，著明な圧痛がある．「うおのめ」ともよばれる．

白癬
真菌が爪，表皮，毛胞内角質に感染して生じる．足に生じたものは「みずむし」ともよばれる．

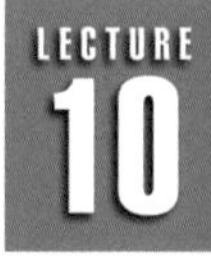

3. 高齢者

1) 高齢者の特徴

一般的な高齢者は，程度の差はあっても，加齢性運動機能低下や関節変形による動作能力低下と痛み，下肢・体幹のアライメント変化 (姿勢変化) などの身体機能変化を生じている．その異常も考慮したベンチアライメントの義足とする必要も生じる．可動域と筋力・姿勢評価が特に重要である．

高齢者は内科疾患の合併も多く，理学療法の阻害因子となる．逆に同年代でも運動機能・臓器機能の個体差が大きく，年齢だけでは判断できないのも高齢者の特徴である．

2) 高齢切断者の評価と理学療法プログラム

切断肢以外の機能は，術後理学療法に大きな影響を及ぼす (Lecture 8〈p.74〉参照)．

表 1　片麻痺と切断の合併例―歩行に有利な条件

1. 切断先行＞片麻痺先行
2. 麻痺側切断＞非麻痺側切断
3. 下腿切断＞大腿切断
4. 麻痺が軽度
5. 切断術と片麻痺発症の間隔が長い
6. 60 歳以下
7. 高次脳機能障害・認知症がない

1～3 の「＞」は左側が歩行能力にとりよい条件を示す.

（栢森良二ほか：現代医療 1992；24：253[1] をもとに作成）

高齢者では切断前の活動能力評価が若年者よりもさらに重要となる.

具体的には，残存肢と体幹の機能で立ち上がり立位バランスを保つ動作を含む「移乗」能力，寝がえり・起き上がり・座位の姿勢変換能力などに着目して評価し，義足装着前理学療法を組み立てる.

3）脳血管障害の影響

脳血管障害による片麻痺と下肢切断が重複した場合，義足歩行の獲得は困難となる．脳血管障害を合併した場合の歩行能力の機能予後を**表 1**[1] に示す.

4）義足（歩行）の適応 （Step up〈p.101〉参照）

義足歩行は，非切断者の歩行と比較して，距離あたりのエネルギー消費量が大幅に増加するために心肺負荷の高い動作である．運動機能や合併疾患だけでなく心肺機能の低下のために義足の積極的な適応とならない症例も存在する.

しかし，「立つ」練習は，治療のモチベーションを保つうえで非常に重要な意味をもつ．したがって，実用歩行の獲得が目標とならなくても，家庭や施設内で義足を使用して立つ・移乗するなどの動作への利用や，非切断肢の能力を維持し体力低下を予防するといった義足活用の可能性を加味した目標の設定も必要である.

症例 A：脳卒中による右片麻痺＋閉塞性動脈硬化症による左下腿切断

切断前には歩行できない下肢機能であったが，切断後義足を使用し改善した例である.

●患者データ

80 歳台，女性．閉塞性動脈硬化症，左下腿切断（**図 3**），既往：右片麻痺

右片麻痺発症から 1 年 2 か月後に左足趾の壊死を生じ，下腿切断となった．麻痺側随意性はブルンストロームステージ上肢Ⅳ，下肢Ⅴ，手指Ⅴ．SIAS の運動機能に関する結果を**表 2** に示す．ADL はバーセルインデックス 30 点，移乗は要介助，切断術前は足趾保護のため歩行できていなかった.

ブルンストロームステージ（Brunnstrom recovery stage）

SIAS：Stroke Impairment Assessment Set（脳卒中機能障害評価法）

バーセルインデックス（Barthel index）

●切断術後経過

断端長 17 cm（中断端），断端管理はソフトドレッシングで行われた．非麻痺側の切断で，左右下肢が各々患側であった．術後 4 週で PTB 式ギプスソケットに大腿コルセットを取り付けた練習用義足を製作し，立位練習から開始，バランス・歩行練習を進めた．筋力・動作能力・運動耐容能ともに改善し，仮義足を製作，歩行器歩行自立，3 脚杖歩行が近位監視となった．随意性が良好に保たれていたことが歩行獲得の一因と考えられる症例である.

症例 B：高齢外傷性左大腿切断

高齢であるが身体機能が高く保たれており良好なゴールが得られた症例である.

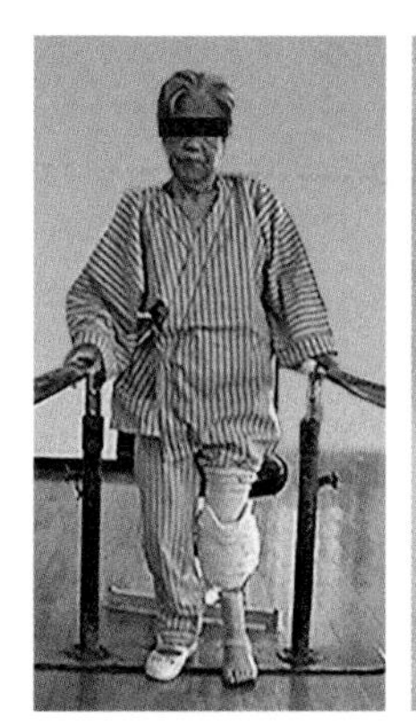

a. 練習用義足を装着して立位練習

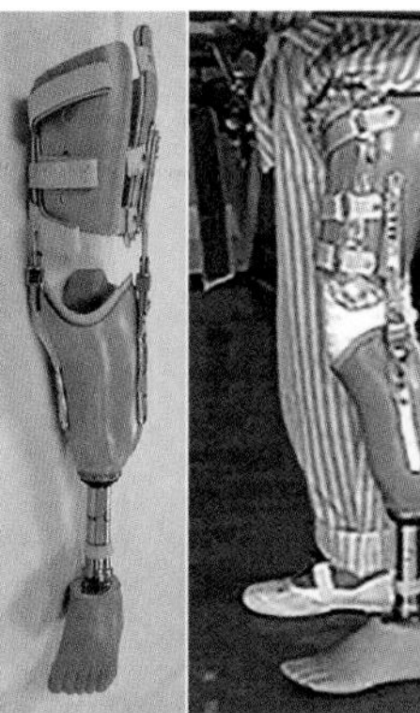

b. 練習用義足（右は装着時）

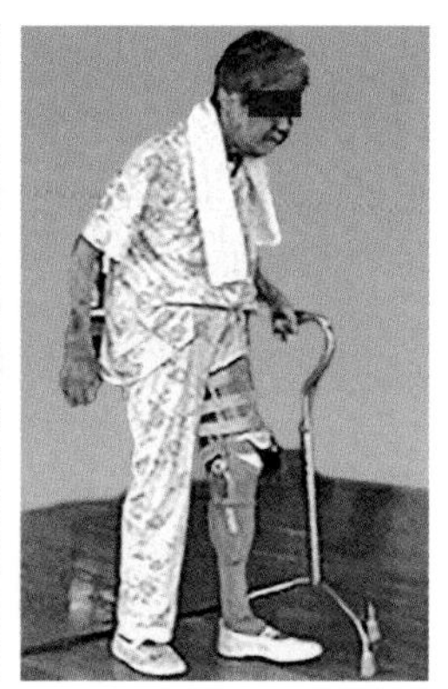

c. 仮義足を装着して歩行練習

図 3　高齢での右片麻痺と左下腿切断の合併例

表 2　本症例の SIAS（運動機能）

1. 上肢近位：3（中等度のぎこちなさあり）
2. 上肢遠位（手指）：4（軽度のぎこちなさあり）
3. 下肢近位（股関節）：4（軽度のぎこちなさあり）
4. 下肢近位（膝関節）：4（軽度のぎこちなさあり）
5. 下肢遠位（足関節）：4（軽度のぎこちなさあり）

●患者データ

80 歳台，男性．左大腿切断（**図 4**）．

農作業中の外傷性大腿切断例．受傷前運動能力は良好で，問題となる既往歴もなかった．

●切断術後経過

切断術後数日で起居動作，移乗動作自立し．片脚立位バランスも年齢相応に良好であった．ギプスソケットを用いた練習用義足を経て，四辺形全面接触非吸着式ソケット，悪路歩行を希望して横引き固定膝を選択し，屋内自立，屋外 T 字杖歩行自立となった．

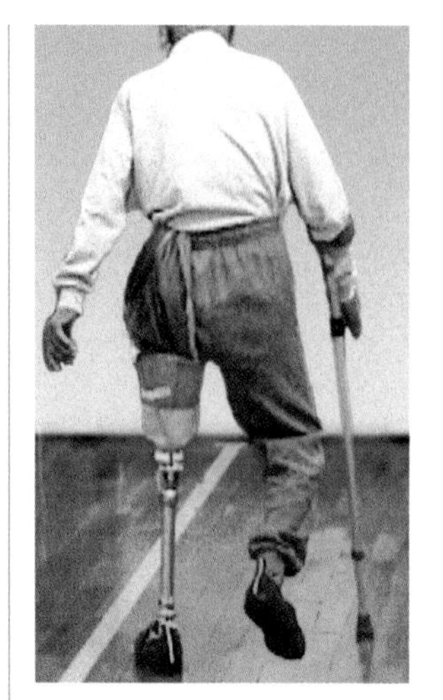

図 4　外傷性左大腿切断の高齢者例

4. 外傷

1）外傷性切断の特徴

外傷性切断の原因は，活動中の事故や交通外傷などが多く，切断前身体機能が良好である例が多く，良好な機能予後とともに高機能の義足適応となる可能性が高い．切断だけの外傷で合併症がなければ，積極的な義肢装着練習が早期から可能で，短期間でゴールを獲得できる．

しかし，外傷にはその程度・部位にさまざまなパターンがあり，高度の組織挫滅や多発骨折，マイクロサージャリーによる患肢温存後など，機能障害を残す複雑な断端の症例もみられる．

症例 C：切断前活動性の良好な外傷性大腿切断

●患者データ

60 歳台，男性．交通事故による外傷性右大腿切断．

●切断術後経過

他の外傷や合併症なく早期義肢装着法を行った．周径減少に合わせてソケットを再作成し，仮義足には IRC ソケット，懸垂はシールインライナー，膝継手はバウンシング機能付き，エネルギー蓄積型足部を使用した．退院後も活動性を低下させることなく社会活動に復帰した（**図 5**）．

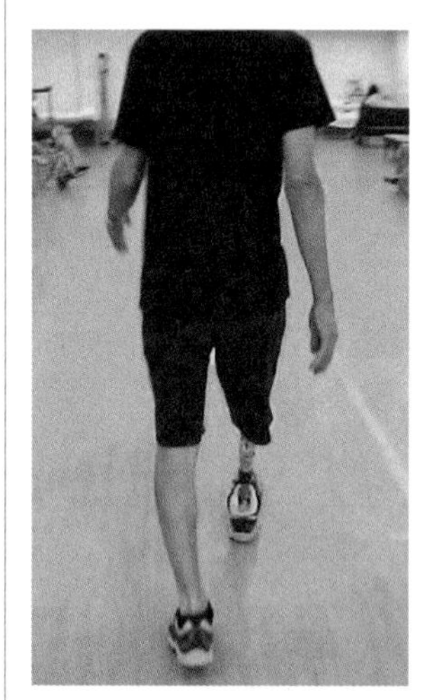

図 5　外傷性右大腿切断例

2）外傷のバリエーションと問題点

（1）多発外傷

各々の外傷に応じた治療と期間が必要となり，義足歩行獲得までに長期間を要する．上肢の骨折がある場合，歩行補助具の使用が困難で歩行練習を阻害する．

切断肢・非切断肢に限らず免荷を要する下肢骨折がある場合も，免荷中は歩行練習に進むことができない．切断肢に外傷を合併するとソケットの頻回な修正や再製作が必要になる．

（2）断端皮膚の障害

外傷後断端皮膚の障害には，断端皮膚の損傷が大きく植皮術が行われるものや，筋の挫滅損傷後に皮膚に瘢痕を残す場合などがある．瘢痕部や植皮術後皮膚は通常の皮膚より機械的刺激に対して脆弱で，皮膚の凹凸，感覚鈍麻などの問題があり，ソケット装着に伴う創をつくりやすい（**図 6**）．

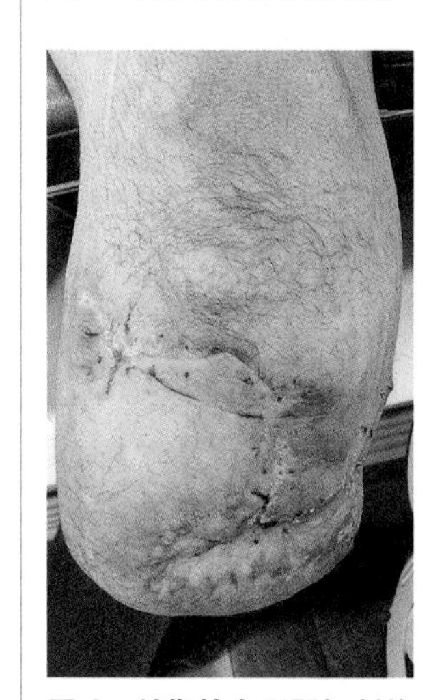

図 6　外傷性右下腿切断後の皮膚の問題例

軟部組織の挫滅が著しく，植皮術が施行されたため瘢痕と凹凸が残る．

5. 両側下肢切断

1）両側下肢切断のとらえ方

両側下肢切断は，一側が大腿切断，反対側が下腿切断のように左右が異なる切断高位と，両側下腿切断のように左右が同じ切断高位の場合とがある．切断高位が異なる場合，一般的には切断高位が低いほう，または下肢機能・能力が高く保たれているほうを健側とみなす．

片側下肢切断と同様，膝関節が残存するかどうかで歩行予後が異なる．両側大腿切

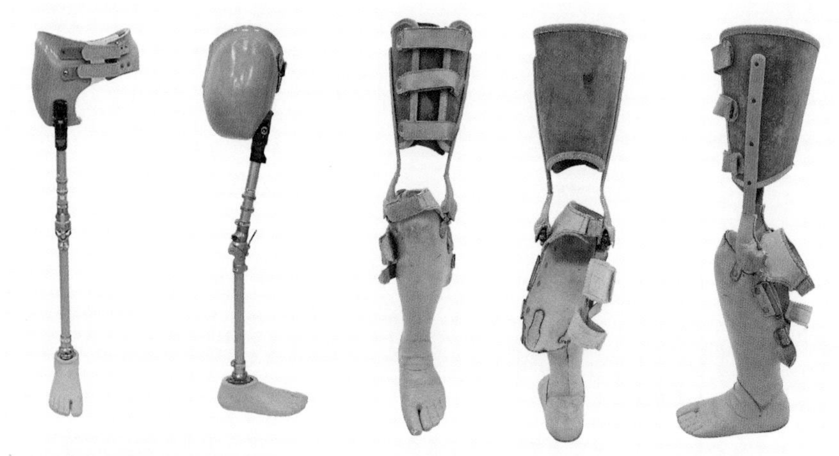

a．股関節離断の症例に使用　　b．患肢温存的回転形成術後の症例に使用

図 7　悪性腫瘍症例の義足
a は悪性腫瘍による小児切断例に処方されたもので，固定膝を用いて安定性を確保し，さらに超軽量となるように継手ならびに部品が選択されている．

患肢温存的回転形成術については Step up（p.101）参照．

断は，転倒リスクが高く，歩行中のエネルギー消費も大きいため，ゴールは低くなる．

2）短義足

両側大腿切断では，義足歩行練習開始当初に，膝継手を省き全長を短くした短義足（スタビー）が用いられる．これにより，転倒のリスクを減じ立位バランス・歩行練習を行うことができる．長期間使用すると不良歩行パターンを習得するおそれがあり，早期に通常の長さの義足を用いた歩行練習に移行する．

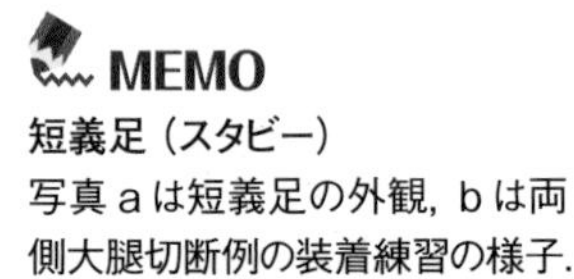

MEMO
短義足（スタビー）
写真 a は短義足の外観，b は両側大腿切断例の装着練習の様子．

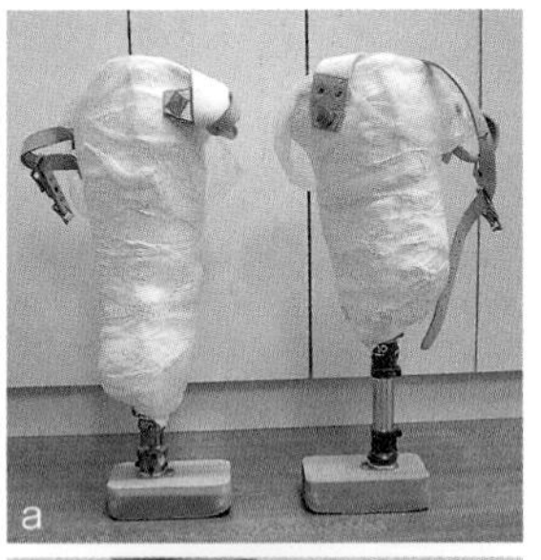

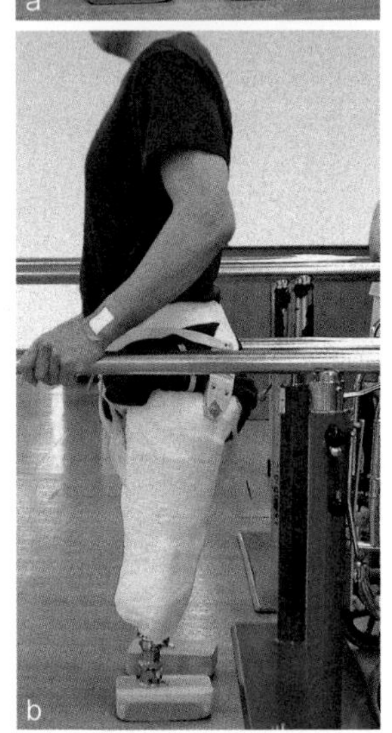

6．悪性腫瘍

1）悪性腫瘍と患肢温存術

かつて，下肢悪性腫瘍の治療は，患部切除目的の切断が第一選択であった．切断術後に遠隔転移を生じ，骨肉腫での 5 年生存率は 15～20％であった．

現在，内科的治療も進歩し，外科的治療も患肢温存手術がまず検討される（Step up〈p.101〉参照）．骨腫瘍を切除した後の大きな骨欠損は腫瘍用人工関節を用い再建される．また，腫瘍を不活性化する処理を行った骨を再建に用いる同種骨移植，自家骨移植などの再建法も進んでいる． 5 年生存率は 82.5％に，切断せずにすむ患肢温存率も 90％程度に改善している[2]．

2）下肢切断術後の問題点と留意点―がんリハビリテーションとして

悪性腫瘍による切断術後は術侵襲だけでなく，化学療法の影響を受け断端周径に変動を生じる．そのため，ソケットやアライメントの修正を行う必要がある．また，各種治療の副作用で悪心や吐気，免疫能低下，全身倦怠感が生じる時期もある．運動適応，感染管理，負荷強度など注意深い調節が必要である．

全身状態不良，転移の存在など明らかに予後が不良な例は，積極的な歩行目的の義足でなく，軽量である程度の支持性と装飾性を備えた仮義足を製作するなど，早期退院の検討と義足の工夫も必要である（**図 7**）．

7．先天異常

1）疾患の知識

先天性切断は，生下時から四肢の一部が欠損しているもので，横断性四肢欠損ともよばれる．先天性切断には，横軸形成不全によるものと羊膜索（輪）症候群によるものがあり，後者のほうがやや頻度が高い．

切断原因となる先天異常に，先天性脛骨（列）欠損症や先天性腓骨（列）欠損症などの長軸性四肢欠損がある（**図 8**）[3,4]．これらの疾患では下腿形成術や脚延長術が施行されることが多いが，骨欠損の程度によっては切断術が選択される．切断高位は脛骨欠損の場合は膝離断，腓骨欠損の場合はサイム切断が行われる．

2）問題点と留意点

（1）義肢装着開始の時期

先天性切断における義肢の装着開始は，子どもの運動発達に合わせて行う必要がある．心理的発達やボディイメージの見地から 9〜12 か月で最初の義足が処方されることが多い[5]．

（2）製作される義肢

四肢欠損部末端の形状によってはソケットや懸垂装置に特別の工夫が必要となる．また，成長に合わせて義肢の処方内容も検討を要する．大腿切断や膝離断の場合，装着開始当初の義足では膝継手を固定として安定性を優先するが，成長に伴って活動性の向上に追従できる膝継手を選択する（**図 9**）．活動性が高くなる時期には義肢の破損も頻繁に起こる．ソケットの強度や安全性にも成人とは異なる配慮をする．

（3）義肢の作り替えの頻度

成長がさかんな時期は，大腿義足で 1 年半，下腿義足で 1〜1 年半，股義足で 1 年半〜2 年でソケットや部品交換が必要となる．

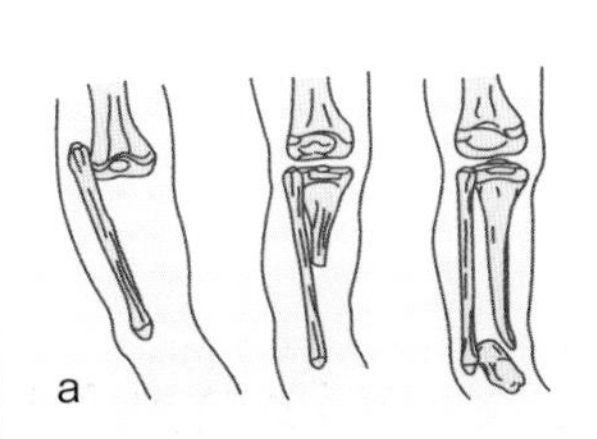

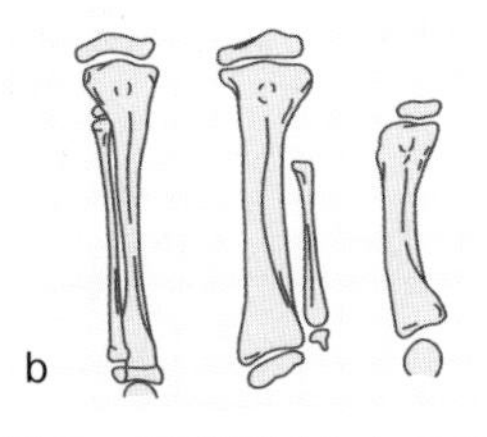

図 8 切断原因となる先天異常例

a．先天性脛骨（列）欠損症：脛骨欠損の程度は症例により異なる．内反足や足根骨の欠損・癒合を伴うことがある．

（Kalamchi A, et al.：J Bone Joint Surg Br 1985；67：581-4[3]）

b．先天性腓骨（列）欠損症：腓骨欠損の程度は症例により異なる．大腿骨や脛骨の形状異常を伴うことがある．

（Achterman C, et al.：J Bone Joint Surg Br 1979；61：133-7[4]）

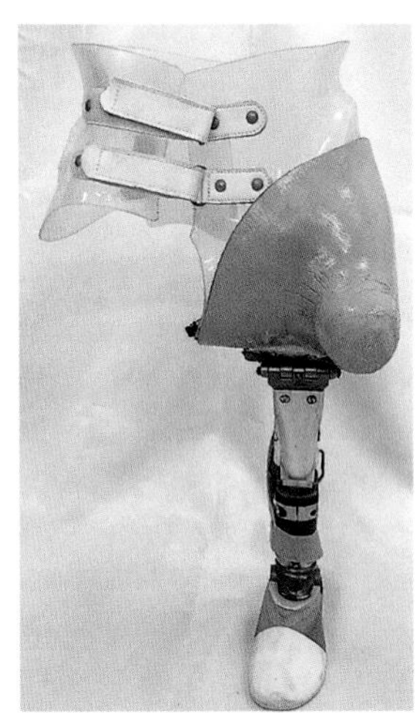

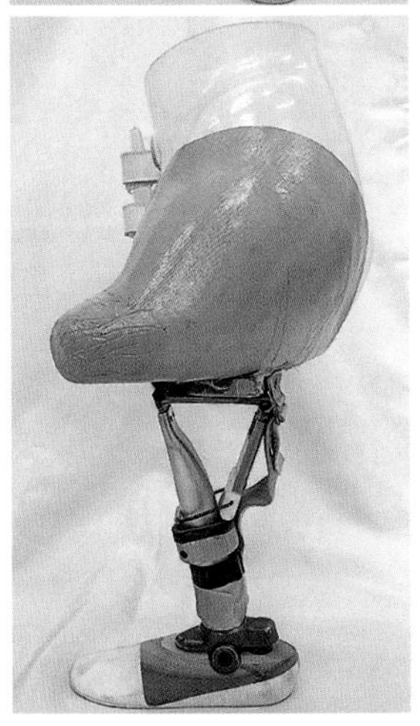

図 9 先天性切断例の義足

大腿切断の症例に使用．断端をソケット内に収納し，股継手を使用．安定性優先のため膝継手は省いている．

8．スポーツと義肢

1）スポーツ用義肢を利用できる活動性をもった切断者

一定以上の歩行能力を獲得した切断者であれば，必要な機能の部品を組み合わせた義肢を装着しトレーニングを行うことで，走る・跳ぶなど高いパフォーマンスの動作を獲得することができる．パラ競技レベルからレクリエーションまで，切断者がさまざまなスポーツに参加することが可能になっている．

2）スポーツ用義肢の特徴と機能

義足では，エネルギーを蓄積し放出する機能が高められた足部や，速度への追従性や膝折れ防止機能に優れた膝継手が使用される．義手では，競技に合わせた機能をもった手先具が用いられる．また，切断肢の早い動きや強い外力に対応できるよう，適合がよく高い懸垂機能をもったソケットが必要となる．

これらの義肢は，それぞれの競技で求められる義肢機能を最優先し作られる．機能や形状が特殊であり，日常生活用の義肢とは別に競技用を製作し使い分ける必要がある（**図 10**）（Lecture 14 Step up〈p.146〉参照）．

■引用文献

1）栢森良二ほか：四肢閉塞性動脈硬化症のリハビリテーション，片麻痺患者の義足装着．現代医療 1992；24：251-5.
2）田仲和宏：骨腫瘍．整形外科看護 2019；24：88-91.
3）Kalamchi A, Dawe RV：Congenital deficiency of the tibia. J Bone Joint Surg Br 1985；67：581-4.
4）Achterman C, Kalamchi A：Congenital deficiency of the fibula. J Bone Joint Surg Br 1979；61：133-7.
5）加倉井周一：小児切断．総合リハ 1987；15：831-5.

■参考文献

1）澤村誠志：切断と義肢，第 2 版．医歯薬出版；2015.
2）日本整形外科学会，日本リハビリテーション医学会 監：義肢装具のチェックポイント，第 8 版．

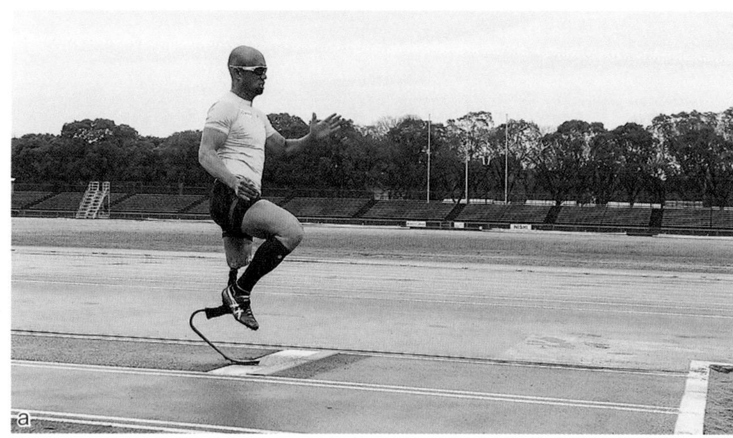

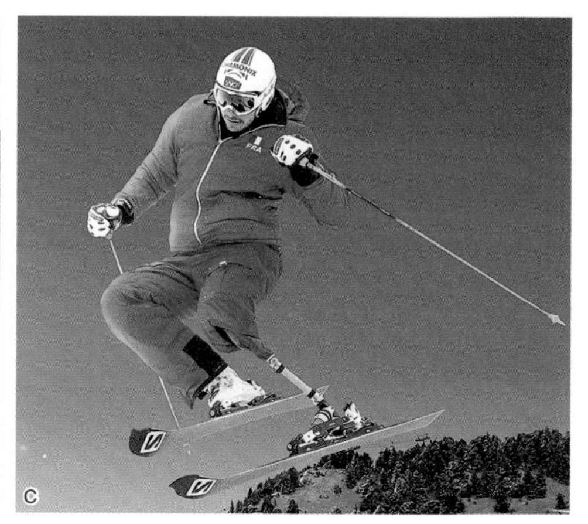

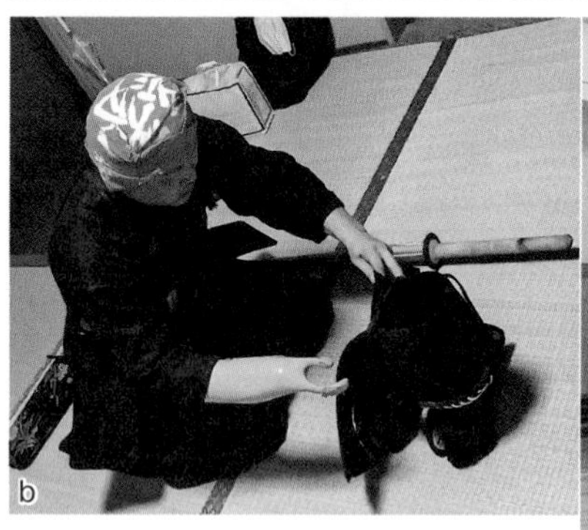

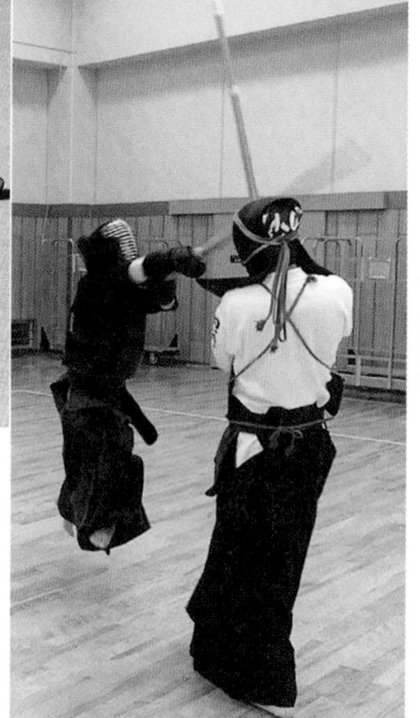

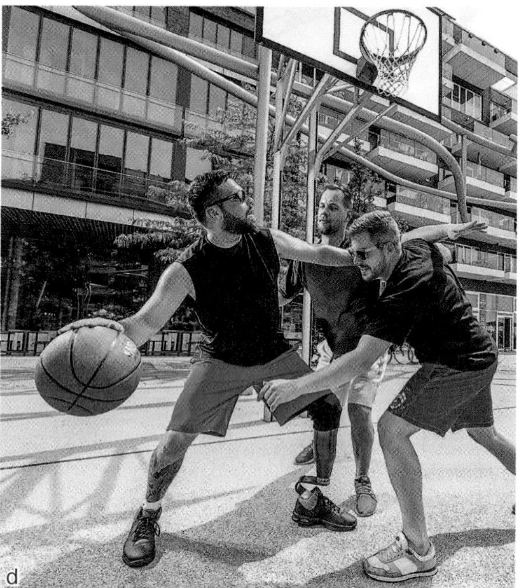

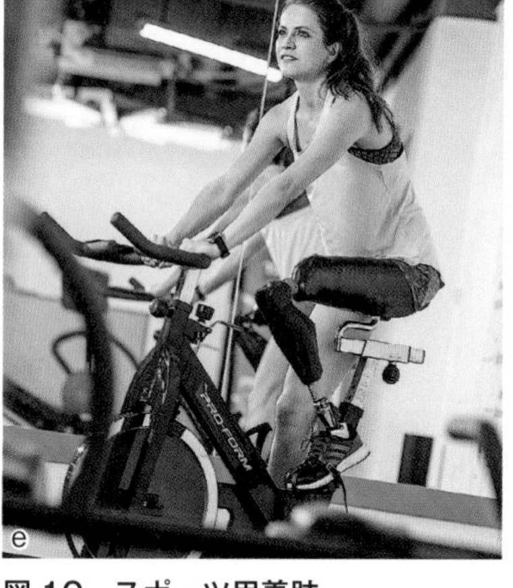

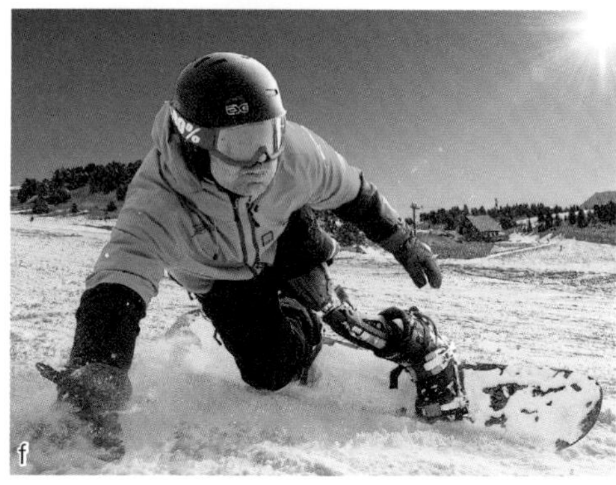

図 10　スポーツ用義肢

a. 陸上競技（幅跳び：左大腿切断．東京パラリンピック男子 T63 走り幅跳び代表　山本 篤選手）(http://bladeathlete.com/)
b. 剣道：右前腕義手
c. スキー：左下腿義足
d. バスケットボール：左下腿義足
e. エアロバイク：左大腿義足
f. スノーボード：左大腿義足
（c, d, e, f 写真提供：オットーボック・ジャパン株式会社）

医学書院；2014.
3）藤井敏男ほか編：小児の運動器疾患．最新整形外科学大系 24．中山書店；2008.
4）井樋栄二ほか編：標準整形外科学，第 14 版．医学書院；2020.
5）栢森良二ほか：片麻痺患者の義肢装着．現代医療 1992；24：251-5.
6）林　義孝ほか：悪性骨腫症による下肢切断例の予後．臨床理学療法 1983；10：241.
7）川口智義：悪性骨腫瘍の広範切除術と切除縁評価．吉川秀樹編．骨・軟部腫瘍および関連疾患．最新整形外科大系 20. 中山書店；2007．p.94-108.
8）梅澤慎吾：下肢切断者のスポーツ参加と理学療法．理学療法 2015；32：343-8.

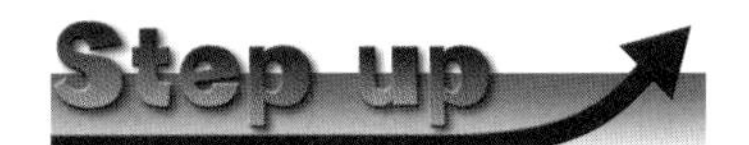

1. 義足歩行は楽じゃない：運動負荷強度と体力の考慮の必要

1）義足歩行の運動負荷

健常者の歩行と比較すると，義足歩行の運動負荷は大きく，切断高位が高いほど，また，片側切断より両側切断で，よりエネルギー消費は増える．義足歩行の運動負荷を代謝当量（MET）で表 1 に示す[1)]．

表 1　義足歩行の運動負荷

歩行の種類	代謝当量（MET）
正常歩行	3 METs
下腿切断（一側）での歩行	3.3〜4.2 METs
下腿切断（両側）での歩行	4.23 METs
大腿切断（一側）での歩行	4.95〜6 METs
大腿切断＋下腿切断での歩行	5.25 METs
股離断での歩行	5.25〜7.5 METs
両側大腿切断での歩行	6.3 METs

（三上真弘：臨床リハ 1993；2（1）：10-1[1)] をもとに作成）

一側下腿切断でも最大で正常歩行の 1.4 倍，一側大腿切断では最大で 2 倍の運動負荷となり大きな負担となる．高齢切断症例は，加齢による運動耐容能の低下に加え，糖尿病や末梢動脈疾患が切断原因となる割合が多く，他臓器疾患の合併も増え，運動負荷の許容量がさらに低くなる．

高齢者が実用的義足歩行を獲得するためには，切断術前の身体機能や運動耐容能が高く保たれていること，運動負荷に影響を与える合併症が少ないこと，体力改善が運動によって期待できるなどさまざまな条件を考慮し，負荷をかける強さや時間を計画する．

2）実用歩行困難でも「立つ練習は行わない」「義足の適応なし」とは限らない

実用歩行の獲得が困難な場合でも，義足装着下で歩行器や手すりを用いた立位練習や歩行練習は，ADL・体力維持に有効である．

歩行器や手すりを使用して立つことができる，車椅子の移乗を残存肢で安全に行うことができる，このような能力がなければ立位練習は必要であり，歩かないから立位練習はしないということではない．しかし，義足装着練習の適応判断には綿密な評価と見通し・計画が必要となる．治療においても運動耐容能が限られているなかで，立ち上がりや片脚での立位動作練習などほかの治療内容との配分や，治療プログラムの工夫が必要となる．

2. 悪性腫瘍に対する患肢温存手術の実際

患肢温存手術は，機能不良な四肢を形だけ残すのではなく，広範切除術と人工関節や移植骨などを用いて機能再建が図られる[2)]．

LECTURE 10

1）腫瘍用人工関節

変形性関節症で用いられるものと異なるのは，関節部だけでなく切除される骨幹部も置換できることで，症例に合わせてカスタムメイドされるものが多い．

2）処理自家骨移植

腫瘍の近傍にある自分の骨を，腫瘍組織を不活性化した後，体内に戻す方法．パスツール処理（60℃，30 分程度の熱処理），放射線処理などの方法がある．

3）骨延長術を利用した再建

創外固定器を使用して骨を延長し，間隙に形成された仮骨が骨化するのを待つ方法である．骨切除量が 4.5〜15 cm の場合に適応があるが，延長には数か月の期間を要する．創外固定器による骨の延長中には化学療法も併用される．

4）患肢温存的回転形成術（rotationplasty）

悪性骨腫瘍に対する手術法の一つである．大腿骨遠位から脛骨近位の骨および軟部組織を腫瘍ごと切除した後，残った脛骨遠位から足部を前後逆にして大腿骨に接合する（図 1）．支持に足底を利用でき皮膚障害を生じにくい利点があるが，外観に問題がある．昨今では，患肢温存手術の発展によりみられなくなった．講義の**図 7b**（p.98）の義足を用いる[3)]．

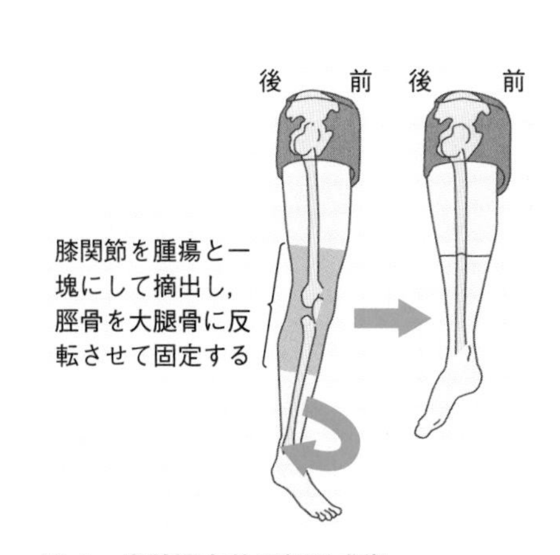

図 1　患肢温存的回転形成術

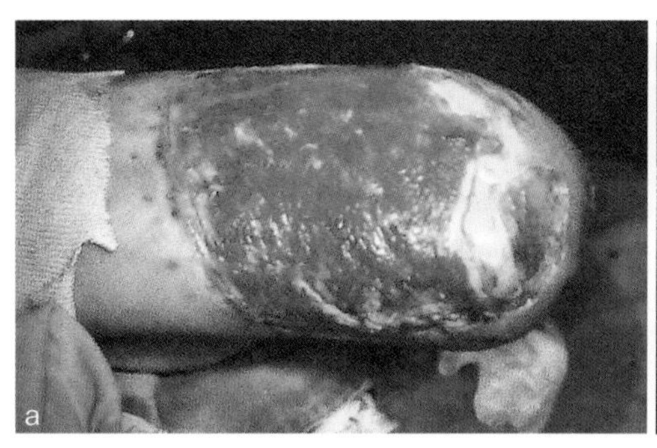

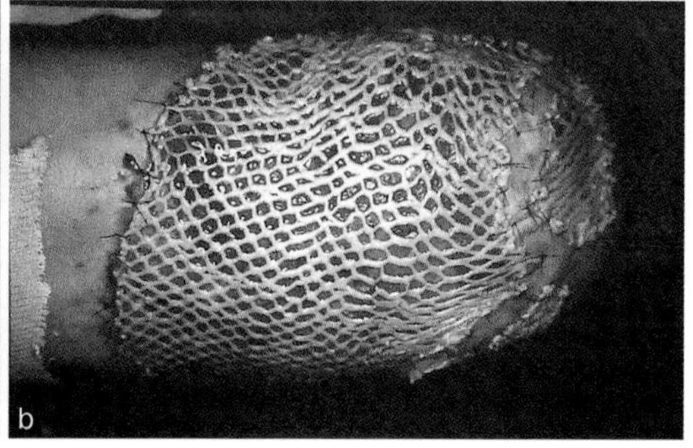

図2　網状皮膚移植
a. 植皮前
b. 植皮後

3. 植皮術

外傷性切断では，断端に植皮術が施行される頻度が高い．植皮後皮膚はソケット内の蒸れ，物理的ストレスに弱く，義足装着練習で問題を生じることが多い．個々の症例の植皮範囲を知り，断端観察と管理が必要となる．

1）植皮術の種類

植皮にはいくつか種類があり，方法によって生着後の性状が異なる．

(1) 遊離植皮術

皮膚をいったん皮下から切り離し，別の場所に移動させる方法．移動させた皮膚に血行が再開して生存できる状態になることを生着という．

a. 全層植皮術

表皮と真皮の全層を含む．生着後は植皮時の面積より縮小しにくく，機能的にも外観的にも優れている．しかし，分層植皮と比較して生着しにくい．また，採皮部は自然治癒しないので閉鎖する必要があり，広範囲の植皮には不向きである．

b. 分層植皮術

表皮と真皮の一部までの皮膚を薄くそぎとって採皮する．採皮部は自然治癒するので広範囲な植皮も可能となる．全層植皮と比較して生着しやすいが，生着後の皮膚の収縮を生じやすく拘縮のリスクが高い．関節可動域の維持が重要である．

分層植皮術には，移植片に切れ目を入れ網状にして広げて用いる網状皮膚移植（mesh skin graft）（図2），移植片を小さく切って移植するパッチ皮膚移植（patch graft）などの方法がある．

(2) 有茎植皮術

体表から切り離さず，血行を保ったままで植皮する方法．近接部からの局所皮弁，離れた部位からの遠隔皮弁などの方法がある．

2）植皮された皮膚の特徴

皮膚には，自由度の高い関節運動にも追随できる余裕（あそび）があり，筋収縮にも自由に追随する弾性をもっている[4]．一方，植皮された皮膚では，皮膚の弾性が失われていることが多く，通常の皮膚と比べてソケット内で加わるストレスで損傷を受けやすい．

■引用文献

1）三上真弘：高齢者切断の最近の傾向と問題点．臨床リハ 1993；2（1）：10-1.
2）松峯昭彦ほか：悪性骨軟部組織腫瘍切除後の患肢機能評価と QOL．関節外科 2005；24：811.
3）石川　朗ほか：悪性腫瘍による下肢切断者に対する理学療法．理学療法 1998；15：254-60.
4）永冨史子ほか：創傷治癒と理学療法―創傷管理・保護の視点で行う理学療法．理学療法ジャーナル 2006；40：363-70.

■参考文献

1）武藤輝一ほか編：標準外科学，第 15 版．医学書院；2019.
2）穴澤貞夫編：ドレッシング―新しい創傷管理．へるす出版；1995.
3）Erwin G. Gonzalez, et al.：Energy expenditure in below-knee anputees. Arch Phys Med Rehabil 1974；55：111-9.

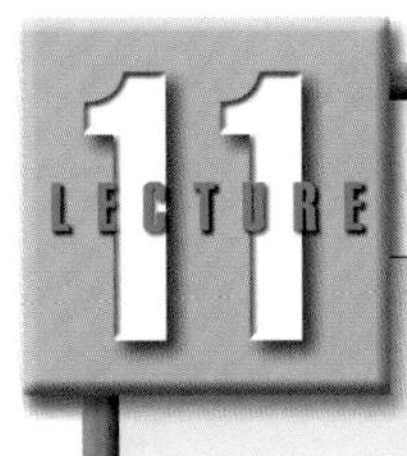

義足装着理学療法と応用動作

到達目標

- 義足装着理学療法の目的と内容，流れを理解する．
- 立位バランス練習の重要性を理解する．
- 歩行練習の進め方を理解する．
- 起居動作練習，応用動作の方法を理解する．

この講義を理解するために

この講義では，実際に義足を装着して行う練習とその留意点を学びます．義足を装着してもすぐに歩行できるものではありません．切断肢も非切断肢も，切断前とまったく異なったバランスや動作戦略の習熟を求められます．立位歩行の基本練習は切断高位によって異なり，対象者がどのような条件をもっているか評価し，個々の能力やゴールに合わせ義足装着前プログラムを組み立てます．

以下の項目を学習しておきましょう．

□ 切断者の評価について復習しておく．
□ 義足装着前理学療法を復習しておく．
□ 歩行の運動学について復習しておく．
□ 片側の義足装着者の ADL は脳卒中片麻痺の方法に類似するので，学習していれば復習しておく．
□ 車椅子を中心とした ADL について復習しておく．

講義を終えて確認すること

□ 立位バランス練習の重要性を説明できる．
□ ステップ練習の進め方が理解できた．
□ サイム切断以上のそれぞれの高位の切断者について，歩行練習方法が理解できた．
□ 切断者の床からの立ち上がり，障害物またぎ，床のものを拾う，階段昇降，坂道歩行の方法を説明できる．
□ 切断者の能力や歩行予後によって動作練習の項目が異なることが理解できた．

講義

1．義足装着理学療法の成り立ち

図1に義足装着理学療法のプログラムを示す．義足装着理学療法は，義足装着前理学療法に義足を装着して行う動作練習が加わり，徐々にその割合が増え，移行したり，時に基本に戻りながら進む．早期義肢装着法の場合，移行時期も早くなる．理学療法が進むにつれ，可動域改善や筋力強化など機能障害へのアプローチは，焦点を絞って実施し，切断者によっては自主管理とする．義足歩行の到達目標は切断高位や切断者の能力によって異なる．義足装着理学療法の内容も切断者の条件に合わせて決定するので，すべての切断者が**図1**の動作練習全項目を行うわけではない．

2．アライメントチェックアウトと義足装着理学療法

適合の得られていない義足で練習を進めてはならない．義足装着理学療法で最も重要な段階はスタティックアライメントのチェックアウトである．切断者の身体の一部として適合良好かどうか義足の適合判定を行う．適合判定は理学療法士または義肢装具士が義足を正しく装着して行う（**図2**）．荷重・バランスの感覚を切断者に理解させるように進めながら歩行練習に入れば，ダイナミックアライメントの段階となる．異常歩行には原因があり，歩行練習が進んではじめて気づくのでなく，義足装着前理学療法・スタティックアライメント・バランス練習の段階で異常歩行につながる問題

ここがポイント！

義足を自分で装着する練習はいつから開始するか

最初は理学療法士や義肢装具士が必ず正しく装着する．義足を自身で装着するのは複雑で負荷の大きい課題である．多くのソケットの最後の挿入は荷重を利用する．懸垂ベルトの種類によっては立位をとる必要がある．能力の高い切断者は健側片脚立位バランス練習も兼ね，装着練習を行ってもよい．装着練習開始の条件は，①義足が適合していること，②切断者に学習能力があり，正しく装着した状態を理解していること，の2点が必要である．

気をつけよう！

ソケットを外すときには断端をチェックする

荷重練習・スタティックアライメント，歩行練習・ダイナミックアライメントなどで義足を装着した際は，訴えの有無にかかわらず断端の発赤・あたりをチェックする．ポイントは，荷重部，骨突出部，骨断端先端である．

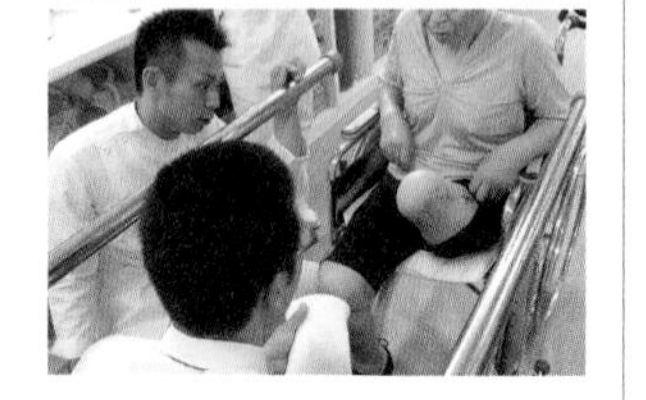

義足装着理学療法で行うこと

義足装着前理学療法は継続	義足を装着した動作練習を追加
筋力強化	義足装着し荷重・立位練習
関節可動域維持・改善	立位バランス・ステップ練習
断端管理	歩行練習
非切断肢・上肢体幹機能維持	義足を装着する練習
片脚立位バランス練習	ADL動作練習
平行棒・松葉杖歩行練習	応用歩行練習
	義足を装着せず行う動作
	義足を装着しない時間帯の練習
	復帰生活にあわせた装着時間延長
	断端・義足の管理の学習

図1　義足装着理学療法のプログラム

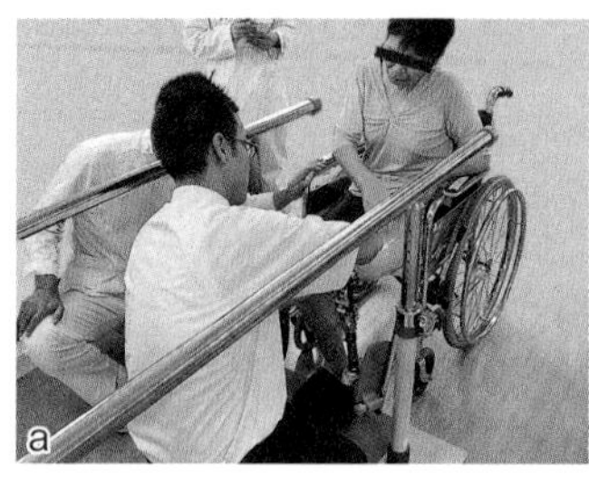

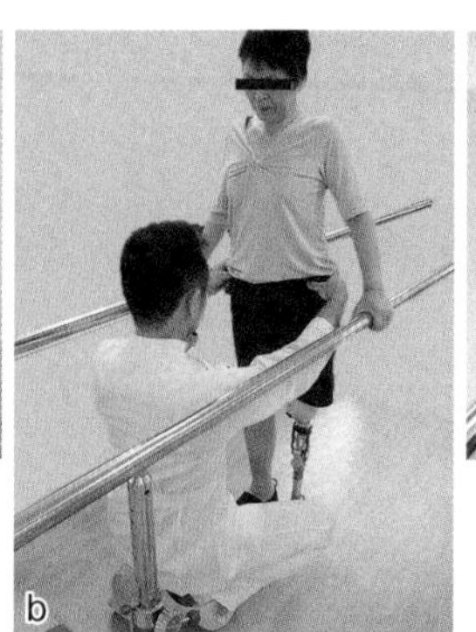

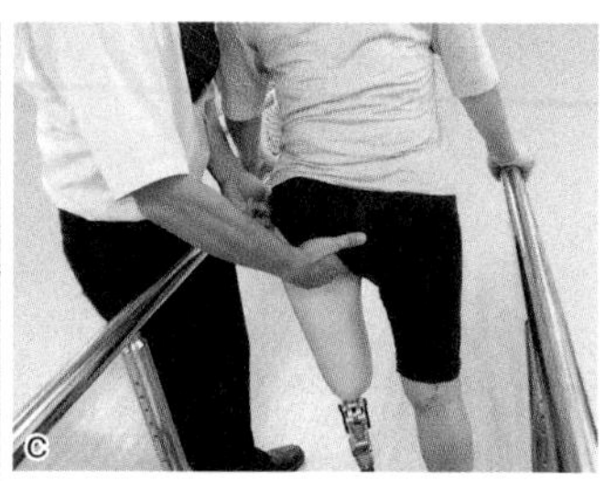

図2　義足装着理学療法開始前に必要なこと
a．正しく装着，b．長さをチェック，c．ソケット適合をチェック．

LECTURE 11

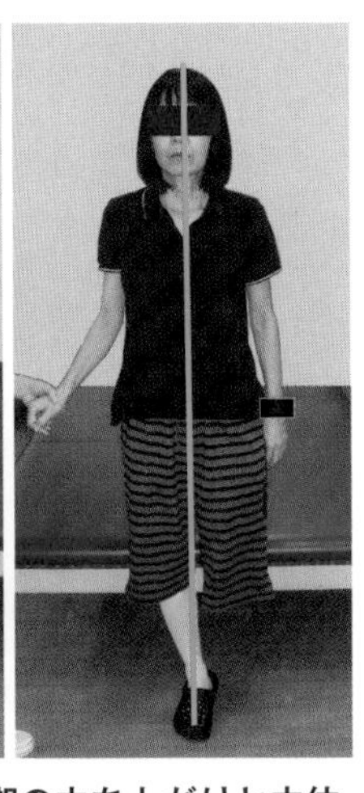

図3　義足のない時期の立ち上がりと立位
義足装着前の切断者は片足支持で ADL を行う．立ち上がり・立位とも片足足部支持面内に体重負荷線がなければバランスはとれない（青線）．義足を装着すると二本足となる．この片足時期の立位方法を再び二本足の感覚・方法に切り替えるために，義足装着理学療法で義足への荷重・支持感覚学習・バランス練習が改めて必要となる．

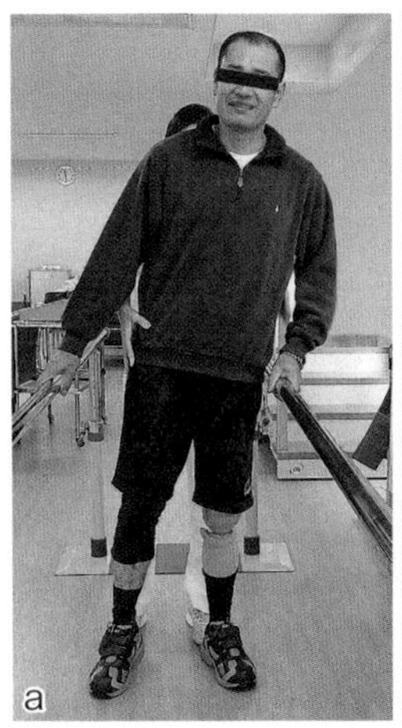

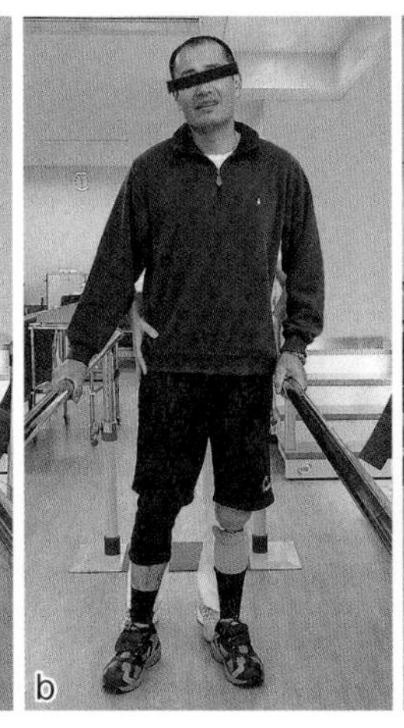

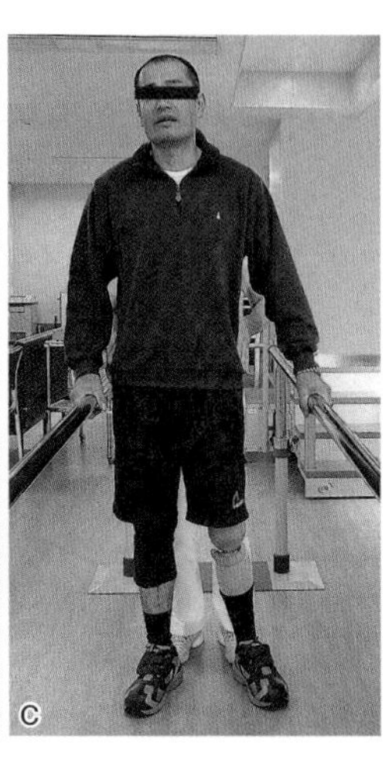

図4　立位バランス練習：左右
a．体幹傾斜の代償運動，b．骨盤の水平移動で義足荷重，c．健側荷重．
a は代償運動．b，c のように水平移動で体重移動することを練習する．平行棒はバランスの援助のために用い，上肢支持量が減じ，自然に力を抜いて行えるようになるまで移動体験を繰り返す．ソケットに乗るのでなく，次第に義足足部のどこに荷重が集中しているか感じることができるよう意識することが理想的な練習である．

をできる限り回避するよう進める．

荷重・歩行後，義足を外して直後の断端に発赤・あたりなどの問題がないことを確認する．そこまでが義足装着理学療法である．

3．立位バランス練習

1）義足装着理学療法は歩くための準備時期が重要

義足を装着しても，すぐに歩く練習は始めない．ソケットへの荷重，立脚相，遊脚相個々の練習を行い，その連続動作（ステップ練習）を経て，その延長に歩行練習はある．大腿切断や股関節離断に固定式膝継手を使用した場合，安全な歩行が第一目標となる．義足を出す，義足に乗る，健側を出す，健側に乗る，といった区切られた歩行がゴールの場合も，バランス・ステップ練習は重要である．

2）立位バランス練習のポイント

切断者が片脚で生活している期間，支持脚の足部でバランスがとれる位置に身体各部の位置関係はコントロールされる（**図3**）．義足を装着し二本足になったら，この習慣を変更しなければならず，義足に荷重し二本足で立つ・左右バランス移動する練習が必要である．よい立位バランスとは，骨盤を含む体幹が支持脚の安定のよい位置に乗り，最低限の筋活動で制御できる状態である．荷重量のフィードバックに体重計を利用する場合，無理に押し付けたり代償動作とならないよう注意する．

立位バランスの練習は平行棒内で肩幅程度に歩隔をとり，次の順序で進める．

①義足に荷重し左右均等に荷重する感覚練習（開始時は骨盤の位置を介助し教える）：踵・前足部・拇指・小趾側・土踏まずなど，体重心が落ちる位置を声かけすると，切断者は義足足底に投影された感覚を利用し体重移動できる．

②左右バランス練習（**図4**）：腰振り・側屈努力はモーションが大きすぎ，歩行時には必要ない．骨盤以上の全体が一体となり足部に乗るよう指導する．

③前後バランス練習（**図5**）：義足が後ろの前後バランス，義足が前の前後バランスと進める．

覚えよう！

連続性健常歩行では，動作が静止する瞬間はない．歩行中の立脚相の終わりは遊脚相の始まりで，遊脚相の終わりは立脚相の始まりである．どこまでそれを再現できるかは切断者の能力と義足構造が関係する．

調べてみよう

ロコモーターとパッセンジャー
歩行は，支持し推進する「下肢，骨盤」と，その上に乗り，運ばれる役割の「体幹，上肢，頭部」の２つの役割の協調により成立すると理解できる．前者をロコモーター，後者をパッセンジャーとよぶ．骨盤帯は双方を連結する位置にあり重要な役割を担う．

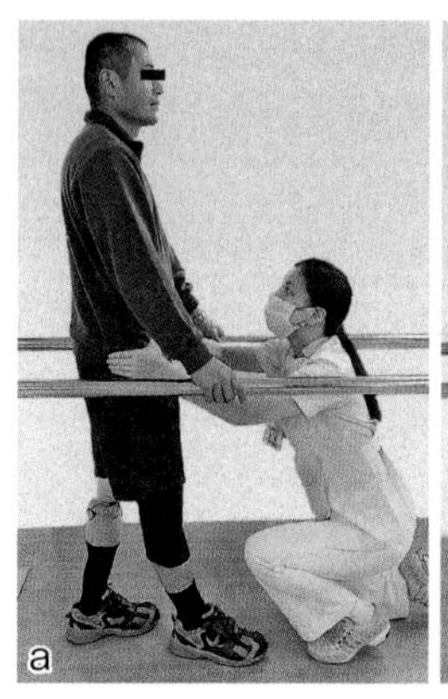

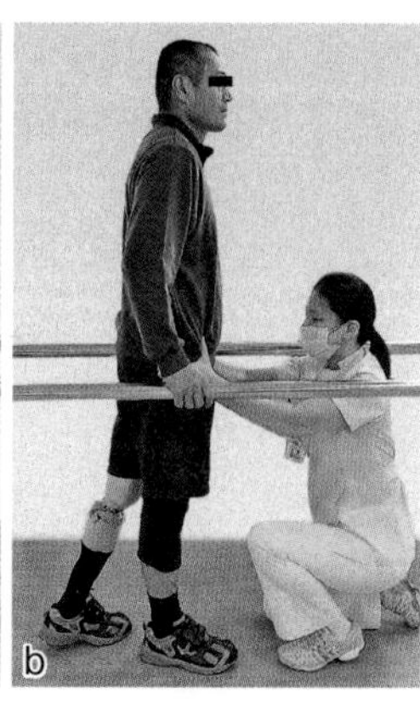

図5　立位バランス練習：前後（左膝離断例）

前後バランスは歩行立脚相の練習である．「義足が後ろ」は切断者にとり不安な位置であるが，荷重線がソケットの後ろを通ると力学的には膝折れしにくい．ただし腰が引けて股関節が屈曲すると膝折れする．立脚相は義足が倒立振子となり，ソケット・継手・足部の前後関係が変化する．膝義足・大腿義足は，荷重線が膝継手の後方となると（ソケットが膝継手より後方）屈曲しやすく，「initial contact 直後」が最も膝折れしやすい．

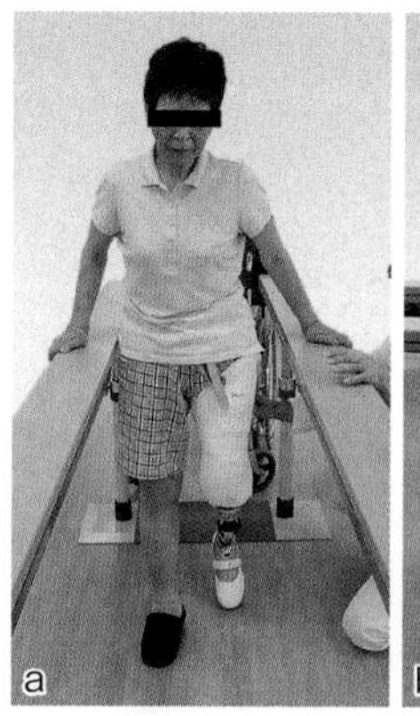

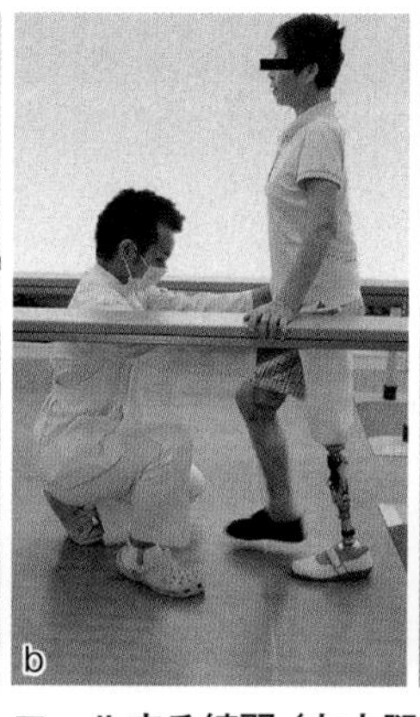

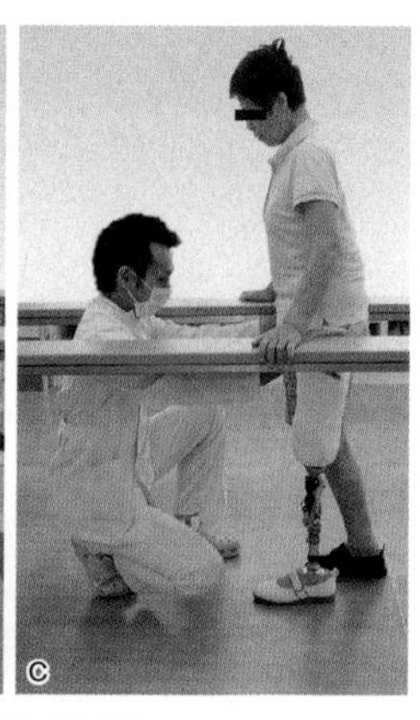

図6　膝継手をコントロールする練習（左大腿切断例）

a. 膝継手制御の練習：股関節屈伸運動で膝継手を制御する．
b. 健側ステップ：義足で立脚し健側下肢を一歩前にステップし荷重する．
c. 義足ステップ：義足を振り出し，一歩前にステップし荷重する．
主な課題はまず立脚側の安定である．立脚が安定すれば，遊脚側の異常歩行を予防できる．

4．ステップ練習

1）二重支持期を大切に

ステップ練習とは，下肢を軸足の前後に移動する反復動作である．初めは片方の下肢を出して・引いてという単脚支持中心の内容で，慣れるにしたがって，出した足に体重移動して後方の下肢が次の遊脚を開始する直前までの，二重支持期に相当する体重移動練習を含むよう丁寧に行う．スピードの遅い歩行も，静止する瞬間はない．足先が離床し遊脚が始まった瞬間に，すでに次の一歩が降りる位置はコントロールされている．支持と体重移動が滑らかに連結するようステップをつなぎ，歩行周期を複数歩含むよう進展させる．

2）膝継手を切断者自身でコントロールする練習

大腿切断・膝離断は膝折れをおそれ，異常歩行のパターンをとりやすい．膝継手を切断者自身でコントロールできる経験をし，習熟練習を行う．**図6a** は股関節屈曲の動きで後ろの義足膝継手を屈曲し，股関節を伸展し膝継手を制御する練習である．これは自分で膝制御ができることを体験する課題である．慣れたら振り出し練習へつなぐ（**図6b，c**）．

固定膝継手でも，膝継手の下腿切断以下でも努力性の代償動作を学習しないよう，ステップ・バランス練習は丁寧に行う．

3）遊脚相は持ち上げて置くのではない

健常歩行の遊脚相は，下肢を持ち上げ一歩前に置くという動作ではなく，支持肢上の骨盤移動に伴い，遊脚肢が慣性を利用し振り子運動を行った結果である．歩行時の体重移動とバランスの重要な点は，骨盤から上の身体と股関節機能である．骨盤の移動速度に応じて振り子周期も異なり，トウクリアランスのために膝屈曲・足背屈が絶妙にコントロールされている．

遊脚練習はソケットを介して断端で義足を制御する練習である．遊動式膝継手を用いた大腿義足・膝義足の遊脚練習は，力を抜いて義足を前後に振る（**図7**）．膝継手が滑らかな振り子運動となるのが理想である．初心者は最初に平行棒内で義足の前方ステップを体験し，次第に義足を大きく早く振って，トウクリアランスを得ながら踵接地につなぐ練習を繰り返す．下腿切断も同様である．

ここがポイント！
膝継手の遊脚制御能
膝継手はたいへん多くの種類があり，歩行スピードの変化に応じ振り子周期が変化し追随できるものとできないものがある．膝継手機能に応じ練習内容を変えよう．

ここがポイント！
固定膝継手の利点と欠点
固定膝継手は膝折れの危険がないのが最大の利点である．反面，棒足歩行で遊脚中期の膝屈曲が不可能なので 2 cm ほど義足長を短くしてトウクリアランスの配慮が必要である．脚長差による重心の上下動も大きく，ダブルニーアクションも不可能で，エネルギー効率は不利である．義足歩行の歩容が健常歩行と異なっても，義足の膝機能の限界による場合，治療で矯正する対象にはならない．

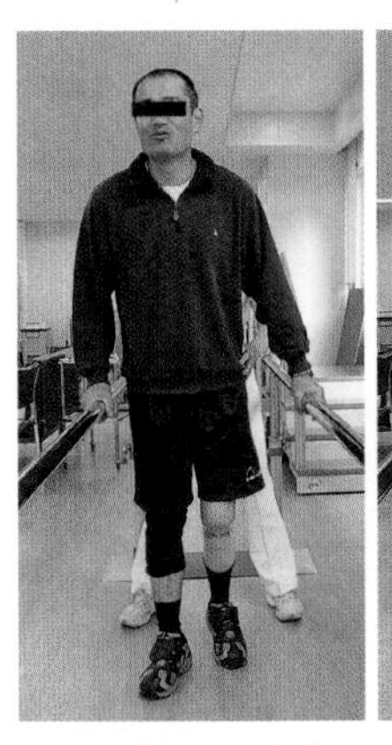
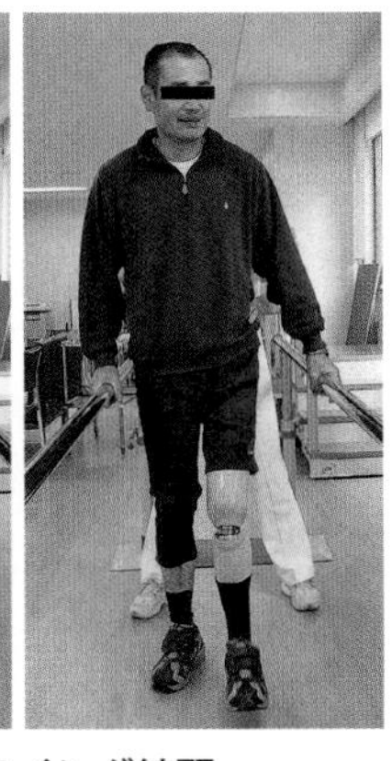

図7　義足の前後スイング練習
義足を持ち上げて接地とならないよう，振り子のように振る．

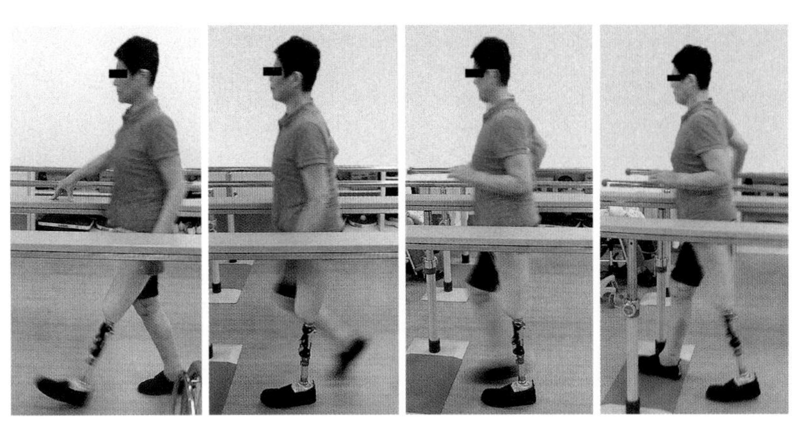

図8　杖なし歩行練習
杖なし歩行に進めるには，足部の上に骨盤が乗るように指導する．

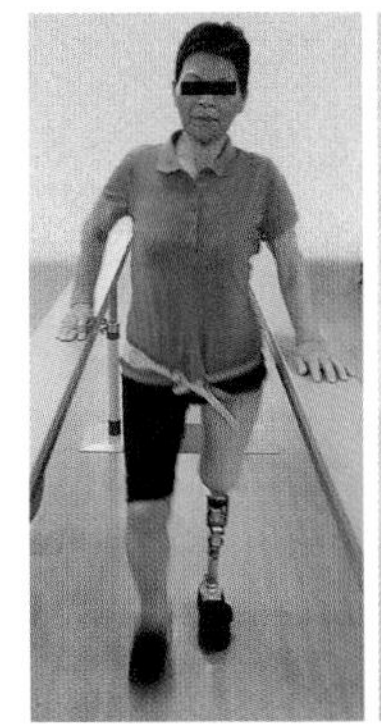
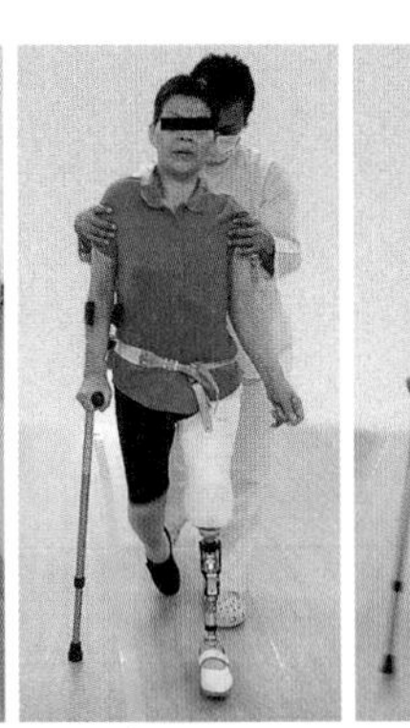
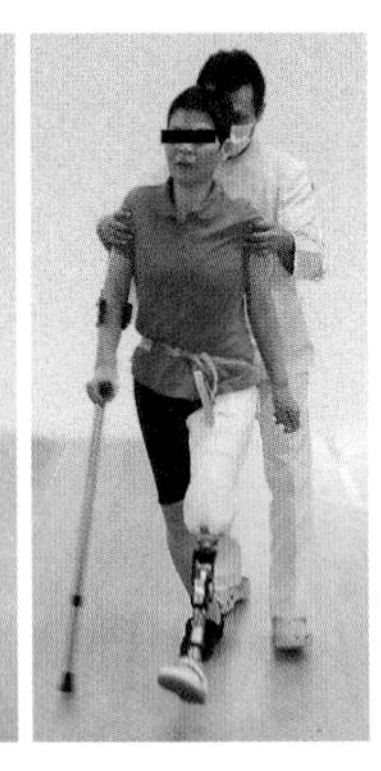

図9　歩行補助具の選択
下肢切断の歩行練習では，歩行補助具は免荷でなくバランス援助が目的である．

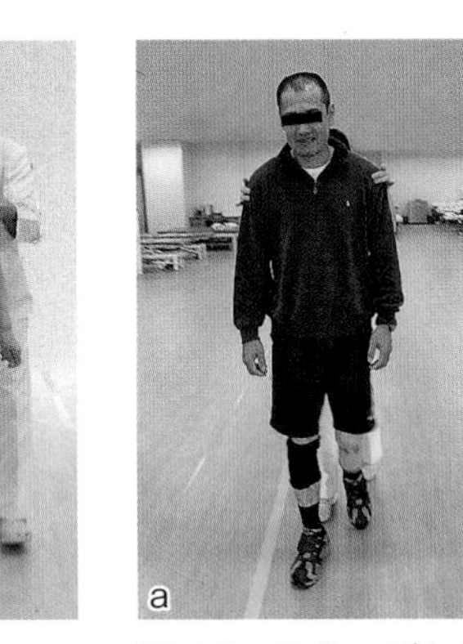
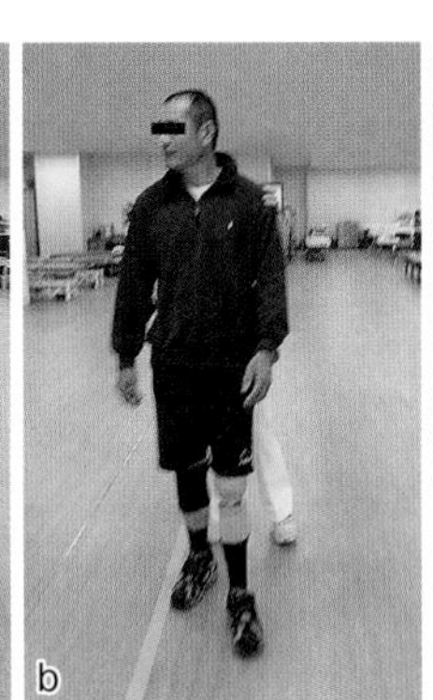
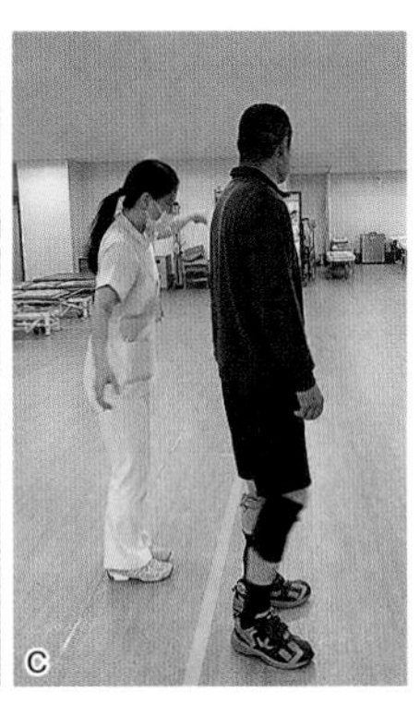

図10　スムーズな歩容の学習
a．歩行練習，b．視覚的外乱，c．立ち止まらず方向転換．

股離断の立脚相の安定は，義足のアライメントに依存する．遊脚は，機械的な振り子運動だけとなる．転倒のリスクは踵接地して安全に荷重するまでの時期にあり，この時期のステップ練習が重要である．

ここがポイント！
義足を振り出し接地と同時に荷重する「遊脚と立脚の連結」は，初心者にとって怖いものである．

5．歩行練習

歩行練習は，バランスとステップの統合練習である．歩き出し練習は義足を支持脚にして健側下肢から踏み出すように指導する．これは異常歩行になりにくく，義足も膝折れしにくい．

平行棒内で徐々に手放し歩行に進める．両サイドにバーがあると視覚的に安定が得られやすい（**図8**）．平行棒外歩行移行期は理学療法士が安全を確保するとともに，体幹の回旋を介助するとスムーズな歩容が学習できる（**図9**）．歩幅を左右均等にするには健側を控えめに出すように指導するとそろいやすい．

歩行補助具や歩行パターンはあくまでも切断者の能力に合わせ，生活動作としての歩行を獲得するよう心がける．

歩行練習中（**図10a**）に予告なく側方へ視線を向けるように指示したり（**図10b**），停止せずスピードも落とさないまま方向転換する（**図10c**）などは，歩行運動を自動化する高いレベルの課題である．

すべての下肢切断者が杖なし歩行をゴールとするものではない．血管原性切断者や高齢の切断者では杖・歩行器などを歩行安定とADLに有利になるように選択する．切断高位が高いほど歩行スピードは遅く，距離あたりのエネルギー消費は高くなる．バランスの援助と歩行仕事量を軽減する視点で歩行補助具を選択する．

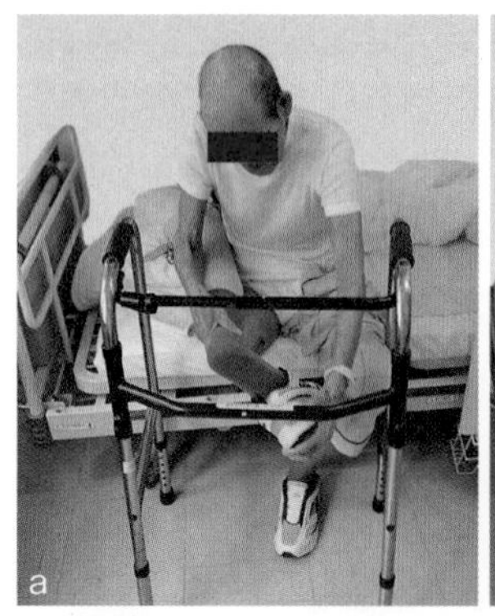

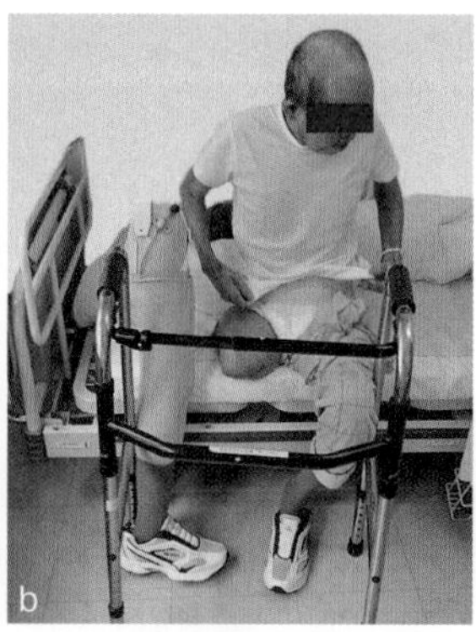

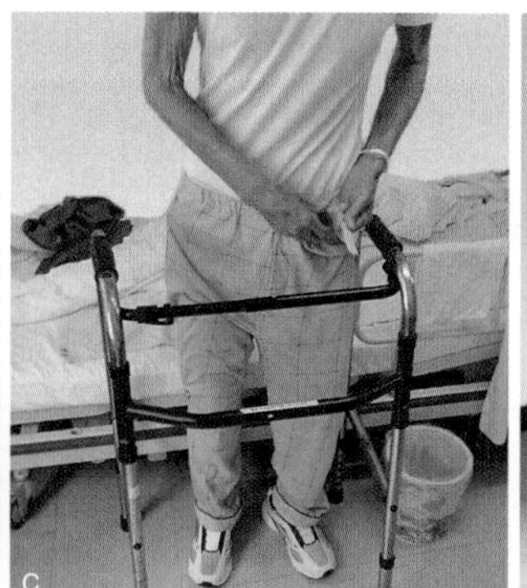

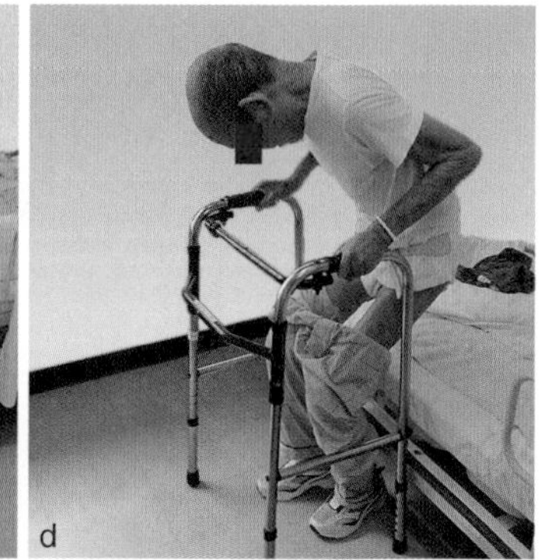

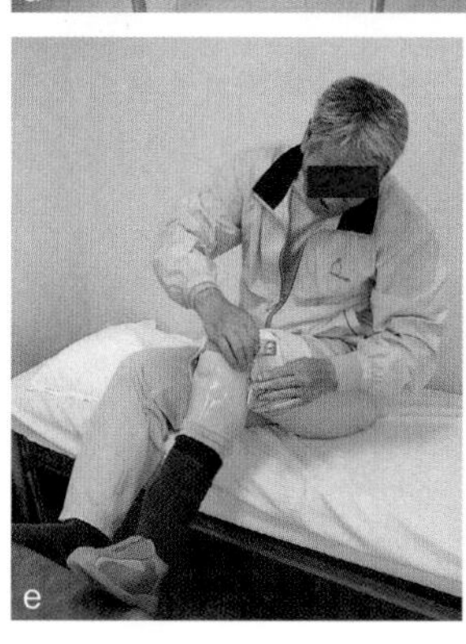

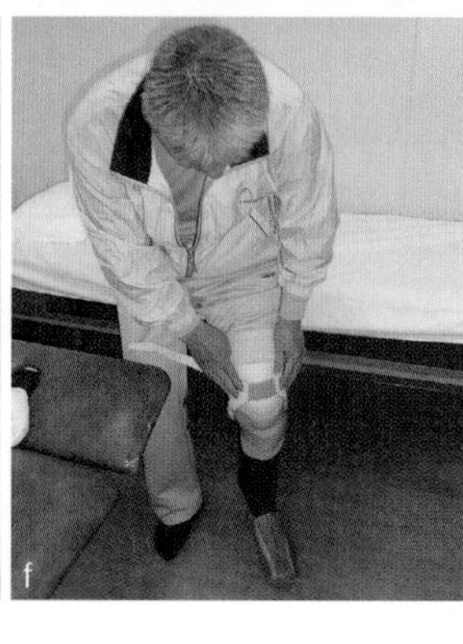

図 11　義足装着動作
a, b, c, d.　右大腿切断
e, f.　左下腿切断
義足構造や部品・切断者の能力で，装着方法は異なる．どのようなやり方であっても，正しい装着感覚を本人が学習していること，手順の理解と巧緻性・正確性・バランス能力が大切となる．

アライメントスタビリティについては，Lecture 3（p.28）参照．

股義足は義足のアライメントスタビリティがすべてで，遊脚周期・歩幅ともに義足構造によりほぼ決まり，切断者自身による随意制御範囲はむしろ少ない．大腿義足は，断端末支持とは異なる支持方式のソケットに断端を挿入し，立位バランスと継手制御を同時に行う構造である．遊動式膝継手の大腿義足で杖なし歩行する難度は高い．

6．義足装着練習（義足を切断者自身で装着する練習）

義足装着の際にとる姿勢は，切断者の能力とソケットのタイプで異なる．大腿切断吸着式は基本的には立位で，その他は座位で装着する（**図 11**）．

以下に義足を切断者自身で装着できる条件を示す．条件をすべて満たしていなくても，全身運動，バランス練習などの目的で装着練習を課題とする場合もある．

義足装着練習を行える身体条件

①装着姿勢（座位または立位）の安定が良好で，装着に必要な耐久性がある．
②義足のとりまわしが行える上肢筋力・握力・ピンチ力と巧緻性がある．
③装着手順を記憶できる．
④正しく装着した感覚を理解できる．

7．起居動作練習

1）義足の弱点

義足の足部には，すべて背屈制限がある．これにより義足はしゃがみ動作や悪路対応に不向きな構造である．このため運動能力の高い切断者も応用動作や和式動作は非切断側下肢が中心となる．

日本の生活様式として家屋内では靴を脱ぐ．これにより踵の高さが変わりアライメントが変化し，多くの場合，義足が後ろに傾斜した不良アライメントとなる．裸足やさまざまな踵高の靴を履き替え快適に歩行することは，特殊な足部以外対応困難なのが現状である．

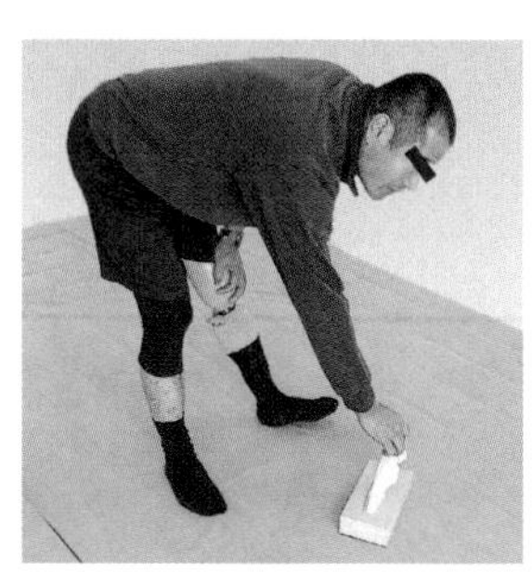

図 12　前屈み動作（左膝離断例）
歩行以外の動作練習が重要である．写真は床の上のものを拾う動作で，原則は，健側で支持し前屈みになる．義足は膝折れすること，足部は可動性がないことを理解し，安全で楽な姿勢を工夫する．

2）歩行以外の ADL　（図 12）

義足は二足歩行の再現に合理的となるよう工夫し作られている．しかし，ヒトにと

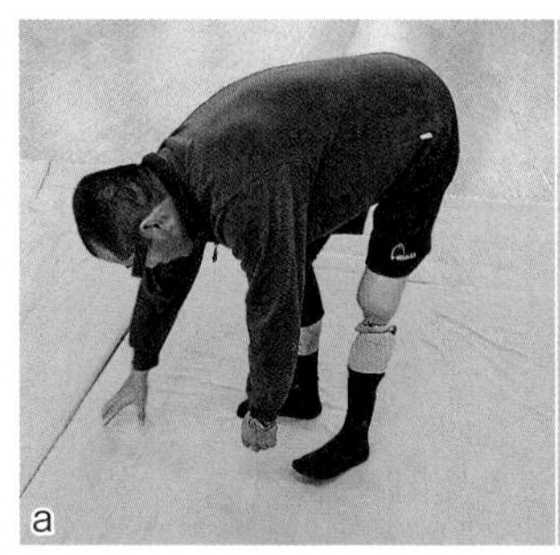
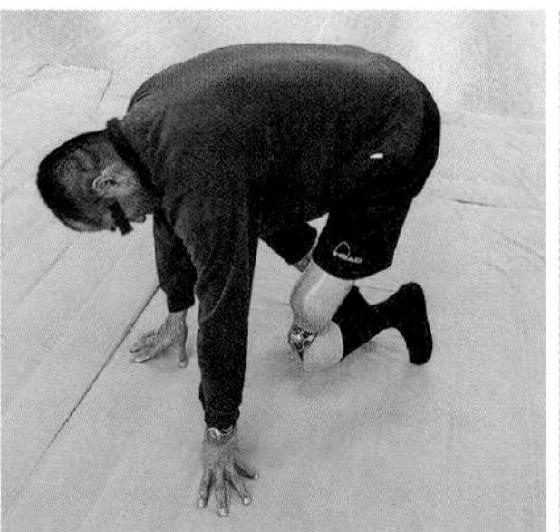
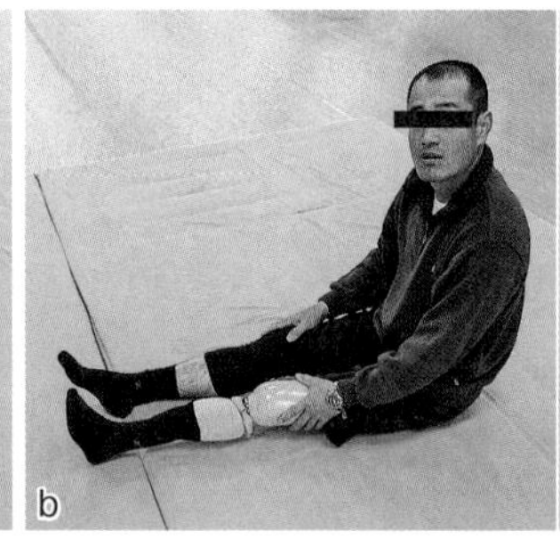
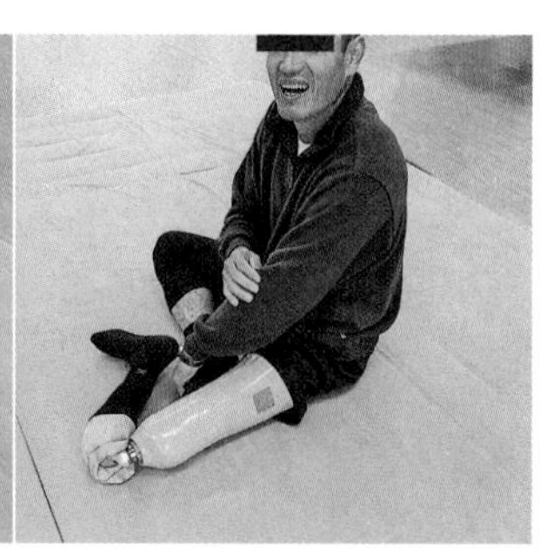

図 13 起居動作練習（床での立ち座り）

a. 床に座る：義足を一歩後ろに引き，残存肢と両上肢で支えながら残存肢側に殿部を下ろし長座位となるのが一般的だが，ターンテーブル（Lecture 3〈p.31〉参照）を利用することも多い．

b. 膝義足装着者は外ソケットを少し脱ぎ，ソケットごと回旋させている．ターンテーブルを用いた義足はそれを利用する．

り歩行は移動の手段であり，目的は移動先での作業や生活活動である．トイレ動作・家事・各種セルフケア・APDL・就労など，それに必要な動きを含んだ練習へ発展させる意識が重要である．特に，股義足はトイレ動作でソケットを外す必要があり所要時間も課題となる．

義足は長時間の座位や連続装着には，必ずしも快適ではない．切断者のライフスタイルにより目標を設定し，装着時間を延長する．さらに，活動性の高い切断者でも，就寝時など義足を装着しない時間帯が必ずある．そのため，非装着時の ADL についても切断者の生活動線や環境・能力に応じて考える．環境設定の検討・自立を援助する視点が重要である．

3）大腿切断・膝離断の床からの立ち座り動作

大腿切断・膝離断者の床での立ち座り動作を**図 13** に示す．

8. 応用歩行練習

1）切断者の応用歩行の原則

義足の応用歩行練習は，脳卒中片麻痺とおおむね手順は同じである．健側中心の方法であり，健側下肢の筋力とバランスが良好であることが条件である．

2）具体的な方法と指導のポイント

(1) スロープの昇降（図 14）

健側から昇り，義足から降りる．昇りは義足が健側より前にいかないように注意する．降り動作では転倒のリスクが高い．膝離断以上の高位で斜面を降りる場合，足底全体が斜面に接地すると下腿が前傾して転倒する危険がある．踵支持を意識し，歩幅を小さくして降りる．急斜面を降りる場合は健側を上側にして横向きに立ち，降りる方法が安全である．

(2) 階段昇降（図 15）

階段も健側で昇り，義足から降りる二足一段法が基本である．下腿切断は膝機能が残存するので交互昇降が可能である．大腿切断も交互昇降が可能な膝継手がある．交互昇降をする場合，切断者の身体機能と義足操作能力が高い必要がある．

(3) 障害物をまたぐ・溝を越える（図 16）

障害物をまたぐ場合は，健側で先にまたぎ，障害物を越える．義足が障害物に引っかからないように持ち上げてまたぐのは，健側下肢の片脚バランスが不良な切断者や義足長や足部のボディイメージが不十分な切断者には難しい．

またぐ能力が低い切断者や高い障害物の場合は，障害物に対し横向きに立ち，健側からまたぐ．

ここがポイント！

歩行以外の確認も重要

義足は立位歩行を主軸に作られている．

装着時間が長い活動的な切断者，または歩行能力の低い切断者，どちらも平地歩行以外の動作や条件下での確認が，義足生活には重要である．

①椅子や乗り物・トイレでの座位

②トイレ動作（着衣操作や拭く動作）

③着替え・靴の脱ぎ履き

④荷物を持つ・リュックを背負う

⑤その他，本人の一日の流れ・活動範囲を想定した確認

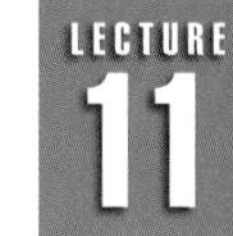

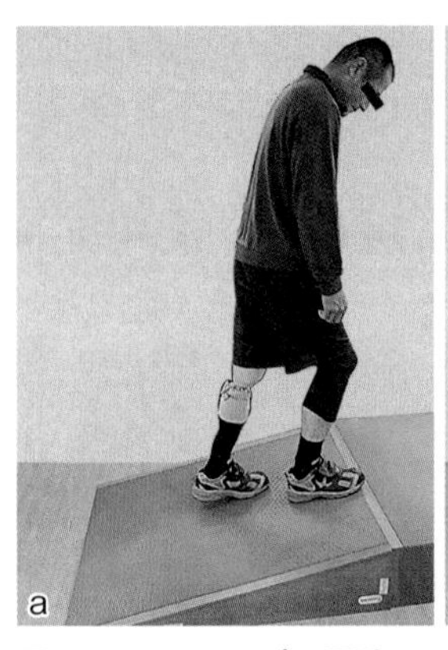

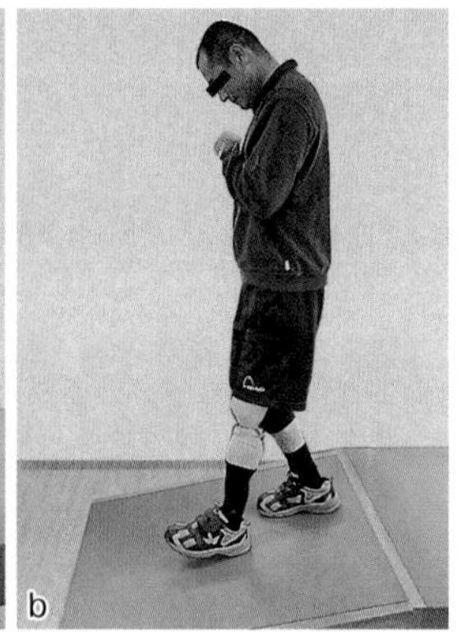

図 14　スロープの昇降
a. スロープを昇るときは健側から行う.
b. スロープを降りるときは義足から行う.

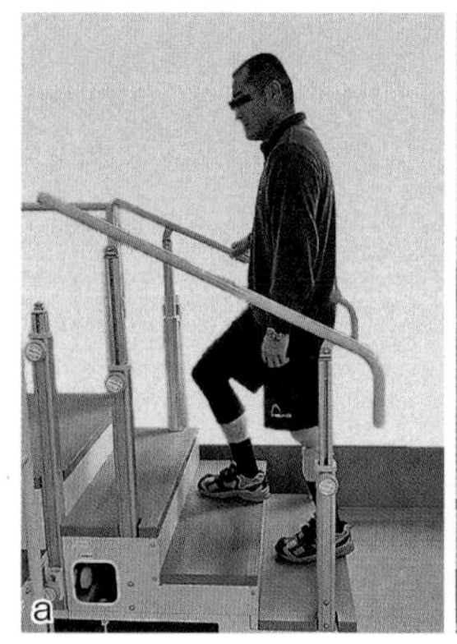

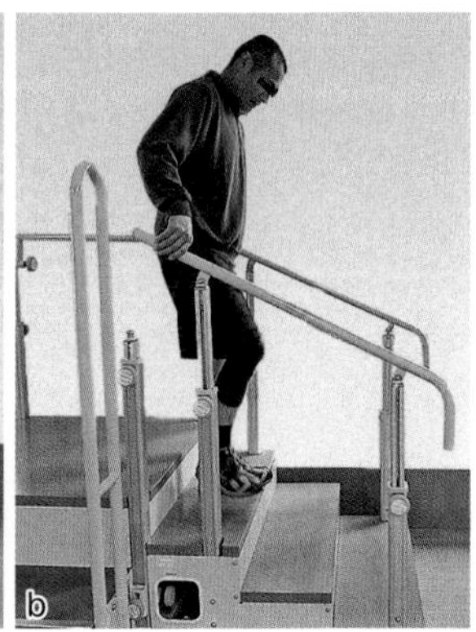

図 15　階段昇降
a. 階段を昇るときは健側から行う.
b. 階段を降りるときは義足から行う.

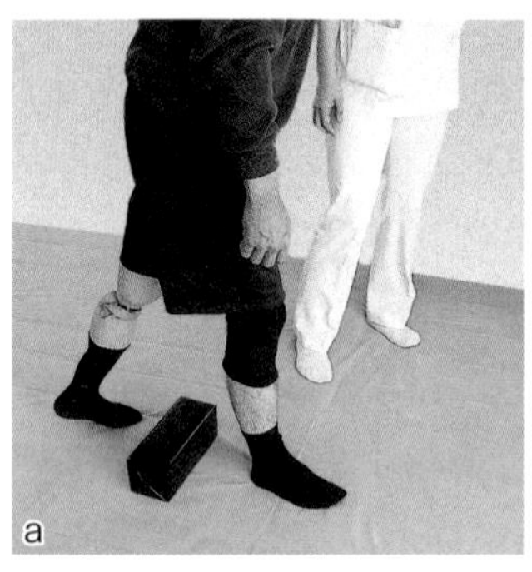

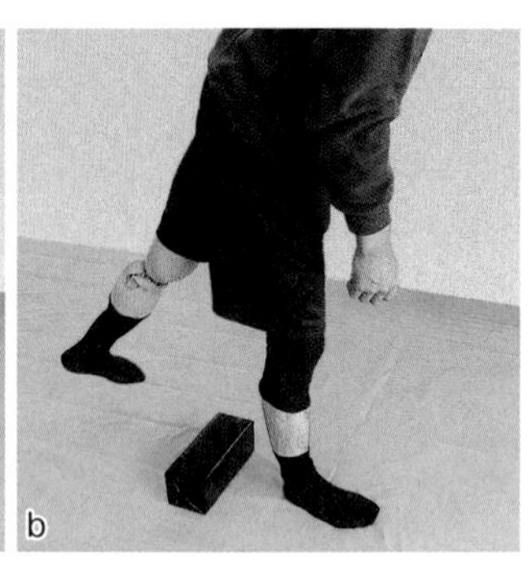

図 16　またぎ動作
a. 健側からまたぐ.
b. 義足を持ち上げてまたぐ.

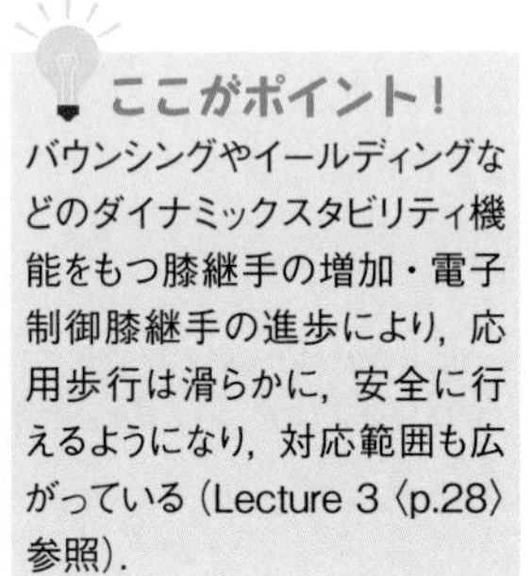

LECTURE 11

(4) 屋外・悪路

屋外歩行では，応用歩行課題に加え，ある程度のスピードで歩けること，周囲の歩行者や乗り物，障害物に歩きながら気づき，よけながら歩行できること，目的地に見合う歩行耐久性があることなどが満たされなければならない．また，屋内と異なり，屋外が真っ平らであることは少なく，路面にあるわずかな起伏，かまぼこ状の路面などもある．つまづき・膝折れなどの危険性について教えることも重要である．歩行スピードが遅い切断者には，青信号の途中で渡り始めずに，一度赤信号をやり過ごしてから渡るなど，安全を期すように指導する．

(5) エスカレーターによる移動

エスカレーターは，乗った数秒後には必ず降りなければならず，やり直しや個々のペースが通用しない点で難易度が高い．エスカレーターは健側から乗って，健側から降りる．指導の重要な点は，降りたら立ち止まらないことで，そのままエスカレーターから離れ，後から続いて降りてくる人間とぶつからないようにすることである．

9. 復帰生活と環境の考慮

1) 活動レベルのとらえ方

切断者の復帰レベルは 3 種類に分けて検討する．

①義足で行う活動レベルと難度：環境限定あるいは補助具の使用，走行・スポーツレベル，その中間.

②義足を装着して行動する環境の複雑さ：自宅内か，主として平地か，応用歩行や悪路も歩くか.

③義足を装着している時間の長さ：フルタイムでの勤労，または学生など．

これらの条件を総合して，低活動者，中活動者，高活動者とおおまかに分類することも多い．限定された環境下での歩行や車椅子を併用する低活動者，ランニングなど歩行のスキルを超えた複雑あるいは激しい負荷のかかる動作，スポーツなども行う高活動者，それらの中間の中活動者と判断することが多い．それぞれの継手や足部が，低・中・高活動のいずれに適応したものか，選択基準の一助となるよう示しているものも多い．

MEMO
義足を装着したまま行う動作は立位歩行のみではない．膝義足・大腿義足・股義足はソケットの厚みや硬さ・凹凸などにより，長く腰掛けること，車の運転，トイレの使用など，快適に行えない動作は多い．環境や生活様式に合わせソケットの材質や健側殿部補高クッションの利用などの工夫が必要となる．

2）低活動者の理学療法計画のポイント

(1) 低活動の原因

低活動者は運動機能が低い場合だけとは限らない．原因は，高齢，重複疾患や合併症の存在などさまざまである．そのため，理学療法プログラムは，下肢切断に特化したプログラムではなく，低活動の原因それぞれに対応するよう計画する必要がある．ある切断者は神経系，ある切断者は呼吸・循環系への対応を加えて理学療法を実施するなど，幅広い病態理解に基づいた治療内容を心がける．

(2) 義足歩行以外の ADL

全身状態や非切断肢の問題があれば，高い活動性は得られない．義足歩行以外のゴールとなることもある．その場合には，車椅子併用や洋式起居のための環境整備を考慮する．

ベッド上で座位がとれる，起き上がりができる，床上移動（座位で移動すること）ができる，手すりや車椅子，歩行器などを支持しベッドから立ち上がり，立位がとれる，これらは食事，着替え，トイレ動作，移乗などの動作の自立度を上げ，介助量を軽減する．切断者は歩行困難であっても基本動作や ADL を獲得できる可能性は高いため，個々の能力を考慮し練習プログラムに組み合わせていく．

10．自立した切断者

「自立した切断者」とは，すべての動作を介助なく高いレベルで行える切断者だけを意味するのではない．以下の条件を満たすのが，自立した切断者である．

①自身の能力で安全にできることを理解し，行動でき，手助けがいる場合は，それを周囲に説明し，求めることができる．
②断端の自己管理や拘縮予防を理解し，習慣化できる．
③義足の管理，適合について理解し，不適合な義足を装着し続けるリスクを知っている．

介護者への指導により自立できる場合もある．理学療法士は，各切断者の能力の範囲で自立した切断者，自立した生活となるよう，練習，指導，教育を行う．

ここがポイント！
義足を自身の足としていくために
義足は理学療法で歩行練習するための道具ではなく，切断者の足となるのが最終目標である．切断者が義足を装着している時間を増やすこと，義足を使って歩行以外の ADL を実際に行うこと，目標となる生活リズムに合わせた義足との付き合い方に徐々に近づけることなどをプログラムに組み込めるよう考えよう．

■参考文献

1）川村次郎ほか編：義肢装具学，第 4 版．医学書院；2009．p.42-56.
2）細田多穂：下肢切断の理学療法，第 3 版．医歯薬出版；2002．p.124-44.
3）永冨史子：大腿切断．石川　朗ほか編．臨床実習フィールドガイド．南江堂；2004．p.311-6.
4）武田　功監訳：ペリー歩行分析—正常歩行と異常歩行．医歯薬出版；2007．p.5-28.
5）Rose J, et al.：Lower Limb Prostheses. Human Walking 3rd edition. Lippincott Williams & Wilkins；2006．p.185-91.
6）大藪弘子：高齢下肢切断者の在宅生活の実際．Medical Rehabilitation 2002；16：61-8.
7）長倉裕二：下肢切断者のスポーツレクリエーションレベルの復帰のための理学療法プログラムと適応．理学療法 2003；20：348-53.

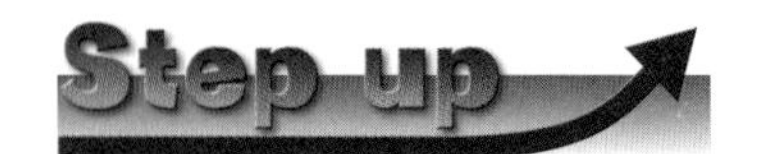

切断者の走行練習—義足で走る

高機能な義足の装着によってすべての切断者が走れるわけではない．義足歩行は切断側に比べて非切断肢の負担は大きく，走行動作ではさらに顕著となる．したがって，非切断肢と体幹機能が高いことが，走行動作の高いパフォーマンスに必要である．

走行は，ジョギングでも競技走行でも，①両脚とも地面から浮いている瞬間がある，②接地の衝撃，蹴り出しの力，動きの速度は歩行の数倍になる，という点で，歩行とはまったく異なる動作であり，そのための練習が必要である．ソケット適合がよいこと，切断側の高い運動機能も重要である．走行を念頭においた特殊な反発力の強い足部が開発されている．

切断者の機能と義足部品によっては，日常生活で用いる義足で走行することも可能である．スポーツをある程度のレベルで行う場合は，競技に合わせたスポーツ用義足が必要となる（Lecture 10〈p.99〉，14〈p.146〉参照）．理学療法は，走行を意識した身体機能，走行に耐えうる義足の処方・適合の両面からアプローチする．

本項では，日常生活で使用する（スポーツ用ではない）義足で，足部や継手の種類によっては走行が可能であることをふまえ，競技レベルではない走行の練習を紹介する．

1）ストレッチと筋力強化

ストレッチと筋力強化は一般のスポーツと同様である．義足を装着して行うのが重要である．下腿切断は膝関節，大腿切断は股関節と切断高位で拘縮の起きやすい関節について良好な可動域を保つように指導する（図 1a, b）．

2）ジャンプ力

ジャンプ力は走行に不可欠で，縄跳びは筋力・敏捷性・心肺能力など複数の機能を改善するよい課題である（図 1c）．初めは健側下肢で跳び，次第に義足も接地して両足跳びを意識する．義足で跳び，着地する筋力とバランスのために，①義足でジャンプし，健側で接地，②その逆，③片脚ジャンプ，は走行前練習として重要である．この練習は高い身体能力とともによい義足適合が不可欠である（図 1d）．

3）走行

走行前練習では，もも上げで速い足踏みからその場ランニングを行う（図 1e）．実際の走行速度にみたて，もも上げを行う．その場で行うことの目的は，自身の意図するところへ接地するコントロールの練習でもある．上肢振りと体幹安定も課題に含む．この段階で両脚とも離床し，スピーディに交互ステップする走行動作と同じ状態を経験する．接地の強い衝撃にソケット内の断端が耐え，中枢の関節が軟らかく衝撃を吸収する練習としても重要である．スピードはジョギングから徐々に上げる（図 1f）．トラックの曲線コースを走る種目の場合，切断側が左右どちらかで負担が異なる．

下腿切断以下で機能的に高い切断者なら，走行できる可能性は高い．大腿切断者の走行は難度が高い．走行動作には，その負荷が可能な義足部品とそれを使いこなす練習と身体機能の双方が重要である．

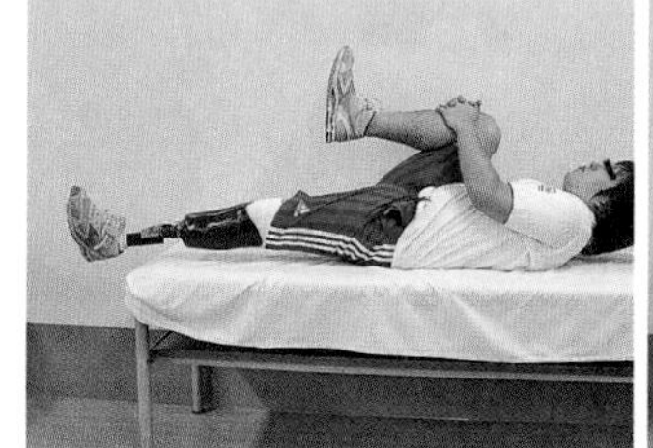
a．ストレッチ

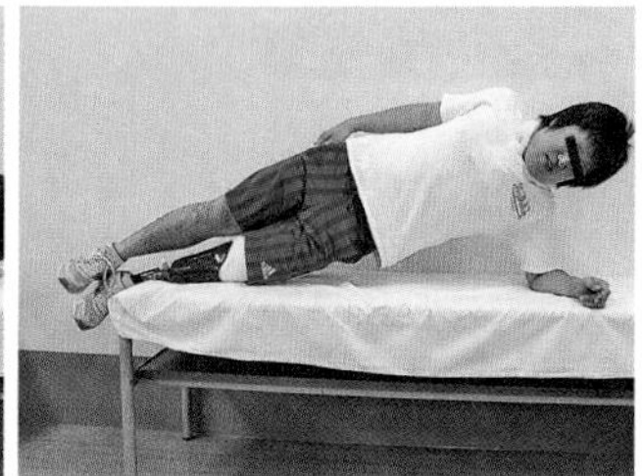
b．筋力強化

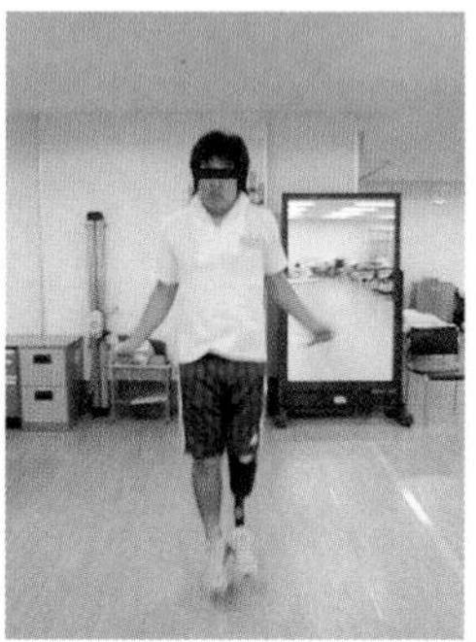
c．縄跳び

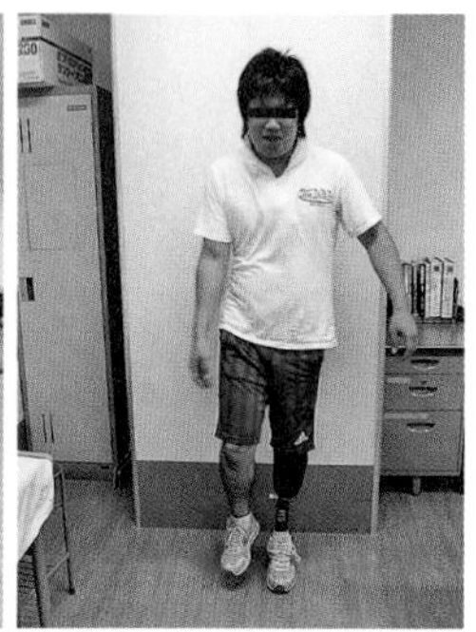
d．片脚ジャンプ

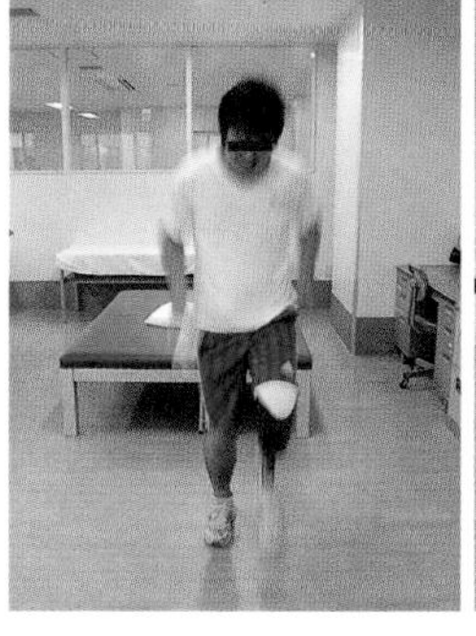
e．もも上げその場ラン

f．ランニング

図 1　走行のための練習例（左下腿切断例）

LECTURE 12

義手の分類と構造・機能

到達目標

- 義手の機能的分類と構造を理解する.
- 能動義手の操作に必要な身体運動を理解する.
- 義手の適合判定を理解する.
- 筋電義手の構造と特徴を理解する.
- 義手の機能と活かし方を知る.

この講義を理解するために

この講義では，義手の分類・構造と構成部品・機能・適合判定など，義手に関する基本的事項を学習します．さらに，能動義手と筋電義手の操作方法を学びます．これらの内容の理解は，上肢切断に対する理学療法を実施するうえで重要です．能動義手は身体のどこを使用して操作するのか，筋電義手の制御方法はどのようにするのか．この講義だけでは上肢切断に対するアセスメントはできませんが，治療プログラム立案の一助となるように学習を進めていきます．

以下の項目を学習しておきましょう．

□ Lecture 1 で学んだ上肢切断に関する内容（特に切断高位）を復習しておく．
□ Lecture 1 で学んだ義肢の基本構成を復習しておく．
□ 関節の運動方向について復習しておく．

講義を終えて確認すること

□ 義手の機能的分類を理解できた．
□ 義手の構成とその部品を理解できた．
□ 義手の適合判定を理解できた．
□ 能動義手の操作方法を理解できた．
□ 筋電義手の制御方法を理解できた．
□ 義手の機能と活かし方を知ることができた．

講義

MEMO
それぞれの義手の特徴を端的に表現すると以下のようになる.
装飾用義手：外観がよい，軽い.
作業用義手：丈夫，作業に応じて手先具が変わる.
能動義手：肩甲骨や肩関節の運動をケーブルに伝え義手を制御する.
筋電義手：手先具はどこでも大きく開閉，把持力は強い.

MEMO
日本において，1年間に製作される義手の約80%は装飾用義手である.

1. 義手の機能的分類

日本では1950（昭和25）年に施行された身体障害者福祉法の補装具交付基準に準拠している．義手の機能的分類は日本産業規格（Japanese Industrial Standards）のJIS-T0101において**表1**のように定義されている.

2. 義手の部品と構成

義手は，ハーネス，継手（肩，肘，手），ソケット，支持部，上腕カフ（前腕義手のみ），手先具，コントロールケーブルシステム（能動義手のみ）を切断高位や切断者のニーズおよび職業などの社会的背景を熟慮してその種類を選択し，それらを組み合わせて構成される.

1）ハーネス

ハーネスの役割は，①義手の懸垂支持，②体内力源を義手に伝えること，③ある程度のつかみ感をフィードバックすること，である．8字ハーネス，9字ハーネス，胸郭バンド式ハーネスなどがある（**図1**）.

表1　義手の機能的分類（JIS-T0101）

	装飾用義手	作業用義手	能動義手*2	電動義手	筋電義手*3	ハイブリッド義手*4
同義語	—	—	—	—	筋電電動義手	—
対応外国語	cosmetic upper limb prosthesis	work arm (独) Arbeitsarm	body-powered upper limb prosthesis	electric upper limb prosthesis	myoelectric upper limb prosthesis	hybrid upper limb prosthesis
力源*1	力源なし		体内力源	体外力源		体内・体外力源
定義	外観の復元を第一義に考え，軽量化と見掛けのよさを図った義手の総称	農耕山林作業や，工業などの重作業にも適するように，機能を優先して頑丈に作った義手．作業に応じて専用の手先具を交換して使用する	主として上肢帯および体幹の運動を，義手の制御のための力源に利用し，ケーブルを介して専用の継手，手先具を操作する構造の義手の総称	義手の継手および手先具の操作力源に小形電動機を用い，断端の筋電位または機械装置（スイッチなど）によって制御する義手の総称	筋電位によって制御する体外力源義手	動力源として，切断者自身の残存筋力と小型電動機，空圧シリンダーなどの外部動力を併用する義手

＊1　力源：継手や手先具を操作する力の源をいう．装飾用義手や作業用義手の継手や手先具は受動的に操作されるため「力源なし」となる.
＊2　能動義手：残存機能を用いて義手を操作することから体内力源義手ともいう．力源となる主な残存機能は，切断側の肩甲骨と肩関節の運動である.
＊3　筋電義手：筋電シグナルによって制御された継手や手先具が「バッテリー」の電力によって駆動する．継手や手先具の駆動は，残存機能に依存しないため体外力源義手ともいう.
＊4　ハイブリッド義手：例えば，上腕切断者が肘継手の操作を体内力源とし，手先具の制御を体外力源とする義手をいう.

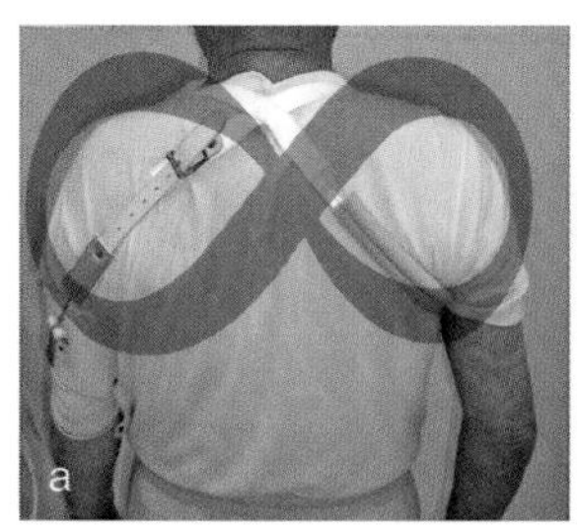
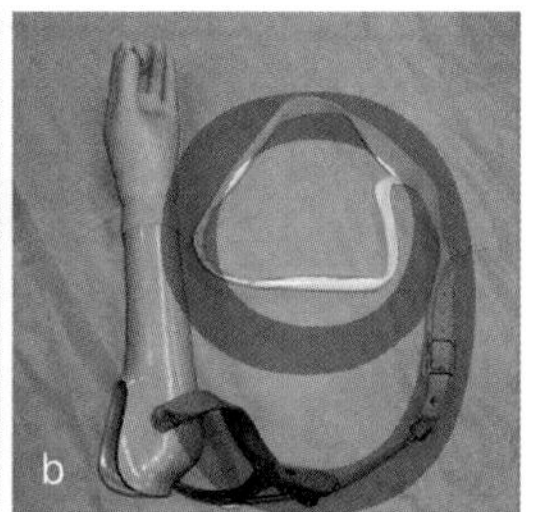
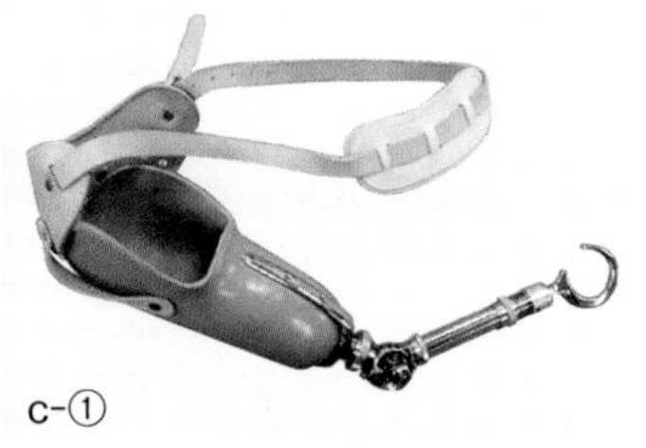
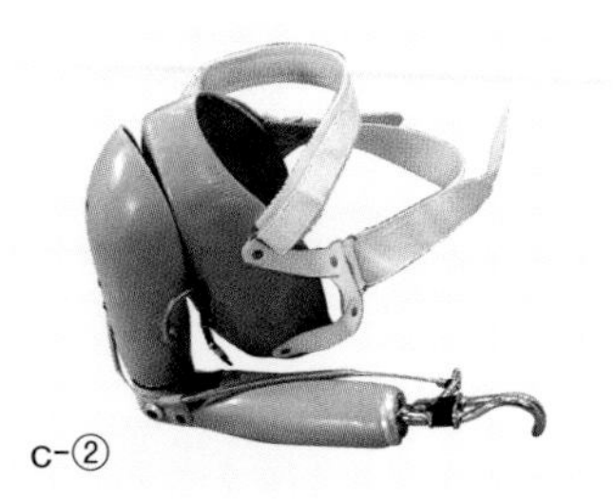

図1　ハーネス
a. 8字ハーネス：ハーネスの基本形．前腕義手，上腕義手，肩義手の一部に使用する．背面からみると8の字を横にしたようにみえる.
b. 9字ハーネス：前腕能動義手に使用する．ハーネスに懸垂機能がないため自己懸垂型ソケット（写真はノースウエスタン式）と併用される．8字ハーネスよりは背中の拘束感が少ないので装着感がよく，肩関節の可動範囲が大きくなる.
c. 胸郭バンド式ハーネス（①作業用義手〈上腕〉，②能動義手〈肩〉）：高位切断で義手の懸垂を強固にする場合や作業用義手に使用される.

①の役割はすべての種類の義手に対してであり，②と③の役割は能動義手に対するものである．そのため，能動義手のハーネスは①②③の役割を有している．原則的に前腕義手では自己懸垂型のソケットを使用すると不要になる．

2）継手

継手の役割は，失われた関節の機能を再現することであり，義手の場合は肩・肘・手継手がある．肩継手の多くは遊動式である．肘継手や手継手には遊動式や能動式がある．義手の種類や切断高位，義手の用途によって最適なものが選択される（**図2**）．

3）ソケット

ソケットの役割は，断端の収納，断端と義手の連結である．基本形は一重ソケットと二重ソケットである．一重ソケットは断端の形をそのまま覆うものである．二重ソケットは断端に全面接触式ソケットを作り，その外側に外筒を作る．また，Lecture 5〈p.47，51〉にあるライナーを用いた場合は，ライナーに合わせたソケットの作製が行われる．

（1）肩義手のソケット

肩甲骨の動きは，ある程度（外転方向に約5 cm）期待できる．能動義手においては肩甲骨の動きを妨げないこと，義手の安定性を得ることが大切である（**図3**）．フォークォーター用義手では義手の懸垂を得るためにソケットは大きくなり，可能な限り軽くすることが大切である．肩継手を使用しない場合は，ソケットと上腕部を一体化させる．

（2）上腕義手のソケット

一般的に肘関節離断や上腕長断端では一重ソケット，上腕標準断端や上腕短断端では二重ソケットを用いる．ソケットの内側は体幹との接触を避けるため，平面とするのが望ましい．

具体的には以下のものを使用する．

MEMO

肩継手

すべて遊動式で，ソケットと上腕部のあいだ（写真の青丸部）に組み込まれる．隔板肩継手は肩関節の屈曲と伸展の可動域を有する．その他に外転肩継手，屈曲外転肩継手，ユニバーサル肩継手などがある．

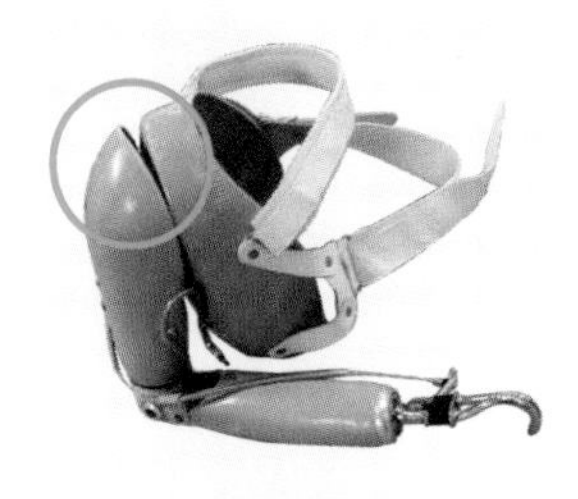

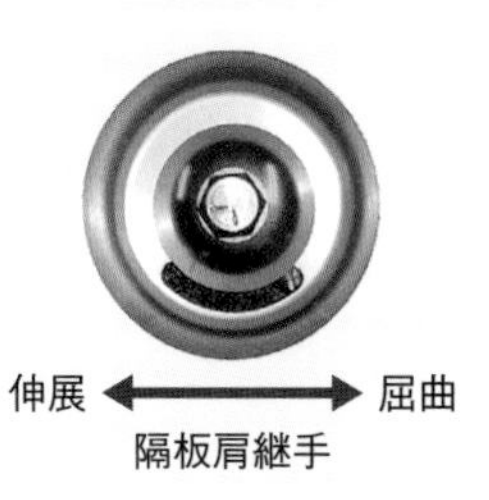

隔板肩継手

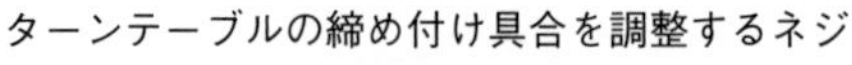

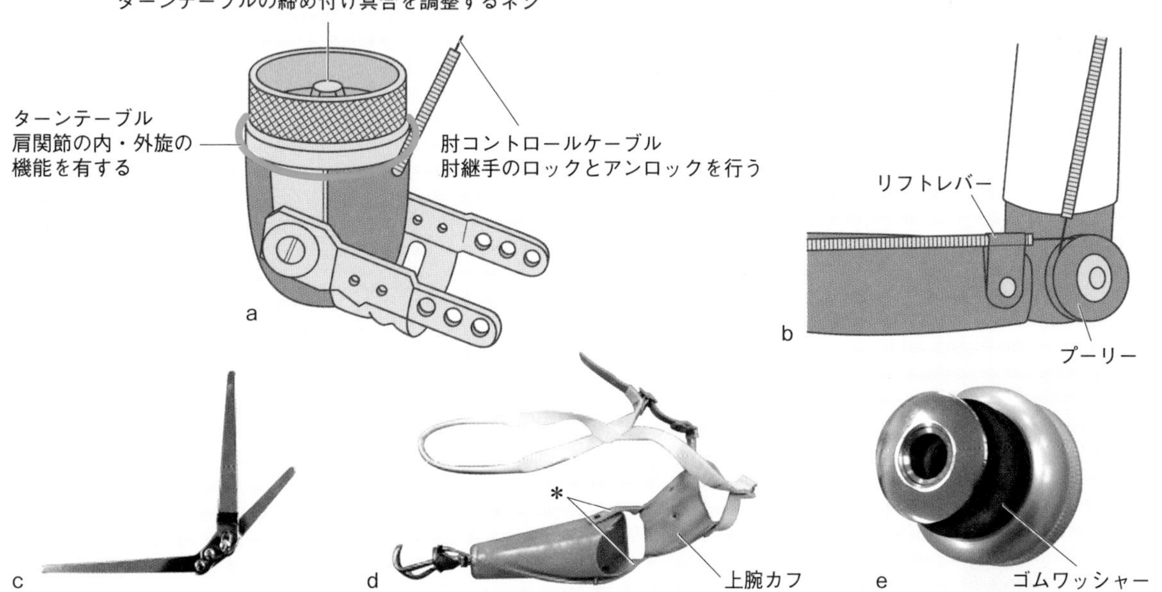

図2　継手

a．能動単軸肘ブロック継手：ターンテーブルの締め付け具合は適合判定の「回旋力に対する安定性」の基準に基づいて調整する．
b．肘プーリーユニット：能動単軸肘ブロック継手の外側に滑車（pulley；プーリー）を付ける．ケーブルのたるみを最小限に抑えることで肘継手と手先具の操作を改善する．
c．倍動肘ヒンジ継手：前腕極短断端で肘関節の屈曲制限が大きい場合にスプリットソケットと併用する．
d．たわみ肘継手（*）：前腕の回内・回外を義手に伝えるための継手である．上腕カフと差し込み式ソケットを連結する．
e．面摩擦式手継手：手先具をねじ込むことによってゴムワッシャーを圧縮し，その摩擦を利用してわずかではあるが手先具の回旋を許容し，必要な角度に固定できる．

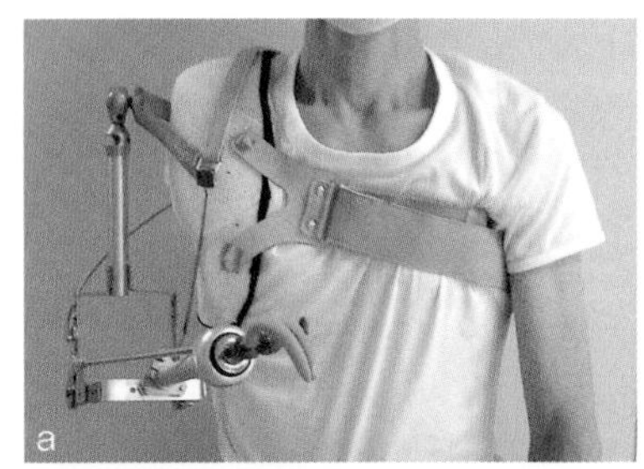

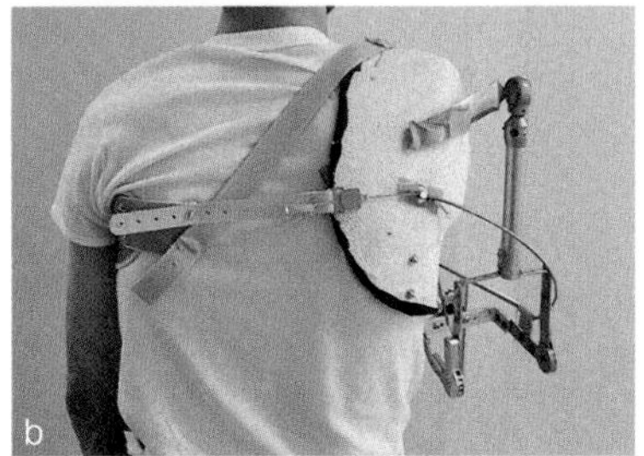

図３　肩義手のソケット（訓練用仮義手）（右肩関節離断）
a. 前面，b. 後面.

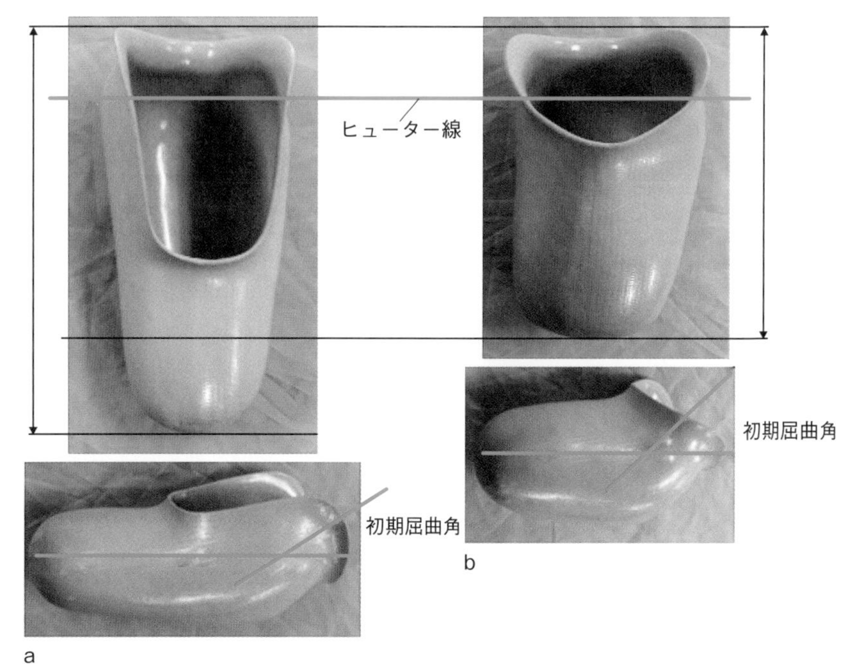

図４　前腕義手の自己懸垂型ソケット
a. ノースウエスタン式ソケット，b. ミュンスター式ソケット.
断端が短いほど前面のトリミングは浅くなる.

MEMO
モノリス構造
ソケットと上腕部を一体化させる.

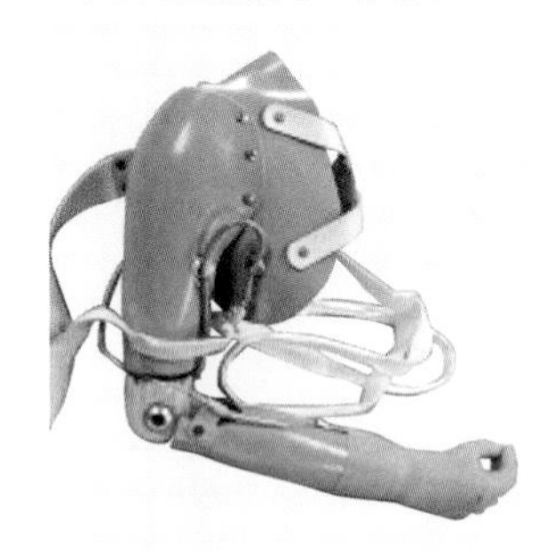

MEMO
オープンショルダーソケット
三角筋部がオープンになり肩外転時にソケット上縁が断端に接触しにくくなる.

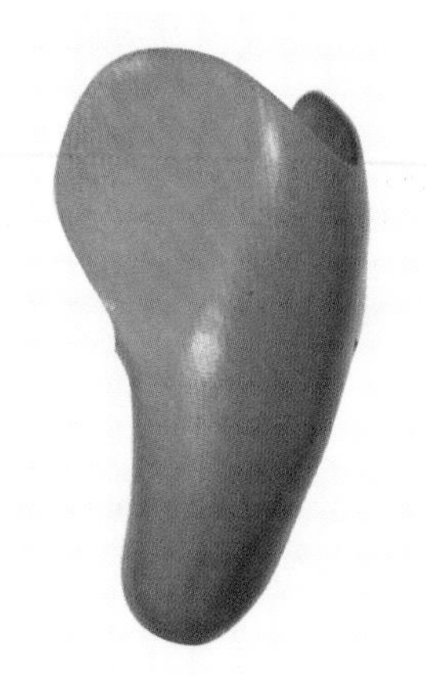

①差し込み式ソケット
②吸着式ソケット
③オープンショルダーソケット

(3) 前腕義手のソケット

前腕の回内・回外は，差し込み式ソケットでは可能であるが，自己懸垂ソケットでは制限される．断端長により残存機能は異なるので，必要に応じて最適なソケットを作製する.

具体的には以下のものを使用する.

①差し込み式ソケット
②吸着式ソケット
③スプリットソケット：倍動肘ヒンジ継手とともに前腕極短断端に使用する.
④自己懸垂型ソケット：肘関節屈曲位（約 45°）で，ソケット上縁が上腕骨内側・外側上顆と肘頭を超えることで顆上部にソケットが引っ掛かり義手を懸垂する．これにより，肘関節の屈曲と伸展が制限され，前腕の回内と回外ができなくなる．しかし，装飾用義手や筋電義手に使用すると，ハーネスが不要となる．ノースウエスタン式ソケット（適応：前腕中断端から長断端）とミュンスター式ソケット（適応：前腕極短断端から短断端）がある（**図 4**）.

4）支持部

上肢の形状を保ち，ソケットと継手のあいだ，継手と継手のあいだ（たとえば肘継手と手継手のあいだ）を連結するものである．殻構造と骨格構造がある.

5）上腕カフ　（図 2d）

義手の懸垂と力の伝達の機能を有する．前腕義手で自己懸垂機能のない差し込み式ソケットを使用した場合に上腕後面に取り付けるもので半側カフと三頭筋カフがある．上部は Y-suspensor でハーネスへ，下部はたわみ肘継ぎ手などと連結する．能動義手ではクロスバーを取り付けるためのクロスバーアセンブリーが付く.

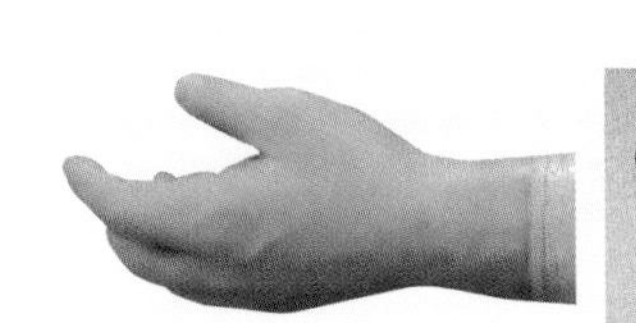
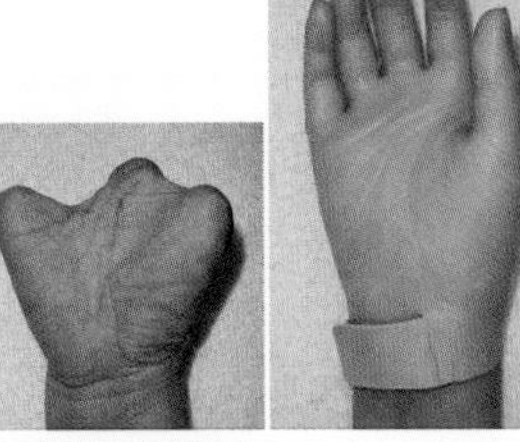
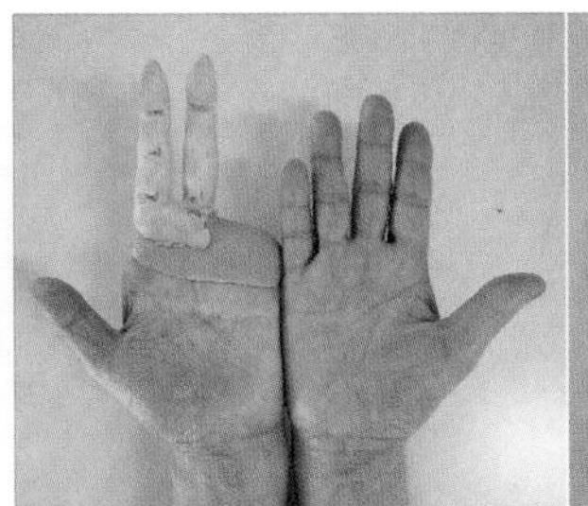
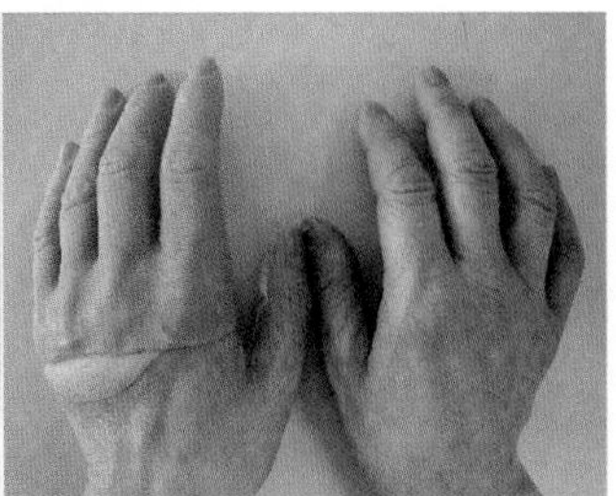

①装飾ハンド　②手部切断義手（装飾グローブ：塩化ビニール）　③手部切断義手（装飾グローブ：シリコン）

a. 装飾用義手

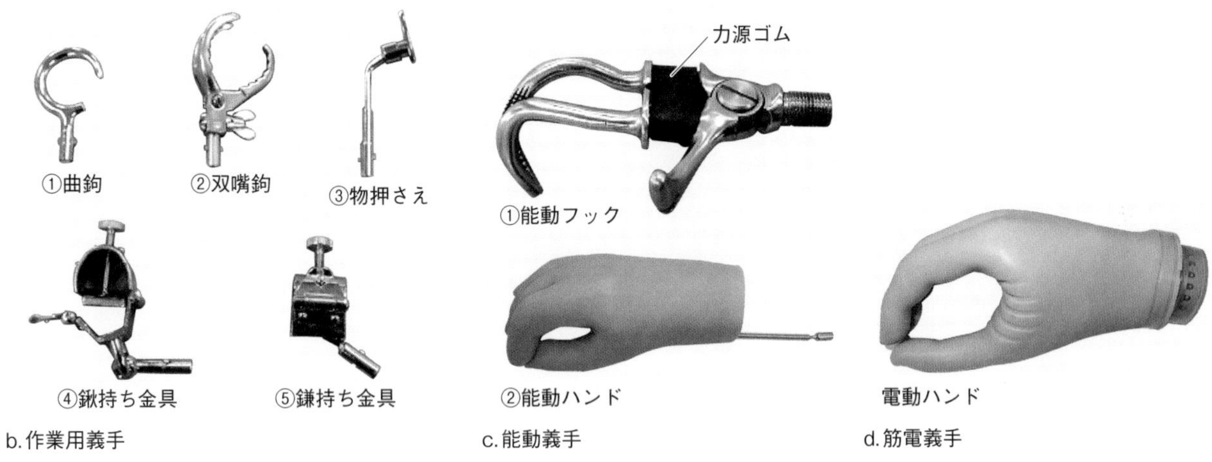

b. 作業用義手　c. 能動義手　d. 筋電義手

図5　手先具

6）手先具

失った手指機能を再現する．義手の種類や用途によって使い分ける．装飾ハンド（装飾用義手），作業用手先具（作業用義手），能動フックと能動ハンド（能動義手），電動ハンドと電動フック（筋電義手）がある．

（1）装飾ハンド

合成樹脂製の関節機構を備え，骨格を発泡樹脂で包んだパッシブハンドがある．この上に装飾グローブをかぶせる．手指の形状を変化させることができ，軽いものであれば把持も可能である（**図5a**）．

（2）作業用手先具

手継手のバヨネット機構で作業に応じて手先具を交換する．手先具には曲鉤（きょくこう），双嘴鉤（そうしこう），物押さえ，鍬持ち金具，鎌持ち金具などがある（**図5b**）．

（3）能動フック

随意閉じ式（VC式）と随意開き式（VO式）がある．巧緻動作などの機能面を重視すれば最適である．日本で使用されている能動フックの多くはVO式である．力源ゴムで把持力を調整する（**図5c**）．

（4）能動ハンド

手部の形を再現し，把持機能を備えた手先具である．母指だけが可動する型，母指と示指および中指が可動する型（3指可動型），すべての手指が可動する型がある．この上に装飾グローブをかぶせる．能動フックと併用して使用されることが多い（**図5c**）．

（5）電動ハンド

母指と示指・中指が駆動するものが主流である．把持力はハンドの種類で異なり，最大で10 kg程度である．この上に装飾グローブをかぶせる（**図5d**）．

MEMO
パッシブハンド
手指の形状（角度）は対側手などで変えることができる．

随意閉じ式（VC式：voluntary closing）
随意開き式（VO式：voluntary opening）

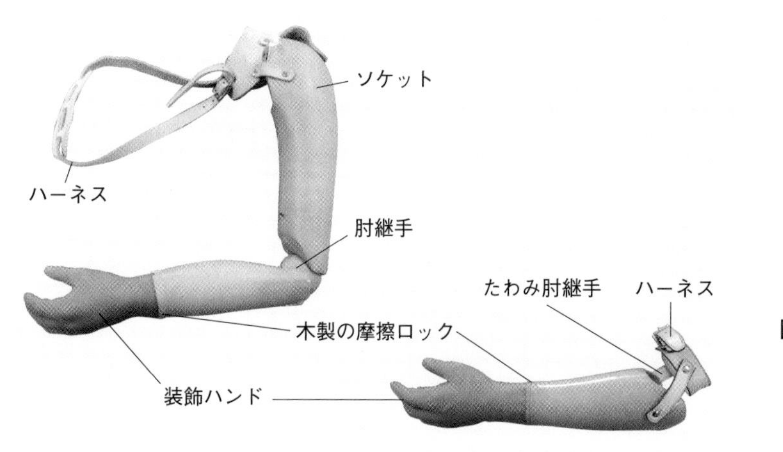

図６　上腕（上）・前腕（下）装飾用義手の構成

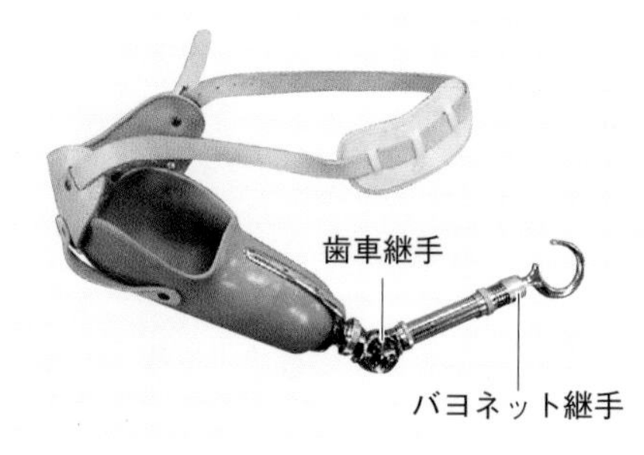

図７　作業用義手（上腕）の一例

MEMO
コントロールケーブルシステム

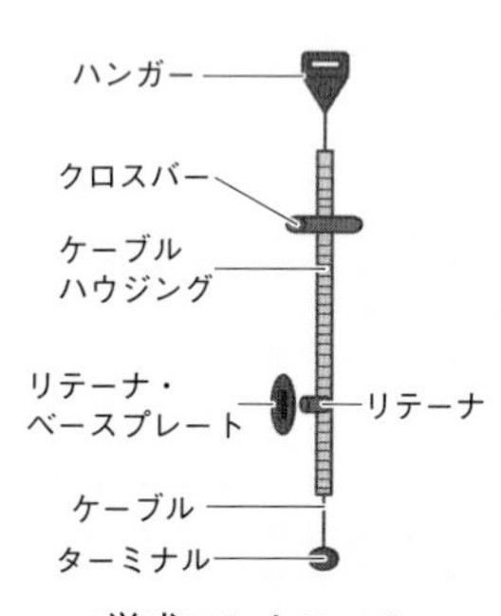

a. 単式コントロール
ケーブルシステム
前腕能動義手の手先具の制御を行う．ハンガーはハーネス，ターミナルは手先具へ固定する．上腕部はクロスバー，前腕部はリテーナでケーブルの走行を確保する．

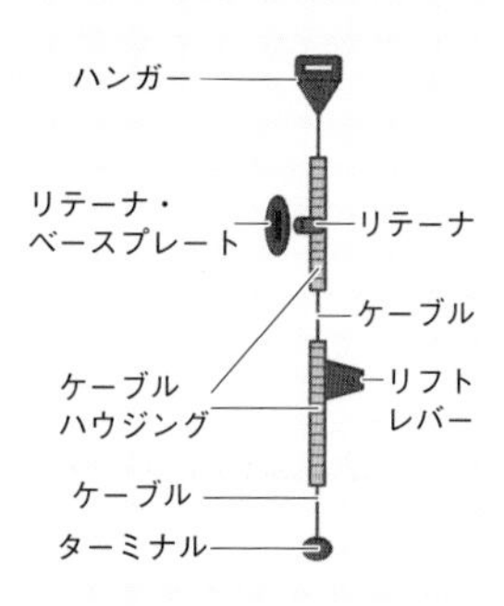

b. 複式コントロール
ケーブルシステム
上腕能動義手の肘継手の屈曲と手先具の制御を行う．ハンガーはハーネス，ターミナルは手先具へ固定する．上腕部はリテーナ，前腕部はリフトレバーでケーブルの走行を確保する．
＊肘継手のロックとアンロックは肘コントロールケーブルで行う．

(6) 電動フック

各種作業に対応できる．把持力はハンド型よりも強く最大で 16 kg 程度である．

7) 装飾グローブ

素材はシリコンや塩化ビニールである．シリコンは塩化ビニールに比べ外観はよいが耐久性が低い特徴を有している（**図 5a**）．

3. 装飾用義手の構成

装飾用義手は，失われた上肢の外観を補うものであり，義手を大きく動かすことで本のページめくりや物を押さえることができる．パッシブハンドでは軽い物を保持することができる．

図 6 は殻構造の装飾用義手である．軽量化のため，肘継手には木製の受動肘ブロック継手，ハンドの回旋には木製の摩擦ロックが使用されている．肘継手やハンドの回旋，手指の形状変化は「非切断肢」によって受動的に行われる．

4. 作業用義手の構成

断端の運動を作業に変換するため，ソケットは強固に断端に懸垂される．ソケットの両側には支柱を付ける．歯車継手はネジのように緩めたり締めたりして，肘継手の角度を調整する．バヨネット継手（作業用義手）は回して手先具を迅速に交換する．ともに「非切断肢」によって受動的に行われる（**図 7**）．

5. 能動義手の構成と操作手順

他の義手と大きく異なる点は，コントロールケーブルシステムが付いていることである．コントロールケーブルシステムの走行を確保するための部品は，上腕能動義手と前腕能動義手では少し異なっている．体内力源を有効にケーブルに伝えるためには，良好なケーブルの走行，断端とソケットの適合，ハーネスの調整が重要である．

1) 上腕能動義手

支持部は殻構造である．ハーネスは８字ハーネスが一般的である．肘継手は能動単軸肘ブロック継手を使用するが，断端が長い場合は能動単軸肘ヒンジ継手を用いる．肘継手のロックとアンロックを制御する肘コントロールケーブルは，肘継手に組み込まれている．手継手は面摩擦式手継手が選択される場合が多い．手先具には能動フックと能動ハンドがあり，用途によって使い分ける（**図 8**）．

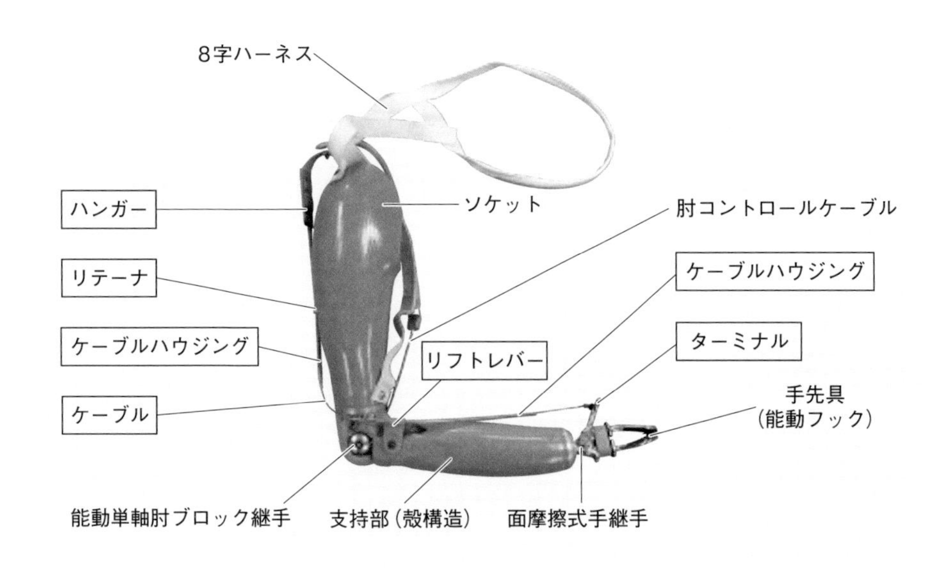

図8 上腕能動義手の構成
四角で囲ってあるものは複式コントロールケーブルシステムの部品である.

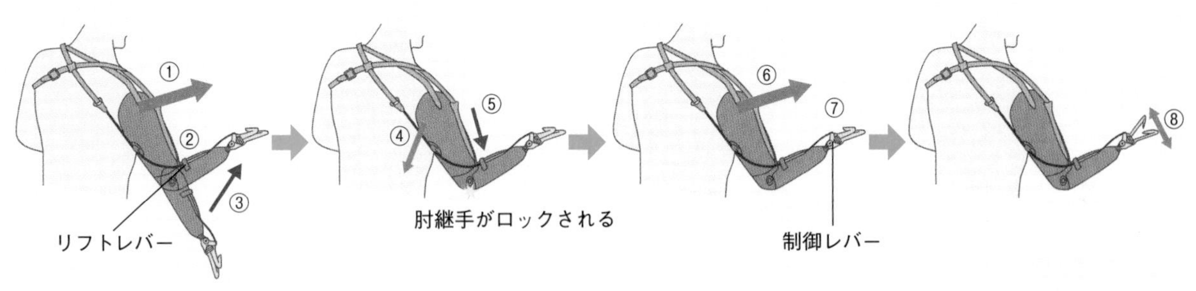

図9 上腕能動義手の操作手順
①肘継手はアンロックで切断側の肩甲骨外転と肩関節屈曲を行う. ②①の運動はリフトレバーへ伝わる. ③肘継手が屈曲する. ④肘継手が屈曲した状態で切断側の肩甲骨下制と肩関節伸展を素早く行う. ⑤肘コントロールケーブルが引っ張られ, 肘継手がロックされる. ⑥肘継手がロックされた状態で切断側の肩甲骨外転と肩関節屈曲を行う. ⑦⑥の運動は手先具の制御レバーへ伝わる. ⑧手先具が開く. 閉じる場合は肩関節を中間位に戻す.

(1) 複式コントロールケーブルシステム

複式コントロールケーブルシステムは, 肘継手の屈曲と手先具を操作する. ケーブルハウジングの役割はケーブルのガイドで, 上腕部と前腕部で分かれており, 上腕部はリテーナ, 前腕部はリフトレバーによって義手に固定される. リフトレバーは肘継手軸よりも上方にある. これにより肘継手アンロック時の体内力源は, リフトレバーにかかり肘継手は屈曲する. 肘継手ロック時はリフトレバー内のケーブルが滑り, 体内力源は手先具の開きに作用する.

(2) 操作手順

複式コントロールケーブルシステムは, 肘継手と手先具の操作を行うが, これらを同時には操作できない. したがって, 最初に肘継手, 次に手先具の操作を行う.

上腕能動義手の操作手順を**図9**に示す.

2) 前腕能動義手

支持部は殻構造である. ハーネスは, 差し込み式ソケットでは8字ハーネスを用いる. 自己懸垂型ソケットでは9字ハーネスを用いるが, 操作効率をよくしたい場合は, 8字ハーネスを使用する. 手継手と手先具は上腕能動義手と同様である.

(1) 単式コントロールケーブルシステム

単式コントロールケーブルシステムは手先具のみを操作する. ケーブルはすべてケーブルハウジングの中を通っている. ケーブルハウジングは上腕部でクロスバー, 前腕部でリテーナによって義手に固定される. これによって肘関節の屈曲角度が変化して

ここがポイント!
上腕能動義手の操作手順と体内力源
①肘継手を屈曲する
↓
②肘継手をロックする
↓
③手先具を開く
体内力源は次のとおりである.
①と③: 切断側の, 肩甲骨外転・肩関節屈曲
②: 切断側の, 肩甲骨下制・肩関節伸展

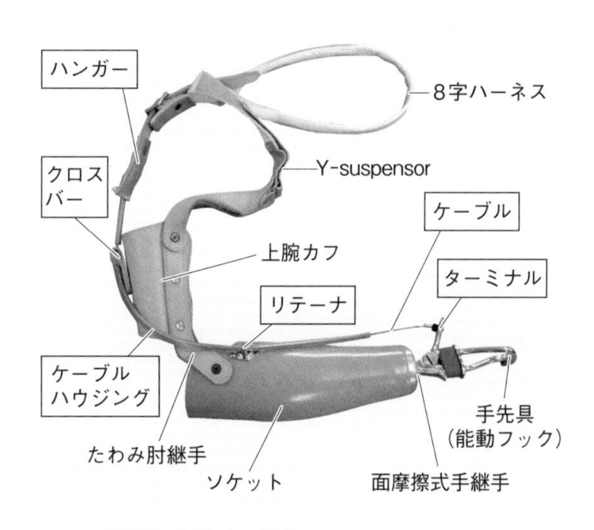

図10　前腕能動義手の構成
四角で囲ってあるものは単式コントロールケーブルシステムの部品である.

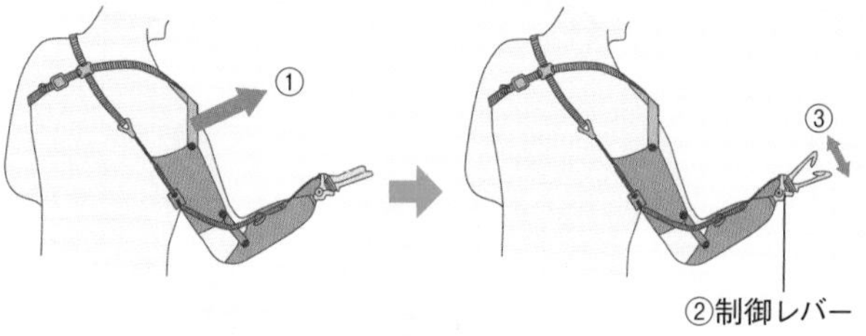

図11　前腕能動義手の操作手順
①切断側の肩甲骨外転と肩関節屈曲を行う.
②①の運動は手先具の制御レバーへ伝わる.
③手先具は開き始める.
手先具を閉じる場合は肩関節を中間位に戻す.

もケーブルの張力はケーブルハウジングに支えられているため変化しない (**図10**).

(2) 操作手順

前腕能動義手の操作手順を**図11**に示す.

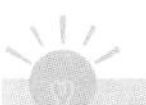

ここがポイント!
前腕能動義手の手先具の開閉は切断側の, 肩甲骨外転・肩関節屈曲を体内力源とする.

6. 義手の適合判定

1) 義手の長さ

義手の長さは, 非切断肢の肩峰・上腕骨外側上顆・母指先端を基準として合わせる. 片側切断の場合, 手先具は母指先端を基準とし, 能動フックではフックの先端(指鉤の頂点), ハンド型では母指先端に長さを合わせる. 両手動作を行いやすくするためには非切断肢よりも短くする (**図12**).

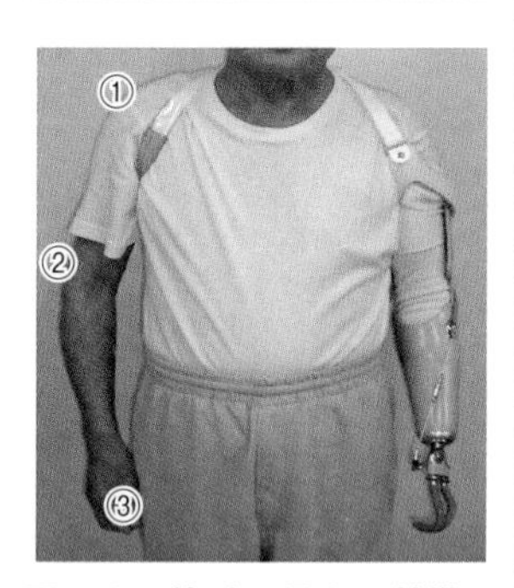

図12　義手の長さの基準
①肩峰, ②外側上顆, ③母指先端
能動フックは指鉤の頂点に, 能動ハンドは母指先端に長さを合わせる.

2) 上腕義手の適合判定

図13の①から③はすべての種類の上腕義手に行う適合判定で, ④から⑪は能動義手にのみ行う適合判定である.

3) その他 (不随意的な肘継手のロック・アンロック)

肘継手をアンロック状態で「両手を振りながら歩く」「肩関節を60°外転させる」を行う. 通常歩行や肩関節外転60°以内で不随意的に肘継手がロックしないようにする. 肘コントロールケーブルの調整不良があれば, これらがみられる.

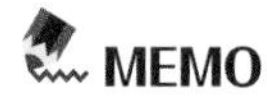

MEMO
カーライル (Carlyle) インデックス
両側切断の場合は身長を基準とする
上腕長=身長×0.19
前腕長=身長×0.21
から義手の長さを算出する.

4) 前腕義手の適合判定

図14の①から③はすべての種類の義手に行う適合判定で, ④から⑦は能動義手にのみ行う適合判定である.

7. 筋電義手の構成

1) 基本構造

筋電義手は, 表面電極により筋の活動電位を検出し, それをアンプにより増幅した信号(筋電シグナル)で手先具開閉スイッチのオンとオフを行う義手である. バッテリーはリチウムイオンバッテリーが用いられている. 手先具は電動ハンドが一般的であるが, 機械や工具を使う作業に対応できる電動フックもある. ソケットは前腕義手では自己懸垂型となりハーネスなどの懸垂装置が不要となる (**図15**).

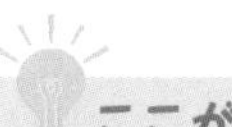

ここがポイント!
大きく腕を振って歩くと肩関節伸展に伴って肘コントロールケーブルが引っ張られ, 不随意的な肘継手のロックやアンロックが繰り返される.

2) 制御方式

前腕筋電義手の多くは, 屈筋群と伸筋群に電極を設定する2サイト2ファンクショ

① ソケットの適合

1. 肘継手90°屈曲位
2. 手先具の先端と上方から力を加える
3. 肘継手を台の上に乗せ押し付ける

↓

痛みや不快感を生じる

原因
- ソケットの適合不良
- ソケットのトリミング不良

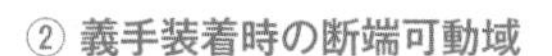

② 義手装着時の断端可動域

1. 義手を装着する
2. 肩の関節可動域を測定する

↓

外転90°未満，屈曲90°未満，伸展30°未満

原因
- ソケットの適合不良
- ソケットのトリミング不良
- 肩関節の障害

③ 肘継手の屈曲可動域

1. 義手を装着する
2. 他動的に肘継手の屈曲角度を測定

↓

最大屈曲角が135°未満

原因
- 前腕支持部のトリミング不良
- 肘継手の問題

④ 肘継手の能動屈曲可動域

1. 義手を装着する
2. 能動的に肘継手の屈曲角度を測定

↓

屈曲が135°未満

原因
- 前腕支持部のトリミング不良
- 肘継手の問題
- コントロールケーブルシステムの問題
- ハーネスの調整不良
- 断端や肩関節の障害

⑤ 肘継手完全屈曲に要する肩の運動域

1. 義手を装着する
2. 能動的に肘継手を最大屈曲させる
3. このときの肩関節屈曲角度を測定する

↓

肩関節屈曲が45°より大きい

原因
- ケーブルシステムの異常
- ケーブルやハーネスの調整不良
- 断端や肩関節の障害
- 肘継手の不良

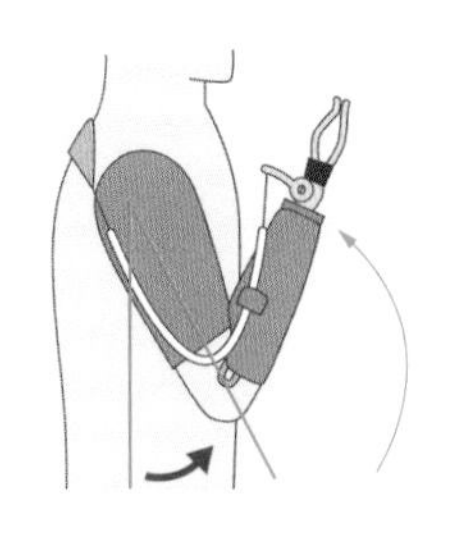

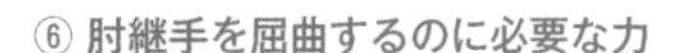

⑥ 肘継手を屈曲するのに必要な力

1. 肘継手90° 屈曲にする
2. 肘継手90° 屈曲から力を加えて肘を屈曲させる
3. 加えた力を算出する

↓

加えた力が4.5 kgより大きい

原因
- リフトレバーの長さや位置の問題
- ケーブルシステムの不良
- ケーブル･ケーブルハウジングの不良

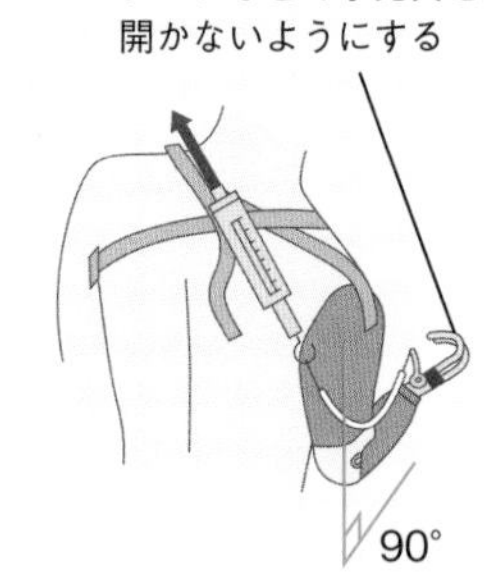

⑦ コントロールケーブルシステムの効率

⑧ 肘継手90°屈曲位での手先具操作

⑨ 口元，ズボンのチャック位での手先具操作

⑩ 引っ張り荷重に対する安定性

＊これらの手順は前腕能動義手と同様である．上腕能動義手では⑦と⑨は50％未満で不適合となる

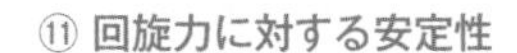

⑪ 回旋力に対する安定性

1. 肘継手90°屈曲位
2. 手先具の部分にばね秤を掛ける
3. ソケット軸に対して回旋する方向へ引く

↓

1.0 kg未満の力で回旋する

原因
- ソケットの適合不良
- ターンテーブルの締め付け不足

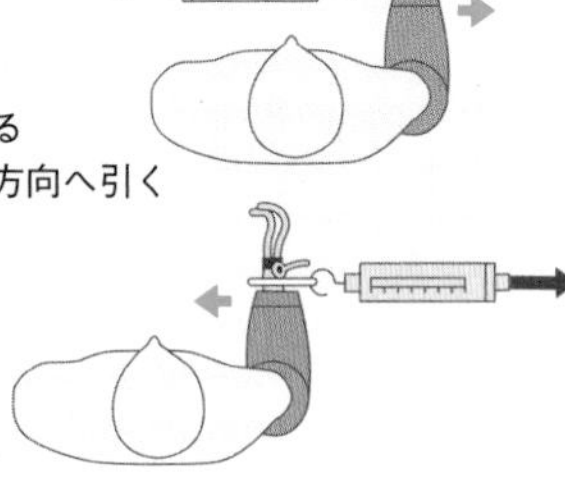

図 13 上腕義手の適合判定

（中村 隆：義手の適合判定（チェックアウト）．日本整形外科学会，日本リハビリテーション医学会監：義肢装具のチェックポイント，第9版．医学書院：2021．p.96-102[1] を参考に作成）

ンを用いる．手先具を閉じたいときは屈筋群を，開きたいときは伸筋群を収縮させる（**図 16**）．屈筋群と伸筋群が同時に収縮したり，筋電シグナルが一定の閾値を超えなかったりした場合は，誤作動などが発生する．筋電義手には義手本体を作動させるためのスイッチが手先具にあり，包丁などを保持しているときの誤作動による危険を防止したいときは，包丁を保持後にスイッチをオフにする．

制御方式には，筋電シグナルが閾値を超えると一定の速度で義手が作動するON-OFF制御方式，筋電シグナルの強さに応じて把持力やスピードが変化する比例制御方式がある．

3) 筋電義手の利点と欠点

利点は，①形状が比較的よい，②手先具を頭上や背面で使用できる，③前腕義手ではハーネスを使用しない，④比例制御方式では握りの強さを変えることができる，⑤

MEMO

1 サイト 2 ファンクション
一つの電極に手先具を開く・閉じる，それぞれの閾値を設定することで義手を制御する．

2 サイト 4 ファンクション
手先具の開閉とリストの回旋の動きを制御する．

ここがポイント！
図 13 ⑪回旋力（トルク）に対する安定性の適合判定は，ターンテーブルのある能動単軸肘ブロック継手（図 2a）を使用しているときに行う．

LECTURE 12

① ソケットの適合

1. 肘関節90°屈曲位
2. 手先具の先端と上方から力を加える
3. この肢位で手先具を引っ張る

↓

痛みや不快感を生じる

原因

・ソケットの適合不良
・上腕カフなどの懸垂装置の適合不良

② 肘関節可動域

1. 義手の未装着で肘屈曲角度を測定
2. 義手装着下で肘屈曲角度を測定

※顆上支持式ソケットでは可動域に制限がある

↓

制限あり

原因

・ソケットの適合またはトリミングの不良
・肘継手のアライメント不良

③ 前腕回旋機能

1. 長断端で回旋機能が残存しているときに測定
2. 義手装着下で回旋角度を測定

↓

回旋機能が50%より大きい制限

原因

・ソケットの適合とトリミング不良

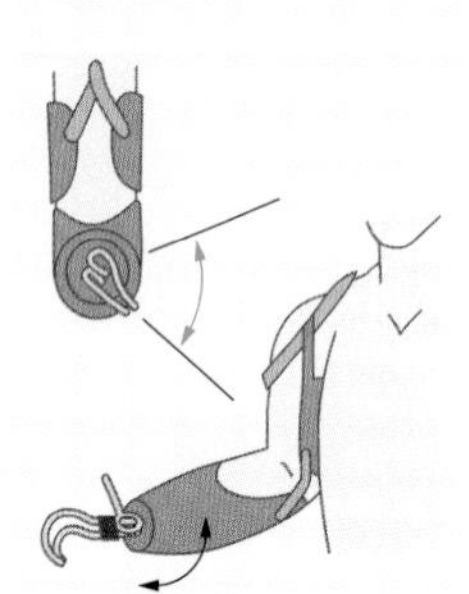

④ コントロールケーブルシステムの効率

1. 手先具単体の力(木片が落ちるときの値)を計測
2. 肘関節90°屈曲位でハンガー部の力を計測

↓

伝達効率が70%未満

原因

・ケーブルシステムの走行不良
・ケーブルとハウジングの不良

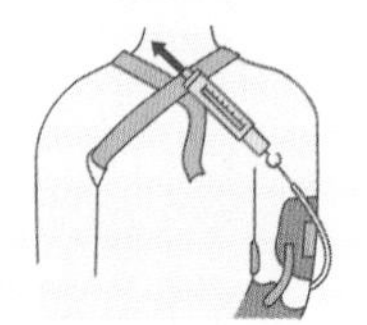

$$伝達効率（\%）= \frac{手先具単体のときの力（kg）}{ハンガーに加えた力（kg）} \times 100$$

⑤ 肘関節90°屈曲位での手先具操作

1. 肘関節90°屈曲位
2. この肢位で手先具を完全に開く

↓

完全に開かない

原因

・ケーブルシステムの異常
・ケーブルやハーネスの調整不良
・ケーブルハウジングの先端が長すぎる
・肩関節の障害

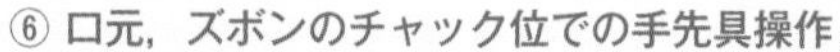

⑥ 口元，ズボンのチャック位での手先具操作

1. フックを口元とズボンのチャック位にもっていく
2. それぞれの位置で手先具を開く

↓

操作効率が70%未満

原因

・ケーブルの不良
・ハーネスの調整不良
・肩甲骨と肩の障害

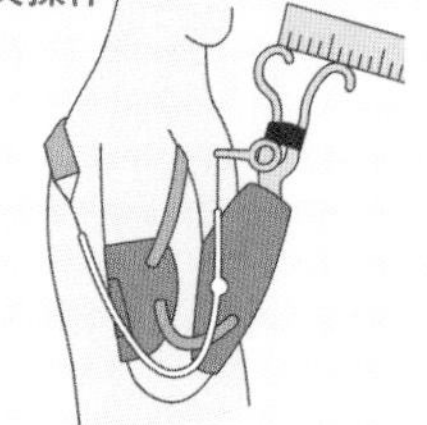

$$操作効率（\%）= \frac{口元 or ズボンのチャック位での手先具の開き幅（cm）}{手先具単体の最大開き幅（cm）} \times 100$$

⑦ 引っ張り荷重に対する安定性

1. 義手をまっすぐにした状態にする
2. フックにばね秤で20 kgの力を加える

↓

懸垂装置やソケットのずれが25 mmより大きい

原因

・ハーネスの適合または調整不良
・ハーネスの材質（伸縮性が高い）
・ソケットの適合不良

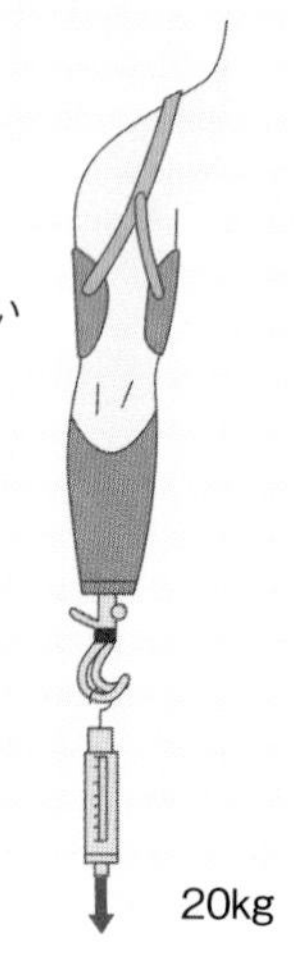

図 14　前腕義手の適合判定

(中村　隆：義手の適合判定(チェックアウト)．日本整形外科学会，日本リハビリテーション医学会監：義肢装具のチェックポイント，第9版．医学書院：2021．p.96-102[1]を参考に作成)

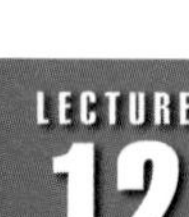

MEMO

筋電義手の公的給付

一人につき1本の支給であり，以下の要件を満たす必要がある両上肢切断者または片側上肢切断者

- 就労時の作業の質の向上や作業種類の拡大等が見込まれる．筋電義手装着後に就労予定で作業の質の向上や作業種類の拡大等が見込まれる．
- 非切断上肢又は手指に一定以上の障害があり，筋電義手がないと社会生活ができない．

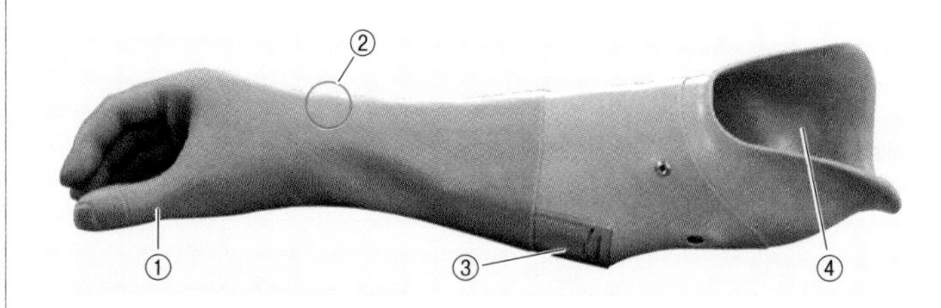

図 15　前腕筋電義手（右側）

①電動ハンド，②義手本体の電源スイッチ，③バッテリー，④自己懸垂型ソケット（ノースウエスタン式ソケット），⑤電極（前腕屈筋群）：手先具を閉じる，⑥電極（前腕伸筋群）：手先具を開く

2サイト2ファンクションで比例制御である Dynamic Mode Control（オットーボック社）ハンドを使用している．

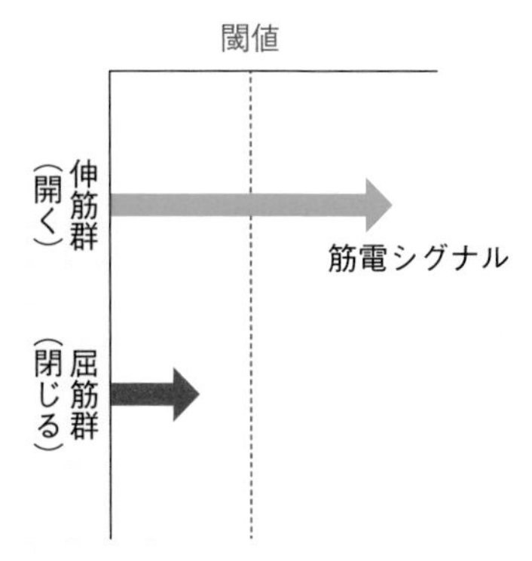

a. 手先具が開く時の筋電シグナル

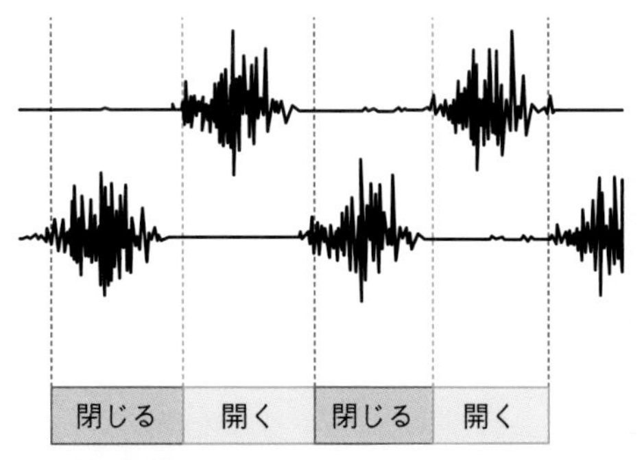

b. 交互収縮のイメージ

図 16 筋電義手の制御
a. 筋電シグナルが閾値を超えると手先具が開く．伸筋群の筋電信号が閾値を超えない限りは手先具は閉じたままになる．伸筋群と屈筋群が同時に閾値を超えた場合は誤作動となる．
b. 誤作動の発生頻度を少なくするためには，手先具をどの位置にもっていっても交互収縮ができるようになることが重要である．

手先具の開きが大きい，⑥把持力が大きい，⑦手先具の操作に身体を大きく動かす必要がない，ことである．

欠点は，①高価である，②精密機械のため破損しやすい，③修理可能な施設が少ない，④ハンド型の手先具では細かい物のつまみが困難である，⑤重いこと，である．

8. 義手の機能と活かし方

手は，精巧な把持機能を有している．現存する義手は，人間の手のように万能で，感覚を備え，しかも外観の点で切断者に満足を与えるものではない．そのため特に片側切断者では，非切断肢主体の動作の工夫によりセルフケアの約 80%が遂行可能であることから，義手を作製しても継続して使用されないこともある．

切断者にどのような義手が必要であるかは，切断者の生活上の要求，職業上の要求，知的レベル，ひいては世界観によっても左右される．義手を有効に活用するためには，「義手が切断者にとってどのような意義をもつか」を提供する側がよく理解したうえで行うべきである．

ここがポイント！
「義手が有効に活用できる生活行為は何か！」を把握しておこう．

ADL（セルフケア）
基本動作
　起居 ……×
　移乗 ……×
　移動 ……×
食事動作 ……◎
整容動作 ……◎
更衣動作 ……○
排泄動作 ……△
入浴動作 ……×

IADL
買い物 ……◎
調理 ……◎
食事の準備 ……◎
洗濯 ……◎
掃除 ……○
編み物 ……○
携帯電話 ……△
メモ書き ……○
乗り物利用 ……△

資料
能動義手適合検査 日本版
2024 年度に能動義手に係る適合検査が改訂される．改訂された能動義手適合検査の公開が認められた後に，最新情報を特設ウェブサイトに掲載するので参照されたい．特設ウェブサイトには下記の二次元コードからアクセスできる．

(https://nakayamashoten.jp/lmw/74490/)

■引用文献

1）中村　隆：義手の適合判定（チェックアウト）．日本整形外科学会，日本リハビリテーション医学会監：義肢装具のチェックポイント，第 9 版．医学書院；2021．p.96-102.

■参考文献

1）武智秀夫ほか：義肢．医学書院；1991.
2）大庭潤平ほか編：義肢装具と作業療法―評価から実践まで．医歯薬出版；2020.
3）日本作業療法学会監，古川　宏編：義肢装具学 第 9 巻　作業療法技術学 1．第 3 版．協同医書出版；2009.
4）川村次郎ほか編：義肢装具学，第 4 版．医学書院；2009.

LECTURE 12

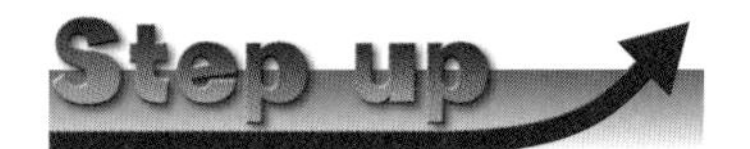

1．最先端の筋電義手

筋電義手は現在も開発が続けられており，本来手が有している多種多様な機能の再現が図られている．オットーボック社製のMichelangelo Hand（図1）は，手継手部が楕円形であり，軽度尺屈していることでより自然な外観であること，手継手の掌背屈が受動的に可能であること，指間でのつまみが可能であること，母指に可動性があり示指とのラテラルピンチや示・中指との3指つまみが可能であることなど，従来の電動ハンドと比較して，より多くの手の機能の再現が図られている．

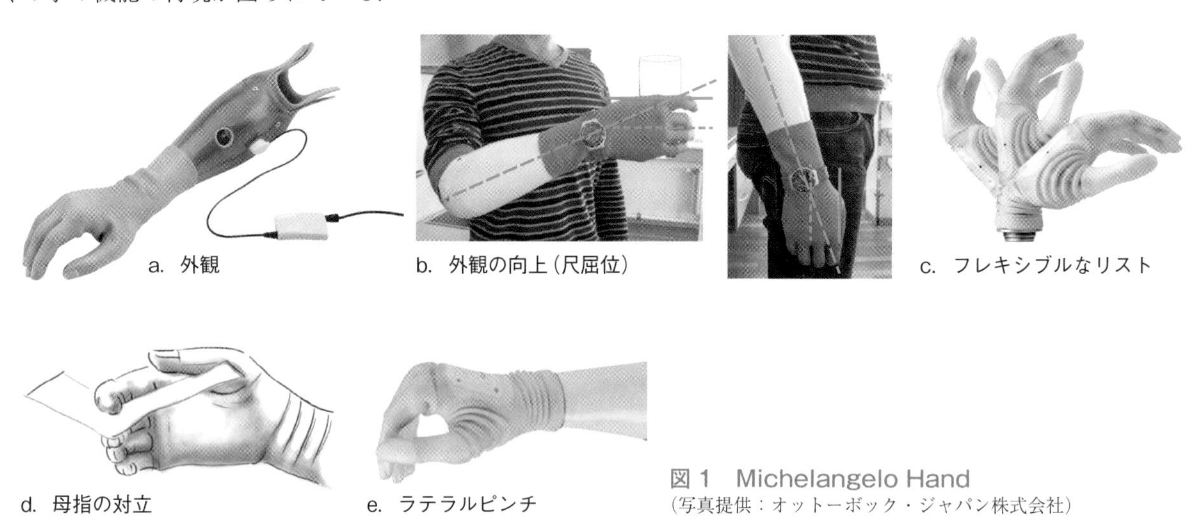

a．外観　b．外観の向上（尺屈位）　c．フレキシブルなリスト

d．母指の対立　e．ラテラルピンチ

図1　Michelangelo Hand
（写真提供：オットーボック・ジャパン株式会社）

2．肘関節運動を力源とした前腕能動義手[1)]

肘システム義手は，肘関節運動を力源としたハーネスを用いない前腕能動義手である（図2，3）．手先具の開き幅を目的の作業によって調整できることやハーネスがないことで切断側の肩関節での手先具の方向付けが容易で，特に体幹前面での両手動作に優れている．

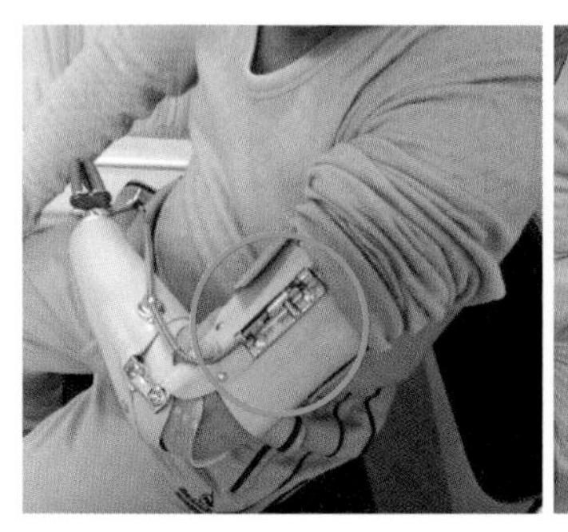

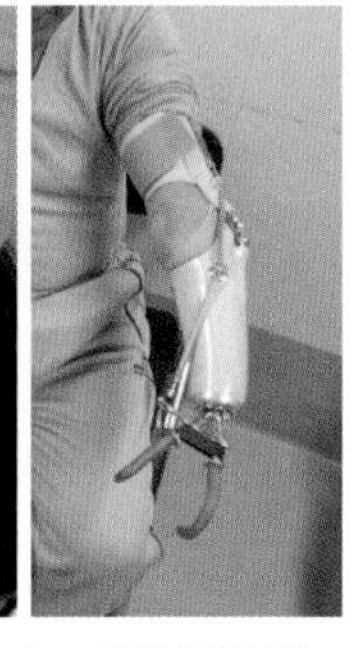

a．肘関節屈曲位　b．肘関節伸展位

図2　肘システム義手
手先具の制御は，肘関節屈曲角度を変えてコントロールケーブル端のロック部を調整することで，目的の作業に必要な開き幅を調整できる．

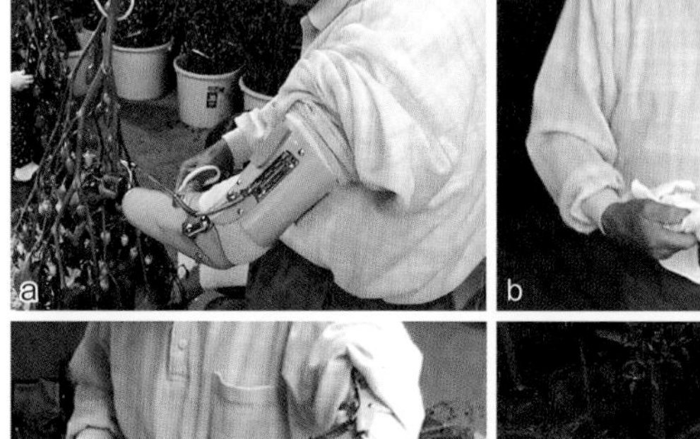

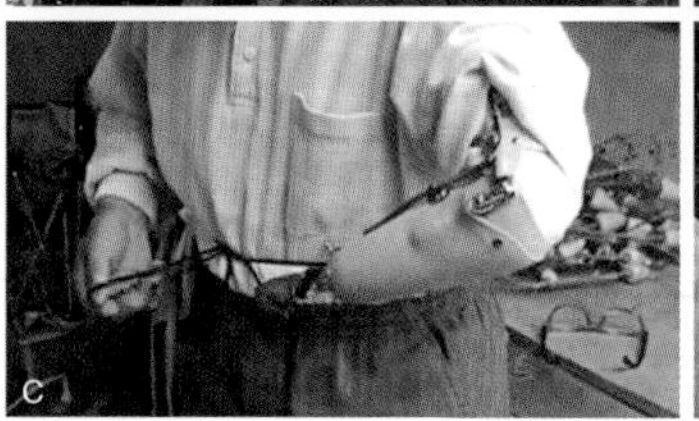

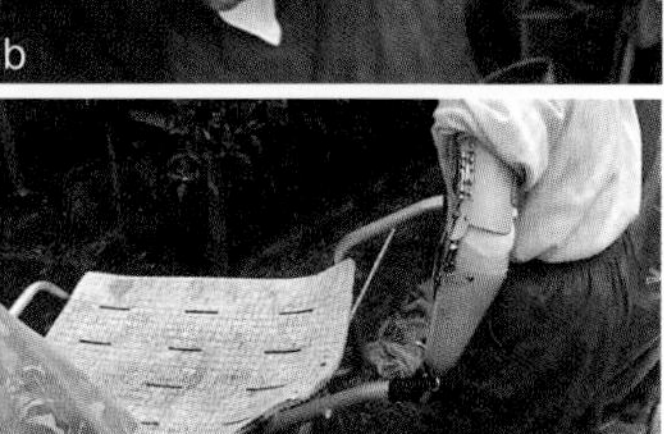

図3　肘システム義手の使用状況
a．剪定作業，b．タオル絞り，c．ひも結び，d．一輪車の操作．

■引用文献

1）妹尾勝利ほか：肘関節運動を力源とした前腕能動義手の紹介．義装会誌 2013；29（4）：266-9．

■参考文献

1）日本整形外科学会，日本リハビリテーション医学会監：義肢装具のチェックポイント，第8版．医学書院；2014．

LECTURE 12

LECTURE 13

上肢切断の評価と治療

到達目標

- 上肢切断のリハビリテーションの流れを理解する.
- 上肢切断部位と機能的特徴を理解する.
- オリエンテーションの重要性を知る.
- 上肢切断に対する理学療法の目的を理解する.
- 断端成熟促進のための練習内容を知る.
- 能動義手操作手順と筋力増強練習を結びつけて実施することができる.
- 能動義手練習の過程を知る.
- 筋電義手練習の過程を知る.

この講義を理解するために

能動義手のリハビリテーションプログラムを中心に，上肢切断の評価と治療を学習します．切断は，そのレベルによって残存機能が変わります．リハビリテーションプログラムにおいて，残存機能を評価し，引き出された残存機能を確実に能力へとつなげていくことが重要です．また，能動義手の体内力源の理解を進めます．能動義手操作に必要な運動を理解することで，適切な筋力増強練習などを実施することが可能となります．義手の導入においては，オリエンテーションが重要です．義手は人間の手のように万能ではありませんが，上肢切断者の生活の幅を広げるには欠かせません．そのため，切断者の声に耳を傾け，情報を収集・分析し，それらを踏まえた適切な助言が重要です．

以下の項目について学習しておきましょう．

□ 上肢帯および上肢の筋の起始・停止・作用を復習しておく.
□ Lecture 12 で学んだ能動義手の操作手順を復習しておく.

講義を終えて確認すること

□ 上肢切断のリハビリテーションの流れを理解できた.
□ 上肢切断部位と機能的特徴を理解できた.
□ 上肢切断に対する理学療法の目的を理解できた.
□ オリエンテーションの内容を知ることができた.
□ 断端成熟促進のための練習内容を知ることができた.
□ 筋力増強練習の目的を理解できた.
□ 能動義手練習の過程を知ることができた.
□ 筋電義手練習の過程を知ることができた.

講義

1. 上肢切断におけるリハビリテーションの流れ

上肢切断におけるリハビリテーションにおいても早期義肢装着法が推奨される．断端の削痩（さくそう）は，訓練用仮義手による断端部への負荷（removable rigid dressing）と義手非装着時の弾力包帯による断端管理（soft dressing）を併用して行われる．訓練用仮義手の作製は，断端部の創治癒後に行われる．創治癒の期間は，多少の差異はあるが断端形成術後 7〜10 日が目安となる．創治癒が確認されれば，早期に訓練用仮義手を作製し，断端成熟を促しながら義手の習熟度を高めていく．断端成熟が完成するころには，社会復帰に必要な義手の使用がおおよそ可能となる．本義手の作製は，断端成熟が得られたころに検討される．

訓練用仮義手によって断端の成熟を促し，同時に切断者が義手を経験することによって，生活上または仕事上などのニーズに適合した手先具や継手が検討できる．この過程によって，従来のリハビリテーションプログラム（Lecture 1〈p.7〉参照）よりは受傷から社会復帰までの期間短縮が可能となる（**図 1**）．

MEMO
削痩（shrinkage）
断端が細くなる状態．断端の形状はソケットの出し入れを容易にするため断端の端が細い円錐状がよい．

2. 上肢切断部位と機能的特徴

残存機能は切断高位により異なる．切断高位による断端の残存機能の理解は，適切な運動療法の実施と拘縮の予防，能動義手の操作に必要な体内力源の理解，断端を使用する ADL 指導へとつながる．

以下にアメリカ整形外科学会（AAOS）の分類（**図 2**）に基づき，断端の運動学と能

アメリカ整形外科学会
（American Academy of Orthopedic Surgeons：AAOS）

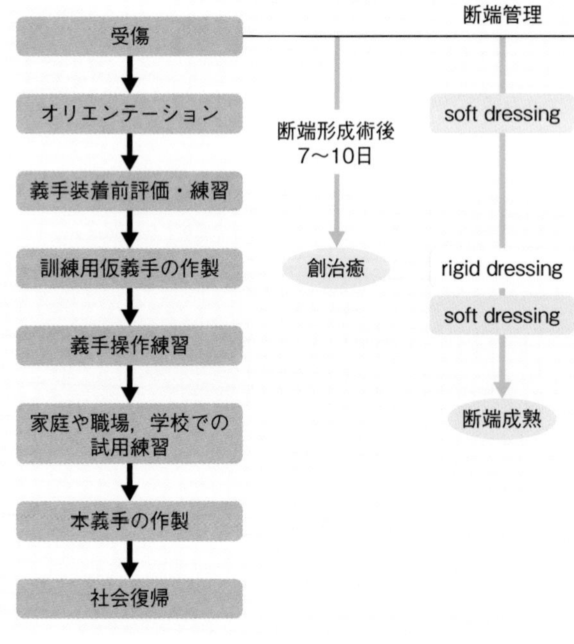

図 1　上肢切断におけるリハビリテーションの流れ

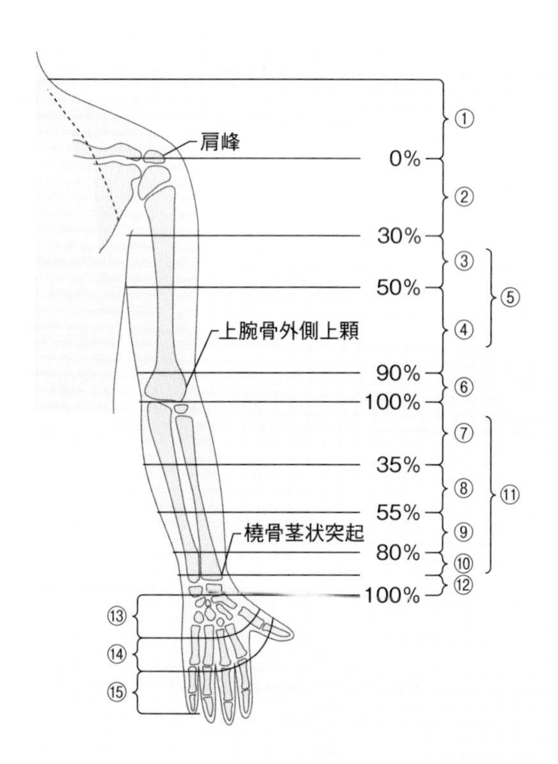

図 2　アメリカ整形外科学会の分類

動義手の体内力源について述べる．

1）肩甲胸郭間切断（フォークォーター切断）

フォークォーター切断には断端が残存しない．そのため，能動義手の体内力源には主に体幹の側屈や胸郭の運動，非切断側の肩甲骨の運動が用いられる（**図 3**）．

フォークォーター切断
（forequarter amputation）

2）肩関節離断

肩関節離断では切断側の肩甲骨が残存している．能動義手の体内力源には両側の肩甲骨と胸郭の運動が用いられる．上腕 30％切断では，上腕骨頭が残存しているが，回旋筋腱板により上腕骨頭が肩甲骨関節窩に引き付けられるため肩甲上腕関節の動きは期待できない．しかし，肩甲骨の挙上や下制，内転や外転の動きは義手の操作に対してより有効に作用する．

MEMO
回旋筋腱板
棘上筋・棘下筋・小円筋・肩甲下筋が上腕骨頭の周囲を取り囲み，肩甲上腕関節の安定性と適合性に作用する．

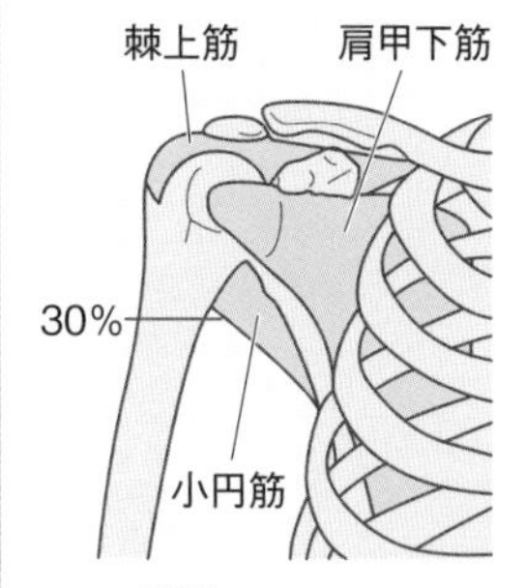

a．正面

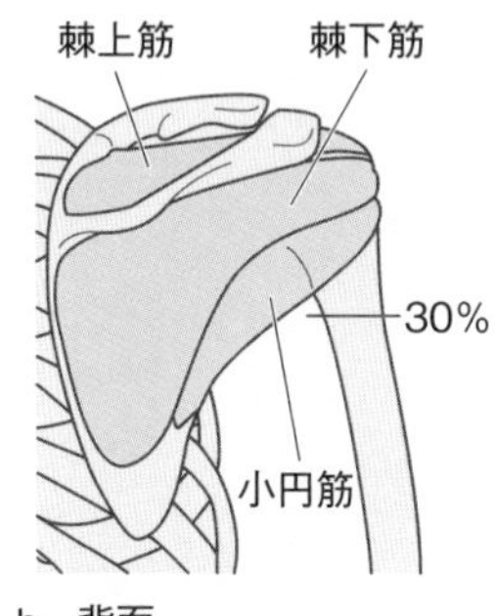

b．背面

3）上腕 30～50％切断（上腕短断端）

肩関節の主動作筋はほとんど残存しているが，肩甲上腕リズムが崩れ，肩甲上腕関節の拘縮を認めることが多い．上腕の回旋可動域は非切断側の 50％以下となる．能動義手の体内力源としては両側または切断側の肩甲骨の運動が主となる（**図 4a**）．

4）上腕 50～90％切断（上腕標準断端）

肩関節の屈曲に上腕二頭筋の一部，肩関節の伸展と内転に上腕三頭筋の一部が作用すれば，さらに力は強くなる．上腕の回旋可動域は非切断側の 50％となる．能動義手の体内力源は切断側の肩甲骨と肩関節の運動が主となる．

5）上腕 90～100％切断（肘関節離断）

断端が長いため肘継手に能動短軸肘ヒンジ継手を使用する．この継手にはターンテーブル（能動短軸肘ブロック継手）がないため義手の回旋はできないが，上腕の回旋可動域は 120° であり，操作上の問題は少ない．

6）前腕 0～35％切断（前腕極短断端）

肘関節の屈曲と伸展は，それぞれの主動作筋が残存しているため可能であるが，屈曲拘縮が生じやすい．前腕の回内と回外は，回外の主動作筋である上腕二頭筋が残存しているのに対して，回内の主動作筋である方形円回内筋はなく，円回内筋も一部を残すのみとなっているため回外位をとりやすい．

7）前腕 35～55％切断（前腕短断端）

前腕極短断端と同様の状態を示す．前腕の回内と回外は非切断側の約 60％以下となる（**図 4b**）．

8）前腕 55～100％（前腕中・長断端）

最も機能的な断端である．前腕の回内と回外は中断端で非切断側の約 60％以上，長断端で非切断側の約 70％以上となる．

9）手部切断

中手骨切断では，手関節伸展の主動作筋である長・短橈側手根伸筋，手関節掌屈の

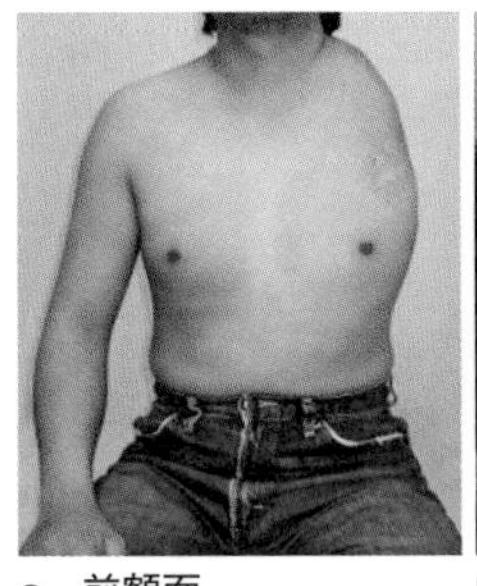
a．前額面　b．矢状面

図 3　肩甲胸郭間切断（フォークォーター切断）

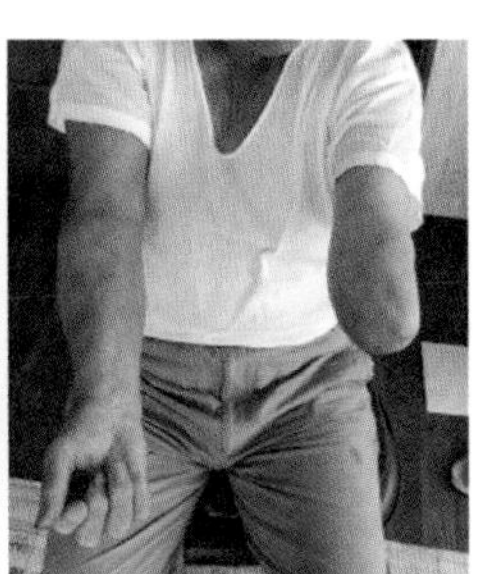
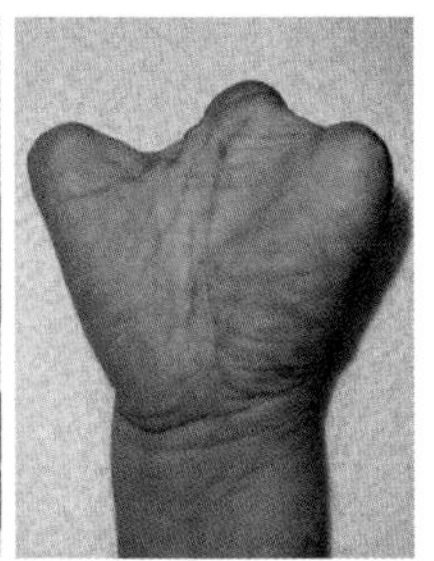
a．右上腕短断端　b．左前腕短断端　c．右手部切断

図 4　上腕（短断端）・前腕（短断端）切断と手部切断

LECTURE 13

主動作筋である橈側手根屈筋・尺側手根屈筋が残存し，手関節の動きはほぼ正常に保たれる（図 4c）．

3. 上肢切断の理学療法

1）目的

ROM（range of motion）

上肢切断における理学療法の主な目的は，断端成熟の促進，関節可動域（ROM）の維持または改善，全身および義手操作のための筋力・耐久性の増強，姿勢の矯正やバランスの維持・改善である．義手の習熟には義手の操作練習が必要であり，主に作業療法で実施される．

（1）断端成熟の促進

受傷・手術創の治癒を促進し，義手（ソケット）を適合させるために断端を削痩し，断端の形状を円錐状に整える．

（2）ROM の維持または改善

切断高位によっては改善が困難なこともみられるが，画像所見や切断レベルから可能な ROM を維持または改善する．前腕切断や手部切断では，受傷時に機械に挟まって引っ張られたことで肩甲骨や肩関節周囲に損傷をきたしている場合もある．問題はないという先入観をもたず，必ず確認する．

（3）筋力と全身耐久性の増強

能動義手を操作するための運動の促進と筋力の増強を図る．また，義手の重量に抗して生活できるための全身の筋力と耐久性の増強を進める．

（4）姿勢の矯正とバランスの改善

フォークォーター切断や肩関節離断，上腕切断では，上肢の重量欠損が大きく正常姿勢からの偏りがみられる．姿勢の矯正と体幹筋力の増強を図る．

2）オリエンテーション

ここがポイント！
上肢切断者は外傷や事故で受傷する場合が多い．突然「腕や手を失った」切断者に対して，寄り添うようなかかわりを心がけよう！

切断者は，受傷と切断によるショックから混乱している状態にあることが多い．適切なオリエンテーションは，切断と義手の受容の促進につながり，リハビリテーションプログラムを円滑に進めていくうえで重要である．切断者の社会背景を聴取することで切断によって受ける影響を把握し，その対策を義手の機能と照合しながら提示する．

オリエンテーションは切断者の今後の生活を方向づけるものであり，医師や作業療法士，義肢装具士と綿密な連携のもとに行われるべきである．そして，切断者が些細なことでも相談できる環境づくりに努めなければならない．

3）評価

評価内容の多くは下肢切断と同様であり，作業療法士によって評価される．理学療法に必要な情報を共有し，評価の統合と解釈を通して切断者の問題点を整理する．

（1）一般事項

MEMO
一般事項
社会的・職業的な環境の生活様式を分析し，義手の役割を明確にすることが重要である．

①年齢，性別，利き手の確認，②主訴，ニーズ，③現病歴（切断原因），④切断術（皮膚，血管，神経，骨，筋の処理），⑤既往歴，⑥受傷前と現在の生活様式．

（2）身体的評価

a. 一般的形態測定

①身長，体重，胸囲，座高，②体型，姿勢（代償性側彎）．

MEMO
代償性側彎
フォークォーター切断や肩関節離断で生じやすい．

b. 全身状態

①健康状態，視覚・聴覚障害の有無，②非切断肢と体幹の筋力，③バランス．

c. 非切断肢の評価

①形態測定（肢長，周径），②関節可動域検査，③筋力検査（徒手筋力テスト・握

力)，④簡易上肢機能検査 (STEF).

STEF (simple test of evaluating hand function)

d. 切断肢の評価

①関節可動域検査，②徒手筋力テスト.

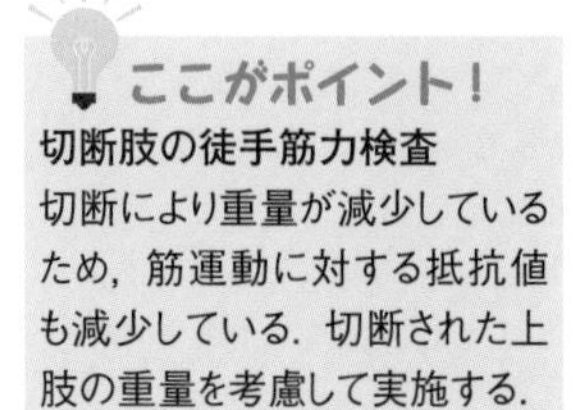

e. 断端の評価

a) 創傷の評価

受傷後早期からの開始では，断端は包帯に覆われているため，可能な時期にオープンにして創傷の部位や大きさ，瘢痕の有無，血腫などを確認する.

b) 断端の状態評価 (図5)

①形状：円筒状，円錐状，骨張っている，浮腫状，ダブついている.

②筋の状態：正常，弛緩性，緊張性.

③皮膚：正常，冷感，熱感，変色の有無.

④表在感覚：触覚，痛覚，温度覚，しびれの有無.

⑤疼痛の有無：安静時の痛みの有無と種類，神経端を叩打して生じる痛みの有無.

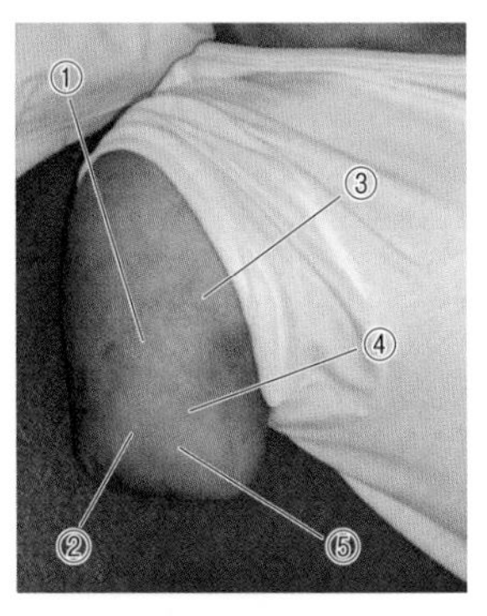

図5　断端の状態評価
図中番号は本文に対応.

c) 断端長の計測

AAOSの基準点は肩峰，上腕骨外側上顆，橈骨茎状突起である. 上肢実用長は，腋窩から母指先端までで，義手の長さを決定するために計測する.

断端長の計算方法を以下に示す.

$$上腕切断(\%) = \frac{肩峰〜断端先端}{肩峰〜上腕骨外側上顆} \times 100$$

$$前腕切断(\%) = \frac{上腕骨外側上顆〜断端先端}{上腕骨外側上顆〜橈骨茎状突起} \times 100$$

MEMO
両側上肢切断の義手の長さ
カーライルインデックス
(Carlyle index)
上腕切断＝身長×0.19
前腕切断＝身長×0.21

d) 周径の計測

筋は収縮させず，リラックスさせた状態で計測する. 経時的に一定部位を計測し，断端の削痩状態を把握する.

e) 幻肢および幻肢痛の有無

幻肢はいろいろな種類があり，切断者に図を描かせると把握しやすい. 幻肢痛は，切断者が表現した内容のままを記録する. また，日内変動や気候などによる変動の有無も聴取する. 時として幻肢痛は義手の装着を困難にする要因となる.

幻肢の分類 (大塚の分類) および幻肢痛は Lecture 8 (p.80) を参照.

(3) 精神・心理面の評価

切断者の示す反応に対する観察と評価，精神機能評価，義手操作と保全に対する理解力 (知的レベル)，障害受容の程度，意欲の程度，義手に対する機能上・外観上の要望を評価する.

(4) ADL 評価

a. 片手動作による ADL

非切断肢主体の動作の工夫により ADL の約 80%は片手動作で遂行可能である. 切断レベルはもとより，ADL 上は切断肢が利き手であるのか非利き手であるのかが重要である.

b. 断端の使用状況

入浴時の洗体や爪きり，下着の着脱など，義手を装着できない活動や工程がある. このような活動や工程は，早期に評価を行い，必要があれば自助具を作製し自立へと導く (図6).

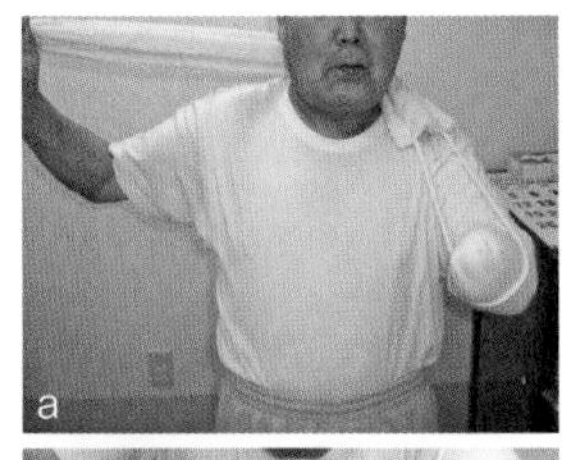

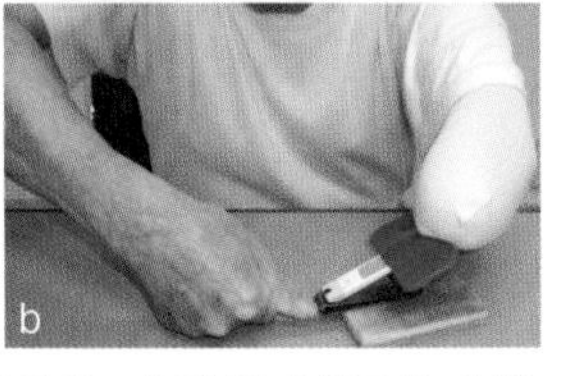

図6　自助具を使用した洗体動作と爪きり動作
a. ループ付タオルの使用
b. 爪きり用自助具の使用

(5) 社会的側面からみた評価

職業 (職務内容や職場環境)，学校，家庭での役割，家族構成 (キーパーソンの有無)，移動手段 (公共交通機関，自転車や自動車の使用状況)，趣味などから，義手の

LECTURE 13

役割を評価する．

(6) 義手に対する評価

義手の適合判定を実施する（Lecture 12〈p.120〉参照）．

4) 治療

訓練用仮義手の作製や義手の適合判定および義手の基本・応用・ADLやIADL練習は主に作業療法で実施される．ここでは，理学療法の目的とした断端成熟の促進，ROM練習，筋力と全身耐久性の増強練習，姿勢の矯正とバランス練習における留意点を述べる．

(1) 断端成熟の促進

過流浴（whirl pool bath）

創傷治癒を促進し，循環障害，浮腫，腫脹を予防する手段には，過流浴や弾力包帯，マッサージがある．

a. 過流浴

目的は，創傷の治癒と清浄である．痂皮を除去し，血行を促す作用がある．水温は，組織の侵漬軟化を予防するために40℃以上にはしない．時間は20分～30分とする．過流浴後には浮腫が生じていることもあるので注意する．長期間の使用は，断端の削痩を遅延させる結果となるので，創傷の治癒と断端の清浄が達成されれば終了とする．

弾力包帯法（elastic bandage）

b. 弾力包帯法（図7）

目的は，①断端の浮腫の予防，②断端成熟の促進，③断端の形状づけ（円錐状），④隣接関節の変形拘縮の予防，である．弾力包帯は，前腕切断では長さ約5m，幅約7.5cm，上腕切断では長さ約10m，幅約10cmのものを使用する．

巻き方は，断端長軸に沿って2～3回巻き，その後は斜めに巻き付ける．巻き付け時には弾力包帯のしわを作らないようにする．また，弾力包帯が断端から抜けないようにするために，前腕切断では肘関節を越えて上腕まで，上腕切断では肩関節を越えて胸部まで巻く．

圧迫は末梢部を締め，中枢部は強く締め付けないようにする．巻き終えたら10分後に圧迫程度を確認する．弾力包帯は緩みが生じるので1日4～5回は巻き換える．訓練用仮義手を外しているときは，必ず実施する．

気をつけよう！

断端中枢を強く巻くと断端の循環を阻害し，断端末梢が大きくなり，ソケットへの断端の挿入が困難になるので注意する．

MEMO

上肢切断における弾力包帯法の注意点

片側前腕切断者では自己管理が可能な場合が多く，それよりも高位の切断になると自己管理が難しくなる．必要があれば，家族や担当看護師にも巻き方を指導する．

c. マッサージ

創傷が治癒した後に開始する．目的は，①瘢痕の癒着防止，②静脈の還流促進，③断端を触られることへの恐怖心を取り除く，などである．瘢痕が未成熟の時期は，瘢痕部を直接刺激すると肥厚性瘢痕やケロイドを助長するため，瘢痕部を挟んで円を描くようにマッサージする．また，マッサージで神経端を強く刺激すると疼痛や不快感が増大するため愛護的に実施する．

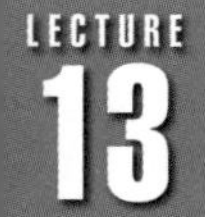

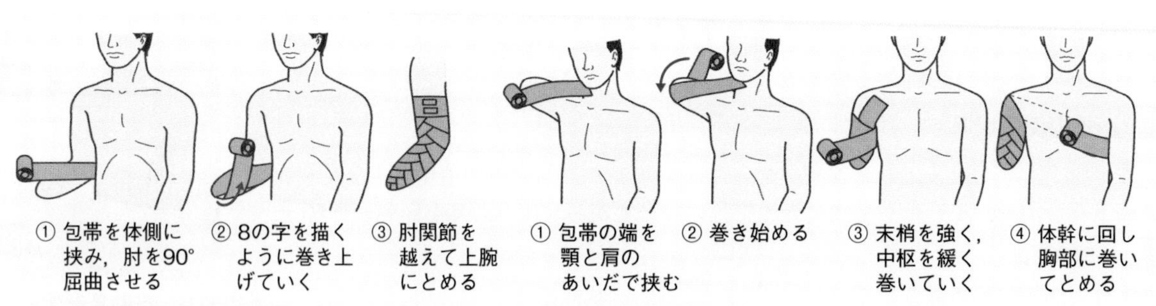

図7 弾力包帯法

(2) ROM 練習

断端を保護しようとして，上腕切断者が肩関節を屈曲・内転位にしている場合や前腕切断者が肘関節を屈曲している場合がある．これらは，回避すべき肢位であり，この肢位での拘縮に注意する（**図 8**）．ROM 制限は筋や腱の切断，切断後の不活動性によって生じる．

切断側の肩甲帯（骨）と肩関節の ROM 練習は，上腕・前腕切断ともに重点的に行う（**図 9a，b**）．肩甲帯（骨）と肩関節の ROM が大きいと義手の着脱も容易になるため，改善可能な範囲の ROM を目指す．しかし，上腕 30％までの切断（肩関節離断）や上腕短断端では回旋筋腱板の作用により肩甲上腕関節の ROM は低下する．上腕切断の ROM は，義手の適合判定にあるように肩関節の屈曲と外転は 90°，伸展は 30° が目安となる．

前腕切断では，肘関節と前腕回内・回外の ROM 練習を重点的に行う．肘関節の屈曲と前腕の回内は，断端が短いほど制限が大きくなる．特に屈曲制限は手先具の到達範囲を狭めるため，上腕三頭筋の持続的伸長を行い，制限を予防したり改善したりする．また，義手のソケットによっては，義手を装着することで ROM 制限を受けるため，使用しているソケットの種類を確認する．

(3) 筋力と筋耐久性の強化

能動義手の操作には肩甲骨と肩関節の動きが用いられる（**表 1**）．したがって，これらに筋力低下を認めると，能動義手の操作は困難となるため，積極的に筋力増強を行う（**図 9c**）．また，筋電義手では義手そのものの重さが義手の使用を困難にする．したがって，上肢近位部を含めた全身の筋力および耐久性の増強練習を実施する．

また，片側切断では両手動作において義手は補助手的役割を果たす．よって，非切断肢の筋力や筋耐久性の増強は，義手を有効に活用するうえでは欠かせない．機能的に問題がなければ徒手筋力テストで “Normal” を目指す（**図 9d**）．

(4) 姿勢の矯正とバランス練習

フォークォーター切断や肩関節離断の場合は，上肢の重量欠損が大きく，正常姿勢からの偏りがみられやすい．上肢欠損による体重心の変位と切断側の筋萎縮が代償的側彎症の要因となる．姿勢の矯正には，鏡を用いた視覚的矯正や体幹の運動を，バランス練習にはバランスボードや歩行・走行練習を実施し，バランスを保つようにする．

4．能動義手と筋電義手の練習

能動義手と筋電義手は，義手の装着前練習から開始し，訓練用仮義手が完成すると

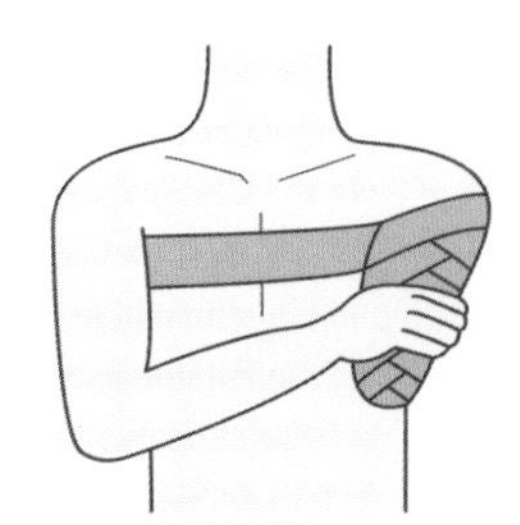

a．上腕切断

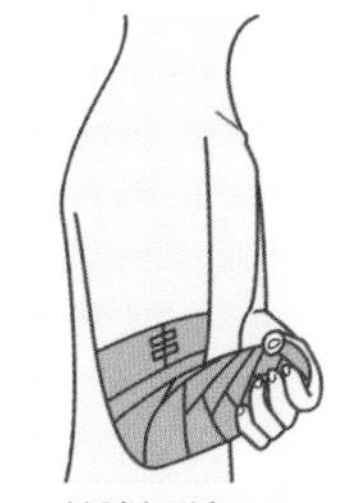

b．前腕切断

図 8　回避すべき肢位

ここがポイント！

練習の注意点

- 精神的緊張が高い場合は，リラクセーションを行う．
- 断端痛が激しい場合は知覚再教育練習も考慮する．
- 筋力増強において筋収縮は重要であるが，不良肢位を助長しないためには弛緩（力を抜くこと）も大切である．

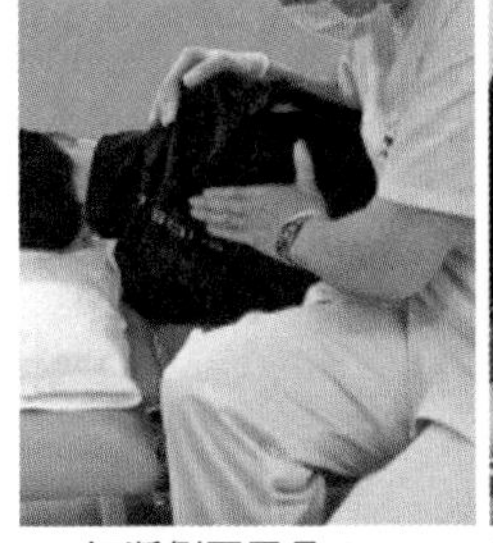

a．切断側肩甲骨のモビライゼーション

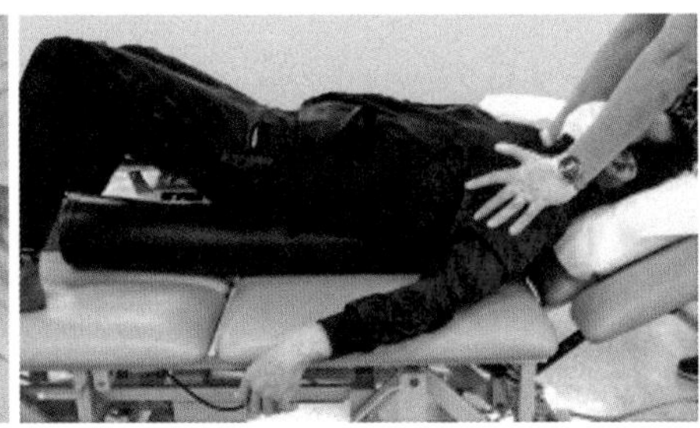

b．ストレッチポールによる肩甲骨のモビライゼーション

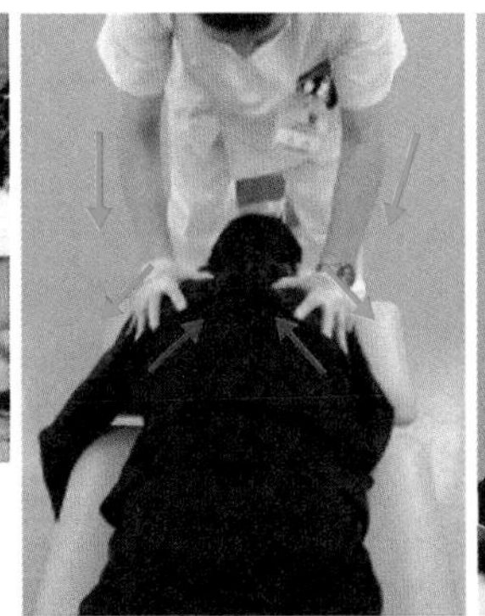

c．非切断側と切断側の肩甲骨内転筋群の筋力強化

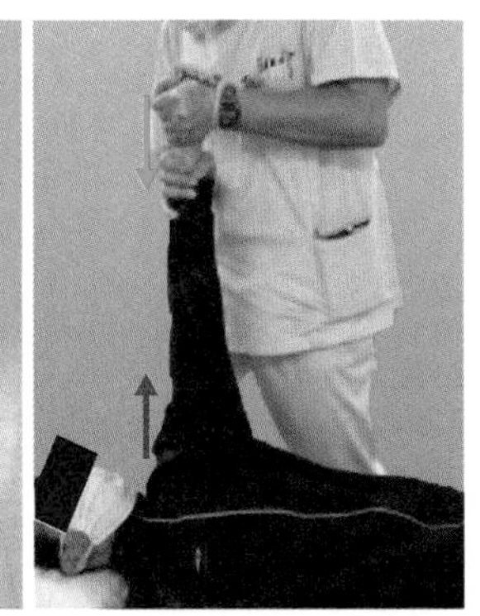

d．非切断側肩甲骨外転筋の筋力強化

図 9　ROM 練習と筋力増強練習（右肩関節離断）

青矢印：理学療法士の力の方向，赤矢印：切断者の力の方向．

表 1　能動義手の制御に用いる身体運動

身体運動	切断高位	能動義手の動き
肩甲骨外転	肩関節離断	肘継手の屈曲 手先具の開大
	上腕短断端～上腕標準断端	
	肘関節離断	
	前腕極短断端～前腕長断端	手先具の開大
	手関節離断	
肩関節屈曲	上腕短断端～上腕標準断端	肘継手の屈曲 手先具の開大
	肘関節離断	
	前腕極短断端～前腕長断端	手先具の開大
	手関節離断	
肩甲骨下制 肩関節伸展	上腕短断端～上腕標準断端	肘継手のロック・アンロック
	肘関節離断	

手先具は VO 式.

義手の基本操作練習から段階的に応用動作練習，ADL・IADL 練習へと進む．最終的には自宅や職場，学校などで義手を試用して模擬的な生活を送り，その後，本義手の作製を行う．

ここがポイント！
義手のソケット内の清掃方法
水洗いは，金属部の劣化につながるため避ける．お湯や石けん水で絞ったタオルで汚れをふき取るようにする．

1）能動義手

（1）義手装着前の練習

a．義手の名称・構造・機能の理解

各部の名称・機能・取り扱いの理解は，義手の管理と練習効率の向上，義手が故障したときの対処に役立つ．また，ソケット内の清掃方法を指導する．

b．断端袋の準備

断端袋は，発汗吸収・緩衝・保温のために断端にかぶせる．数枚を準備し，清潔を保つことを指導する．

c．下着の準備

能動義手の装着は，下着（肌着，T シャツ）の上からハーネスを装着して行うので，下着を複数枚用意しておくことを説明する．フォークォーター切断や肩関節離断では切断側の部分を取り除いておく．

d．利き手交換

切断肢が利き手の場合，利き手交換練習として箸動作や書字練習を行う．

e．筋力増強練習

能動義手操作の体内力源となる切断肢の筋群の筋力と持久力を積極的に増強する．また，非切断肢の肩甲帯周囲の筋力強化はハーネスの固定を強化し，肘継手や手先具の操作効率を向上させる．

f．ROM 練習

断端長に応じて可能な限りの ROM を確保する．

g．幻肢および幻肢痛

幻肢痛に対しては，超音波療法，低周波療法，運動療法，鏡療法などが実施される．幻肢から注意をそらすよう配慮し，不安を軽減させる．

MEMO
鏡療法（ミラーセラピー）
鏡を使って健常な手足を映し，失った手足が実在するかのように脳を錯覚させる．視覚的な感覚を脳にフィードバックさせることで幻肢痛を和らげる．

h．姿勢とバランスの練習

円背などはハーネスの調整に影響を及ぼす．フォークォーター切断などの切断では，姿勢のアンバランスが生じる．歩行や走行時のバランスを練習する．

i．ADL 練習

義手非装着では主に両手動作に困難が生じる．断端を用いて物を固定する，大腿部で物を挟むなど身体各部位で固定が可能な部分を利用する．必要に応じて自助具を作

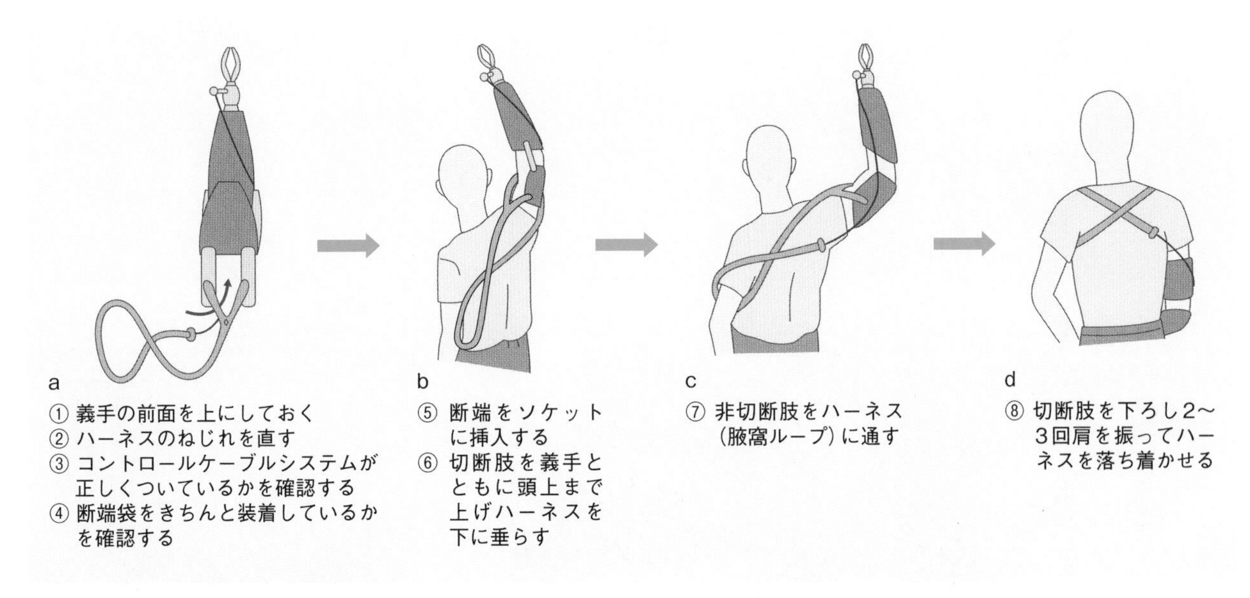

図 10　片側前腕切断の義手装着方法
（砂原茂一ほか〈監〉：リハビリテーション医学全書 10．作業療法各論，第 2 版．医歯薬出版；2003．p.255[1] をもとに作成）

製する．

j．心理的支持

切断者の訴えを傾聴することが大切である．支持的かかわりの中で，何ができるようになりたいと思っているか，つまりは課題（目的・目標）を明らかにすることが重要である．

(2) 義手装着による練習

a．義手の着脱

片側前腕切断の義手装着方法を**図 10** に示した．ハーネスのねじれがあるとうまく装着できないので，義手をテーブル上に置き，ハーネスのねじれを修正する．次に，断端をソケットに挿入して非切断肢をハーネスに通して装着する．外すときは，装着の逆の手順で行う．

b．義手の操作練習

a) 基本操作練習

肘継手や手先具の操作をセラピストが誘導しながらゆっくりと繰り返し行う．操作が可能となったら，いろいろな位置で手先具を開閉させる（**図 11**）．次に，さまざまな物を用いて手先具での把持練習を行う．硬い材質の物から始め，スポンジなど軟らかい材質の把持へと進め，把持力のコントロールを習得する．

b) 応用動作練習

目的は，いろいろな作業や場面における両手での義手操作能力の習得である．手工芸，木工，園芸，スポーツなどの諸活動を通して義手の使用を習得する（**図 12**）．

c) ADL・IADL 練習

切断者のセルフケアや IADL 場面での義手の使用を習得する．応用動作練習の後半から開始する（**図 13**）．

d) 自宅および職場，学校における義手の試用

自宅および職場，学校において義手を使用する．自宅や職務遂行に必要な活動の練習と習得，生きがいに結びつく作業活動を行うなど，義手の使用幅を広げる（**図 14**）．

2) 筋電義手

(1) 評価と適応

筋電義手の評価においては，以下の評価を行い適応の有無を判断する．

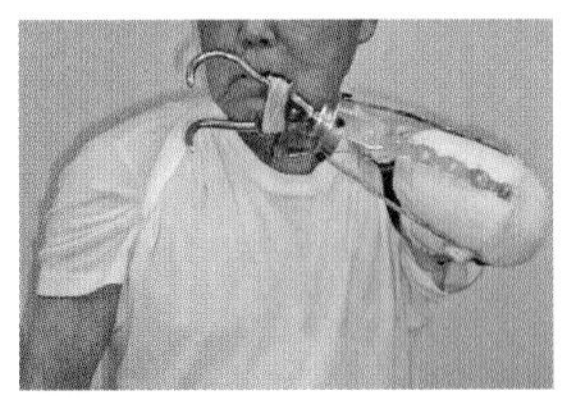

図 11　基本操作練習（訓練用仮義手）
口元での手先具の開閉．

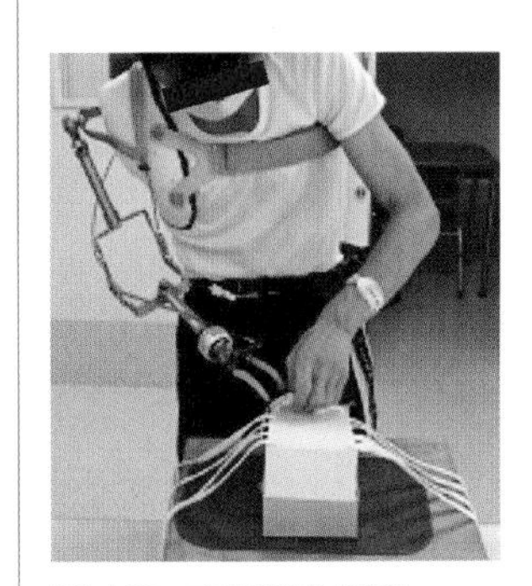

図 12　応用動作練習
両手でひもを結ぶ・ほどく練習の中で手先具の把持と離しのタイミングを習得する．

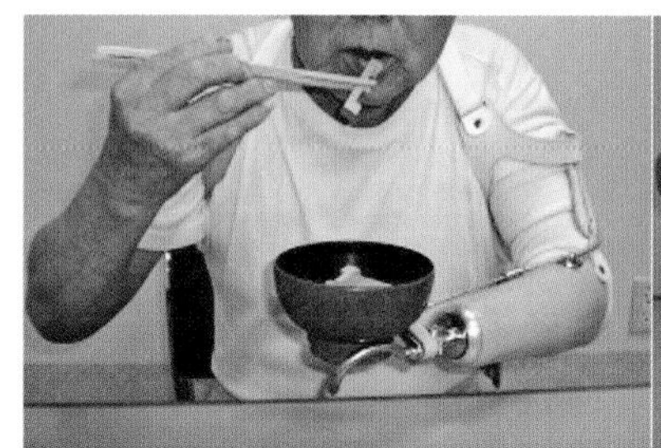
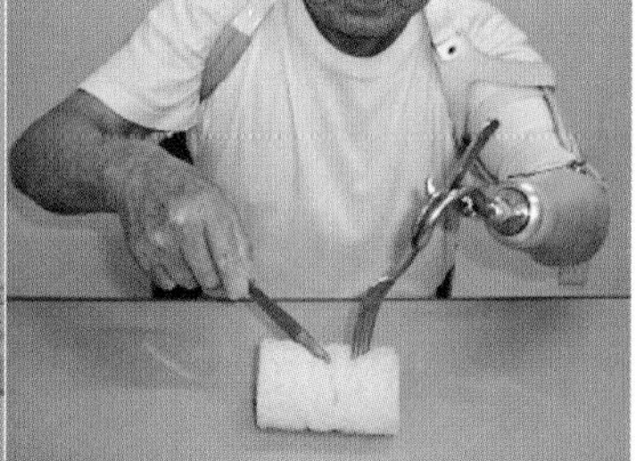

a. 食事動作

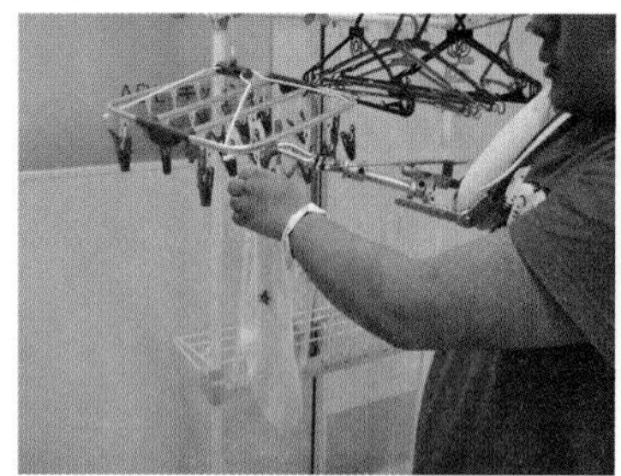

b. 洗濯動作

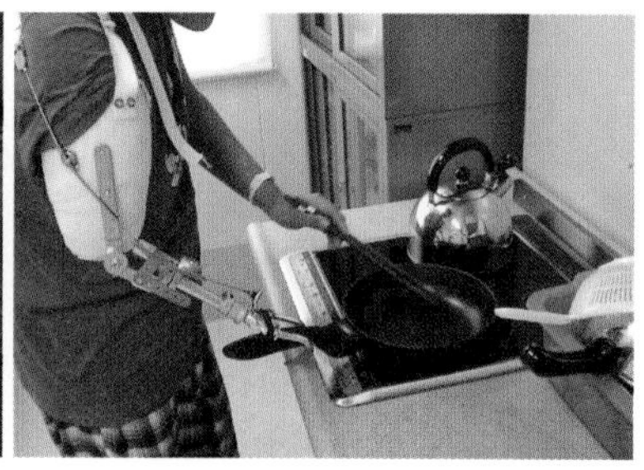

c. 調理動作

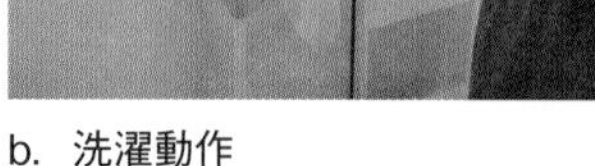

図 13　ADL・IADL 練習

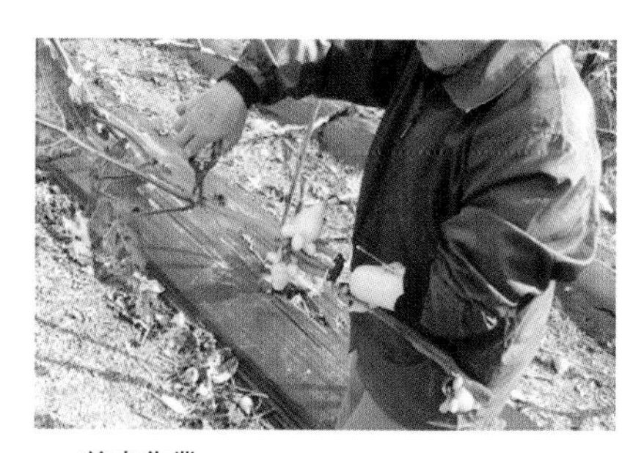

a. 剪定作業

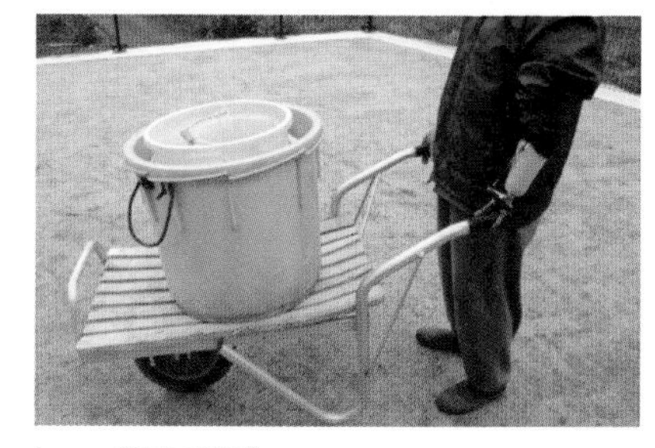

b. 一輪車の操作

図 14　生活の中での義手の試用
本症例にとって，畑仕事は重要な活動の一つであった．義手の試用を通して，生きがいの再構築が図られ，うまくできない工程があっても切断者自らが工夫をして困難を克服できるようになった．

MEMO
電極の位置
おおよその目安は上腕骨外側・内側上顆より２横指下になるが，切断や損傷により走行やポイントは切断者によって異なる．収縮と弛緩を触診し，最適な電極位置を決定する．

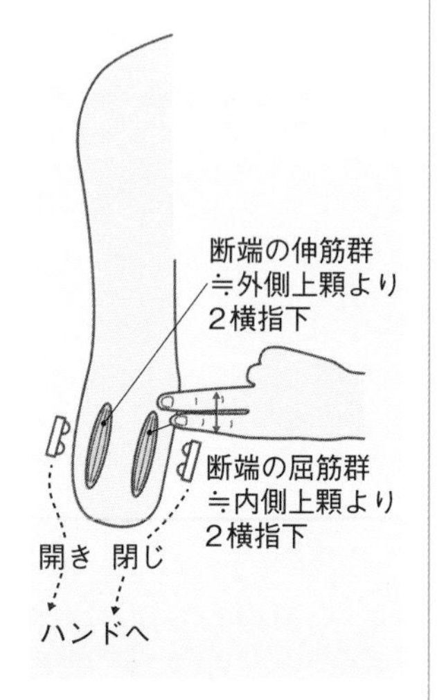

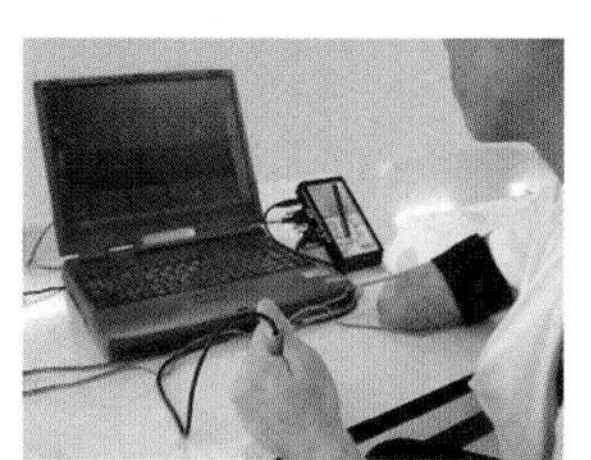

図 15　マイオボーイ® を用いた筋収縮練習

a. 知的レベル

筋電義手は精密機械なので，取り扱いを理解し保全できることが重要な適応条件となる．

b. 筋電義手の使用に対し強い意志をもっていること

筋電義手は，他の義手より重いため，装着に耐えることができる筋力と精神力が必要となる．

c. 断端長

ソケットの形状や筋電シグナルが採取可能な残存筋を評価する．

d. 周径

ソケットの適応や筋電シグナル採取に影響する．

e. 筋力

肩甲帯・肩・肘の筋力は，筋電義手使用時の残存筋の同時収縮を誘発しないために，徒手筋力テストにおいて段階 4 以上が必要となる．

f. 耐久性

義手の重さに対応可能か評価することが重要である．疲労は誤作動の原因となる．また，筋攣縮は筋電シグナル採取の阻害因子となる．

g. 感覚，幻肢および幻肢痛

しびれや感覚低下，痛みは筋収縮の阻害因子となる．幻肢は筋収縮に利用可能な場合もある．幻肢痛が強い場合は義手の装着を困難とする要因になる．

h. 皮膚

皮膚の瘢痕化は筋電シグナルの採取を困難にする．

(2) 筋の確認と電極位置の選択

筋電シグナルを確認することができるマイオボーイ®（**図 15**）という装置を用いて，より高い筋電出力が得られる部位を探す．出力が弱いときには電極の感度を高くする

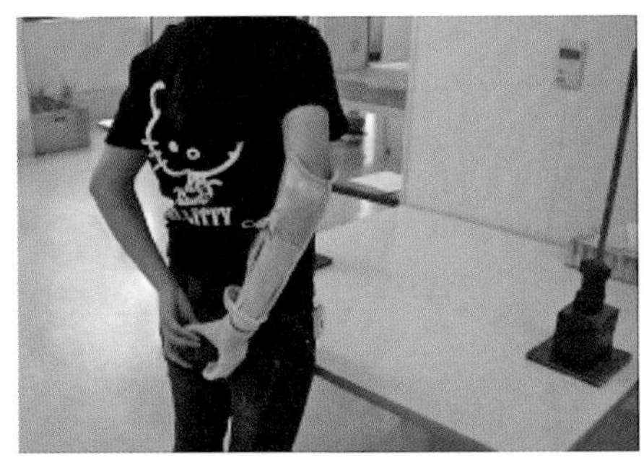

a. 基本操作練習

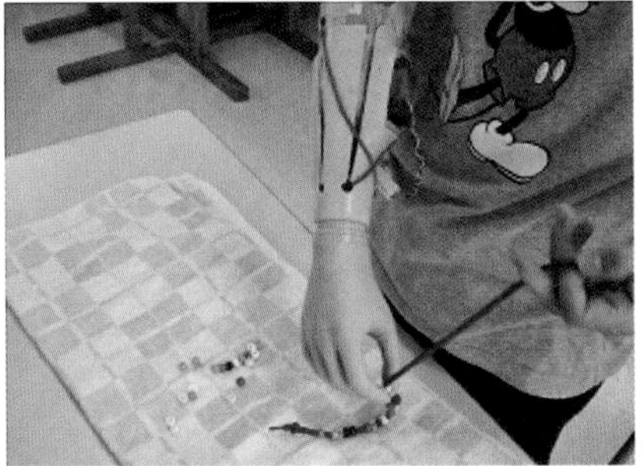
b. 応用操作練習

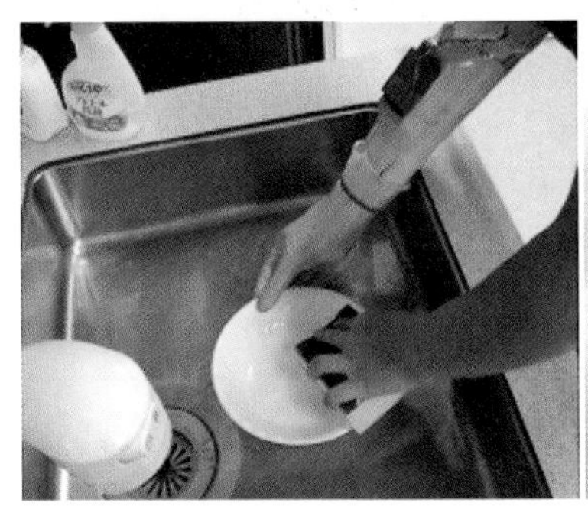

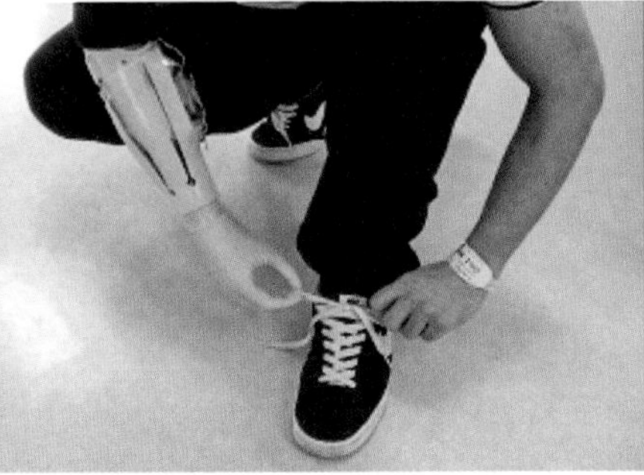
c. ADL・IADL練習

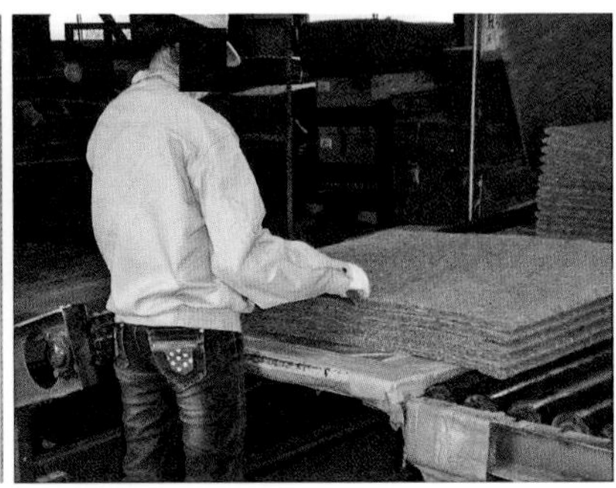
d. 職場での練習

図16 訓練用筋電義手による練習
a⇒b⇒c⇒dの順に進めていく.

ことができる.

(3) 筋収縮練習

屈筋あるいは伸筋のみを2秒間最大収縮させる. 次に, 屈筋と伸筋の分離を行う. 収縮と弛緩の必要性を認識させる. 筋電シグナルを確認したマイオボーイ®での収縮練習へ移行する (**図15**).

(4) 訓練用筋電義手の作製

義手の制御に必要な筋電シグナルのコントロールが可能となったら, 訓練用筋電義手を作製する.

(5) 訓練用筋電義手による練習

練習の流れは能動義手に準ずる. 基本操作練習 (**図16a**) では, 机上での握りや開きの練習, さまざまな位置での握りや開きの練習, 物を使用しての握りや開きの練習, 物の移動 (持ち運び) の練習をする. 応用操作練習では両手動作や各種作業活動下で義手を使う (**図16b**). 両手動作の後半からセルフケアやIADL場面での義手の使用を習得する (**図16c**).

これらの過程を経て, 自宅や職場, 学校などでの試用を行う (**図16d**). 本義手の作製は, これらの過程を経て実施されることが望ましい.

MEMO

臨床において, 上肢切断者が義手を使用しているときの評価はリハビリテーションの効果を判定する上で重要である. 評価として, ACMC (Assessment of Capacity for Myoelectric Control : 筋電義手の手先具操作能力の評価) やSHAP (Southampton Hand Assessment Procedure : 義手の手先具の使用に関する評価) などがある.

■引用文献

1) 原　武郎ほか編 : 作業療法各論. リハビリテーション医学全書10. 医歯薬出版 ; 1990.

■参考文献

1) 大塚哲也 : 義肢装具のすべて. 金芳堂 ; 1971.
2) 武智秀夫ほか : 義肢. 医学書院 ; 1991.
3) 大庭潤平ほか編著 : 義肢装具と作業療法. 医歯薬出版 ; 2020.

Step up

1. 上肢の特殊な切断—クルーケンベルグ切断（Krukenbergplastik）

手関節離断や前腕切断においてその前腕を長軸で二分する切断術である（図1）．前腕の回内によって断端が開き，回外によって閉じる．断端に知覚が残存している点で優れているが，外観上の問題があるため用いられることは少ない．

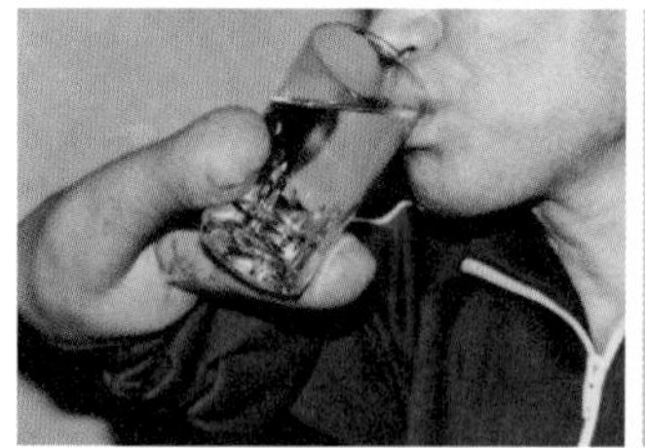
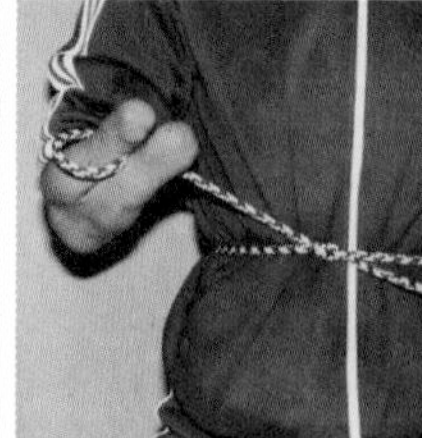
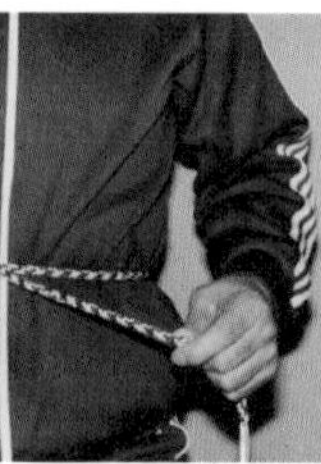
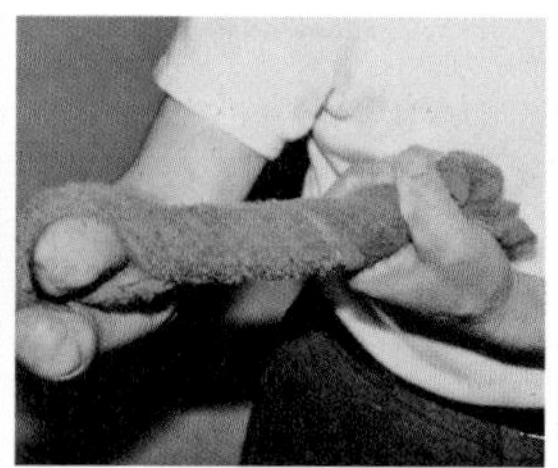
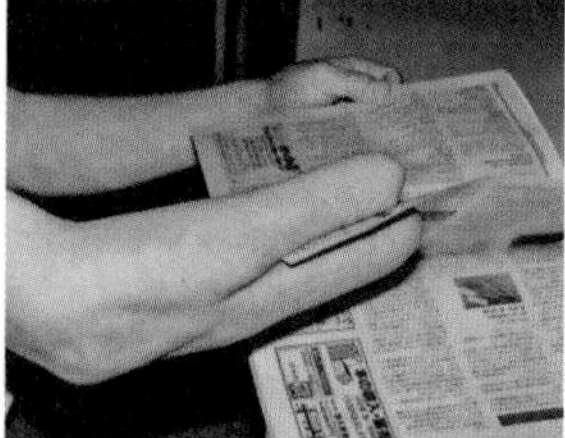

図1　クルーケンベルグ切断

2. 個別性の高い義手

義手は，切断者の社会的背景や義手に対するニーズによって，その構造をアレンジすることで趣味などのさまざまな活動に対応できる．図2は，右前腕切断者が両手で剣道をするための義手である．切断者の要望と義肢装具士の知識と技術を融合することで両手での剣道が可能となっている．一本の義手ですべての活動は補えないが，剣道以外でも釣りやゴルフなどさまざまな活動を可能としている義手が開発されている．

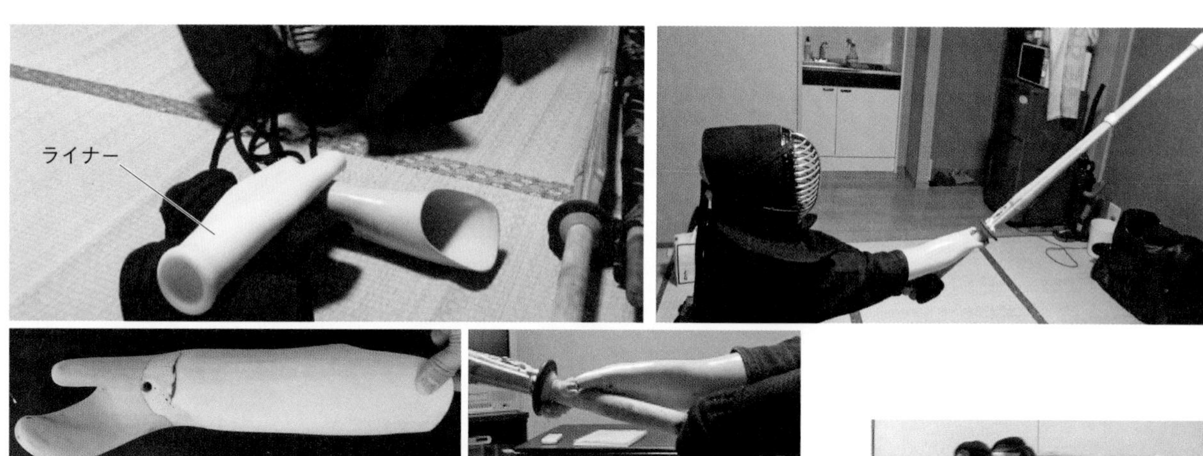

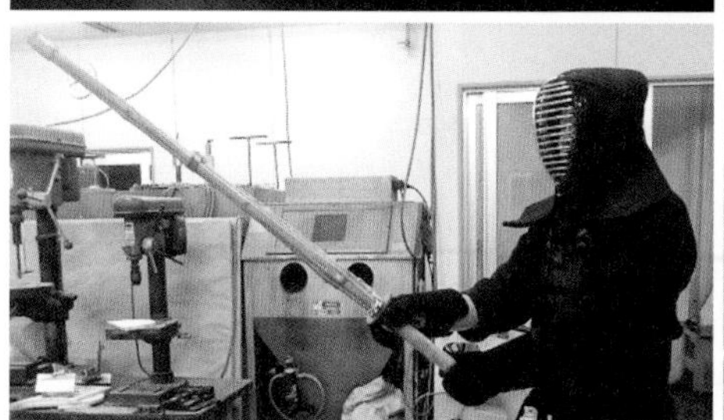
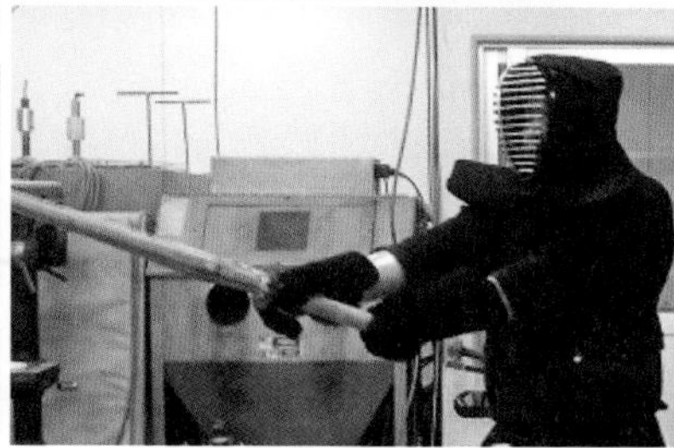
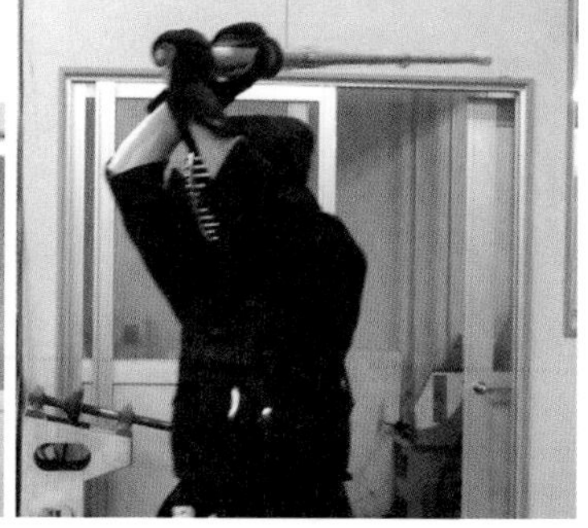

図2　剣道用の義手
シリコンライナー（キャッチピン，Lecture 3〈p.26〉，5〈p.48〉参照）によって義手を懸垂するためハーネスは不要である．手先具は，籠手（こて）が装着できる形状で，軽量化のため木製としている．竹刀の向きを合わせるため手関節部は尺屈にしている．
（写真提供：橋本義肢製作株式会社）

■参考文献

1）澤村誠志：切断と義肢．第2版．医歯薬出版；2015.

LECTURE 14

義肢装具の支給体系とチームアプローチ

到達目標

- 義肢装具，その他の補装具の支給体系を理解する．
- 切断のリハビリテーションチームと理学療法士の役割を理解する．
- 切断者の心理と行動を知る．

この講義を理解するために

義肢は切断者の四肢となる特別な役割を担うと同時に，医療・工業の知見が結集した「製品」でもあります．入手の流れにはさまざまな支給体系があり，製作に伴う費用負担や手続きの概略を学習しましょう．

切断者が義肢を支給され，使いこなすまでの期間は，多くの専門職によるチームアプローチが行われます．そこでは各専門職自身がそれぞれの役割を責任をもって遂行するとともに，ほかのメンバーとの協業が欠かせません．ほかの専門職と役割や知識を共有し，コミュニケーションを図ることが必要です．四肢切断は，原因にかかわらず，身体の一部を失うという強烈な喪失体験です．リハビリテーションに積極的に取り組む多くの切断者にも，その喪失感覚がみられます．リハビリテーションチームの一員として切断者に対面し，自身の役割を遂行するために，心理的な側面にも配慮できるよう学びましょう．

以下の項目を学習しておきましょう．

- □ 医療保険の役割について調べておく．
- □ 理学療法の診療報酬規定について調べておく．
- □ リハビリテーションチームはどのようなメンバーで構成されるか，調べておく．

講義を終えて確認すること

- □ 義肢装具その他の補装具の支給体系を説明できる．
- □ 切断のリハビリテーションチームにおける理学療法士の役割を説明できる．
- □ 義足を装着したがらない切断者の心理的問題を考慮する必要があるかを理解できた．
- □ 切断者がリハビリテーションに消極的となる理由や，モチベーションの状況把握の必要性が理解できた．

講義

1．義肢装具の支給体系

義肢は義肢装具士によって製作される．採型・採寸を経て作製される部品と，既成の義肢パーツを，切断者本人の機能や目的に合うよう組み合わせて作られる．用いる部品によって義肢の値段はさまざまで，通常は何らかの支給体系を利用する．支給体系には，健康保険，労災保険など医療系のものと，障害者総合支援法に基づくものとがある．義肢装具は介護保険の対象にはならない．

支給体系は法律に基づくものである．対象者の経済的な負担や義肢が手元に届くまでに必要な手続きの概略を理解することは，理学療法士として大切なことである．

1）支給システムの概要

義肢を入手するための支給体系にはさまざまなものがあり，初めて処方される義肢を訓練用仮義肢，装具を治療用装具とよび，これらは各種医療保険制度を使う．代金はいったん全額を現金で支払い，その一部が医療保険の負担割合に沿って償還払い方式によって還付される．

残された障害や疾患の診療目的で通院が続いていても，義肢装具の対象症状が固定された（維持期にある）ものは，補装具支給制度上は「治療後」とみなされる．治療を終えた段階の障害認定に基づいて身体障害者手帳が交付された後，2本目以降の義肢や装具を更生用義肢，更生用装具とよぶ．これらの支給は医療保険ではなく別の制度が利用され，購入費用の受給割合は制度により異なる．

制度には大きく2種類あり，障害者の日常生活および社会生活を総合的に支援するための法律（以下，障害者総合支援法）と労働者災害補償保険法（以下，労災法）とがある．障害者総合支援法と労災法では，受給対象となる義肢装具に若干の差異があるので注意を要する（**表1**）．

表1　各制度で支給対象となる補装具

	障害者総合支援法	医療保険	労災法	戦傷病者特別援護法	介護保険
義肢	○	○	○	○	
装具	○	○	○	○	
座位保持装置	○		○	○	
車いす	○		○	○	*2○
電動車いす	○		○	○	*2○
歩行器	○		○	○	*2○
頭部保護帽	*1○	△*4		○	
収尿器	*1○		○	○	*3○
歩行補助杖	○		○	○	*2○
盲人安全杖	○		○	○	
義眼	○		○	○	
眼鏡	○		○	○	
点字器	*1○		○	○	
補聴器	○		○	○	
人工喉頭	*1○		○	○	
ストーマ用装具	*1○		○	○	
重度障害者用意思伝達装置	○		○	○	

*1：日常生活用具
*2：標準的な物は介護保険のレンタルが優先
*3：自動排泄処理装置のみ対象．手動式は対象外
*4：頭蓋骨欠損部分を保護する場合など，医師が治療遂行上に必要と認める場合

ここがポイント！
償還払い方式
全額を義肢装具士に支払い，医師の装着証明書（意見書）・義肢装具製作会社の領収書・義肢装具の内訳書・療養費支給申請書を保険窓口へ持参し，後日，本人負担額を除く金額が本人の銀行口座に振り込まれる方式．

MEMO
労働者災害補償保険法
労働者の業務上の事由または通勤による労働者の傷病などに対して必要な保険給付を行い，あわせて被災労働者の社会復帰の促進などの事業を行う法制度．

MEMO
戦傷病者特別援護法
旧軍人・軍属およびその他特定の準軍属などで，公務により負傷したり病気にかかったりして，現在もなお障害を残している者に戦傷病者手帳の交付を行い，療養の給付，葬祭費の支給，補装具の支給及び修理，JR無賃乗車券類引換証交付などの援護措置を行う法制度．

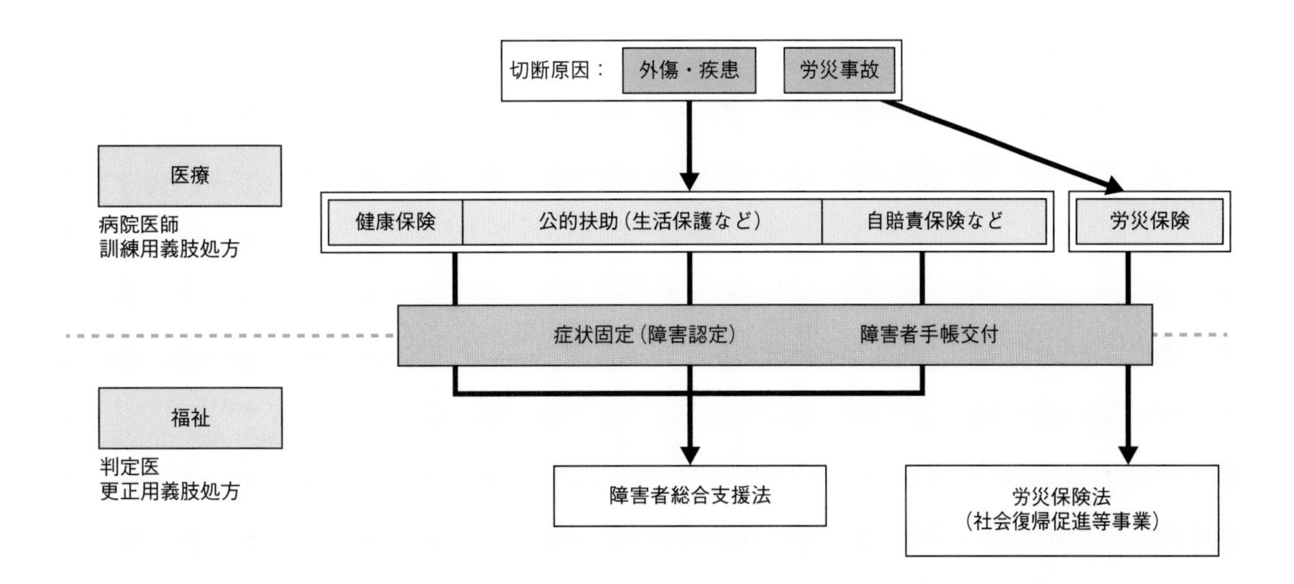

図1　義肢の支給の流れ

労災事故の場合（労災と認定された場合），労災保険が優先され，訓練用仮義肢や治療用装具製作時から，一般の医療保険は適用されない．また，労災法で更生用義肢装具の費用支給を受ける場合，障害者総合支援法から支給を受けることはできない．このように，さまざまな制度があるが，どの制度も**図1**に示すような優先順位があり，重複していくつもの制度を使用することができない．

2）価格

価格は基本価格，製作要素価格（使用材料費および製作加工費），完成用部品価格の加算方式によって決まっており，「補装具の種目，受託報酬の額等に関する基準」（官報通達）によって規定されている．

3）対象となる補装具の個数

交付対象となる補装具は，原則として1種目につき1個で，洗い換え用などとして同時に2個作ることはできない．しかし，更生用は障害状況・職業・教育上など必要と認められた場合，2個が支給対象となる場合もある．補装「具」は正確には「1個，2個…」でなく，「1具，2具…」と数える．

4）耐用年数

義肢装具には，障害者総合支援法により耐用期間が種類ごとに規定されている．耐用年数とは，義肢装具の通常の使用において修理不能となるまでの予想年数で，その期間内での不具合には部品交換・修理・調整での対応のみが保険適用となり，再製作は原則として認められない．

2. 医療保険を使った義肢装具の支給：1本目の義肢製作の流れ

1）病気の場合

疾患による切断後に初めて作る義肢は，医療保険で製作される．医師の義肢装具処方に基づいて義肢装具が製作され，完成前の状態で適合判定が行われる．これを仮合わせという．

病院で採型，仮合わせ，チェックアウト，補正を経て仕上げた義肢は，義肢装具士が患者本人に手渡す．その際，いったん義肢装具代金の全額を支払い，医師の装着証明書（意見書），領収書，義肢装具の内訳書，療養費支給申請書を保険窓口へ持参し，

MEMO
主な義肢装具の耐用年数

種類	耐用年数
胸腰椎装具軟性（コルセット）	1.5年
膝装具軟性	2年
短下肢装具硬性（支柱なし）	1.5年
足底装具	1.5年
靴型装具	1.5年
下腿義足（殻構造）	2年
股義足（殻構造）	4年
前腕義手（殻構造）	3年
歩行器	5年
車いす	6年
電動車いす	6年
重度障害者用意思伝達装置	5年

MEMO
ほとんどの義肢装具士は民間企業に所属しており，病院に勤務する義肢装具士は少ない．そのため，病院で採寸・採型したギプスモデルを会社に持ち帰って製作し，病院で適合判定が行われる．

後日，医療保険による本人負担額を除く金額が本人の銀行口座に振り込まれる（償還払い方式）．

2）労災事故の場合

労災事故による治療は，労災保険指定病院で義肢装具の処方を受けた後，製作の流れは完成から義肢装具製作会社に義肢装具代金をいったん全額支払うところまではほかの医療保険と同じである．病院と義肢装具製作会社による定められた費用請求書（様式第7号）と領収書を労働基準監督署に提出すると，全額が振り込みで返金される．

3）交通事故の場合

交通事故によって必要となった義肢装具の製作から納品までの流れは，医療保険などと同じである．民間保険会社の支払いの流れは，義肢装具製作会社から保険会社へ請求する場合，いったん本人が全額立替え払いをしなければならない場合など，民間保険会社・保険の種類ごとに異なる．

4）公的扶助の場合

生活保護法による医療扶助で義肢装具の支給を受けることもあり，必要に応じて医療給付で義肢装具を給付する．医療扶助なので製作費給付でなく現物給付となり，現金を介さないため手続きは複雑となる．医師の診療およびそれに伴う義肢装具の処方後，原則的には被保護者が申請をし，治療材料券が発行（製作許可）された後に義肢装具の製作開始となる．

3．治療後の義肢支給：2本目以降の流れ—障害者総合支援法と労災保険法

1）障害者総合支援法

医療保険で製作した訓練用仮義肢や治療用装具を用いて，医学的リハビリテーションが終了した後に，更生用義肢・装具の申請が認められる．

身体障害者に対する義肢装具の給付は1949年から身体障害者福祉法によって定められ，2006年に障害者自立支援法が施行された．義肢装具の給付から購入費用の一部支給へと変更された．それまでは本人の同一世帯の所得に準じて本人負担額が決定される（応能負担）が，障害者自立支援法では購入する義肢装具など補装具の購入費用に準じて購入代金の1割を負担する（応益負担）が原則となった．

このような制度の変化に伴い，従来の裁量的経費から義務的経費へ移管する必要性があった．しかし，一律1割の自己負担は，経済的に補装具の購入が難しくなるケースもあり，負担の見直しなどが行われた［(2) 費用負担（p.141）参照］．

2013年4月1日より，障害者自立支援法は障害者総合支援法となり，障害者の範囲に難病などが追加された．2018年からは借受け制度が追加された．借受け制度とは，一部の補装具について給付前に一時的なレンタルができる仕組みのことである．対象となる補装具は，成長への対応が必要な「座位保持装置のフレーム，歩行器，座位保持椅子」，障害の進行への対応が必要な「重度障害者用意思伝達装置」，試用が必要な「義肢，装具，座位保持装置の部品」である．

(1) 申請の流れ

障害者総合支援法の利用には，身体障害者手帳の交付を受けていることが必要となる．補装具費の支給を受ける申請の流れを，**図2**[1]に示す．治療中にこの制度を用いた補装具の申請はできない．ただし，筋萎縮性側索硬化症や悪性腫瘍などの進行性の疾病については申請が可能な場合もあるが，各県の市町村によって見解が異なる．最初に市（区）町村に補装具費支給の申請をしなければならない．

申請後，身体障害者更生相談所もしくは指定自立支援医療機関で，どのような義肢

MEMO

治療にかかった義肢装具の本人負担額はほかの治療費と合算し，高額療養費の対象とすることが可能である．また，本人負担額は医療費控除の対象にもなる．

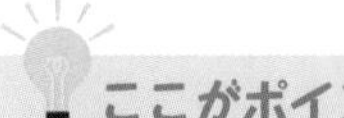

ここがポイント！

装飾用義手は訓練の必要がないために訓練用としては認められていない．

気をつけよう！

更生用義肢の製作を申請する際に，保険制度を利用して製作した訓練用仮義肢の修理申請はできない．

MEMO

応能負担：支払い能力によって支弁される経費．収入の多い人が多く払う．

応益負担：受けるサービスに準じた費用負担．何割負担など，みな一律計算．

裁量的経費：予算都合によって変額する費用．

義務的経費：必ず支払われる費用．

MEMO

障害者総合支援法に定める難病等とは，難治性疾患克服研究事業の対象疾患（130疾患）および関節リウマチのことをいう．この法律の施行により，これらの疾患のために一定の障害があるにもかかわらず，症状の変動などによって身体障害者手帳の取得ができない場合にも，障害者福祉サービスが受けられるようになった．

気をつけよう！

指定自立支援医療機関の判定・意見に対して財源などによって市町村が認めない場合がある．

気をつけよう！

補装具支給の決定は，補装具費支給券の本人への郵送をもって通達されるが，市町村から補装具業者へは製作依頼がなされない．そのため，本人が補装具業者に依頼をしなければならない．

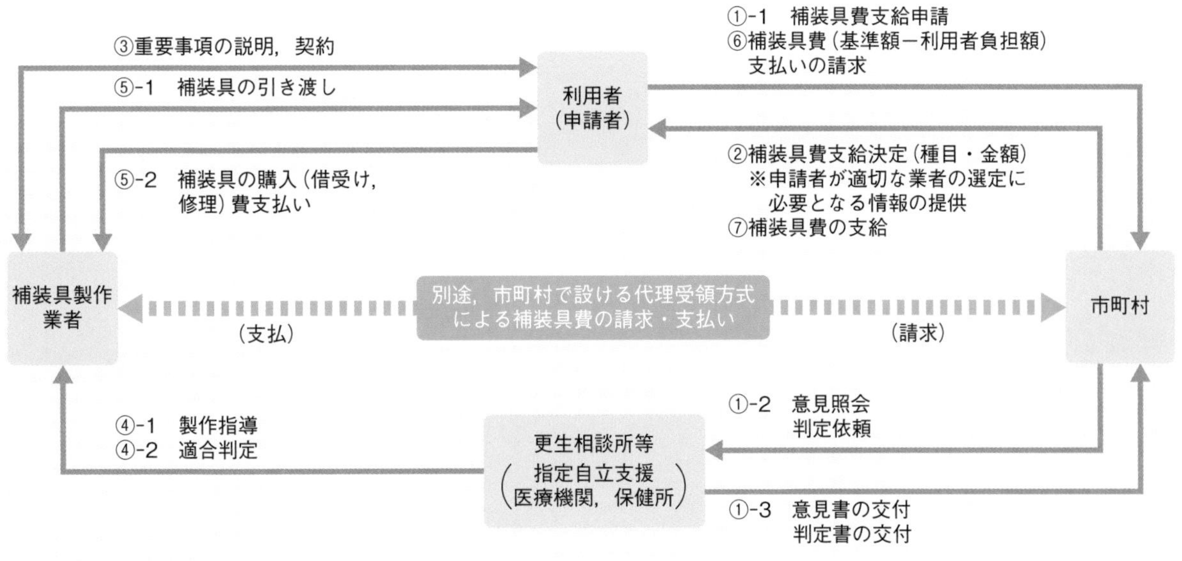

③重要事項の説明，契約
⑤-1　補装具の引き渡し
⑤-2　補装具の購入（借受け，修理）費支払い
利用者（申請者）
①-1　補装具費支給申請
⑥補装具費（基準額－利用者負担額）支払いの請求
②補装具費支給決定（種目・金額）
※申請者が適切な業者の選定に必要となる情報の提供
⑦補装具費の支給
補装具製作業者
別途，市町村で設ける代理受領方式による補装具費の請求・支払い
（支払）
（請求）
市町村
④-1　製作指導
④-2　適合判定
更生相談所等（指定自立支援医療機関，保健所）
①-2　意見照会
判定依頼
①-3　意見書の交付
判定書の交付

図2　障害者自立支援法での申請
補装具費の支給の仕組み
（全国社会福祉協議会：障害者福祉サービスの利用について，2018年4月版．2018．p.25[1]）

装具を製作するか医師が決定する．そして，医師の指示に基づいて製作された義肢装具の適合がチェックされ，本人へ渡される．

医療保険の支払い方法と同じく補装具に要した費用の全額を補装具製作業者に支払い，領収書などの必要書類を市町村の窓口へ提出することによって90/100の額が返還される．ただし，支払う金額が高額となることから，**図2**に示すとおり契約した補装具業者の代理受領が許されている．代理受領方式を利用する場合，本人負担金と補装具費支給券を補装具業者に渡すことによって，補装具業者が市町村に90/100の費用を直接請求することができる．

(2) 費用負担

公的負担分を除く自己負担金については基準額合計の10％となっている．しかし，所得に応じた月額の負担上限額（37,200円）が設定されている．また，2010年4月から市町村民税非課税世帯については，利用者負担金が無料となっている．ただし，市町村民税が46万円を超える課税世帯の場合には，購入費用の全額が自己負担となる．

補装具の種目，名称，型式，基本構造が支給要件を満たすもので，使用者本人が希望するデザイン，素材などを選択することによって基準額を超える場合は，差額は自己負担となる．

2) 労災保険法での申請の流れ

労災事故により初めて義肢や装具を製作する場合は，労災保険を使い，製作は病院で行う（**図1**）．

症状固定後，労働者災害保障保険の社会復帰促進等事業として義肢など補装具の購入に要する費用の支給を受けることができる．義肢装具の費用支給を申請する場合には，義肢採型指導医に採型指導（医師の診察を受け，義肢装具を処方してもらう手続き）を受けなければならない．

「義肢等補装具購入・修理費用支給申請書」を，事業場を管轄する都道府県労働局に提出する．労働局で必要な調査を行った後に，支給要件を満たす申請者に対して，支給承認書と「義肢等補装具購入・修理費用請求書」が交付され，郵送される．支給承認書を，補装具業者に提示し，義肢の購入もしくは修理の注文をする．

また，骨格構造の義肢を新規に製作する場合も，殻構造から骨格構造に変更する場

ここがポイント！
障害者総合支援法における補装具費の支給については，補装具費支給申請書に加えて，「障害者総合支援法に定める難病等」に該当するかどうか判断するための医師の診断書なども提出が求められる．

気をつけよう！
月額の負担上限額については補装具だけの合計額となり，ほかのサービスを合算することはできない．

ここがポイント！
本人負担金の上限については障害者世帯の所得によって決定されるため，市町村で本人が確認しなければならない．
その結果，本人負担額は基準超過額と定率一部負担額の合計額となる．

MEMO
義肢採型指導医
厚生労働省が実施する労災義肢装具適合判定医研修会または補装具適合判定医師研修会の受講終了者（両研修会の講師を含む）．

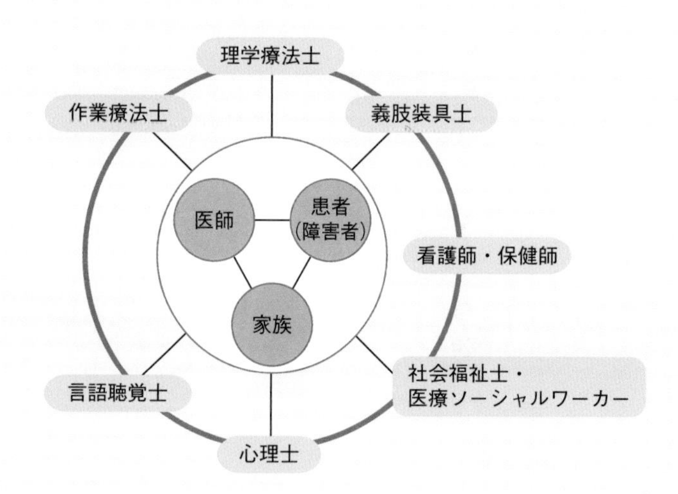

図3　リハビリテーションチームメンバー
（中村隆一編：入門リハビリテーション概論，第7版．医歯薬出版；2009．p.174[2]）

合も，義肢採型指導医の採型指導が必要となることもある．

労災保険法では，義肢装具の費用支払い方法として，申請者が費用負担せずに補装具業者に受領委任を行う方法と，申請者がいったん費用を負担する方法とがあり，申請者が自由に選ぶことができる．

3) 支給の仕組みと法

義肢の支給システムは時代の変遷とともに変化する．その概略を把握し，切断者のさまざまな負担を理解する．

4．切断のリハビリテーションチーム

チームメンバーの役割と情報共有

切断に限らず，リハビリテーションはチームアプローチである．疾患や症例の社会背景などによって構成メンバーは変化し，それぞれのもつ役割は異なる．切断のリハビリテーションチームのメンバーを**図3**[2]に示す．患者・家族・医師を囲む種々の専門職でチームが構成される．

対象者の年齢や医学的条件の複雑化，義肢装具の進歩，専門的評価・治療技術の高度化，リハビリテーション実施期間の制限などにより，個々に責任をもって介入するだけでなく，専門知識を複数の専門職で共有し，効率よく情報収集や意見交換を行う必要性がある．

図4はそれを表現（医師，療法士，義肢装具士の3職種で簡略化）したものである．切断者を取り囲む専門職が各々独立して囲むのではなく，円が重なり合うかたちで表現されている．これは各専門職が固有の専門領域をもつと同時に，専門職間で共有する部分があることを表現している[3]．

切断のリハビリテーションにおける理学療法士の役割は，理学療法評価と治療である．このことを**図4**のチームアプローチにあてはめると，理学療法士は，切断に至るまでの疾患の治療や切断の原因，術式，創治癒の状況など，医師の領域の情報を知らなければ適切なプログラムが立案できない．また，義肢装具士の領域の義足構造と製作過程を知らなければ，適合とアライメントの視点をもって歩行練習を進めることができない．

医療職である看護師，福祉職である社会福祉士など，協業すべき職種と共有すべき

ここがポイント！
義肢装具士が常勤する病院・施設は少ない．チームで毎日ディスカッションすることが難しくても義肢の調整がスムースに進むよう，理学療法士は必要な情報提供を行う．
仮義肢作成前：関節可動域や筋力，関節変形，耐久性など身体機能情報
仮義肢での練習期間：断端の変化，義肢適合に関連する日々の観察・進行状況

ここがポイント！
切断のリハビリテーションチームは，ゴールを早期から共有し，切断者のレベルに合わせてプログラムを進める．高齢症例は介護保険申請・居宅環境の調査と調整などが必要となることが多い．

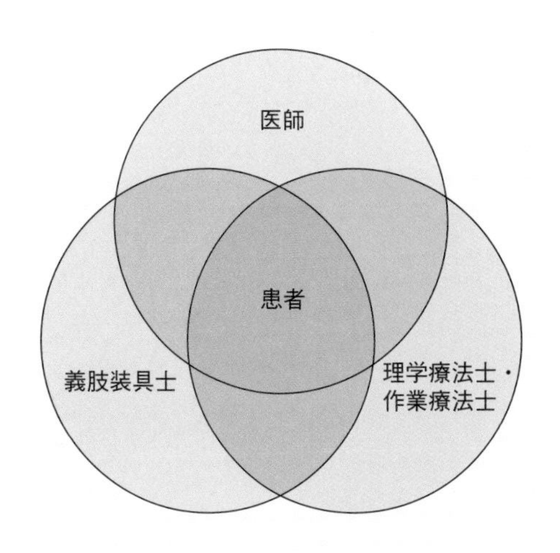

図4　専門性をもちながら知識を共有

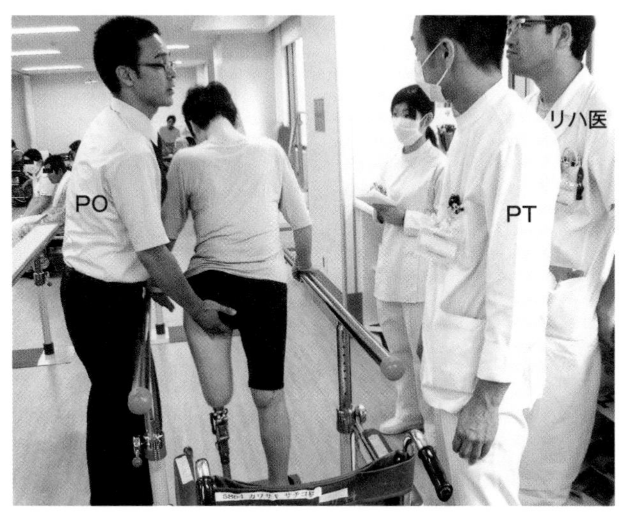

図5　ブレースクリニックでの意見交換と情報共有場面
PO：義肢装具士

情報は多い．チームコミュニケーションで最も重要なことは，各々の専門を基盤として，共有すべき情報を共通の専門用語でやりとりすることである（**図5**）．

PO：(prosthetist and orthotist)

5．切断者の心理とリハビリテーション

1)「障害」「障害者」のイメージ

「障害」「障害者」ということばのイメージは，社会・時代・世代により異なり，変化している．「障害を個性とし，活動的に生きる」「障害と共存し生活する」その強さを認め，肯定しながらも，自身は健康年齢の延長を望み，病気・障害のない人生を送りたいと願うのが一般的だろう．

人間は，学校，職場，家庭など，所属する社会とそのなかで担っている役割をもって，自己イメージを構築する．そこにそれまでなかった障害を抱えることは，自身の所属する社会・環境・役割を変え，場合によってはつながりを希薄にする可能性をもっている．

このように「障害」「障害者」という言葉は，本人やその周囲にとってさまざまなイメージにつながることを認識する必要がある．本人に必要と思って，障害にかかわる書類を医師が記載することでさえ，本人・家族には，障害者と定義づけられる手続きと重く感じる場合がある．

MEMO
障害受容とは
障害を受け入れ，ともに生きることを自己の生き方として受けとめ，生活していくこと，またそのプロセスとされる．
1) ショック期
2) 否認期
3) 混乱期
4) 努力期
5) 受容期
切断者すべてに個々のプロセスがあり，この通りに進むわけではない．切断者が義肢ユーザーとなる過程は身体だけでなく，心理的にも変化があると理解しよう．

2)「歩けるようになりますか」という言葉に込められた意味を知る

障害・疾患を問わず，理学療法士が臨床で最もよく受ける質問は，「歩けるようになりますか」である．それが人間である価値そのものであるかのように質問される．二足歩行というヒト特有の能力を，下肢切断は直接的に脅かす．そのような状態にある切断者の心理を理解し，共感する姿勢が必要である．

3) 目に見える障害と目に見えない障害

四肢切断は，あるべき身体の一部を欠くという，目に見える身体障害である．就労やスポーツが可能で健常者以上の能力であっても，切断者は目立つ．対面する人は，意識する・しないにかかわらず，欠損した四肢に視線がいってしまう．また，多くの切断者はそれを感じ取っている．一方，幻肢や幻肢痛のような目に見えない，周囲に理解されにくい障害もあり，どちらの障害も切断者にとっては重い．

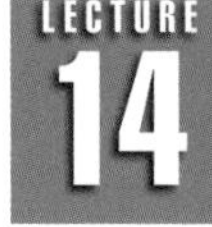

4）切断者が立ち向かう壁

四肢切断術後，切断者がリハビリテーションを経てそれぞれのゴールに至るまでには，切断を受け入れるだけではなく，社会一般の見方を受け入れ，乗り越える経過がある．同時に，理学療法士は専門職として，すべての切断者が同じ思いを同じようにたどるものと画一的にとらえず，個々にサポートし学ぶ姿勢が重要である．

5）理学療法士の役割

気をつけよう！
理学療法士は，歩行や立位練習で姿勢鏡を利用・評価目的で断端を着衣や包帯から露出するなどの機会が多い．初期は障害や切断に対する本人の想いに配慮し，変化に合わせ対応することが必要である．

（1）専門職として

すべての切断者が義肢を使いこなし二足歩行を再習得して社会復帰できるわけではない．切断のリハビリテーションにおいて，理学療法士は切断者個々の条件を冷静にとらえ，必要な治療や情報を提供することが重要である．そのためには，切断者が越えようとしている壁を，共に感じ取る感性も必要である．

（2）パートナーとして

理学療法士は，下肢切断者の歩行練習に最も濃密にかかわる専門職である．身体に触れ，支え，共に歩き，進歩を喜ぶという治療中のやりとりを通し，切断者は理学療法士を歩行再獲得，あるいは社会復帰までの同志的存在と感じ，悩みや本音を伝えてくることも少なくない．しかし，理学療法士はこのような支持的対応をしながらも，一方，リハビリテーションチームのメンバーとして中立的対応も求められる難しい立場でもある．

（3）モチベーションをどうとらえるか

リハビリテーション，理学療法に対し拒否的，消極的，受身的であると，「モチベーション（意欲）が低い」と評価される．本人の協力は治療の円滑な進行に決定的影響を与える．しかし，常に前向きに積極性を維持することは，誰にとっても無理がある．モチベーションが高いと見受けられる切断者も，内心は揺れ動いている．それらを感じ取る感性も，理学療法士はもつべきである．

■引用文献

1）全国社会福祉協議会：障害者福祉サービスの利用について，2018年4月版．2018．p.25.
2）中村隆一ほか編：入門リハビリテーション概論，第7版．医歯薬出版；2009．p.174.
3）日野原重明：系統看護学講座別巻11 医学概論．医学書院；2003．p.11.

■参考文献

1）伊藤利之編：補装具費支給事務マニュアル―適正実施のための Q&A．中央法規出版；2007.
2）田中智志：臨床哲学がわかる事典．日本実業出版社；2005.

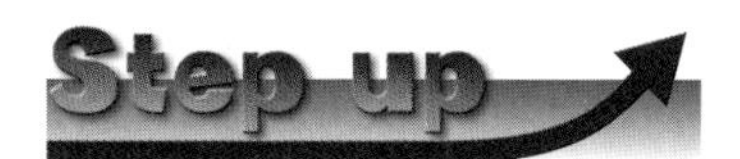

1．介護保険制度による福祉用具のレンタルおよび購入

義肢装具は，介護保険の対象とはならないが，補装具の枠組みのなかでは，車いす，電動車いす，歩行器，歩行補助杖がレンタルの対象となる．そのため，介護保険利用者が障害者総合支援法での補装具費支給を受けようとした場合，標準的な既製品によって目的が達成される場合には，介護保険でのレンタルが優先される．ただし，変形などにより既製品で対応できない場合には，この限りではない．

入浴，排泄などに使用するポータブルトイレ，シャワーチェアなどの体に直接触れる福祉用具については，特定福祉用具として年額10万円以内で購入額の9割の助成を償還払いにて受け取ることができる．ただし，指定を受けた事業者から購入した場合に限り保険給付の対象となる．利用限度額は毎年4月1日から翌年の3月末日までの1年間に10万円（税込）までとし，同一種目の用具は1つのみが対象となる．

1）介護保険で購入補助の対象となる（レンタルできない）特定福祉用具

腰掛け便座，特殊尿器，入浴補助用具，簡易浴槽，移動用リフトの吊り具部分，便座の底上げ部材，自動排泄処理装置の交換可能部材，水洗ポータブルトイレ（2015年4月1日より追加）がある．

2）介護保険においてレンタル可能な福祉用具とその他の制限

車いす（自走式車いす・電動車いすなど），車いす付属品（クッション・電動補助装置など），特殊寝台，特殊寝台付属品，床ずれ防止用具，体位変換器，手すり（工事を伴わないもの），スロープ（工事を伴わないもの），歩行器，歩行補助杖（松葉杖・多点杖など），認知症老人徘徊感知機器，移動用リフト（つり具部分を除く），介助用ベルト（入浴介助用ベルトは除く），自動排泄処理装置，介護用電動車いす（2015年4月1日より追加）の15品目がある．なお，病院入院中は医療保険が優先され，福祉用具のレンタルはできない．また，介護保険で特定施設を利用している場合も福祉用具のレンタルはできない．

3）介護保険で住宅改修を行う

一人につき20万円を上限とし，①手すりの取り付け（廊下，トイレ，浴室など），②段差の解消（スロープ設置など，通路等の傾斜の解消），③床材の変更（畳からフローリングへ），④扉の取り替え（引き戸やアコーディオンドアへ，扉の撤去），⑤洋式便器への取り替え（和式から洋式へ）および便器の位置・向きの変更（2015年4月1日より追加），⑥上記①～⑤に付帯する工事（段差の解消における転落防止柵の設置など）の6項目が対象となる．工事前にあらかじめ「市（区）町村の同意」を得る必要がある．

2．医療費の助成

ほかの治療と同様に義肢装具も医療費助成制度の利用が可能である（表1）．これらによって，医療保険で義肢

表1　医療費の助成

<table>
<tr><th>制度</th><th>対象者</th><th>申請窓口</th><th>申請書類</th></tr>
<tr><td>生活保護法</td><td>あらゆる努力をしてもなお生活に困る者</td><td>市（区）福祉事務所，町村役場</td><td>治療材料給付要否意見書</td></tr>
<tr><td>特定疾患医療（難病）</td><td>厚生労働大臣が指定する難病にかかった場合で，特定疾患医療受給者証の交付を受けている者</td><td>保健所</td><td rowspan="5">各助成制度によって書類内容が異なるために，左記の申請窓口に確認が必要</td></tr>
<tr><td>重度心身障害児（者）医療</td><td>身体障害者1～2級，療育手帳A1～A2の者</td><td>市（区）町村役場，福祉事務所</td></tr>
<tr><td>育成医療</td><td>身体に障害があり，生活の能力を得るために手術などを必要とする18歳未満の児童</td><td>保健所</td></tr>
<tr><td>進行性筋萎縮症者の療養</td><td>進行性筋萎縮症にかかっている身体障害者</td><td>市（区）町村役場</td></tr>
<tr><td>更生医療</td><td>18歳以上で身体障害者手帳を所持する者</td><td>市（区）町村役場</td></tr>
<tr><td>日本体育・学校健康センター災害共済給付</td><td>学校などでけがをした児童・生徒</td><td>学校</td><td>治療用装具明細書第1号様式別紙3と領収書の写し</td></tr>
</table>

上記の制度は変化が早く，また実施者（国か県か市〈区〉町村か．県や市町村であればどこか）によっても異なる場合があるので，常に情報を確認する必要がある．

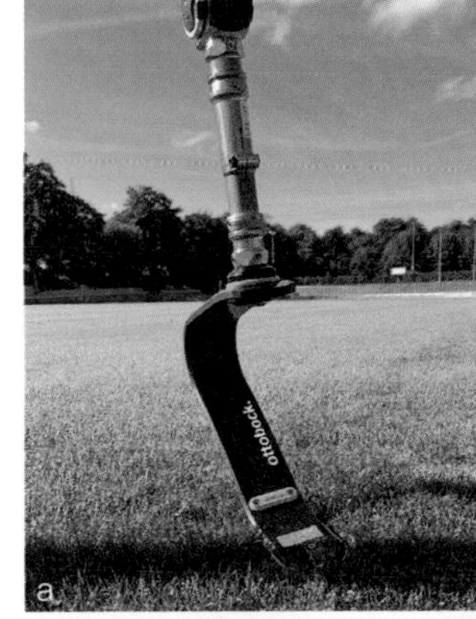

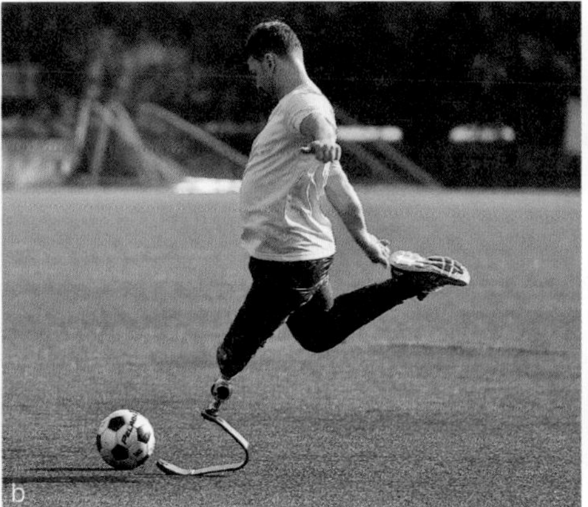

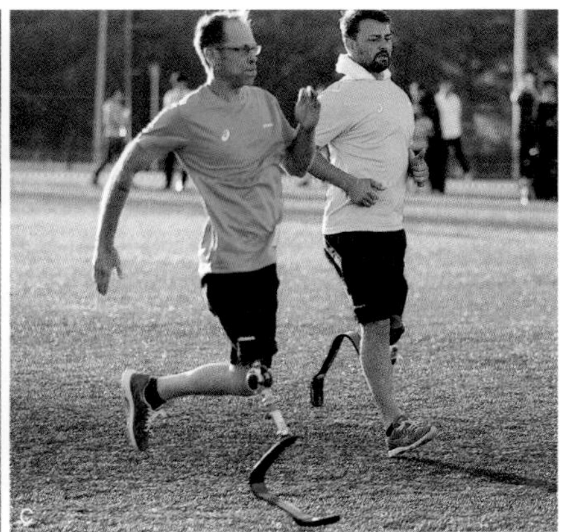

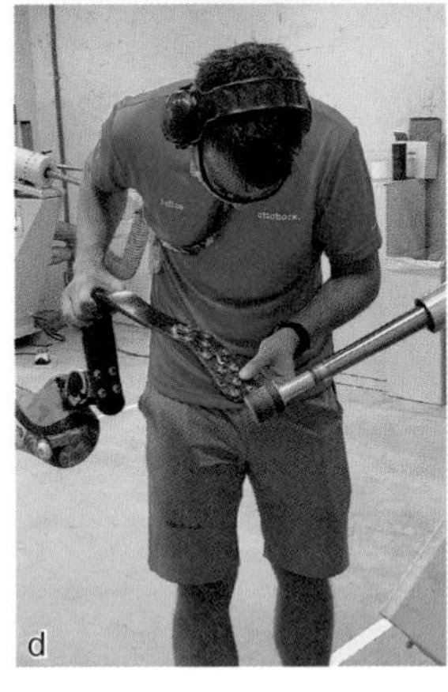

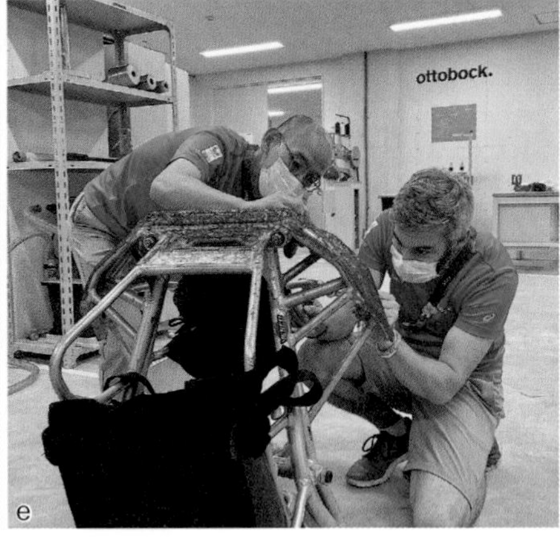

図 1　パラスポーツで用いられるスポーツ用義足
a.　スポーツ用義足足部
b, c.　オットーボック・ジャパン主催のランニング クリニック
d, e.　メンテナンススタッフのサポート（東京 2020 パラリンピック競技大会）
（写真提供：オットーボック・ジャパン株式会社）

装具を製作した費用の本人負担金分の助成を受けることができる場合もある．

3. スポーツ用義足とサポートチーム

パラスポーツに登場するスポーツ用義足は，機能的に日常生活では使用できない．医療保険や福祉制度を利用して給付を受けることができないので，原則的に全額実費となる．他の義足と比較して非常に高額である．個々の競技独自のトレーニング，競技用デバイスの頻繁な調整や修理が必要など，義足のアスリートが育ち活躍する環境はまだ厳しいが，日本でも一般の義足ユーザー参加可能なランニングクリニックが開催され，走り方やトレーニングの指導を行い，障害者スポーツの裾野を広げている（図 1）．また，トップアスリートのサポートチームも活動している．パラスポーツもまたチームアプローチであり，アスリート自身が能動的なチームメンバーである．

4. スポーツ用義足と切断者の能力

医学的・社会的リハビリテーション以降の，切断者の高い身体能力とモチベーションの発揮例に義肢アスリートがある．レクリエーションレベルからパラリンピックレベルまで，スポーツ用義足は競技にあわせて機能と形状とが工夫されている．スポーツ用義足と切断者アスリートは，2020 年に日本で開催されたパラリンピックで一般にもよく知られるようになった．

高機能義足はパフォーマンスの助けとなるが，スポーツを楽しむ，あるいは競技者レベルとなるためのトレーニングの重要性は，切断者・非切断者で変わるものではない（Lecture 10 〈p.99〉 参照）．

以下に 2021 年時点の各種義足アスリートの記録を一部紹介する．

- 男子走り幅跳び　8 m 62（下腿切断）　マルクス・レーム（ドイツ）
- 男子 100 m　10 秒 72（下腿切断）　フェリックス・シュトレング（ドイツ）
  　10 秒 54（両下腿切断）　ヨハネス・フロアス（ドイツ）
- 女子 100 m　14 秒 11（下腿切断）　アンブラ・サバティーニ（イタリア）

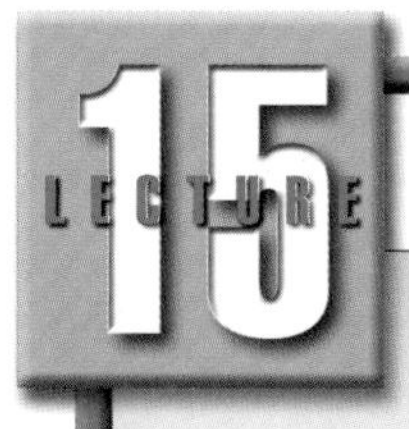

義肢（学）の展望

到達目標

- これからの義肢がどのような方向に進むのか，現在の開発状況と方向性を知る．
- 切断原因疾患の変化に伴う下肢切断の病態，治療，これからの切断者の傾向を知る．
- これからの義肢と人体の融合にかかわっていく理学療法の役割を考える．

この講義を理解するために

この講義では，これからの義肢，義肢学，理学療法を展望します．

本書は教科書ですが，この章の講義内容は，これまでのLectureで学んだことを整理しながら，教科書的な領域を超えた情報も含んでいます．これからの切断者は病歴が長く複雑な病態であることも予想されます．特に，切断のリスクの高い「足病」の概念と，足病患者の切断を回避する「救肢」医療の概略を学びます．

Lecture 1から14で学んだことを復習し，治療，義肢，理学療法，それらをとりまくさまざまなシステムは，すべてこの講義のように，多方面からの工夫と多くの人の挑戦で作り上げられたものであることを理解しましょう．

講義を終えて確認すること

- □ 義肢学を学び，切断という疾患のどこに興味をもち，自分がどう理解し，何を知識として習得したかを，意見交換した．
- □ これからの義肢，疾患構造の変化，理学療法に求められることを想像し，いまも技術開発が進んでいることに興味をもった．

講義

1．これまでの義肢の歩みとこれからの展望

義肢は，紀元前から存在したとの記録が残っており，17世紀頃まで各種の発明家や医師，ものつくりの職人によって製作・工夫がなされていた．系統的な義肢の発達は，アメリカにおける南北戦争による大量の切断者が生まれたことがきっかけとなった．その後，第一次次世界大戦の終わり頃までに，現在の膝軸の後ろずらしと足関節背屈制限の原理が生まれた．

本講義では義足を中心に，現在の義足のありようをまとめ，今後を展望する．

MEMO
かつては戦争が義肢を進歩させた
第一次世界大戦と第二次世界大戦では，近代兵器が用いられ各国で多数の切断者が発生した．そのため，義肢が盛んに研究され，大腿義足の四辺形ソケットや吸着式ソケット，PTB式下腿義足，能動義手などが開発がされた．

1）義足部品の進化と適応

義足の基本構造は，ソケット，継手（高位により股継手・膝継手），足部，懸垂からなる．

ソケットの役割は，①力の伝達，②断端収納，③快適な荷重，④支持，である．継手の中では，膝継手が最も多種多様な製品が開発されており，歩行に影響の大きい部品である．優れた膝継手とは，①可動域が伸展0°，屈曲150°が理想，②立脚期制御能が高い，③遊脚期制御能が高い，があげられる．

しかし，高機能継手や新種のソケットを使用すれば，すべての切断者が皆同じように自在な歩行能力，応用性，高いパフォーマンス能力を得られるものではない．また，さまざまな部品機能の開発は，すべての切断者が同じように高い歩行能力を得ることが目的ではない．現在の部品にはそれぞれ適応があり，部品機能と切断者の身体機能との適合性が重要である．体力の低下した切断者や，切断者のニーズによって，軽量・安全・取り扱いが簡単などの条件で構成した義足のほうがよい場合もある．

図1に，これまでの義足の発展の概略を示した．

図2は棒足から開発が進んだ初期の単純な構造の義足である．「ソケット」は断端を入れ，体重支持をする入れ物で，ソケットから下は元の足のシルエットと色を模している．**図2**の**a**は大腿コルセット，**b**はベルトで断端から義足が抜け落ちないよう「懸垂」している．「膝継手」は元の位置とほぼ同じ高さに取り付けられ，座る際にだけ曲げ，立ち上がるとロックがかかる単純な作りの関節である．「足部」は足の形を模した硬い足底で安定した支持面を再現している．

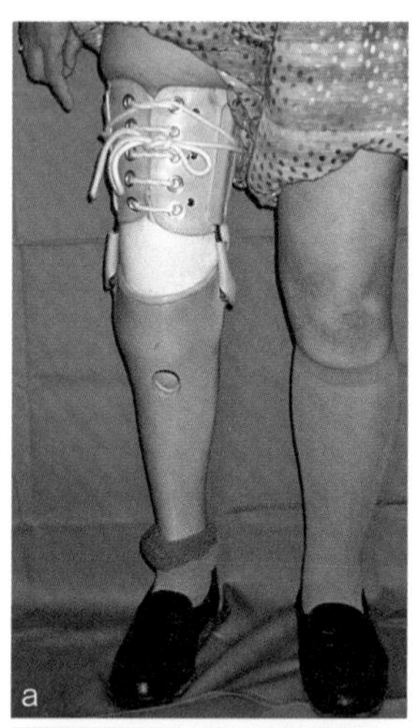

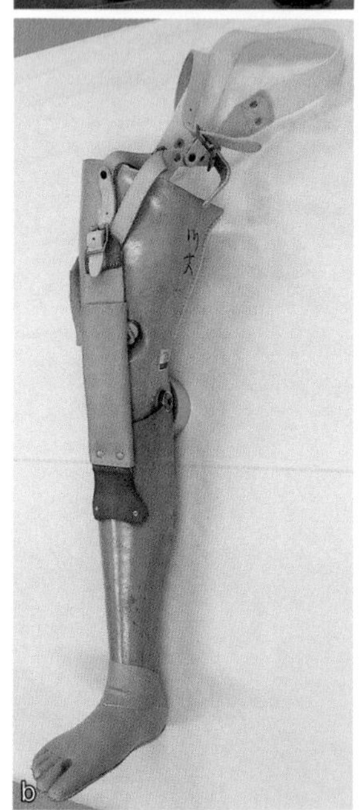

図2　ソケット・継手とベルト式懸垂からなる支持機能優先の義足
a．下腿義足，b．大腿義足

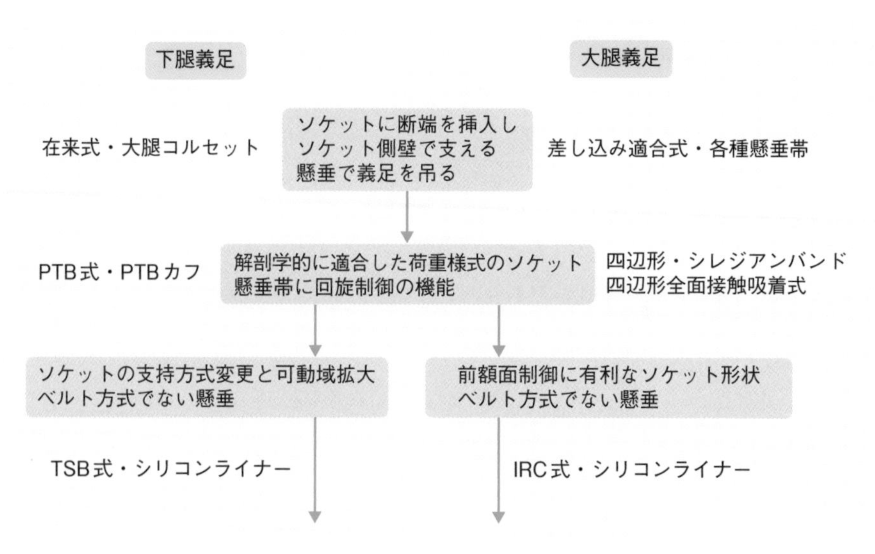

図1　ソケットと懸垂の進歩の概略

LECTURE 15

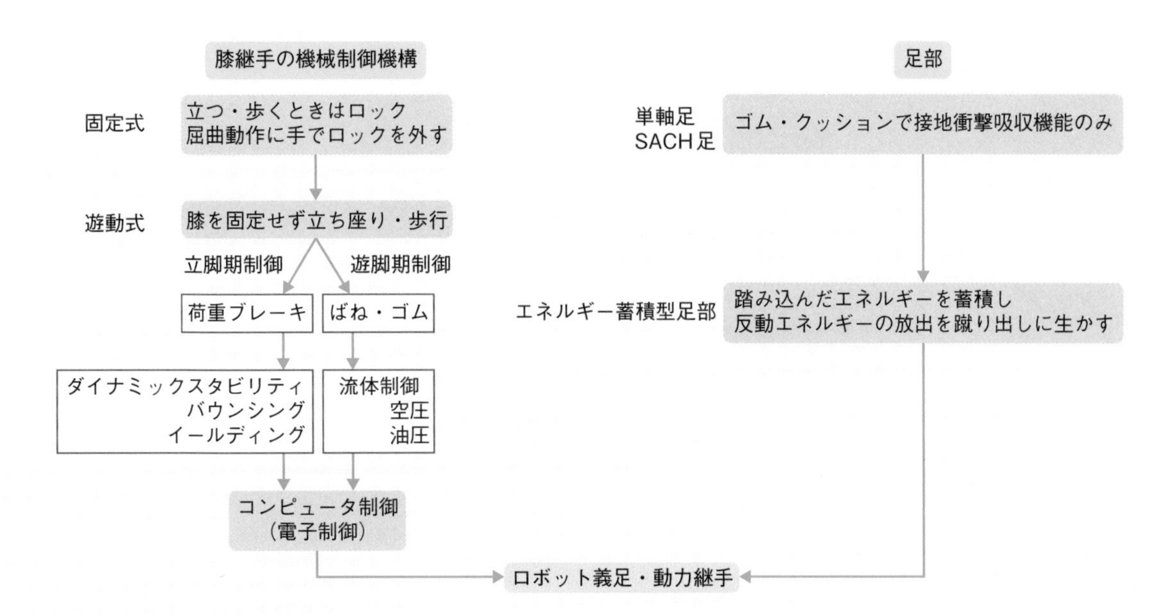

図3　膝継手と足部の進歩の概略

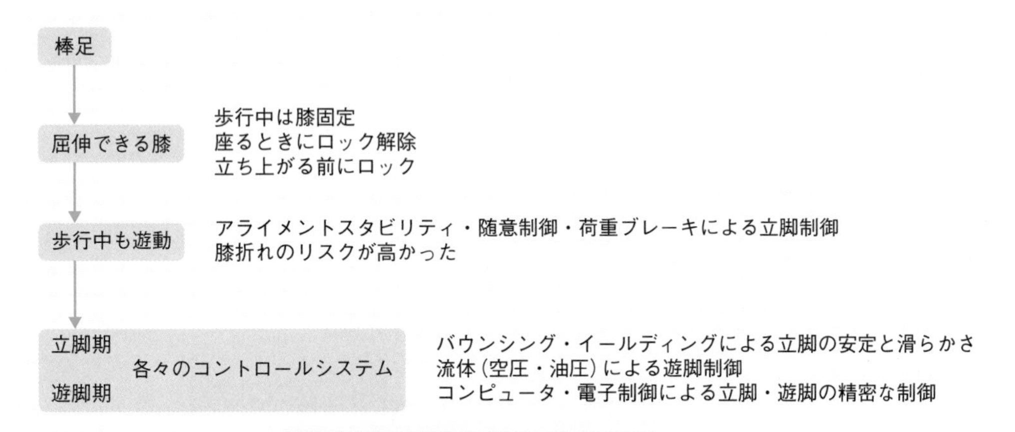

図4　膝継手の進歩と課題

これらの構造部品は，各々開発による工夫が重ねられ，現在に至っている．しかし，まだ切断前の下肢を完全に再現する「第二の足」となるものはない．

2) 義足の各部品の開発と課題

(1) これまでの膝継手の進歩とこれからの課題

最も開発が進み，種類や機能のバリエーションが増えたのは膝継手である．

快適性，荷重分散，断端形態との適合など，難しい条件が求められるソケットと異なり，膝継手は，部品単体で開発が進み，進歩した．ヒトの生体膝は複雑な構造できわめて緻密な運動を行う関節であるが，運動自由度は1度で，大まかに表現すれば屈伸が主である．その運動と歩行周期中の角度変化と安定を再現できる継手を目指し，開発が進んだ．遊脚と立脚に機能の標的を分け，各々の開発が進められた（**図3左，4**）．

かつて，膝固定で突っ張って歩く棒状の義足が，膝を振って歩ける遊脚期を再現できたことは，義足ユーザー，歩行練習，理学療法士，制作者すべてにとって画期的であった．一方，この膝継手の登場は，遊脚相の再現だけでなく，曲がる膝で立脚期に膝折れするリスクを併せ持つことになった．膝折れしにくい工夫として，ベンチアラ

MEMO
関節の運動自由度
関節の運動自由度は，運動方向の軸の数で表す．1軸を1度，2軸を2度，3軸を3度とする．膝関節・肘関節は，屈曲・伸展の1方向の軸で制御されるので1度，手関節・足関節は屈曲・伸展および内転・外転の2方向の軸で制御されるので2度，肩関節・股関節は屈曲・伸展，内転・外転，内旋・外旋の3軸なので3度である．

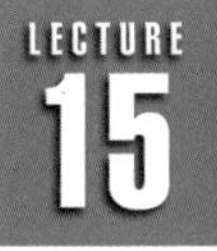

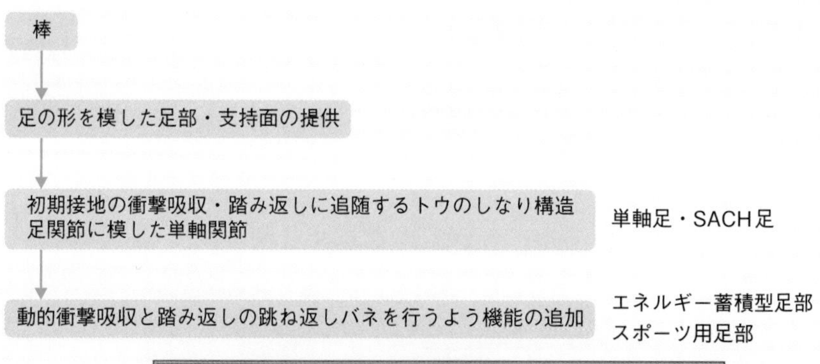

図5　足部の進歩と課題

イメントや足関節の背屈制限など，立脚相の安定に関係する基本的な義足構造へと変化した．

ダブルニーアクション（double knee action）

その後に，遊脚期の歩行スピードにあわせた振り子周期の調節機能，ダブルニーアクションに近い立脚期制御機能など，個々の切断者の能力にあわせて，安全で快適な歩行となるよう，機械制御，コンピュータ制御へと多様な製品が開発され，適応の選択範囲は広がってきた（Lecture 4 参照）．

膝継手の機能は受動的で，残存関節の動きとスピード・歩行周期の変化に伴う床反力の変化などにあわせて微細な調整機能をもつようになったが，立ち上がりなどの身体を上に持ち上げる動作は，膝継手はまだ担えていない．

(2) これまでの足部の進歩とこれからの課題

初期接地（initial contact）
立脚終期（terminal stance）
前遊脚期（pre swing）

足部は，義足の支持面となることが役割である．もし足関節が自由に動くと筋力のない足部の上で下腿構造がぐらつき，立位も立脚相も不安定で危険である．義足の足部に最初についた機能はクッションやゴムによる初期接地（initial contact）の衝撃吸収能と，立脚終期（terminal stance）から pre swing の荷重移動時に MP 付近が受動的にそるようにしなる toe brake のみであった．

現在はその受動的な機能がバネなどの動的な材料の使用と形状の工夫によって，エネルギーを荷重で蓄え，抜重のタイミングで放出し跳ね返りを利用して路面を蹴る，いわゆるエネルギー蓄積型足部が多種開発され，さまざまな能力の切断者に使われている．しかし，背屈制限は膝折れ予防に必須で，現在も足部構造の原則となっている（**図5，3右**）．

立脚終期で生体の下腿三頭筋が行う筋活動はたいへん強力で，足部の可動域を増やすためには，その機能が備わなければ，背屈制限で安定を保障するしかない．

(3) パワー義足，ロボット義足，バイオニックハンドへ―バイオメカニクス，ロボティクスの応用

現在の継手・足部の共通課題は，第一に立位・歩行を想定し義足が進歩したため中腰姿勢のような屈曲姿勢で支持できないこと，第二に制御は受動的であること，そして，知覚機能をもたず感覚のフィードバック機能がないことである．

これらの課題に対して，センサー，モーター，バッテリーを内蔵し，センサーで検知し適切な動きを適切なタイミングと強さで可能とする部品の開発が進められている（**図6，7**）．医学と工学の融合したロボット理論によるこれらの義肢は，生体の四肢のような筋力の発揮能と対応機能をもつ義足部品を目指し，実際にユーザーが使用し

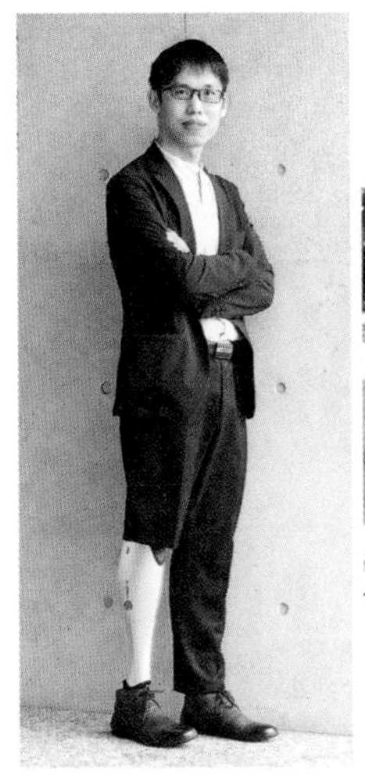
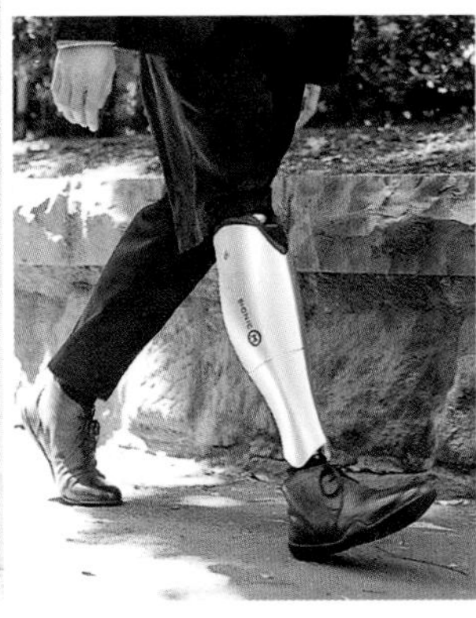
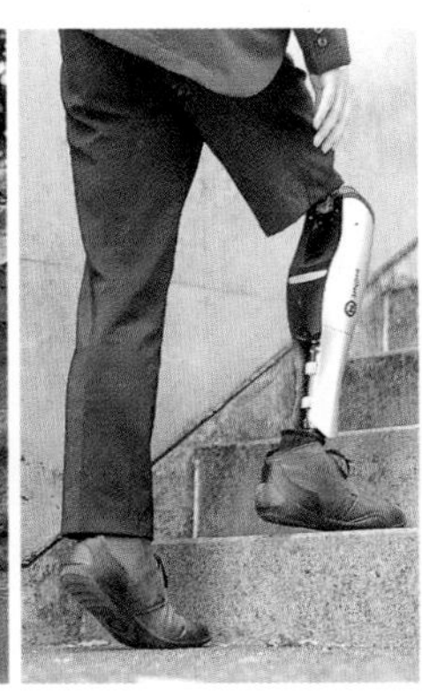
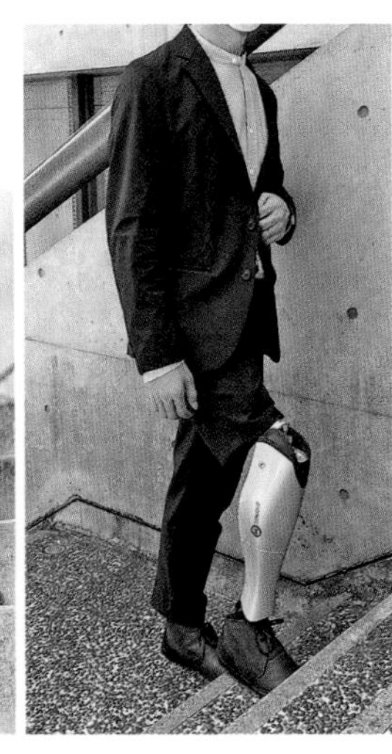

図6 動力義足 膝継手
（写真提供：BionicM 株式会社）

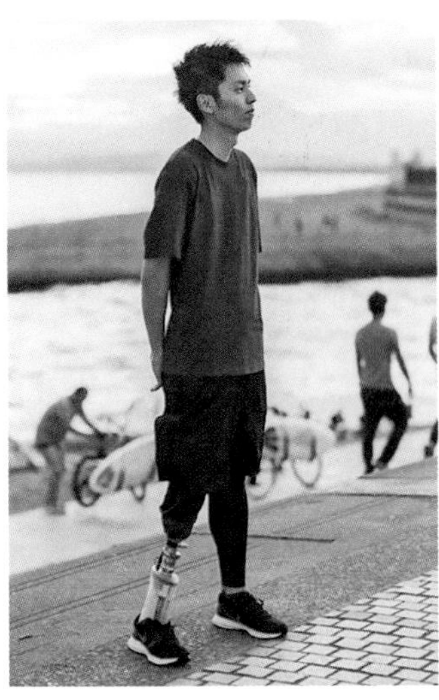
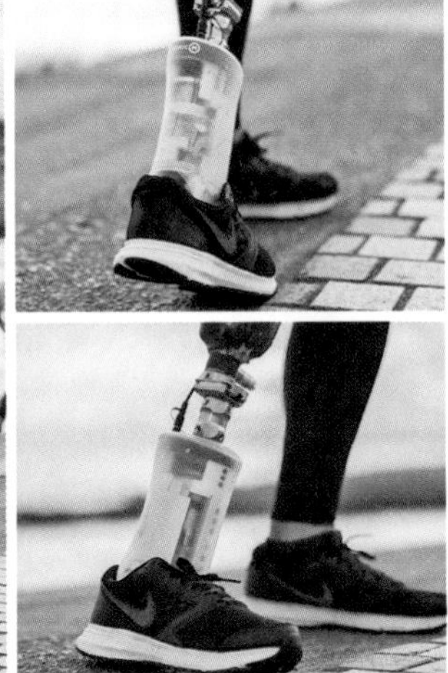
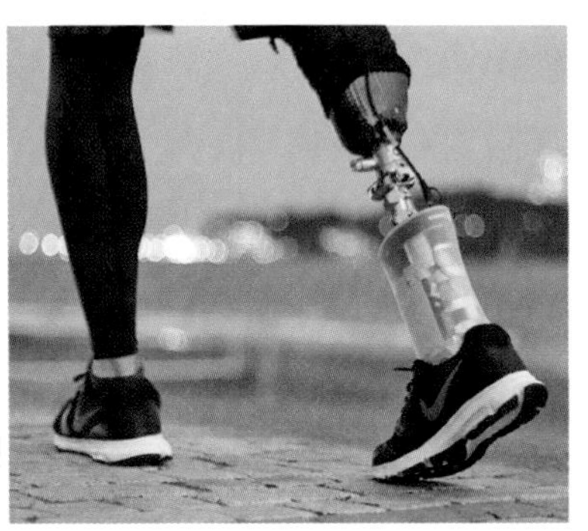

図7 動力義足 足継手
（写真提供：BionicM 株式会社，写真の足継手は開発事例）

始めている．一方で触覚，運動覚などの知覚があるように感じられるシステムの義手なども生まれている．

2022 年現在の日本では，まだ保険適用・公的支給対象でないため，ロボット義足の普及は一般的ではないが，ソケット採型方法やセンサーと人体・義肢の連携の構築など，広い領域で進歩していくと予想される．

(4) ソケット—人体と義肢をつなぐ重要な部品の進歩と展望

継手や足部に比べて決定的にソケットの開発が難しいのは，断端と義肢全体をつなぐ役割を担うためである．断端の入れ物として断端皮膚に直接接し，形状にフィットしつつ快適性も求められる．大腿義足のソケットを例に解説する．

a. MAS ソケット

一般には MAS ソケットとも記載される．2000 年に Marlo Ortiz によりそれまでの坐骨収納型ソケット（IRC ソケット）の進化系として考案され，紹介された．座位時の快適性や断端の安定性向上，可動域の向上などが特徴である（**図8**）．

従来の IRC ソケットに比べ，前壁・後壁をえぐるように必要エリアを残し低くして股関節の可動域を広げた．大殿筋部分がソケットに収納されないため殿部のシルエットが健側に近く衣服の上から目立たない利点がある．しかし，えぐる範囲により体重支持面積が限られ，痛みを生じない快適な荷重の適合が難しい．

MEMO
MAS ソケット
Marlo Anatomical Socket.
Ischial Ramal Containment (IRC) socket とされる場合もある．

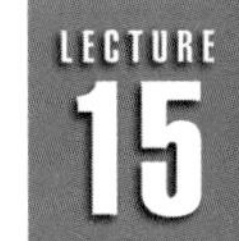

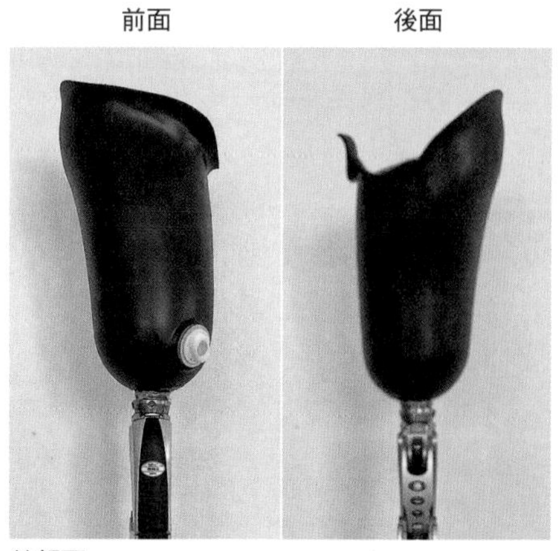

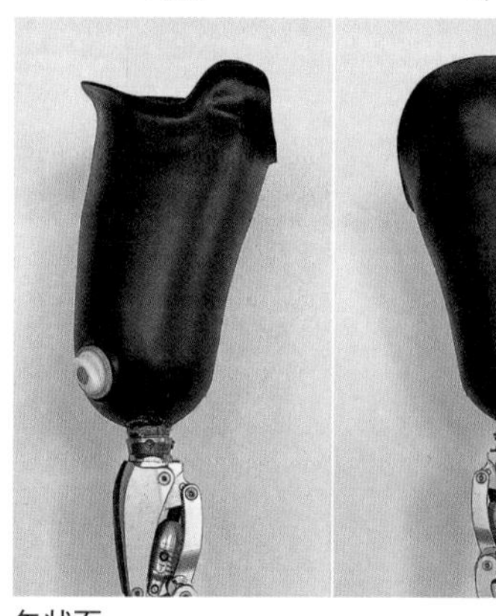

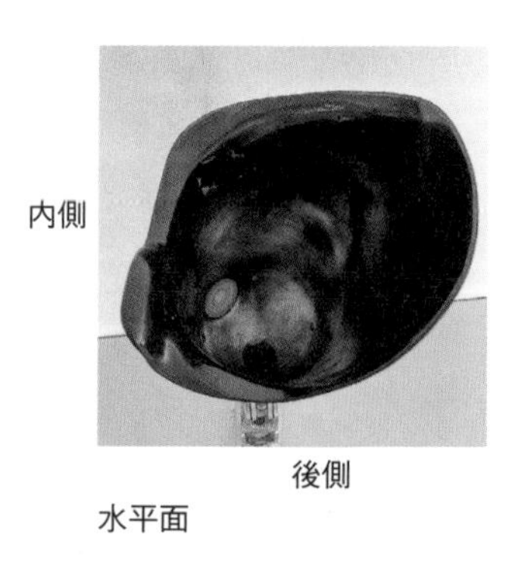

図 8　MAS ソケット
IRC ソケットをベースに必要な部分を残しつつ前壁を低く，後壁上縁をえぐるように一層低くして，股関節可動域を拡大した．体重支持は基本的に断端全体である．坐骨がソケットと交差するポイントの形状を調整する作製技術難度は高い．

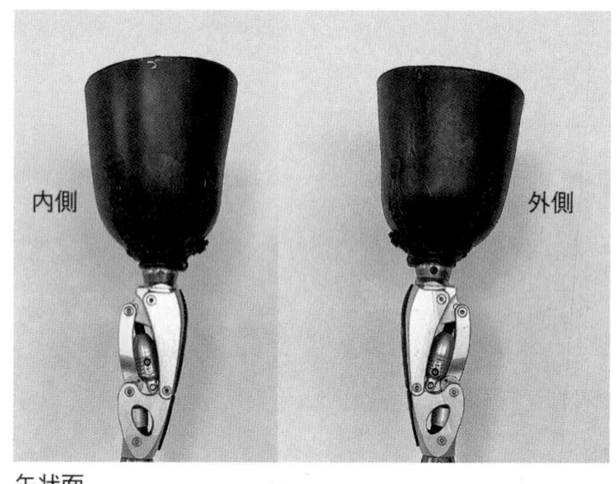

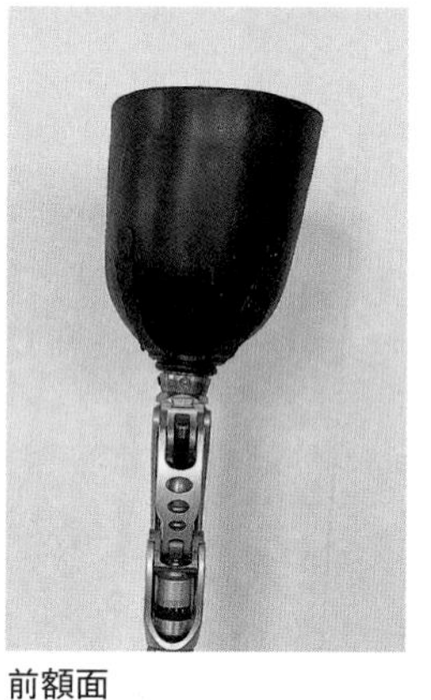

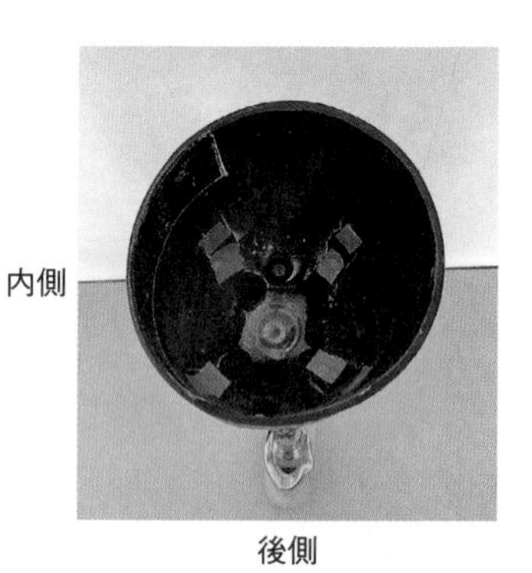

図 9　NU ソケット
写真はシリコンライナーをはずしハードソケットのみである．
写真は NU-Flex SIS ソケット．

NU ソケット (Northwestern University Flexible Socket)

NU-Flex SIV (Northwestern University Flexible Subischial Vacuum Socket)

NU-Flex SIS (Northwestern University Flexible Subischial Suction Socket)

b. NU ソケット

坐骨収納型までのソケットとは異なる概念のソケットである．坐骨での支持をまったくせず，坐骨下の大腿部分だけで支持する．後壁は坐骨結節よりも 25 mm，外壁は大転子よりも 50 mm 低い形状を基本としている．シリコンライナーを使用し，義足部品のバキューム装置で吸引してソケットとライナー間の陰圧により懸垂するのがオリジナルの NU ソケットの NU-Flex SIV である．断端のボリューム変化がある切断者，高価なバキューム装置が組み込めない場合，低活動者などは，四辺形や坐骨収納式に用いるバルブで吸着式とし懸垂することもある．これを NU-Flex SIS (**図 9**) とよび，懸垂方式の違いで名前も区別する．

NU ソケットの特徴

① 上縁は坐骨レベルより低い特殊な形状．
② 四辺形や IRC など従来ソケットに比べて，断端の締め付けがきつい．
③ シリコンライナーを使用する．
④ ソケットの安定性を得るためバキューム機構を利用することが推奨されている．
⑤ バキュームでなく全面接触吸着式ソケットと同様のバルブシステムを利用することも多い (**図 9**)．
⑥ 利点：股関節運動が妨げられない，ソケット近位部の不快感が少ない，座位で

邪魔にならない．

⑦ 弱点：断端の周径変動に弱い，外壁が低いので側方安定性が低い，短断端には不向き．

(5) ソケットがなくなる時代が来るか？

義肢にとって，切断者にとって，適合がきわめて重要かつ繊細で，ユーザーの快適性を左右するのがソケットである．プラスチック製の入れ物に断端が包まれている限り，適合が最良でも窮屈さは残る．ソケットがなくなれば，義肢側の多くの問題がなくなり，適合判定のポイントや理学療法の内容もまったく変わる．義肢を装着する・外すという作業自体が不要となるかもしれない．

人工関節のように長管骨に直接連結する骨直結型義肢の研究開発は，1980年代から行われている．体内に埋め込む人工関節と異なり，義肢は皮膚を突き抜け体外まで伸ばす必要があり，その延長に義肢部品を連結させ操作性をももたせる必要がある．これも今後の開発が待たれる．

(6) これからの義肢―医学・義肢学・工学の融合，サイバー義体という表現

「サイバスロン」というロボット技術を用いた高度な補装具を装着した競技者が，さまざまなアクティビティで競う大会が開催されている．これは，スイス国立コンピテンスセンター・ロボティクス研究所が主催する競技会で，2016年から始まった．日本を含め各国からエントリーし，開催されている．

その競技者は，義肢を装着した切断者ではなく，「サイバー義体者」と表現されている．生体に比してどうしても機能的に劣る義肢から，これからの義肢のありようを示唆する表現といえる．

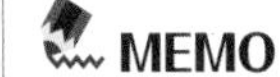

MEMO

サイバスロン（CYBATHLON）

技術の開発を促進させる目的で開催される非営利の国際競技会．パラリンピックと異なり，日常生活における課題解決のための技術開発を重視し，障害者と開発者で構成されたチーム対抗で競う．

スイス国立コンピテンスセンター・ロボティクス研究所（Swiss National Competence Centre of Research in Robotics）

2. これからの切断者の病態と展望

切断原因の変化と複雑化

(1) 末梢動脈疾患者の増加

Lecture 1で，血管原性切断の増加傾向を学んだ．今後もその傾向は続くと考えられる．

糖尿病の動脈硬化は，加齢性変化を大幅に上回る速度で進行する．糖尿病性足病変とは「神経障害や末梢動脈疾患と関連して糖尿病患者の下肢に生じる感染，潰瘍，足組織の破壊性病変」と定義される．糖尿病性足病変は神経障害による感覚鈍麻，足の変形，皮膚の乾燥・角化，末梢動脈疾患による血流低下に外因が加わり発症する．足病変は感染を伴うと重症化し切断につながりやすく，生命予後も不良である．

末梢動脈疾患に起因する間欠性跛行に始まる運動障害は運動制限・活動制限につながり，臓器障害も引き起こす．

糖尿病と末梢動脈疾患は合併しやすく，糖尿病性腎症から透析に至れば，下肢の動脈狭窄や感染が容易に発生し，かつ難治性となる．

(2) 救肢の技術の発展と「機能を救う」ことの重要性

血行再建がうまくいかなければ救肢できず大切断となるような高度下肢虚血を，重症下肢虚血（CLI）という．しかし，虚血が高度でなくても，感染により切断となる場合もあり，虚血のみで定義した“CLI”に加え，包括的高度慢性下肢虚血（CLTI）の概念が生まれた．CLTIは，臨床現場で遭遇することの多い，より多彩な切断のリスクをもった下肢を統合する概念である．

CLTIは，閉塞性動脈硬化症を対象に考えられたもので，対象肢を①組織欠損，②虚血，③足部感染，の3要素で評価する（WIfI分類：Step up参照）．

足病医学での「足病」とは，「起立・歩行に影響する下肢・足の形態的，機能的障害

MEMO

糖尿病足病変

糖尿病足病変は，①糖尿病神経障害，②血流障害，③易感染性が主な成因となる．糖尿病では，神経障害による知覚鈍麻のため軽微な外傷から潰瘍・壊疽にまで進展する．また，動脈硬化症に伴う血流障害のため，虚血性潰瘍ができやすく，易感染性のため感染症から重症化し下肢切断の危険性が高まる．下肢切断を回避するためには，これらのリスクも含めた評価と管理を定期的に行うことが重要である（Lecuture 10〈p.95〉参照）．

CLI（critical limb ischemia）

CLTI（chronic limb-threatening ischemia）

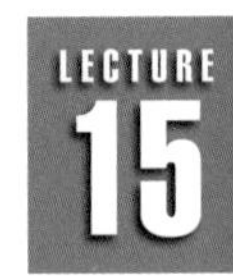

(循環障害，神経障害）や感染，それに付随する足病変に加え，日常生活を阻害する非健康的な管理されていない下肢・足」と定義され，救肢の技術は，血行を再建し，感染・潰瘍治癒など（**図 10**），文字通り足を助けるさまざまな方法がある（Lecture 1 参照）．しかし，足病症例は再び潰瘍形成を繰り返すなどの経過の後，徐々に悪化して大切断に至る例も少なくない（**図 11**）．創傷が発症し進行するとともに，歩行機能が低下し，サルコペニア，フレイルの状態となっていることも多い．理学療法士が受け持つまでに，このような長く複雑な病歴をもつ切断者が今後多くなることも予想される．

救肢はできるだけ下肢を長く残し，大切断を回避することが目的である．同時に下肢の歩く機能を守ることも目的である．足病の知識と行われた治療歴の理解が，理学療法士にも必要となる．それを踏まえた理学療法計画の立案が求められる．

MEMO
下肢動脈狭窄や閉塞に用いる検査
① 足関節上肢血圧比（ankle brachial index：ABI）：両側の上腕と足首の血圧を測定し，上腕の収縮期血圧と左右それぞれの足首の血圧の比率を計算し算出．正常では，背臥位では上腕血圧より足首の血圧が高い傾向を示す．動脈に狭窄・閉塞があるとその部分の血圧が低い値を示す．四肢の動脈狭窄や閉塞は下肢に起こることが多く，この比によって狭窄・閉塞の程度を知ることができる．WIfI 分類の参考値としても使用される（Step up 〈p.157〉参照）．
② 皮膚灌流圧（skin perfusion pressure：SPP）：主に足先で測定．カフに空気を入れて膨らませ，いったん血流を遮断，徐々にカフから空気を抜き，血流が再び戻るポイント（皮膚灌流圧）を測定する．毛細血管を調べることができ，ABI に加えこの圧も参考とする．

MEMO
大切断
足関節や手関節より近位で行われる切断をいう．

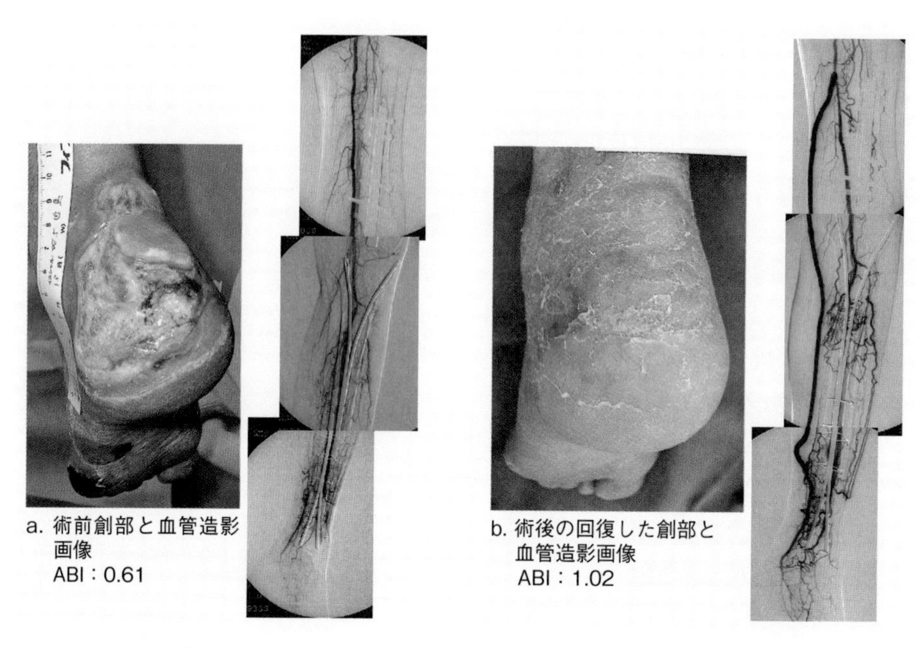

図 10　血行再建術

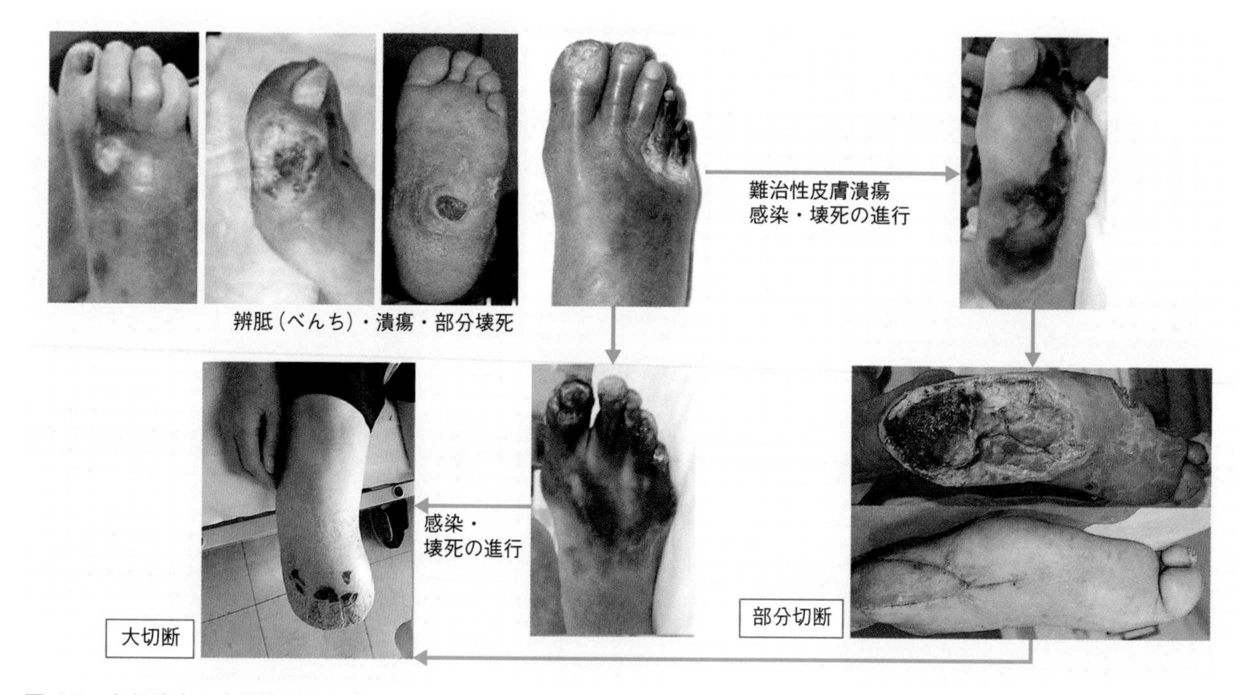

図 11　血行障害の病態進行から大切断
血行障害を基盤に創部の治癒・再発・感染などを経て大切断に至る症例も多い．病歴が複雑で長いのが特徴である．

LECTURE 15

3. 切断の理学療法のこれから

1) 残存肢代償機能の習熟を超えて人体構造変化への適応学習

四肢切断は，上下肢ともに，運動器疾患としての枠付けがなされている．理学療法の内容も関節可動域改善，筋力強化，残存肢の運動機能改善などの身体運動機能を目的にした項目が主である．動作練習は義足への荷重，歩行練習，応用動作練習と進める．このように練習課題は運動練習項目が並ぶが，切断者は術後，身体の一部を欠損した突然のボディイメージの変化に混乱し，重量バランスが変わった身体で残存肢による特殊な日常生活活動を体験する．義肢を装着し再び両手・両足となっても，見た目と使用感に乖離のある新しい四肢の感覚を学習しなければならない．めまぐるしい感覚体験の変化にさらされている．

四肢切断の理学療法は，身体イメージの再構築，バランスコントロール練習，義肢への感覚投影，義肢の操作と自身の四肢操作の感覚学習といった項目も含まれ，いわゆる広義のニューロリハビリテーションの要素も多い．

MEMO
ニューロリハビリテーション（neurorehabilutation；neuroscience-based rehabilitation）
ニューロリハビリテーションは，脳科学の成果を基盤に，神経系の損傷あるいは疾患によって起こる機能障害の回復を最大限に引き起こす臨床専門分野である．広義には，神経障害に限らず，運動制御・学習に関する脳科学的知見を取り入れてリハビリテーションを行い，神経機能再建や機能系の再組織化を促進し，行為を学習させる手続きとして捉えられる．

義足の荷重練習は，右義足の場合，「右の義足に乗りましょう，右側の平行棒に骨盤を近づけましょう」ではなく，「右足の上に体重を乗せましょう」と指示し，骨盤・体幹を援助するだけで違う課題・感覚の練習となる．

臨床では，義足初心者でも，両下肢立位で踵-爪先の前後体重移動，小趾-土踏まずの内外側体重移動に従えることに驚かされる．ものをまたぐ，歩幅を変えるなども，義足の長さや自身の制御幅をあわせた判断と感覚を駆使した動作課題である．幻肢と義足とを重ね合わせるよう感覚投影イメージを生かして練習に応用することもある．ベテランの義足ユーザーは薄い物体を靴で踏んでも「なにかを踏んだ」と認識できる．

この義肢への感覚投影は，真の意味で義足が知覚機能を再獲得したわけではない．しかし，これまでもヒトの脳機能による感覚投影が，義肢の動作に生かされている．最新のロボット義肢で研究中の「知覚機能をもつ義肢」の一般切断者への提供が開発されたなら，練習は今とはまったく変わり，課題はさらに明確になる．

切断者と義肢の融合のためのプログラムの工夫や成果の解釈に生かすことが重要となる．

2) 切断後の姿勢制御トレーニングの影響と可能性―身体変化と脳機能の変化

下肢切断後，切断肢の活動減少により反対側の視床灰白質は減少し，義足装着練習開始までの期間にも，健常者に比較して運動イメージの鮮明度が低下し，脳に可塑的変化が生じていることが報告されている．

一方，究極の義肢ユーザーであるパラリンピアンは高い運動能力を獲得するためのトレーニングを重ね，残存肢機能もきわめて高いレベルを保っている．そのレベルの切断者は，切断肢の運動時，大脳の両側運動野に活動がみられ，交差性支配が生じている．切断し消失している膝や足関節運動をイメージさせると，対側の脳（本来の支配領域）にも活動がみられ，さらには残存肢の活動も両側性支配が生じていることが，東京大学のfMRIを用いた研究で明らかになった．

fMRI（functional magnetic resonance imaging；磁気共鳴機能画像法）

競技特性やパフォーマー個別の能力に限られた変化であるのかは現在まだ不明である．また，身体形態変化とトレーニングとの関連についても，まだ理論づけられてはいない．

人間の脳は上肢や下肢など身体の一部を失うと，その部位を支配していた運動皮質領域が縮小するなど，さまざまな変化を起こす．しかし，四肢切断後の身体喪失・義肢装着・練習と運動戦略の学習を通し，脳の神経活動は，低下だけでなく神経ネットワークの複雑な変化と賦活を生じうることが徐々に明らかになっている．理学療法に

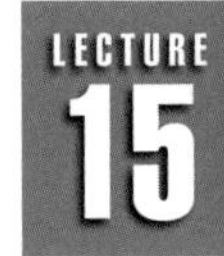

はこれらの知見を，義肢装着練習の内容に生かすときが来ることが予想される．

3）高齢切断者への対応

遊脚期制御において，「高齢者＝安全第一＝ロックして固定膝で歩行」が常識であった．歩行中の膝折れが絶対にない反面，固定膝歩行は歩容に無理を強いて残存肢の負担が大きい．コンピュータ制御の導入や膝軸機構の工夫で膝折れしにくく歩きやすい継手の開発の結果，高齢者に適応した膝継手の選択肢も広がっている．

高齢者には，老化に伴うフレイル，ロコモティブシンドロームなどの身体機能低下によって，運動学習能力，運動効率の低下，環境変化や外力への反応遅延などがみられる．今後，義肢パーツの開発は高活動者用に限らず，適応や機能は今後さらに幅広くなることが考えられる．

生活環境や使用条件を踏まえて適切な義肢パーツを選択することで，安全な日常生活につなぎ，廃用の上積みを予防し，その結果，切断者本人の社会的な機能の維持にも貢献できるよう，理学療法士は身体機能の評価とトレーニングの専門家として，義足と理学療法を適切に組み合わせる視点をもつ必要がある．

4）身体を失うだけではなく特殊な能力をもつヒトへ

近い将来，ロボット義足が「義足を残存肢・残存機能で操作して動かす」ものから，「能動的な働きが可能な義足」へ進化すると，切断者が到達しうるゴールは大きく変貌するかもしれない．理学療法士はそれに対し何をするか，考え，積み上げて行くことが不可欠である．

MEMO

フレイル

英語の「Frailty（フレイルティ）：虚弱，脆弱」をもとに，日本老年医学会が2014年5月に提唱した日本語訳．加齢や疾患によって，身体的・精神的にさまざまな機能が衰え，心身のストレスに弱くなった状態．フレイルは病名ではなく，健康な状態と要介護状態の中間を意味し，適切な生活改善や運動・治療などを行うことで改善する可能性があり，介護予防や転倒予防など，老年医学上も重要な概念である．

MEMO

ロコモティブシンドローム（locomotive syndrome）

2007年に日本整形外科学会により提唱された概念で，「運動機能低下・運動器の障害により運動機能・移動機能の低下をきたした状態」．略称は「ロコモ」．加齢に伴い，立位・歩行・バランス・巧緻性・運動速度・反応時間・深部感覚などが低下した状態である．ロコモは病名ではないが，歩行や日常生活が億劫になるなど悪循環を呈しやすく，別の疾患で運動療法が必要となった場合などリハビリテーションの阻害因子となる．

■参考文献

1）武智秀夫，明石　謙：義足，第2版．医学書院；1972.
2）野坂利也．最新の義足の動向．義装会誌 2020；36：103-9.
3）Bionic M ホームページ：https://www.bionicm.com/
4）Eilenberg MF, et al.：Control of a powered ankle-foot prosthesis based on a neuromuscular model. IEEE Trans Neural Syst Rehabil Eng2010；18：164-73.
5）Herr HM, Grabowski AM：Bionic ankle-foot prosthesis normalizes walking gait for persons with leg amputation. Proc Biol Sci 2012；279：457-64.
6）遠藤　謙：義足・ロボット義足．バイオメカニズム学会誌 2019；43：107-10.
7）Fatone S, et al.：Comparison of Ischial containment and subischial socket on confort, Function, Quality of life, and satisfaction with device in persons with unilateral transfemoral amputation：A Randomized Crossover Trial. Arch Phys Med Rehabil 2021；102：2063-73.
8）Fatone S, Caldwell R. Northwesten University Flexible Subischial Vacum Socket for persons with transfemoral amputation：Part 2 description and preliminary evaluation. Prosthet Orthot Int 2017；41：246-50.
9）CYBATHLON ホームページ：http://www.cybathlon.ethz.ch/
10）手塚勇輔ほか：下肢切断患者の理学療法における脳科学と運動学習理論の応用．理学療法 2017；34：440-8.
11）西本和平ほか：歩行イメージの時間的・空間的変化が脳活動へ及ぼす影響．理学療法学 2021；48：579-89.
12）中澤公孝：パラリンピックブレイン―パラアスリートの脳の再編．Brain and Nerve 2019；71：105-12.
13）中澤公孝：パラリンピックブレイン．東京大学出版会；2021.
14）樋口貴弘，森岡　周：身体運動学―知覚・認知からのメッセージ．三輪書店；2008.
15）岩下航大：電子制御膝継手．義装会誌 2020；36：116-20.

LECTURE 15

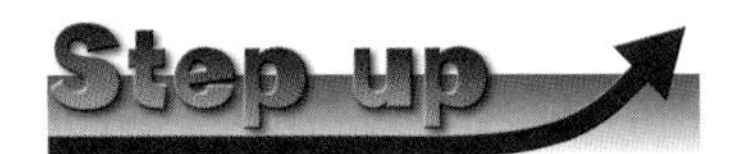

ユーザーの困りごと―義足で人体を再現する難しさ・快適性と応用性

義肢は，四肢の形態と機能を再現する「第二の身体」を目指し開発されてきた．しかし，現在も切断者が断端・義肢について生活上困っていることは多い（表1）．現在の義足は，主に立つ・歩く機能を中心に開発が進んだものである．練習もそれらを中心に行う課題が多い．義足ユーザーが日々困っていることは，日常のちょっとした動作にある．見直してみよう．

現在の義足開発はこれらの困りごとの声を聞き，それらへの対応が盛り込まれたものへ進められている．理学療法・リハビリテーションはどう練習を進めていくか，考えてみよう．

表1 切断者が断端・義足で困ること

① 風が強い中歩く：向かい風・追い風の不意打ちに，バランスを保つのは難しい
② 雨天での歩行：傘で片手がふさがる・足元が滑ると怖い
③ 足場が悪い凸凹な路面を歩く：膝折れのリスクや，足関節や足趾の踏み込みが効かずバランスに影響
④ 長く腰掛け続ける：大腿・股義足の硬いソケットは長く座り続けるには快適性に劣る．下腿義足でも懸垂ベルトの食い込み・シリコンライナーが皮膚を引っ張るなど座位を続けるのは辛いことが多い．
⑤ 靴の脱ぎ履き・ヒール高の違う履物を履く：靴の脱ぎ履きが立位でできない．ヒール高のチェンジにはほとんどの足部機能はまだ無力．
⑥ スリッパ：脱げてしまう．
⑦ 屋内外（裸足・履物付き）でアライメントが変わる．履物は靴が前提という生活は日本文化で不便．
⑧ 荷物・重いもの・大きいものを持つ：ものを持つとバランスが乱れる．持ちあげる・置く動作のかがむ姿勢の難度は高い．
⑨ トイレ：洋式であっても便座が硬く座りにくい．股義足・大腿義足は懸垂やソケットが邪魔になり，トイレのたびに義足を外す場合もある．ズボンの上げ下ろしに時間がかかる．和式トイレは最高に難しいものの一つ．（図1は工夫例：補高・曲面支持便座クッション）．便座を上に開くなど，家族が使いにくくなるのが問題．
⑩ 小走りする：対応部品は増えてきたが，健常肢のようにちょっと急いでが困難．
⑪ 階段昇降：昇段は二足一段がやはり主流．降りはイールディングで対応できるが意識して「上り下り」する必要がある．
⑫ 坂道歩行　傾斜の変化への対応
⑬ 義足の部品による衣服の傷み：硬いソケットや膝継手が衣服を痛めることがある．

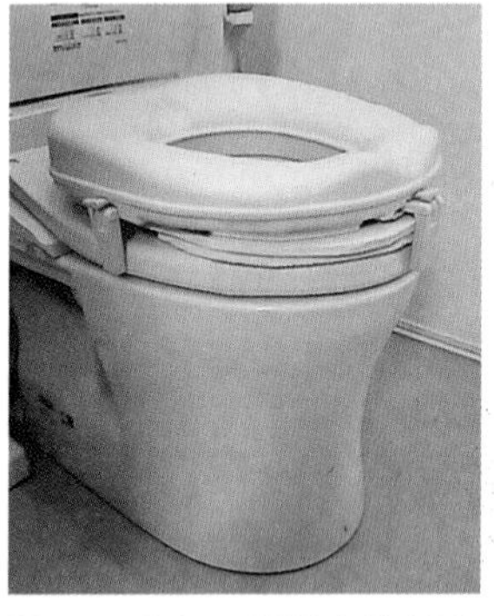

図1 補高・曲面支持便座クッション

WIfI 分類

下肢の切断リスク・予後推定には，虚血の程度だけでは不十分であり，創の部位と広がり，感染の状況をあわせて総合的に判断する必要がある．このCLTIの病態に合わせ，2014年にアメリカ血管外科学会が提唱し，現在日本でも多用されている．①組織欠損（Wound），②虚血（Ischemia），③足部感染（foot infection），の3つの情報の頭文字を取り，WIfI分類といわれる（表2）．この3要素の組み合わせで，下肢切断リスクを4段階（Very low：きわめて低い，Low：低い，Moderate：中等度，High：高い）の判断に役立て，救肢方針・治療方針の検討などに利用される．

表2　WIfI 分類

組織欠損（W：Wound）潰瘍と壊死の程度	
grade 0	潰瘍・壊死はなく，安静時疼痛のみ
grade 1	踵以外の，骨露出のない浅い潰瘍，壊死はない （小さい組織欠損で1～2本の足趾切断で救肢できる程度
grade 2	踵以外の骨・腱・関節に至る深い潰瘍，踵の浅い潰瘍，趾に限局する壊死 （大きな組織欠損で，3本以上の足趾切断，あるいは中足骨切断で救肢できる程度
grade 3	踵も含めた広範囲の深い潰瘍，あるいは壊死 （広範囲の組織欠損で，複雑な足部再建，あるいは，ショパール関節離断・リスフラン関節離断でようやく救肢できる程度）

虚血（I：Ischemia）足関節血圧	
grade 0	ABI≧0.8　足関節血圧＞100 mmHg　足趾血圧（経皮酸素分圧）≧60 mmHg
grade 1	ABI0.6～0.79　足関節血圧 70～100 mmHg　足趾血圧（経皮酸素分圧）40～59 mmHg
grade 2	ABI0.4～0.59　足関節血圧 50～70 mmHg　足趾血圧（経皮酸素分圧）30～39 mmHg
grade 3	ABI≧0.39　足関節血圧＜50 mmHg　足趾血圧（経皮酸素分圧）＜30 mmHg

ABI：ankle brachial index

足部感染（fI：foot Infection）局所感染と全身症状の有無	
grade 0	感染の兆候なし
grade 1	局所の皮膚あるいは皮下組織に限局（発赤2 cm以内）した感染，外傷，痛風，シャルコー神経性骨関節症，骨折，静脈うっ滞などの皮膚発赤反応を除外
grade 2	潰瘍周囲2 cmを超える発赤，および，深部の感染（膿瘍，骨壊死，筋膜炎）
grade 3	SIRSを伴う局所感染

局所感染は次のうち2つが該当するもの：①局所の腫脹・硬結，②潰瘍周囲の発赤（0.5＜～≦2.0 cm）
③局所の圧痛・疼痛，④局所の熱間，⑤膿汁分泌.
SIRSは次の2つ以上が該当するもの：①体温＞38あるいは＜36℃，②心拍数＞90 bpm，③呼吸数＞20あるいは $PaCO_2$＜32 mmHg，④WBC＞12,000/μLあるいは＜400/μL.
SIRS：systemic inflammatory response syndrome

TEST

試験

到達目標

- 各 Lecture で学んだ知識について自分自身の理解や到達度を知る．
- 各 Lecture のポイントになる事項が何か，試験を通じ理解する．
- 試験に取り組むことで各 Lecture の解説を再度見直し，復習する．

この試験の目的とするもの

これまでの章で，切断の疫学，切断術と切断高位，義肢の構造とアライメントの理論，義肢を使いこなすためのリハビリテーションなどについて学びました．この章は試験問題と解答からなります．学んだポイントを問い，末尾に回答と簡単な解説を付記しました．これまで学んだ内容をどこまで理解しているかの「力試し」として，挑戦してください．

試験問題で問われていることは，あくまでも膨大な講義内容からの抜粋であり，切断のリハビリテーション・理学療法すべてを網羅していません．試験後，解答と照らし合わせ，該当する本文を読み，関連内容を復習することで，系統だった理解をするよう意識しましょう．

試験の結果はどうでしたか？

□ 自分自身の理解や到達度を知ることができた．
□ ポイントになる事項が何か，試験を通じ理解できた．
□ 試験に取り組むことで各 Lecture の解説を再度見直し，復習した．

comment
理学療法士の業務には，この科目だけでなく，たくさんの知識を必要とします．技術職として，問題整理能力・実践技術・治療技術も求められます．それらが自分の中に蓄積していく過程を確認し，ほかの学習にも活かしましょう．

問題

問題Ⅰ　選択式問題

以下の問いについて，該当するものを１つ選びなさい．

問題 1

次の文章のうち，誤っているものはどれか．

1. 上肢切断と下肢切断を比較すると下肢切断の平均年齢が高い．
2. 上肢切断では業務上の事故による切断が最も多い．
3. 下肢切断では大腿切断が最も多い．
4. 下肢切断術施行時の年齢は近年上昇傾向にある．
5. 循環障害による切断は近年増加傾向にある．

問題 2

右の図に示すソケットの特徴で，誤っているものはどれか．

1. 坐骨結節に体重が集中する．
2. 内壁の適合が難しく疼痛を訴えやすい．
3. 断端が内転位に保持されやすい．
4. 内外径より前後径が大きい．
5. 側方の安定性がよい．

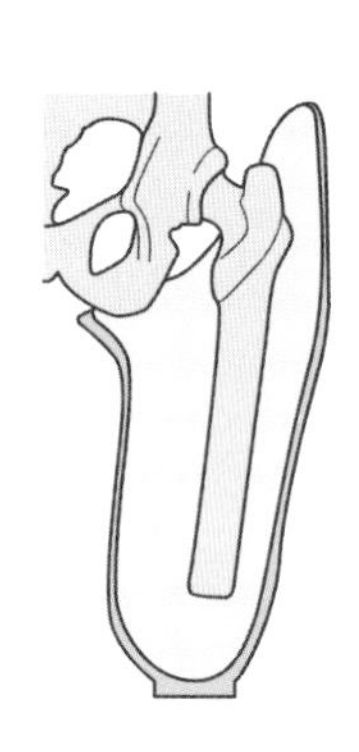

問題 3

大腿義足のダイナミックアライメントの異常と原因の組み合わせで誤っているものはどれか．

1. 体幹の側屈――――ソケットに対して足部が外方にある．
2. 過度の腰椎前彎―――ソケットの初期屈曲角が不足している．
3. 分回し歩行――――ソケットの懸垂力が不足している．
4. 外側ホイップ―――膝関節軸が内旋位で取り付けられている．
5. フットスラップ―――後方バンパーが硬すぎる．

問題 4

次の文章のうち，大腿切断者の動作について誤っているものはどれか．

1. スロープを降りる際は義足から前に出す．
2. スロープは下りよりも上りのほうが転倒のリスクが高い．
3. 階段を昇る際は健側から上がる．
4. 敷居のような低い障害物をまたぐ際は健側を前に出す．
5. 立位から床に座る際は健側を前に出し両手を床につける．

問題 5

次の文章のうち，正しいのはどれか．

1. 上腕切断（短断端）では肩外転拘縮を生じやすい．
2. 前腕切断（中断端）では肘伸展拘縮を生じやすい．
3. ショパール関節離断では足外反変形を生じやすい．
4. 下腿切断（標準断端）では膝伸展拘縮を生じやすい．
5. 大腿切断（標準断端）では股関節外転拘縮を生じやすい．

問題 6

下腿切断者が義足歩行中，踵接地後の膝屈曲が不十分で伸展位のまま立脚中期となった．この異常の原因として誤っているものはどれか．

1. ソケットの初期屈曲角が大きい．
2. ソケットに対して足部が前すぎる．
3. ソケット前面の適合不良で疼痛がある．
4. 足部が過度に底屈位で取り付けられている．
5. 大腿四頭筋の筋力が不足している．

問題 7

次の文章のうち，SACH 足部の特徴として誤っているものはどれか．

1. 足関節は単軸である．
2. シンプルな構造である．
3. 踵のクッションで衝撃を吸収する．
4. エネルギー蓄積型足部ではない．
5. 踵の高さの調節ができない．

問題 8

早期義肢装着法で義足装着・荷重練習を開始する目安となるのはどれか．

1. 良好な可動域
2. 断端周径の安定
3. 創治癒
4. 良好な筋力
5. 幻肢の消失

問題 9

次の文章のうち，幻肢について誤っているものはどれか．

1. 小児切断にはみられないことが多い．
2. 幻肢は必ず幻肢痛を伴う．
3. 評価には大塚の分類が用いられる．
4. 幻肢の形状は変化する．
5. 義足装着練習が進むと幻肢の訴えが変化する．

問題 10

次の文章のうち，誤っているのはどれか．

1. 肩甲胸郭間切断（フォークォーター切断）では肩甲骨が残存しない．
2. 前腕および上腕能動義手の手先具操作は，肩甲骨外転と肩関節屈曲で行われる．
3. 上腕能動義手の肘継手のロック・アンロックは，肩甲骨下制と肩関節伸展で行われる．
4. 筋電義手は頭上や背面で手先具を使用できる．
5. 筋電義手の ON-OFF 制御は手先具の把持力を調整できる．

問題Ⅱ　穴埋め問題

かっこに入る適切な用語は何か答えなさい．

切断術後の筋の処理方法で現在主流となっているのは（1.　　　）である．しかし末梢循環障害例では血流を重視し（2.　　　）が選択されることも多い．

切断術後の断端管理の目的は，（3.　　　）を軽減し，（4.　　　）を予防し，（5.　　　）を早期に得ることである．

大腿義足で膝折れを防ぐためのアライメントの工夫として，（6.　　　）を設定し股関節伸展筋力を発揮しやすくする．ソケット前後径中央からの鉛直線よりも膝軸が（7.　　　）になるようにする．下腿が前に倒れないように（8.　　　）を制限することがあげられる．

PTB ソケットの体重支持が行われる部位は（9.　　　），（10.　　　）の筋腹，脛骨内側面である．TSB ソケットの体重支持は（11.　　　）である．

股義足で用いられるソケットで，健側を含む骨盤全体を包み，腸骨稜で懸垂を行うものは（12.　　　）ソケットである．このソケットを用いた標準的な股義足のベンチアライメントは，矢状面では正常股関節軸からの垂直線より膝継手が（13.　　　）に位置しており，体重負荷時の膝折れを防止している．

切断者の機能的予後に影響するのは，影響の大きいものから全身状態，（14.　　　），（15.　　　）である．

問題Ⅲ　記述式問題

問いに従って答えなさい．

問題 1

大腿義足（四辺形ソケット・単軸膝）の標準的なベンチアライメントを図示して説明しなさい．
図は模式的でよいので，前額面・矢状面・水平面に分けて示すこと．
水平面の絵には，坐骨結節の位置，長内転筋溝を示すこと．

問題 2

下腿義足（PTB ソケット）の標準的ベンチアライメントを図示して説明しなさい．
図は模式的でよいので，前額面・矢状面に分けて示すこと．

問題 3

症例：48 歳，男性．右大腿切断．切断術後 10 日経過．
　　　現在，院内を車椅子自己駆動移動．移乗は自立．

①この症例を担当することになったあなたは，理学療法士として何をカルテから情報収集し，何を評価するか，情報収集と理学療法評価に分けてあげなさい．
②情報をもとに，現時点で考えられる理学療法プログラムの項目をあげなさい．

解答

Ⅰ　選択式問題　　配点：1問4点　計40点

問題1　3

下肢切断では下腿切断が最も多い.

問題2　1

図のソケットは坐骨収納型である. 坐骨結節に体重支持が集中する構造は四辺形ソケットである.

問題3　5

フットスラップは義足側踵接地時に足部が急激に底屈し足底接地してしまう現象. 後方バンパーや踵クッション材が柔らかすぎる場合に生じる.

問題4　2

スロープの降りは接地面が前に傾いているので, 昇りと比較し義足の下腿が前倒れして膝折れする危険性が高い.

問題5　5

大腿切断は, 股関節屈曲, 外転, 外旋の拘縮が起こりやすい.

問題6　1

初期屈曲角が大きいと膝折れの傾向となりやすい.

問題7　1

SACH足部は足関節構造をもたない. 踵のクッションで衝撃を吸収するが, それを放出する構造がないのでエネルギー蓄積型足部ではない.

問題8　3

早期義肢装着法は創治癒が得られたら開始する. その他の項目は開始の目安でなく, 「よい断端の条件」であり, これらが良好に進むよう理学療法を組み立てる.

問題9　2

幻肢の出現にはボディイメージが関与しているといわれており, 下肢よりも使用頻度や功緻性の高い上肢に多い傾向があるとされている.

問題10　5

筋電義手の制御で手先具の把持力や開閉速度を調整できるのは比例制御である.

Ⅱ　穴埋め問題　　　配点：1 問 2 点　計 30 点

1. 筋肉形成部分固定術　Lecture 1，8 参照
2. 筋肉形成術　Lecture 1，8 参照
3. 浮腫　Lecture 1，8 参照
4. 断端痛（または幻肢痛）　Lecture 1，8 参照
5. 断端成熟　Lecture 2，8 参照
6. 初期屈曲角　Lecture 2，4 参照
7. 後ろ下げ　Lecture 2，4 参照
8. 足関節背屈　Lecture 2，4 参照
9. 膝蓋腱　Lecture 5，6 参照
10. 前脛骨筋　Lecture 5，6 参照
11. 断端表面全体　Lecture 5，6 参照
12. カナダ式（カナディアン）　Lecture 7 参照
13. 後方　Lecture 7 参照
14. 非切断肢能力　Lecture 8，9 参照
15. 断端機能　Lecture 8，9 参照

Ⅲ　記述式問題　　　配点：1 問 10 点　計 30 点

問題 1

□で囲んだ用語が正しい位置に書かれていれば，□1 個で 1 点：10 点満点．角度表現を含む場合，表記と図の傾きなどがどちらも正しければ正解とする（Lecture 4 参照）．

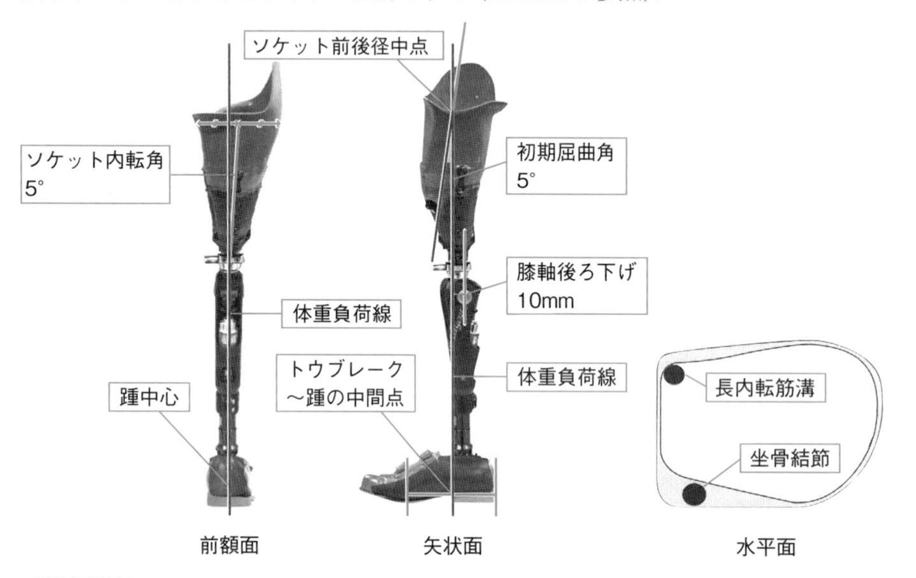

問題 2

□で囲んだ用語が正しい位置に書かれていれば，□1 個で 1 点：10 点満点．角度表現を含む場合，表記と図の傾き等がどちらも正しければ正解とする（Lecture 6 参照）．

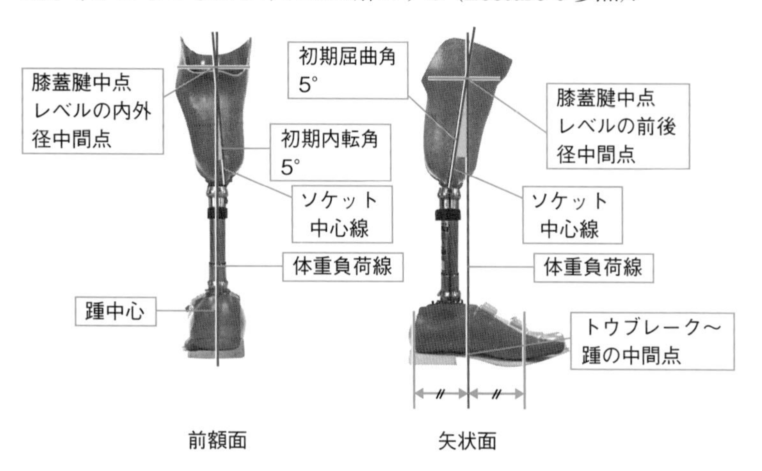

問題 3

以下のキーワードで加点していき，①②それぞれ 5 点計 10 点満点（Lecture 2，8，9 参照）．

①カルテより情報収集：受傷原因・術式・創治癒状況・感染の有無

（理学療法施行上問題となる）既往歴 / 合併症・社会背景・切断前活動性

理学療法評価項目：切断肢評価（断端長・関節可動域・筋力）

非切断肢・体幹機能評価

（移乗・立位バランス，立位耐久性，平行棒内・松葉杖歩行能力，病棟内 ADL）

②良肢位指導，非切断肢および切断肢の関節可動域・筋力維持，非切断肢立位動作練習（バランス・耐久性向上・歩行練習），断端管理指導など．

索引

数字・欧文索引

数字

1サイト2ファンクション 121
2サイト4ファンクション 121
8字ハーネス 114
9字ハーネス 114

A

abduction gait 40
ABI 154
ACMC 135
ADL 動作練習 92
amputation 2, 3
artificial limb 2
ASO 4, 69, 94

C

C-leg® 42
Carlyle インデックス 120, 129
Chopart disarticulation 3
circumduction gait 40
CLI 69, 94, 153
CLTI 153

D

diabetic foot 95
disarticulation 2
DM 4
Dollinger foot 61
double knee action 150
DPN 95

E

elastic bandage 130
elbow disarticulation 3
excessive lumbar lordosis 41
excessive stability of prosthetic knee 41

F

finger amputation 3
foot infection 157
foot rotation 40
foot slap 40
forequarter amputation 3, 127

H

H/D 64
hemipelvectomy 3, 64
HHD 79
hip disarticulation 3

I

instability of prosthetic knee 40
IRC 23, 34, 151
Ischemia 157

K

KBM 式ソケット 47
knee disarticulation 3
Krukenbergplastik 136

L

Lisfranc disarticulation 3
Long's line 24

M

MAS ソケット 151
medial/lateral whip 40
Michelangelo Hand 124
microsurgery 5
MMT 79
myodesis 5
myofascial suture 5
myoplasty 5

N

NU ソケット 152

O

osteo-myoplasty 5

P

PAD 4, 69
PE ライト® 45
phantom limb pain 81
PO 2, 143
prosthesis 2
PTB 44
PTB カフ 45
PTB 式 45, 46, 54
——の荷重部位と除圧部位 45

R

removable rigid dressing 126
rigid dressing 13
ROM 練習 131
rotationplasty 101

S

SACH 足（部） 59, 60
SHAP 135
shoulder disarticulation 3
shrinkage 126
silicon liner 13
soft dressing 13, 126
SPP 154
Syme's amputation 3, 49

T

T/F 22
TAO 94
terminal swing impact 41
toe amputation 3
toe break 17
trans-carpal amputation 3
trans-femoral amputation 3
trans-humeral amputation 3
trans-metacarpal amputation 3
trans-metatarsal 3
trans-pelvic amputation 3
trans-radial amputation 3
trans-tibial amputation 3
trunk lateral bending 40
TSB 式 47, 55

U

uneven heel rise 41

V

vaulting gait 41

W

whirl pool bath 130
WIfI 分類 153, 157
Wound 157
wrist disarticulation 3

Y

Y-suspensor 116

和文索引

あ

悪性腫瘍 4, 98, 101
悪路 110
足継手 7, 30, 59
足のアーチの形状変化 70
汗の問題 51
アライメント 12, 14
アライメントカップリング 19
アライメントスタビリティ 28
アライメント設定 14
アライメントチェックアウト 18, 104
アライメント調整 19
安全膝 28

い

育成医療 145
移乗動作 84
異常歩行 39, 40
一次治癒 82

医療費の助成 145
イールディング 28
イールディング機構 32

う

受け皿式 64
うつ 91
運動耐容能 74

え

エネルギー蓄積型足部 30, 60, 62
エネルギー放出能力 59

お

応益負担 140
横断性四肢欠損 98
応能負担 140
応用動作練習 133
応用歩行練習 109
大塚の分類 80
起き上がり動作 86
屋外歩行 110
オープンショルダーソケット 116
オリエンテーション 128

か

仮合わせ 139
外骨格 7
介護保険制度 145
外傷 4, 69, 72, 97
外傷後断端皮膚の障害 97
外傷性切断 97
階段昇降 109
回転中心軌跡 27
外転歩行 40
価格 139
鏡療法 132
踵接地時の足部回旋 40
殻構造 7
殻構造股義足 67
隔板肩継手 115
下肢切断 3, 94, 157
——の評価項目 74
荷重ブレーキ膝 28, 32
下腿義足 3, 148
——のアライメント異常 56
——のスタティックアライメント 55
——のソケットと懸垂 44
——のダイナミックアライメント 57
——のベンチアライメント 54
下腿切断 3, 44, 77, 157
下腿切断極短断端 9
下腿切断時の測定 78
下腿切断長断端 10
肩関節離断 3, 127
肩義手 3
——のソケット 115
肩継手 115
片手動作による ADL 129
可動域練習 87
過度の安定 57, 58
過度の膝継手安定 41
カナダ式股義足のアライメント 66
カナダ式ソケット 64
カーライルインデックス 120, 129
借受け制度 140
過流浴 130
感覚検査 80
患肢温存（手）術 98, 101
患肢温存的回転形成術 101
完成用部品価格 139
関節可動域 87
——の測定 78
関節拘縮 86
幹部 7
感染 95, 153, 157

き

機械制御 28
起居動作 90
起居動作練習 108
義肢
——の基本構成要素 7
——の支給の流れ 139
——の種類 6
——の歴史 10
義肢採型指導医 141
義肢装具士 2, 139, 142
義肢装具の支給体系 138
義手 114
——の機能的分類 114
——の操作練習 133
——のソケット内の清掃方法 132
——の着脱 133
——の適合判定 120
——の長さ 120
——の部品と構成 114
義手装着時の断端可動域 121
義手装着前の練習 132
義足製作工程 72
義足装着下の測定 79
義足装着前理学療法 84
義足装着非適応 91
義足装着理学療法 104
義足装着練習 108
義足足部のエネルギー蓄積 62
義足長のチェック 55
義足の荷重練習 155
義足非装着時の測定 79
義足歩行 7, 96, 101
——の運動負荷 101
キックポイント 39
機能的断端長 78
機能的予後予測 75
ギプスソケット 13
基本操作練習 133
義務的経費 140
キャッチピン 47
救肢 153
吸着式ソケット 22, 116
胸郭バンド式ハーネス 114
虚血 4, 153, 157
魚口状切開 5
筋収縮練習 135
筋電義手 114, 133
——の構成 120
——の公的給付 122
——の制御 123
——の評価 133
筋肉形成術 5
筋肉形成部分固定術 5
筋肉固定術 5
筋肉の処理 5
筋膜縫合術 5
筋力強化 87, 112
筋力の測定 79

く

靴の影響 54
靴べら型 71
クランプ型 28
クルーケンベルグ切断 136
車椅子座位姿勢 84
車椅子の工夫 92
訓練用仮義肢 20, 138
訓練用仮義手 126
——による練習 135
訓練用仮義足 13, 20

け

鶏眼 95
形態測定 76
血管原性切断 6, 94
血管内治療 9, 94
血行再建 153
ケーブルハウジング 119
蹴り上げの不同 41
肩甲胸郭間切断 3, 127
幻肢 13, 80
——の原因 80
——の臨床的経過 81
幻肢痛 13, 81, 91
懸垂機構 36
懸垂装置の種類 48
懸垂能の確認 36
懸垂のチェック 57
剣道用の義手 136

こ

高機能義足 146
拘縮予防 86
更生医療 145
更生用義肢 138
更生用装具 138
剛体 28
交通事故 140
公的支給制度 20
公的扶助 140
高齢者 95, 156
股関節屈曲拘縮予防 86

股関節離断 3, 64
股義足 3
——の基本的ベンチアライメント 66
——のスタティックアライメント 68
——のストライドコントロール 67
——のダイナミックアライメント 68
——の適応と特徴 64
極短断端 77
コスメティックカバー 7
骨延長術 101
骨格構造 7
骨格構造股義足 67
股継手 66
骨断端の処理 5
固定式膝継手 28
固定膝 26
個別性の高い義手 136
股離断のソケットと懸垂機構 64
コントロールケーブルシステム 118
コンピュータ制御膝 30

さ

再生 82
座位でのチェック 57
サイバー義体 153
サイバスロン 153
座位バランス 86
再評価 76, 81
サイム義足 3
——の足部 50
——のソケット 50
——の体重支持機構 50
——のベンチアライメント 58
サイム切断 3, 49
在来式下腿義足 44
在来式義肢装着法 8
裁量的経費 140
作業用義手 10, 114, 117
——の構成 118
作業用義足 32
作業用足部 61
作業用大腿義足 10
作業用手先具 117
作業用鉄脚 32
削痩 126
坐骨結節の触診 77
坐骨収納型ソケット 23, 25, 34, 36, 151
——大腿義足の標準的な
ベンチアライメント 34
差し込み式ソケット 116
差し込み適合式ソケット 22, 25
左右バランス練習 105
残存肢代償機能 155

し

支給システム 138
自己懸垂型ソケット 116
視診 76
姿勢制御トレーニング 155
支柱 7
膝蓋腱中点 54
実用的義足歩行 101
自動伸展域 15
四辺形ソケット 22, 23, 25, 36
——大腿義足の標準的な
ベンチアライメント 34
ジャンプ力 112
周径の計測 129
重症下肢虚血 69, 94, 153
重症虚血肢 4, 9
住宅改修 145
重度心身障害児（者）医療 145
修復 82
従来型ソケット 22, 25
手関節離断 3
手義手 3
手根骨部切断 3
手指切断 3
術直後義肢装着法 8
手部切断 127
腫瘍用人工関節 101
循環障害 4, 94
障害者自立支援法 140
障害者スポーツ 146
障害者総合支援法 20, 138, 140
障害受容 143
償還払い方式 138, 140
上肢切断 3
——におけるリハビリテーション 126
——の理学療法 128
上肢切断部位 126
上腕カフ 116
上腕義手 3
——のソケット 115
——の適合判定 120
上腕切断 3
上腕短断端 127
上腕能動義手 118
——の操作手順 119
上腕標準断端 127
初期屈曲角 15, 46, 54
初期内転角 55
初期の股義足 64
触診 76
植皮術 102
ショパール（関節）離断 3, 69, 71
処理自家骨移植 101
シリコンライナー 13, 24, 47, 52
自立した切断者 111
シールインライナー 48
神経腫 6, 81
進行性筋萎縮症者の療養 145
申請の流れ 140
身体イメージの再構築 155
身体障害者手帳 138
伸展補助装置 29
心理的問題 91

す

随意制御 28
スカルパ三角 23
スタティックアライメント 17, 35
スタティックアライメントチェック 42
スタビー 98
ステップ練習 106
ストライドコントロール 66
ストレッチ 112
スプリットソケット 116
スポーツ用義肢 99
スポーツ用義足 32, 146
スポーツ用足部 61
スリッパ型 71
スロープの昇降 109

せ

生活保護法 140, 145
製作要素価格 139
成熟断端 13
正常足関節 59
精神疾患 91
静的アライメント 17
切断 2
——術後のリハビリテーションの流れ 7
——の疫学 2
——の年齢 2
切断原因 3, 94
切断高位による断端の残存機能 126
切断後うつ状態 91
切断肢
——の可動域維持 86
——の機能改善 86
切断肢機能 84
切断者
——の安楽肢位 87
——の活動性 84
——の心理 143
——の数 2
切断者アスリート 146
切断術 2
切断端 4
切断部位 3
——の決定 9
前後バランス練習 105
戦傷病者特別援護法 138
全身状態 74, 84
全身状態不良 91
全身調整運動 92
全層植皮術 102
戦争と義肢 10, 148
先天異常 98
先天性脛骨（列）欠損症 99
先天性切断 98
先天性腓骨（列）欠損症 99
全面接触吸着式ソケット 23, 25
前腕回旋機能 122
前腕義手 3
——のソケット 116
——の適合判定 120
前腕筋電義手 122
前腕極短断端 127

前腕切断 3
前腕短断端 127
前腕中・長断端 127
前腕能動義手 119

そ

早期義肢装着法 8, 12, 126
走行 112
走行練習 112
創傷治癒 2, 6, 82, 154
——の状況 76
創傷の評価 129
装飾グローブ 117, 118
装飾ハンド 117
装飾用義手 114, 117
——の構成 118
創治癒遅延 91
足関節上肢血圧比 154
足関節の背屈制限 16
足関節の離断 10
足関節部の切断 49
足根中足義足 3
足趾壊死 69
足趾切断 3, 69, 71
足病 153
足部 30, 59, 150
足部感染 157
足部切断 69
——の種類 69
——の理学療法 71
足部部分切断 69
——の義足 71
ソケット 7, 115, 151
——のいらない義足 42
——のチェック 55
——の適合 121, 122
——の特徴 46
——の役割 22
素材の不適応 51
組織欠損 157
ソフトドレッシング 8, 13, 86

た

ダイアゴナルソケット 65
体幹機能 74, 84
体幹の側屈 40
体重支持 22
体重負荷線 17
代償性側彎 128
大切断 154
大腿義足 3, 148
——のアライメント異常 37
——の懸垂 24
——のスタティックアライメント 35
——のソケット 22
——のソケットの特徴 25
——のダイナミックアライメント 39
——のベンチアライメント 34
——歩行にみられる異常歩行 39
大腿コルセット 44, 48
大腿切断 3, 22, 77
大腿切断極短断端 64
大腿切断時の測定 78
大腿切断長断端 9
大腿四頭筋のセッティング動作 87
体内力源 120
ダイナミックアライメント 17
ダイナミックスタビリティ 28, 32
耐用年数 139
代理受領方式 141
多軸膝継手 27
多発外傷 97
足袋型 71
ダブルニーアクション 32, 150
ターミナルインパクト 41
たわみ肘継手 115
短義足 98
単式コントロールケーブルシステム 118, 119
単軸足部 59
単軸膝継手 27
断端
——の術後変化 6
——の状態不良 91
——の成熟 6, 12
——の評価 76, 129
——の浮腫 6
断端管理 126
断端管理指導 86
断端周径の計測 79
断端周径変化 14
断端成熟の促進 128, 130
断端袋 132
短断端 77
断端長
——の影響 54
——の計測 77, 129
——の分類 77
断端痛 91
断端皮膚の色調 77
断端末荷重 15
断端末の状態 76
ターンテーブル 31
弾力包帯法 130

ち

チェックアウト 12, 18
チームコミュニケーション 143
中手骨切断 3
中足骨切断 3, 69
中断端 77
長後方皮膚弁 5
長軸性四肢欠損 99
長断端 77
治療拒否 91
治療後の義肢支給 140
治療用装具 138

つ

継手 7, 115
継手制御 22
爪の問題 72

て

低活動 94, 111
定摩擦膝継手 29
ティルティングテーブル式 64
適合判定 12
手先具 7, 117
電極の位置 134
電子制御膝 30
電動義手 114
電動ハンド 117
電動フック 118

と

トウクリアランス 27
動的アライメント 17
糖尿病 4, 94
糖尿病性壊疽 69
糖尿病性足趾壊死 69
糖尿病性足病変 95, 153
糖尿病性皮膚壊死 72
糖尿病性末梢神経障害 95
トウブレーク 16, 30
特定疾患医療（難病） 145
特定福祉用具 145
徒手筋力測定装置 79
徒手筋力テスト 79
トーマス肢位 88
ドーリンガー足部 61
トルクアブソーバ 31
ドレーン 6

な

内・外側ホイップ 40
内骨格 7
内転角 17

に

二次治癒 82
ニースリーブ 48
日本体育・学校健康センター災害共済給付 145
入浴 89
ニューロリハビリテーション 155

ね

熱傷 72

の

脳血管障害 96
農作業用義足 32
能動義手 114, 117, 132
——の構成 118
——の制御に用いる身体運動 132
能動単軸肘ブロック継手 115
能動ハンド 117
能動フック 117
ノースウエスタン式ソケット 116
伸び上がり歩行 41

は

バイオニックハンド 150
バイオメカニクス 150
倍動肘ヒンジ継手 115
バイパス術 9, 94
ハイブリッド義手 114
パイロン 7
バウンシング 28
バウンシング機構 32
白癬 95
パッシブハンド 117
パッセンジャー 105
パッチ皮膚移植 102
ハーネス 114
バヨネット機構 117
バヨネット継手 118
パラスポーツ 146
パラリンピアン 155
バランスコントロール練習 155
バルーン拡張術 9
パワー義足 150
瘢痕 82
反張膝 56
バンドブレーキ型 28

ひ

肥厚性瘢痕 82
膝折れ 56, 57, 58
膝義足 3
——にみられる異常歩行 39
——の懸垂機構 24
——のスタティックアライメント 38
——のソケットと構造 24
——の標準的なベンチアライメント 35
——のベンチアライメント 35
膝の不安定 40
膝継手 26, 32, 149
——の遊脚制御能 106
膝離断 3
肘関節可動域 122
肘関節離断 3, 127
肘義手 3
肘コントロールケーブル 118
肘システム義手 124
肘継手
——の屈曲可動域 121
——のロック・アンロック 120
肘プーリーユニット 115
非切断肢 75
——の筋力維持・強化運動 85
非切断肢機能 84
皮膚温の評価 77
皮膚灌流圧 154
皮膚の状態 77
皮膚の処理 4
皮膚弁（皮弁） 4

標準ベンチアライメント 15
費用負担 141

ふ

フォークォーター切断 127
複式コントロールケーブルシステム 118, 119
福祉用具のレンタル 145
プッシュアップ運動 85
フットケア 72, 95
フットストラップ 40
プラスチックソケット 13
ブリッジ動作 87
フレイル 156
プログラムの決定 75
プログラム立案 74
分層植皮術 102
分回し歩行 40

へ

平行棒内歩行 88
閉塞性血栓血管炎 94
閉塞性動脈硬化症 4, 94
ベッド上臥位移動 92
片側骨盤切断 3, 64
——のソケットと懸垂機構 65
片側骨盤切断用義足 3
胼胝 95
ベンチアライメント 15, 19, 42
片麻痺 96

ほ

包括的高度慢性下肢虚血 153
歩行周期 18
歩行予後への影響因子 74
歩行練習 88, 107
ボディイメージ 81, 91, 155

ま

マイオボーイ® 134
マイクロサージャリー 5, 97
またぎ動作 110
マッサージ 130
末梢動脈疾患 4, 153
マニュアルロック 28

み

ミュンスター式ソケット 116
ミラーセラピー 132

め

面摩擦式手継手 115

も

網状皮膚移植 102
目標設定 74
モチベーション 144
モノリス構造 116

問題点抽出と統合 75

や

夜間のトイレ 89

ゆ

遊脚相制御 26, 29
遊脚練習 106
有茎植皮術 102
遊動膝 26
遊離植皮術 102
ユーパ膝 28

よ

腰椎の過剰な前彎 41
予後予測 75

ら

ライナー 47
——のバリエーション 51
——のメンテナンス 51
——の問題点 51
肌に優しい—— 52

り

離開 8
理学療法士の役割 144
力源 114
リジッドドレッシング 8, 13
リスフラン（関節）離断 3, 69, 71
理想的断端 12, 13
離断 2
立位バランス 88
立位バランス練習 85, 105
立脚相制御 26, 28
立脚相制御機能 32
リハビリテーションチーム 75, 142
リハビリテーションプログラム 126
リフトレバー 119
流体制御膝 30
良肢位指導 86
両側下肢切断 97
リンク膝 27

れ

練習用義足 7, 12, 20, 96

ろ

労災事故 140
労働者災害保障保険 141
労働者災害補償保険法 138
ロコモーター 105
ロコモティブシンドローム 156
ローディングレスポンス 28
ロボット義足 150
ロボティクス 150
ロングの基準線 24, 35

中山書店の出版物に関する情報は，小社サポートページを御覧ください．
https://www.nakayamashoten.jp/support.html

本書へのご意見をお聞かせください．
https://www.nakayamashoten.jp/questionnaire.html

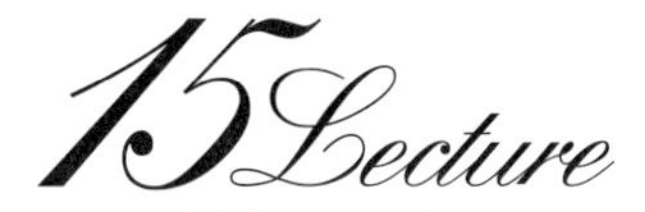

15レクチャーシリーズ

理学療法テキスト 義肢学 第2版

2011年 3 月15日 初 版第1刷発行
2013年 3 月 5 日 第2刷発行
2013年 9 月10日 第3刷発行
2014年 7 月25日 第4刷発行
2015年 8 月25日 第5刷発行
2017年 2 月10日 第6刷発行
2018年12月20日 第7刷発行
2020年12月10日 第8刷発行
2022年 3 月25日 第2版第1刷発行
2024年 2 月10日 第2刷発行

総編集……………石川 朗

責任編集…………永冨史子

発行者……………平田 直

発行所……………株式会社 中山書店
〒112-0006 東京都文京区小日向4-2-6
TEL 03-3813-1100（代表）
https://www.nakayamashoten.jp/

装丁…………………藤岡雅史

印刷・製本………株式会社 真興社

ISBN978-4-521-74490-2

Published by Nakayama Shoten Co., Ltd. Printed in Japan